普通高等医学院校药学类专业第二轮教材

药事管理学

（第2版）

（供药学类、中药学类、管理类专业用）

主　　编　田　侃　吕雄文

副 主 编　俞双燕　唐楚生　李　璠　王玉琨　孟祥丽　聂久胜

编　　者（以姓氏笔画为序）

王　韵（中国医科大学）

王玉琨（南方科技大学）

木巴拉克·伊明江（新疆医科大学）

田　侃（南京中医药大学）

吕雄文（安徽医科大学）

华　东（南京中医药大学）

李　婷（西南医科大学）

李　歆（南京医科大学）

李　璠（昆明医科大学）

张　雪（辽宁中医药大学）

孟祥丽（牡丹江医学院）

俞双燕（江西中医药大学）

聂久胜（安徽中医药大学）

郭冬梅（北京中医药大学）

唐楚生（广东药科大学）

解雪峰（安徽医科大学）

编写秘书　华　东

中国健康传媒集团
中国医药科技出版社

内容提要

本教材是“普通高等医学院校药学类专业第二轮教材”之一。全书分为十六章，内容涉及药事法规、国家药物政策与管理制度、药品监督管理、药师与药事伦理、药品注册管理、药品生产管理、药品流通管理、医疗机构药事管理、特殊药品的管理、药品信息管理、中药管理、药品上市后监督管理、药品知识产权保护、公共卫生应急药事管理、药物经济学等。各章均设置有“学习导引”“案例解析”“知识链接”“知识拓展”“课堂互动”“本章小结”“练习题”等模块。本教材同时配套有“医药大学堂”在线学习平台（包括：电子教材、课程教学大纲、教学指南、课程视频、课件、题库、图片等），使教材内容立体化、生动化，便教易学。

本教材主要供我国高等医药院校药学类、中药学类及管理类各专业本科学生使用，也适用于各级各类药学专业人员的学习参考和培训。

图书在版编目（CIP）数据

药事管理学/田侃，吕雄文主编．—2 版．—北京：中国医药科技出版社，2021.8
普通高等医学院校药学类专业第二轮教材
ISBN 978－7－5214－2466－9

Ⅰ.①药…　Ⅱ.①田…　②吕…　Ⅲ.①药政管理－管理学－医学院校－教材　Ⅳ.①R95

中国版本图书馆 CIP 数据核字（2021）第 131314 号

美术编辑　陈君杞
版式设计　易维鑫

出版　**中国健康传媒集团**｜中国医药科技出版社
地址　北京市海淀区文慧园北路甲 22 号
邮编　100082
电话　发行：010－62227427　邮购：010－62236938
网址　www. cmstp. com
规格　889×1194mm $^{1}/_{16}$
印张　22 $^{1}/_{4}$
字数　700 千字
初版　2016 年 1 月第 1 版
版次　2021 年 8 月第 2 版
印次　2022 年 10 月第 3 次印刷
印刷　三河市万龙印装有限公司
经销　全国各地新华书店
书号　ISBN 978－7－5214－2466－9
定价　55.00 元

获取新书信息、投稿、为图书纠错，请扫码联系我们。

出版说明

全国普通高等医学院校药学类专业“十三五”规划教材，由中国医药科技出版社于2016年初出版，自出版以来受到各院校师生的欢迎和好评。为适应学科发展和药品监管等新要求，进一步提升教材质量，更好地满足教学需求，同时为了落实中共中央、国务院《“健康中国2030”规划纲要》《中国教育现代化2035》等文件精神，在充分的院校调研的基础上，针对全国医学院校药学类专业教育教学需求和应用型药学人才培养目标要求，在教育部、国家药品监督管理局的领导下，中国医药科技出版社于2020年对该套教材启动修订工作，编写出版“普通高等医学院校药学类专业第二轮教材”。

本套理论教材35种，实验指导9种，教材定位清晰、特色鲜明，主要体现在以下方面。

一、培养高素质应用型人才，引领教材建设

本套教材建设坚持体现《中国教育现代化2035》“加强创新型、应用型、技能型人才培养规模”的高等教育教学改革精神，切实满足“药品生产、检验、经营与管理和药学服务等应用型人才”的培养需求，按照《“健康中国2030”规划纲要》要求培养满足健康中国战略的药学人才，坚持理论与实践、药学与医学相结合，强化培养具有创新能力、实践能力的应用型人才。

二、体现立德树人，融入课程思政

教材编写将价值塑造、知识传授和能力培养三者融为一体，实现“润物无声”的目的。公共基础课程注重体现提高大学生思想道德修养、人文素质、科学精神、法治意识和认知能力，提升学生综合素质；专业基础课程根据药学专业的特色和优势，深度挖掘提炼专业知识体系中所蕴含的思想价值和精神内涵，科学合理拓展专业课程的广度、深度和温度，增加课程的知识性、人文性，提升引领性、时代性和开放性；专业核心课程注重学思结合、知行统一，增强学生勇于探索的创新精神、善于解决问题的实践能力。

三、适应行业发展，构建教材内容

教材建设根据行业发展要求调整结构、更新内容。构建教材内容紧密结合当前国家药品监督管理法规标准、法规要求、现行版《中华人民共和国药典》内容，体现全国卫生类（药学）专业技术资格考试、国家执业药师职业资格考试的有关新精神、新动向和新要求，保证药学教育教学适应医药卫生事业发展要求。

四、创新编写模式，提升学生能力

在不影响教材主体内容基础上注重优化“案例解析”内容，同时保持“学习导引”“知识链接”“知识拓展”“练习题”或“思考题”模块的先进性。注重培养学生理论联系实际，以及分析问题和解决问题的能力，包括药品生产、检验、经营与管理、药学服务等的实际操作能力、创新思维能力和综合分析能力；其他编写模块注重增强教材的可读性和趣味性，培养学生学习的自觉性和主动性。

五、建设书网融合教材，丰富教学资源

搭建与教材配套的“医药大学堂”在线学习平台（包括数字教材、教学课件、图片、视频、动画及练习题等），丰富多样化、立体化教学资源，并提升教学手段，促进师生互动，满足教学管理需要，为提高教育教学水平和质量提供支撑。

普通高等医学院校药学类专业第二轮教材
建设评审委员会

数字化教材编委会

主　编　田　侃　吕雄文

副主编　俞双燕　唐楚生　李　播　王玉琨　孟祥丽　聂久胜

编　者（以姓氏笔画为序）

王　韵（中国医科大学）
王玉琨（南方科技大学）
木巴拉克·伊明江（新疆医科大学）
田　侃（南京中医药大学）
吕雄文（安徽医科大学）
华　东（南京中医药大学）
李　婷（西南医科大学）
李　歆（南京医科大学）
李　播（昆明医科大学）
张　雪（辽宁中医药大学）
孟祥丽（牡丹江医学院）
俞双燕（江西中医药大学）
聂久胜（安徽中医药大学）
郭冬梅（北京中医药大学）
唐楚生（广东药科大学）
解雪峰（安徽医科大学）

编写秘书　华　东

前言

药事管理学或社会与管理药学作为一门边缘学科在我国的发展仅有30余年的历史，它是由药学与社会学、法学、经济学、心理学和管理学等诸多学科相互交叉、渗透而形成的一门专门研究药学事业科学管理活动客观规律、基本方法和实践效果的综合性、应用性的学科，是现代药学学科的分支，对药学实践具有重要指导意义。它与药学一级学科的其他分支学科如药理学、药物化学、临床药学、药剂学等具有同等重要的地位，学科宗旨都是为了发展国家医药卫生事业。1987年原国家教委将药事管理学确定为我国药学类专业主干课程，经历了多年的快速成长，药事管理研究内容不断充实，学科体系更加完整，专业人才数量与日剧增。拓展后的“药事管理与法规”也成为中国执业药师职业资格考试的必考科目之一。药事管理不仅为我国药学事业健康发展保驾护航，也日益成为药学专业人才在学习和工作中不可或缺的专业技能。

本教材第一版作为“全国普通高等医学院校药学类专业‘十三五’规划教材”之一，自2016年1月出版发行以来，被医药高等院校广泛使用，受到了社会各界读者的关注和好评。随着新修订的《药品管理法》于2019年12月1日的正式实施，第一版涉及的内容有很多已发生了较大改变，为了反映学科发展的新进展以及适应我国药学实践的新需要，本教材在第一版的基础上进行了全面的修订。

第二版保留了第一版的总体风格和特色，对全书的结构和内容进行了较大幅度地调整。本次修订后全书分为十六章，比第一版增加了全新一章“公共卫生应急药事管理”，更新了药事法律法规的最新内容，对部分章节的名称做出了调整。各章均设置有“学习导引”“案例解析”“知识链接”“知识拓展”“课堂互动”“本章小结”“练习题”等模块，其中“练习题”模块新增了题型“选择题”。第二版教材为书网融合教材，即纸质教材融合了数字教材，配套数字资源包括课件、题库及微课等，资源丰富多样，以满足信息化教学的需求。

第二版修订坚持“精益求精”的指导思想，吸收了已出版同类教材的优点，同时结合了我国执业药师职业资格考试“药事管理与法规”考试大纲的要求，做到理论与实践并重、新颖与继承并重。

本教材主要供我国高等医药院校药学类、中药学类及管理类各专业本科学生使用，也适用于各级各类药学专业人员的学习参考和培训。

在教材修订过程中，全书终稿由田侃、吕雄文、华东三位老师审定，南京中医药大学研究生文庆、蒋丰、王亚勤、吴曼妮、袁晨杰、茅颜祺、黄文佳以及南京医科大学研究生何璇做了大量辅助性的工作，在此一并表示感谢。

由于编者水平所限，不足之处在所难免，敬请使用本书的教师、学生和广大读者提出宝贵意见，以便修改完善。

编　者

2021年4月

目录

第一章

绪　　论

学习导引

知识要求

1. **掌握**　药事管理的概念、特点、主要内容和研究方法。
2. **熟悉**　与药事相关的法律、法规。
3. **了解**　药事管理学的发展历程及药事管理法律体系。

能力要求

1. 熟练掌握药事管理的概念、特点、主要内容，学会用合适的方法来研究药事管理中的问题。
2. 学会应用药事法规的法的层级理论，熟悉药事管理中的相关问题应选择适用的法律法规，强化自身的法治意识。

第一节　概　　述

PPT

微课

药事管理是医药卫生活动中的重要组成部分，有着悠久的历史和丰富的内涵。药事管理学是我国高等药学教育中的一门重要课程，是药学学科中的重要二级学科，是药学与社会科学交叉融合形成的特点鲜明的新型学科。

一、药事管理的概念与特点

（一）药事管理的概念

药事是具有悠久历史的一个专业用词。据史书《册府元龟》记载："北齐门下省尚药局，有典御药二人，侍御药二人，尚药监四人，总御药之事。"北周设"主药"六人，主管药物事宜。反映出古代的药事活动已有相应的分工。

药事管理就是运用管理学的基本原理和研究方法对药事进行研究，总结其运行和发展规律，并用来指导药学行为的各种管理活动。《中华人民共和国药品管理法》（以下简称为《药品管理法》）中关于适用范围、管理对象及内容的规定，"药事"一般是指与药品研制、生产、经营、使用和监督管理等所有与涉药活动有关的事项。

药事管理有狭义和广义之分。狭义的药事管理又称药政管理或药品管理，是国家对药品及药事的监督管理，以保证药品质量，保障人体用药安全，维护人民身体健康和用药的合法权益。广义的药事管理泛指所有与涉药有关的管理活动。本书以《药品管理法》为核心，主要涉及广义药事管理的内容。

（二）药事管理的特点

药事管理学是药学科学的分支学科，是药学与管理学、法学、经济学、社会学及行为科学相互交叉、渗透形成的边缘学科。它是药学科学与药学实践的重要组成部分，与传统的药学分支（药剂学、药物化学、药理学、临床药学）不同，药事管理学具有很强的社会科学特点。

1. 专业性 药事管理对象主要是药品及药学专业技术人员。药事管理需要掌握药学和社会科学基础理论、专业知识和基本方法，同时运用管理学、法学、经济学原理与方法研究药学事业各部分的活动。

2. 合法性 药事管理必须按照国家法律、法规进行，主管国家卫生健康行政部门和药品监督管理部门代表国家依法对药事活动进行管理，药事管理就必须讲求法律依据，依照政策执行，做到科学严谨、公平、公正。

3. 实践性 药事管理实践性非常强，药事管理的理论、管理方法、法律法规、标准规范、标准都是在药品生产、经营、使用、管理的实践基础上总结形成的，同时用来指导实践工作，并在药学实践的不断发展推动药事管理的发展和完善。

4. 综合性 药事管理是一个完整的系统，涉及药学的各个方面。管理者必须综合运用药学、法学、管理学、经济学、伦理学、社会学等多种学科的知识与方法，才能对药学事业进行科学有效的管理。

二、药事管理的目的及主要研究内容

（一）药事管理的目的

药事管理的目的是为保证药品质量，保障人体用药安全，维护人民健康和用药的合法权益。药事管理可以分为微观上和宏观上对药学事务进行综合管理。微观药事管理是指对药事各个部门内部管理，包括药品研发、药品生产、药品经营、药品使用、药学服务、药品广告等方面；宏观药事管理是指国家对药事的管理，包括药品监督管理、基本药物管理、药品储备管理、药品价格管理、医疗保险用药管理等。

（二）药事管理的研究内容

1. 药事管理体制 运用社会科学的理论，通过设计、分析、比较等方法，研究药事工作的运行方式、管理制度和管理方法，建立药事组织机构设置、优化职能配置，完善运行机制，减少行业、部门之间的重叠，有效提高药事管理水平。

2. 药事监督管理 由于药品的特殊性和作用的复杂性，需要国家对药品进行检验和监督以保障药品质量。药品、药师、药事组织作为药事客体都需要进行监督和管理。药师作为药事活动中最活跃的因素，在药事管理中起着纽带的作用，如果缺乏对药师的管理，合理用药难以保证；药事组织在药事管理中的角色越来越突出，如果缺乏对药事组织的监督和管理，容易出现寻租行为，影响正常的药品市场秩序。

知识链接

药事组织是指为了实现药学的社会任务和目标，经由人为的分工形成的各种形式的药事组织机构的总称，是人们以特定形式的结构关系而共同工作的系统。

药事组织主要分为五种类型。

1. **药品生产、经营组织** “药品生产企业”（即药厂、制药公司）和“药品经营企业”（即药品批发或零售企业、药店）。

2. **事业性药房组织** 医疗机构内药剂科或药学部。以服务患者为中心，临床药学为基础，促进临床科学、合理用药的药学技术服务和相关的药品管理工作的药学部门。

3. **药学教育和科研组织** 药学教育组织的主要功能是教育，为维持和发展药学事业培养药师、药学家、药学工程师、药学企业家和药事管理的专门技术人才。药学科研组织的主要功能是研究开发新药、改进现有药品，以及围绕药品和药学的发展进行基础研究，提高创新能力，发展药学事业。

4. **药品行政管理组织** 政府机构中管理药品和药学企事业组织的国家行政机构。

5. **药事社会团体、学术组织** 发挥统一行业行为规范、监督管理、联系与协调作用。

3. 药品生产、经营管理 运用科学管理的原理和方法，研究国家对药品生产企业、经营企业的管理和企业自身的科学管理。研究制定科学的管理规范如《药品生产质量管理规范》《药品经营质量管理规范》指导药品生产、经营活动。

4. 药品注册管理 《药品注册管理办法》主要是对药品注册管理进行规范。包括新药、仿制药、进口药、非处方药的注册管理和标准管理。

5. 药品使用管理 药品使用管理的核心是合理用药。药事使用管理重点就是以患者为中心的药学技术服务，涉及药学部门的组织架构，药师的能力、沟通方式和渠道合理性，药品分级管理、经济管理、信息管理、临床药学以及药学服务管理等。

6. 药品包装、说明书、广告及价格管理 药品包装、标签和说明书是药品基本信息的重要载体，是合理用药的认知前提。规范的包装、标签、说明书能保障药学技术人员有效地了解药品质量，指导合理用药。

7. 特殊管理的药品 特殊管理的药品主要是指麻醉药品、精神药品、医疗用毒性药品和放射性药品等，特殊药品滥用会产生药物依赖甚至危害社会的行为，加强对特殊管理的药品的规制，可以更好地维护患者的用药安全，维护社会安全。

8. 药事法制 管理药事法制分为药事立法、药事执法、药事司法。药事立法主要涉及国家的药品管理法律、法规、行政规章、条例、办法、标准的制定。药事执法是对药品生产、经营和使用机构违法行为进行处理。药事司法主要是针对涉及药事侵权行为，同时还包括医药知识产权、专利保护、医药商标权保护等法律问题。法制化管理是社会发展的必然，也是药学事业发展的要求。

9. 中药管理 中药是中华民族的瑰宝，在治疗疾病方面独具特色和优势。当前普遍存在中药材品质下降的问题，严重影响了中医用药疗效，制约了中医药的可持续发展。加强中药管理，保护中药材资源，对中医药文化的传承意义重大而深远。

10. 药事伦理 药事伦理反映的是药品研发、生产、经营、使用等传统流程中从业人员的行为规范及准则等问题；药事伦理用来解决药学服务中不同价值冲突的矛盾。在药事领域中应把法治建设与道德规范结合起来，建立基于人权保障的药事伦理关系。

三、药事管理学与药事法规

（一）药事管理学与药事法规的关系

药事管理学是药学一级学科下的分支学科，作为专业学科，在近一个世纪的发展中，已经初步形成了相对完整的学科体系和架构。药事管理学涉及药学、管理学、社会学、心理学、法学、经济学、伦理学等一系列相关学科，知识面宽、涉及范围广、应用性强，与传统药学专业课程有较大区别。有学者把药事管理学叫作社会与管理药学。虽然名称不一致，但殊途同归。目前研究方向设有：医药政策与法规研究、医药知识产权研究、药品质量监督与管理、药物经济学及医药产业经济研究、药物资源的合理利用、医药国际商务等。

药事法规是药事管理学核心课程之一，作为国家执业药师资格考试的必考科目，是执业药师职责和执业活动所需要的必备知识与能力的重要组成部分。药事管理学主要立足管理学和药事法规角度，运用先进的管理方法、管理技术和管理手段，对药品在研究、生产、经营和使用等过程进行组织、控制、协调和监督，以合理的人力、财力、物力的投入，取得最佳的预防、治疗疾病的目的，从而提高人民的健康水平。药事法规必须站在法学的角度，以法律的思维方式，对药品研制、生产、经营、使用各环节进行法制化管理和规范化约束，以求药品达到合理的标准和质量，并对违法行为依法进行治理，达到保障药品安全性的目标。

（二）药事管理中药事法规的意义

药事法规是药学领域的一个重要组成部分。它涉及药学事业的各个层面，与药学活动有紧密的联系。缺乏药事法规的约束，药学活动就不能公平有序地进行。每一位药学工作者都需要学习药事管理法规，用以指导实际工作。

药事法规的普及，有利于规范药事工作，推动药事工作向制度化、规范化、法制化的目标发展，有利于保障患者的合法权益，降低药患纠纷与矛盾的发生，促进药患关系的和谐发展。

药事法规是依法管理药学事业的保证，是现代药学发展的重要特征，世界各国都非常重视通过立法程序，加强药品和药事活动的管理。以国家药事管理法律为主要内容的各类药事管理工作的配套法律法规立法活动已经逐步完善，药事法律框架初步建立。

（三）本教材药事管理学的特点

在教材内容依据上，药事管理学依据是药学、管理学和法学的概念，按照药事行为的一般逻辑顺序，适当兼顾社会学、管理学、法学的学科特点和分类来展开，药事管理具有必然的开放性和动态性，必须依据国家相关的法律法规，依靠法律的稳定性和强制性的特点，保障了药事管理学内容的稳定性。

在教材结构上，药事管理学注重按照药学专业特点进行切分，主要体现药事管理的专业管理的特色，同时强调在现有的法律框架下进行法律法规的梳理，更凸显法制的特色。从这个角度来看，我们的药事管理学教材内容更适合依法治国的目标和时代发展的要求。

PPT

第二节　药事管理发展历程

一、国外药事管理的发展

公元前18世纪，两河流域（今伊位克）巴比伦王朝法令中已有关于医药方面的刑律记载。古埃及和古印度资料均记载了数百种治疗用的药材。古希腊希波克拉底强调药物在治疗中的重要作用，要求正确地保管、采集药物等。药房的希腊文意思是“贮藏”和“保护”，表示贵重物品贮藏处。公元754年，阿拉伯人在巴格达城建立药房，药房是独立配制和发售药物的专门机构。13世纪的医院已逐渐脱离宗教，在市政当局领导之下，药学也成为政府管理的卫生系统的一部分。

从5世纪至17世纪的1200年间，又称中世纪。中世纪的前半叶，医药学和其他科学一样，被宗教所垄断。医药主要掌握在牧师、传教士等手中。由于宗教的影响，妨碍了医药的发展。12世纪，医药逐渐走出寺院，药学开始从医学中分离出来，一些欧洲国家从法律上加强了药事管理，在一些中心城市发展为独立的职业，有了专门的机构。1407年意大利热地亚那市颁布《药师法》，药剂师已成为法律所认可专门职业，法律对执业药剂师作出了明确的要求和规定。药房和药剂师的出现和发展标志着医药分业的过程，它们对药学事业和药学科学的发展也起了不可忽视的影响。英国于1540年制定了管理药品的法规，任命4位伦敦医生作为药商、药品和原料的检查员，以免消费者受到不法商人的欺骗。1546年德国的考斯德编写的《纽伦堡药典》，为欧洲第一部药典。1618年，英国编写的《伦敦药典》作为大不列颠王国全国性药典，促进了药品标准化管理。

17世纪的英国资产阶级革命、18世纪美国独立战争和法国大革命，这些人类史上的变革解放了生产力，促进了技术革新。19世纪，自然科学的三个发现开创了现代科学的新纪元，医药科学也有了长足进步。制药工业迅速发展，成为国民经济的重要的工业部门，人类进入利用合成药物治疗疾病的新时期。药学不仅成为一门独立学科，还逐渐分化为药剂学、药物化学、生物药学、药理学、毒理学和药事管理学等分支科学，并和现代生物学、化学和数学等相互渗透形成更多的边缘学科。药剂师的需求大大增加，这也促进了药学教育的发展。研制新药所产生的经济和社会效益吸引了大批科学家从事药物科技工作，药房数目逐渐增长，合理用药已成为医师和药剂师研究的重大课题。1821年成立的费城药学院，开设药学教育，并将药房业务管理列为药学教育的基本课程。1916年美国教师联合会在药学教育中开设“商业与法律药学课程”，1950年更名为“药事管理”。高层次教育上，目前攻读药事管理的硕士、博士占到全美药学研究生的8%以上。

“药事管理学”在前苏联时代被称为“药事组织学”，前苏联的药事管理模式曾对我国的药事管理产生过较大影响。日本的药学教育体制与美国类似，药学会具有很高权威性，其制定的《药学教育标准》

是各药学院校制定教学计划的依据。

20世纪60年代后，各国均出现了大规模的药事管理立法，大多数国家都制定和完善了药事法律、法规，形成药事法体系。世界卫生组织（WHO）、联合国麻醉药品委员会、麻管局、国际药学会等国际药事组织相继成立，《国际药典》《麻醉药品精神药品管理公约》等国际性公约也成为大多数国家推行药事管理的标准。随着时间的推移，药事管理的内容从侧重于医药商业管理，发展为从药品研制到使用的全过程管理。

二、我国药事管理的发展

（一）我国古代药事管理发展简况

周代建立了我国最早的医药管理制度，即医巫制度，也称医巫分离。据《周礼》所载六宫体制中，把巫祝划入春宫之列，把医师归于天宫管辖。据《周礼·天宫》记载医师是官名，为众医之长。职权是“掌众医之政令，聚毒药以供药事”，其下属官职有上士、中士、下士（皆为医官），史（管文书医案），府（管药物、器械、会计），徒（供使役、看护）。还记载了当时的医疗分工制度，把宫廷医生分为食医、疾医、疡医和兽医；病历和死亡报告制度；考核奉禄制度。

秦汉至隋唐，医药行政管理机制逐步扩大，但管理体制大体相承。据《杜佑通典》记载，秦设有太医令丞，掌管医药的政令，设有待医，负责皇帝的医药。汉代医药管理分设，东汉光武帝“置太医令一人，六百石，掌诸医。药丞、方丞各一人。药丞主药，方丞主方，右属少府。”并设有本草待诏、尚药监、中宫药长、尝药太官等职。《隋书·百官志》记载：设有尚药局，药藏局。唐政府设有药藏局，局内有药库，由药丞，药监等专职人员负责药品的收发、存储工作。

宋代设置了药事管理机构御药院和尚药局。御药院掌管帝王用药，尚药局为掌管药物的最高药政机构。1076年在京师开封道，太医局创立“卖药所”，又称“熟药所”，出售丸散膏丹等成药。创立世界首个官办药局。另外还设立了“修和药所”，即炮制加工作教育局。1114年“修和药所”改名为医药和剂局。“卖药所”也改名为医药惠民局，后又改名为太平惠民局，并制定了世界上最早的国家药典《太平惠民和剂局方》。

古代社会医药管理的特点主要有：第一，国家医药管理的目的，最先是保证王公贵族药品供应与用药安全，逐步扩展至巩固帝王统治，保障战争和防治瘟疫的药品供应；第二，管理体制医药合一；第三，以集中的行政管理为主，但已有惩罚误用药或用药使人致死等的刑律，以及发挥药品标准作用的部分医药书籍，用以管理药品质量。

（二）我国近现代药事管理发展概况

我国近现代高等药学教育中药事管理学科的发展历经曲折。我国药学教育始于1906年（光绪三十二年）的满清陆军医学堂的药科。辛亥革命后南京临时政府在内务部下设卫生司，为全国卫生工作的行政主管部门。卫生司下有四个科，第四科主办药政管理工作。

1906~1949年间，教会学校开设了“药房管理”“药物管理法及药学伦理”等课程；1954~1964年间，我国学习前苏联模式，在高等药学院校开设了“药事组织学”课程；1964~1983年间各高等药学院校先后停开这类课程。1984年《药品管理法》颁布后，药事管理学的发展受到教育、医药卫生行政主管部门重视。1985年秋季，华西医科大学药学院药学类专业开设“药事管理学”课程；1987年国家教委决定将药事管理学列入药学专业必修课。1996年，中国药科大学开设药事管理学专业。2000年，沈阳药科大学招收药学一级学科药事管理方向博士，促进我国药事管理的人才培养发展。2012年，南京中医药大学开始招收药事管理本科专业学生，成为我国首个开设药事管理的中医药类院校。

三、药事管理的发展趋势

社会经济、科学技术的发展和药学技术的进步，药品、药学事业和药事管理实践产生巨大发展变化，主要反映在以下方面。

（一）关注无形的药学服务

随着医药卫生科技和模式的发展变化，社会生活方式和观念的变化，药学服务范围不断扩大。现代药事管理研究除重视药品管理外，体现人权保障理念的药学服务等无形商品管理进入研究范围，如药物信息评价、药物治疗方案设计、临床药学服务、卫生保健系统评价等。将药学服务包括到药事管理学科研究领域，可以更好地为患者服务，可以应用药事管理学科的原理与方法，提高药学服务质量、效率，确定药学服务的报酬，推动药学事业的发展。

（二）药事管理向科学化、标准化、法制化发展

20世纪50年代，美国国会通过的Durcham－Humphrey修正案，制定了处方药与非处方药分类标准和审批权力，建立了处方药与非处方药分类管理制度。1963年，美国建立了在世界范围内通用的GMP。之后，美国医院药师协会制定了涉及到医疗机构药房管理、药品管理、药学服务管理各方面管理标准，有效地推动了医院药房管理和医院药学工作的发展，美国先进的药事管理模式也对各国的药事管理产生了巨大的影响。在现今的大数据时代，药事管理的标准化、法制化、科学化显得越发重要。

（三）重视和研究合理利用药品资源

新药研发的难度和成本投资已经到一个新的阶段。药物滥用现象普遍存在，如何合理利用药品资源，合理用药，药物经济学分析和生命质量研究，药物价格评价等，成为近年药事管理研究热点。

药事管理学科发展的原动力来自药事管理实践的需要，药事管理学科的生命力是理论联系实际，解决药事管理实际问题，不断提高药事管理水平，以促进药学事业发展。

第三节　药事管理学研究方法

PPT

加强药事管理研究是丰富、发展药事管理学的重要途径和任务。药事管理学具有社会科学的属性，其研究方法属于社会科学研究方法的范畴，社会科学根据类型分为“基本研究”“应用研究”“评价研究”“行动研究”四类研究。药事管理研究方面涉及内容广泛，研究方法很多。在实际研究中，常用的研究方法主要有：调查研究、描述性研究、历史研究、回顾性研究和实验研究。

一、调查研究

调查研究是药事管理最常用、最重要的研究方法，也是最常用的收集资料的方法。调查研究是以特定群体为对象，借助问卷、访谈或其他方式，收集有关资料及信息，用来了解群体的普遍特征。调查研究是收集第一手数据，用以描述一个难以直接观察的大总体的最佳方法。调查研究方法的一般特征是准确性较低，而可靠性较高。调查研究方法广泛应用于描述研究、解释研究和探索研究。

调查研究有两种基本类型，即普查和样本调查。药事管理研究常用的是样本调查。样本调查中抽样方法是其基本步骤，抽样设计对研究结果影响很大。样本大小、抽样方式和判断标准，是样本设计的关键环节。

问卷是收集调查数据的重要方法，包括自填式问卷、访问调查问卷。问卷格式、答案格式、后续性问题、问题矩阵、提问顺序、答问指南等，是设计问卷时应充分考虑的几个方面。自填式问卷的回收率对样本的代表性有直接影响。

二、描述性研究

描述性研究的方法旨在描述或说明研究对象的特质，是描述、说明、解释现存条件的性质与特质，弄清情况，掌握事实，了解真相。例如药品市场调查，旨在对购买或将购买的某类、某品种药品的消费倾向进行描述。描述研究的应用范围很广，收集资料的方法也很多。按描述对象、程序的差异，进一步分为概况研究、个案研究（状况研究）、发展研究。

1. 概况研究和个案研究　概况和个案研究的目的是集中研究特定社会单位（个人、某机构等）背景、现状和环境的相互关系。例如中国制药工业现状分析/华东某制药厂现状分析。前者为概况研究，后者为个案研究。概况和个案研究作为进行大量调查研究的背景材料很实用，这类研究能开拓思路，可能成为有效假设的依据，并提供阐述一般化统计结果的实例。

概况研究与个案研究的区别在于：①概况研究侧重于通过很多样本单位，研究少数变量。而个案研究侧重于通过大量变量研究少数样本单位。②概况研究可以围绕一个完整的生命周期或选定的部分研究，它可以集中于特定因素或事物整体。个案研究是对某特定社会单位进行深入调查研究，得到对此社会一个全面完整的写照。③个案研究因局限于个别单位，代表性差，并易受研究者的主观性影响。

2. 发展研究　发展研究是研究随着时间的演变，事物或人物的形成及变化的模式和顺序。如探讨药学教育的发展，了解不同时期药学教育的课程设置，以及教学内容、教学安排，进而归纳其发展模式，就是一项发展性研究。

发展研究又分为纵向发展研究、横向发展研究和发展趋势研究。

发展研究具有以下特点。

（1）发展研究集中研究在一定时间内的变化和发展，研究变化、成长的模式、方向、速度、顺序及影响的因素等问题。

（2）在纵向发展研究中，由于时间演变而变化的取样问题比较复杂，增加了研究难度。选择性因素的影响，可能导致不客观，有倾向。即使从稳定的总体中取样本以避免偏见的影响，也应注意该总体中有未认识到的倾向性。另外，纵向研究不能用于本身没有连续性问题的研究。同时要求这种研究在一定时间内人、财、物的投入是稳定的。

（3）横向发展研究通常包括的对象更多，但比纵向研究较少描述形成因素。横向研究虽然花费少，比较快，但受限于横断取样的样本不同，进行比较就很困难。

（4）发展趋势研究易受无法预测的因素影响，一般来说，长期预测往往是一种教育性的猜想，短期预测比较可靠、有效。

三、历史研究

历史研究的主要目的是了解过去事件，明确当前事件的背景，了解其中因果关系和演变规律，进而预测未来发展趋势。例如探讨我国药品监督管理的起源与发展，探讨世界药师法立法的背景与演变；也可以结合当前药事管理的论题，作历史的追溯与分析。例如以药品流通管理、药品广告管理、药品价格管理等为题材，应用历史研究方法，探本溯源，了解其发展背景及发展轨迹，对未来可能的发展的预测将有所帮助。

历史研究最主要的工作是历史资料的收集、鉴别、解释。史料的收集与鉴别往往比研究设计更为重要。由于历史研究只能在已存的文献、史料中寻找证据，故其应用价值及结论的普遍性上受到限制。

四、回顾性研究

事后回顾研究又称原因比较研究。原因比较研究是通过观察现在的结果和追溯似乎可能的原因的材料，调查可能的原因和结果的关系。此方法与在控制条件下收集数据的实验方法对比，称为可能的因果关系的研究。

原因比较研究性质是“事后的”，是指在有关的所有事件发生后收集材料，调查者随后取一个或多个结果（依赖变量）并通过对过去的追溯去核查材料，找出原因、关系和意义。例如，通过药品监督管理机构已有材料，研究假劣药案发生的各种原因，并分析比较各种因素之间的关系。

五、实验研究

实验研究目的是研究原因和结果的关系。它通过一个或多个实验组，探讨经过“处理”的实验组与未接受处理的对照组比较分析，研究因果关系。实验研究方法适用于概念和命题相对有限的、定义明确的研究课题以及假设检验课题。如为提高药师水平，采取继续教育的措施。药事管理是在社会药事事件的一般过程中进行实践研究，而不在实验室。

无论是自然科学或社会科学的实验研究，包括以下主要环节：①明确自变量、因变量；②选取实验组与对照组；③进行事前测量与事后测量。

实验研究与事后回顾研究，都是调查分析因果关系。但实验研究是在控制变量的情况下，进行比较分析，结果比较准确。而事后回顾研究没有控制变量，是在事情发生后追根溯源，分析找出原因，准确性较差。

第四节　药品管理相关的法律制度

PPT

一、药事管理法律制度的内涵

药事管理法律制度，是药事管理政策中具有国家强制力的部分，药学领域的任何单位和个人，都必须遵守。药事管理法律制度以宪法为依据，以《药品管理法》为主干，由一系列的单行药事管理法律、法规、规章等组成。这些法律、法规、规章依据一定的标准、原则、功能和层次组成一个相互配合、相互补充、相互协调和相互制约的规则系统，整个规则系统组成严密，对药品的研制、注册、生产、流通、使用等药学实践过程进行严格有效的法律调整，以保障药品质量的形成、保持和实现，最大限度地实现药品的安全性、有效性、经济性、合理性，保证药品质量和人体用药安全有效，维护公众身体健康和用药的合法权益。

二、药事管理法律制度的主要内容及特征

（一）药事管理法律制度构成

1. 宪法　宪法是我国的根本法，具有最高法律效力，是其他法律立法的基础和依据。《宪法》第二十一条规定：国家发展医疗卫生事业，发展现代医药和我国传统医药，鼓励和支持农村集体经济组织、国家企业事业组织和街道组织举办各种医疗卫生设施，开展群众性的卫生活动，保护人民健康。这是药事管理法律制度最根本的法律依据。另外，国家设立的各种药事管理机构的基本原则、职权划分，应当遵守《宪法》的原则性规定。

2. 药事法律　药事法律是由全国人大及其常委会制定的，规定药事方面的基本问题。现行的药事法律是2019年颁行的《药品管理法》，是药事领域的基本法律，它系统规范了药事活动的具体原则。其他与药事相关的法律有《刑法》《广告法》《价格法》《消费者权益保护法》《反不正当竞争法》和《专利法》等。

3. 药事行政法规　行政法规是国务院根据宪法和法律而制定的有关行政方面的具有国家强制力的规范性法律文件，其效力仅次于宪法和法律。在药事方面主要以条例和办法形式出现，主要包括《药品管理法实施条例》《中药品种保护条例》《麻醉药品和精神药品管理条例》《放射性药品管理办法》《医疗用毒性药品管理办法》等。

4. 药事部门规章　药事部门规章是国务院药品监督管理部门在职责和权限范围内制定的具体某一方面的规定。主要包括《药品生产质量管理规范》《药品经营质量管理规范》《医疗机构药事管理规定》《药物临床试验质量管理规范》《药品不良反应报告和监测管理办法》《药品召回管理办法》等。

5. 药事地方性法规　药事地方性法规是省、自治区、直辖市和较大的市、自治州人民代表大会及其常委会根据本行政区域的具体情况和实际需要，在不同宪法、法律、行政法规相抵触的前提下，制定的地方性法规或自治条例和单行条例。主要是各省制定的规范，如《江苏省药品监督管理条例》《吉林省药品监督管理条例》等。

6. 药事地方政府规章　省、自治区、直辖市和较大的市、自治州的人民政府，可以根据法律、行政

法规和本省、自治区、直辖市的地方性法规，制定规章。如《深圳市药品零售监督管理办法》《杭州市医疗机构药品使用质量监督管理办法》等。

7. 国际药事条约和公约 国际药事条约指我国与外国签订的或批准、承认的某些国际条约或协定，如《麻醉品单一公约》，这些条约或协定可以由全国人大常委会批准承认或同外国缔结，国务院按照职权范围代表中国政府签署承认或同外国缔结。

8. 行业标准 药品标准是国家对药品质量规格及检验方法所作的技术性规定，是药品生产、经营、使用、监督和管理部门共同遵守的法定依据。国务院药品监督管理部门颁布的《中华人民共和国药典》和药品标准为国家药品标准，由国家药典委员会负责组织制定和修订，我国现使用统一的国家药品标准。这些药品标准的法律效力虽然不及法律、法规，但由于法律、法规只是针对其中的一些问题作了原则性的规定，对具体行为的控制仍然需要相关的标准予以控制，所以药品标准在实际中的法定权威地位是相当高的。

知识链接

中华人民共和国第一部《中国药典》

1950 年 1 月，卫生部委派药学专家孟目的教授负责组建“中国药典编纂委员会”，筹划编制新中国药典。并聘请药典委员 49 人，分设名词、化学药、制剂、植物药、生物制品、动物药、药理、剂量 8 个小组，另聘请通讯委员 49 人，正式成立了第一届中国药典编纂委员会。委员会下设干事会，拟定药典中有关名词和术语，起草标准草案，分请委员审查。

1953 年 2 月 5 日，《中国药典》（1953 年版）刊印出版。共收载药品 531 种，其中化学药 215 种，植物药与油脂类 65 种，动物药 13 种，抗生素 2 种，生物制品 25 种，各类制剂 211 种。

9. 法律解释 司法解释一般由最高法院、检察院作出，只能对审判、检查工作具体应用的法律作出解释，公布 30 日后需要报全国人大常委备案。通常是对具体事件或方面做出的，如《最高人民法院、最高人民检察院关于办理生产假销售劣药刑事案件具体应用法律若干问题的解释》。

（二）药事管理法律制度的特征

药事法律是以维护公众健康为最终目标。它是由一系列的法律、法规、规章等构成一个庞大的系统，涉及到药品的研发、注册、生产、流通、使用等整个过程，具有系统性特征；随着全球化的趋势加强，药品在全球范围内流通，药事法律和标准国际化倾向明显，以医药科学技术为基础的技术法律规范占据重要地位。

（三）药事管理法律适用原则

药事管理法律制度是由涉及药事管理的宪法性规定以及药事管理法律、行政法规、部门规章、地方法规和地方规章等一系列规范性文件构成的。由于这些规范性文件处于不同的法律效力层级，所以这种结构称为药事管理法律制度的纵向结构或层级结构。上下层级的规范性文件之间存在的依附与服从关系，使得内容庞杂的药事管理法律制度保持着自身的和谐和统一。

1. 层级冲突适用规则 指不同效力等级的规范性文件在适用产生冲突的时候，选择何种等级的规范性文件的规则。根据《立法法》的规定，宪法具有最高的法律效力，一切法律、行政法规、地方性法规、自治条例和单行条例、规章都不得同宪法相抵触，宪法的效力高于法律、行政法规、地方性法规、规章。法律的效力高于行政法规、行政法规的效力高于地方性法规、规章。地方性法规的效力高于本级和下级地方政府规章。省、自治区的人民政府制定的规章效力高于本行政区域内较大的市、自治州的人民政府制定的规章。自治条例、单行条例以及经济特区法规依法只是在本自治地方或本经济特区内适用。我国承认的国际相关药品监管条约除了我国声明保留的条款外，对我国产生约束力。部门规章之间、部门规章与地方政府规章之间具有同等效力，在各自权限范围内施行，如上述规章对同一事项的规定不一致，不能确定如何适用时，由国务院裁决。根据授权制定的法规与法律规定不一致，不能确定如何适用时，由全国人大常委会裁决。地方性法规和部门规章之间对同一事项的规定不一致，不能确定如何适用时，由国务院提出意见，国务院裁决应当适用地方性法规的，应当决定在该地方适用地方性法规的规定，此为终局裁决；如裁决应当适用部门规章的，应当提请全国人大常委会做出终局裁决。在审理相关的行政诉讼中，法律、法规作为审理依据，而规章只能是参照，参照与否取决于人民法院。

2. 特别冲突适用规则 是指对同一事项，确定是适用普通法还是特别法的规则。一般来说，特别法优于一般法，这是遇到普通法和特别法冲突时的运用原则。所谓普通法是指对某一大的领域内适用的法律规定，而特别法是指在对这个领域内某一方面的具体法律规定。药品是产品的一种，但是由于其直接关系到人类生命健康，所以有其特殊性。如在一些情况下，涉及药品作用的两重性必须是依照《药品管理法》而不是《产品质量法》进行规制。

3. 新旧适用规则 是指对同一事项新法和旧法的规定不同，而如何适用的规则。同一机关制定的法律、行政法规、地方性法规、自治条例和单行条例、规章，新的规定和旧的规定不一致的，适用新的规定。所以新旧适用规则主要就是新法优于旧法的原则。在药品监管实践中，当新的法律规范和旧的法律规范发生冲突时，药品监管部门一般是优先适用新的法律规范。在新旧法适用过程中还需要考虑法不溯及既往的规则，如法律关系发生在新法生效之后，适用新法；如发生在旧法生效期间，而纠纷或后果发生于新法生效后，仍只适用旧法，但新法明确规定有溯及力而适用新法的除外。另外，如果法律之间对同一事项的新的一般规定与旧的特别规定不一致，不能确定如何适用时，由全国人大常委会和国务院裁决；行政法规之间对同一事项的新的一般规定与旧的特别规定不一致，不能确定如何适用时，由国务院裁决；同一机关制定的新的一般规定与旧的特别规定不一致，不能确定如何适用时，由制定机关裁决。

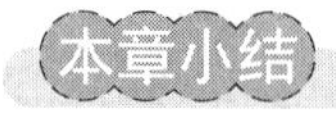

本章主要是药事管理学的入门章节，主要是对整本书结构和章节的把控，简要介绍了药事管理的含义、特点、主要内容及相关发展历程、药事管理的主要研究方法以及药品管理相关的法律制度。

重点：药事管理的研究内容和研究方法是药事管理学展开的基础，需要着重把握，加深理解。

难点：药事管理的研究方法。药事管理研究方法超越了传统药学的实验室研究思路，更多地强调社会科学方法运用，使药学学生具有社会科学研究的思路和精神。

练习题

题库

一、选择题

1. 药事管理学是（ ）。
   A. 药学学科的分支学科　　B. 公共管理的分支学科
   C. 卫生管理的分支学科　　D. 社会科学的分支学科
2. 药事管理的特点是（ ）。
   A. 管理性、合法性、实践性、综合性
   B. 管理性、合法性、实践性、政策性
   C. 专业性、合法性、实践性、综合性
   D. 专业性、合法性、实践性、政策性
3. 药事管理可以分为微观上和宏观上对药学事务进行（ ）管理。
   A. 经营　　B. 综合

C. 行政　　D. 公共

4. 药事管理学科具有（　）。

A. 自然科学性质　　B. 自然科学和社会科学性质

C. 人文科学性质　　D. 社会科学性质

5. 药事管理向（　）发展。

A. 科学化、标准化、法制化　　B. 制度化、标准化、有序化

C. 规范化、系统化、有序化　　D. 系统化、科学化、标准化

6. 以下哪个不是药事管理学研究方法（　）。

A. 描述性研究　　B. 历史研究

C. 数据研究　　D. 实验研究

7.（　）被公认为是欧洲第一部药典。

A.《伦敦药典》　　B.《纽约药典》

C.《柏林药典》　　D.《纽伦堡药典》

8. 我国（　）设置了药事管理机构御药院和尚药局。

A. 明代　　B. 唐代

C. 宋代　　D. 汉代

9.（　）是药事管理最常用、最重要的研究方法，也是最常用的收集资料的方法。

A. 调查研究　　B. 描述性研究

C. 回顾性研究　　D. 历史研究

10. 行政法规之间对同一事项的新的一般规定与旧的特别规定不一致，不能确定如何适用时，由（　）裁决。

A. 全国人大　　B. 全国人大常委会

C. 制定机关　　D. 国务院

二、思考题

1. 简述药事管理的概念与特点。
2. 简述药事法规在药事管理中的价值与意义。
3. 简述中、外药事管理的发展历程。

（田　侃）

第二章

药事立法与药品管理法

学习导引

知识要求

1. **掌握** 《药品管理法》的立法宗旨、《药品管理法》与《实施条例》中规定的药品研制、生产、经营、使用、监督及管理的主要内容。

2. **熟悉** 药事管理法律体系及其渊源，违反《药品管理法》与《实施条例》应承担的法律责任。

3. **了解** 药事立法机关、立法程序及药事立法的特征。

能力要求

使学生在熟悉、掌握《药品管理法》与《实施条例》主要内容的基础上，自觉遵守药事管理的法律法规，能运用相关药事法律规则分析和解决药学实践中的问题。

第一节　药事立法概述

PPT

一、概念

药事立法是指由特定的国家机关，依据法定的权限和程序，制定、认可、修订、补充和废除药事管理法律和规范性文件的活动。从狭义上来说，指全国人民代表大会及其常务委员会运用自身的立法权制定、认可、修订、补充和废除药品管理法律，包括《宪法》在内的法律性规定；从广义来看，是指从中央到地方一些特定的国家机关按照依法被授予的立法权制定和变动各种不同药事管理规范性文件的活动。

药事立法是实现对药品的研制、生产、流通、使用和监督管理实行法治化管理的前提条件，也是建立和完善药事管理法律体系的基础。其包含着丰富的内涵。

1. 药事立法主体是有立法权的特定国家机关　国家性质和国家政权组织形式与结构形式不同，这些国家机关行使制定、修改或废止法律、法规的权力与权限也不同。根据《宪法》及《立法法》的规定，全国人大及其常委会作为国家的立法机关，行使国家立法权，有权制定法律。其他的国家机关依法被授予的不同层级、不同效力立法权。中国立法权限的划分如下：①国务院享有行政法规的制定权。②国务院各部、委及具有行政管理职能的直属机构，在本部门权限范围内制定部门规章。③省、直辖市人民代表大会及其常委会可以制定地方性法规。④省、自治区、直辖市和设区的市人民政府可以制定地方政府规章。⑤民族自治地方的人民代表大会有权制定自治条例和单行条例。⑥特别行政区有权保留原来的法律或制定本行政区的新的法律。

2. 药事立法要依据立法程序来进行　立法程序就是指具有立法权限的国家机关创制规范性法律文件所遵循的制度化的正当过程，也是国家通过立法手段协调利益冲突、规制社会秩序及配置社会资源的合法路径和正当法律程序。我国现行的立法程序划分为：法律草案的提出；法律草案的审议；法律草案的通过；法律的公布等四个阶段。《宪法》规定由国家主席公布法律。

3. 药事立法活动要在《宪法》和法律规定的范围内进行　药事立法是立法主体制定和变动规范性法律文件的活动。立法过程是一定的国家机关依据《宪法》和法律授予的行使制定、认可、解释、补充、修改或废止法律的权力的过程和活动。药事立法活动结果和直接目的是产生和变动这种特定的有关药事活动社会规范，对药学实践过程进行有效的法律调整，以保证药品质量，保障人体用药安全有效，维护公众身体健康和用药的合法权益。

二、原则

立法原则是指立法主体据以进行立法活动的重要准绳，是立法指导思想在立法实践中的重要体现。药事立法必须遵循的基本原则有以下几点。

1.《宪法》原则　《宪法》是具有最高法律效力等级的法律，其他所有法律、法规都是直接或间接地以《宪法》作为立法依据或基础，不得同《宪法》或《宪法》的基本原则相抵触。《宪法》第二十一条第一款规定："国家发展现代医药和传统医药……保护人民健康"，这是药品管理立法中最根本的法律依据，也是国家设立的各种药事管理机构活动的基本原则，所有的立法主体都应当遵循宪法的原则性规定，所有的药品管理法律和规范性文件应当以《宪法》为根据或不得同《宪法》相抵触。

2. 法治原则　药事立法要坚持法治原则。一切药事立法的立法权的存在和行使都应当有法的根据，立法活动都依法运行，社会组织或成员以立法主体的身份进行活动，其行为应当以法为规范，行使法定职权，履行法定职责。

3. 民主原则　药事立法要充分反映和保障人民群众用药安全有效，维护公众身体健康和用药的合法权益和民主权利，让人民群众成为立法的真实的主人。在立法过程和立法程序方面，应当注意使立法面向社会公众，使公众能有效参与和监督立法。同时，也要充分发挥专门机关、专家和其他有关人员的作用。

4. 科学原则　坚持立法的科学原则就是要实现立法的科学化、现代化。立法遵循科学原则必须要坚持从实际出发和注重理论指导相结合，注意客观条件和主观条件相结合，原则性和灵活性相结合，稳定性、连续性和适时变动性相结合，总结借鉴和科学预见相结合，中国特色和国际大势相结合。

三、基本特征

药事立法是针对各种药事管理活动的专门的法律关系，立法活动结果和直接目的是产生和变动这种有关药事活动的特定的社会规范，因而有不同于其他法律部门的特征。

（一）立法目的是保护和促进公众健康

保护和促进公众健康是所有药事活动主体的职责与使命。药事活动主体，对其参与的药事活动的全过程包括药品的研制、生产、流通、使用的各个环节都会由于直接影响药品质量而影响公众的健康和生命。药品管理立法要对所有药事活动主体，对参与的药事活动的全过程，对药品的研制、生产、流通、使用的各个环节进行严格的法律控制，其目的是通过加强药品监督管理，保证药品质量，维护人们的健康，保障用药人的合法权益，保障人的健康权。

（二）以药品质量标准为核心

现代药品管理立法制订颁布了一系列的法律、法规，但在药事管理法律体系中，药品标准和保证药品质量的工作标准仍然是行为规范的核心问题。这和其他法律部门有很大区别。药品质量是在研制和生产过程中可靠地形成，在流通和使用中得以保持，在用药者的治疗使用中实现的。药事立法是通过保证药品标准和药品质量的工作标准来规范人们在研制、生产、流通、使用药品的行为，这些行为的规范与否必须以确保药品的质量为依据。保证和实现了药品的质量，就能达到药品的安全性、有效性、经济性、合理性目标，就能有效地维护公众健康。

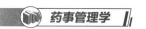

（三）立法的系统性

为管理好现代社会日益复杂的药事活动，药品管理立法需要对药品的研制、生产、流通、使用和宏观管理各个方面进行全面、科学、准确地调整与规范，药事管理法规不断补充增加，法规条文更复杂和精细，衔接更紧密，药事法律表现出越来越强的系统性特征。同时，由于药品质量涉及面广，内容复杂，不仅包括药品质量、过程质量、工作质量、药品质量控制和质量保证的管理质量，而且包括国内药品质量、进出口药品质量、从事药事工作人员的质量等等，所有这些要靠法律规范的控制管理，必须通过系统的药品管理立法，使全部药品和药事工作都受系统的法律约束，才能真正保证和实现药品的质量。

（四）内容的国际化

由于药品管理法的客体主要是药品和控制药品，药品是物质的客观实体。而衡量药品的物质性质的药品质量标准在不同国家是相同的。药事管理法律法规以药品质量标准为核心，有极强的技术法特征，因此，各国药品管理法的内容越来越相似，药事管理法律法规更多地直接体现法律的社会公共职能，体现药事管理活动的科学元素，其阶级统治职能反而是间接的。经济全球化使药品的国际贸易和技术交流日益频繁，并推动医药产业的国际化。国际化则进一步促进了国际合作，国际性药品管理、控制药品管理的公约、协议、规范、制度和参加缔约的国家也不断增加。因此，各国药事管理法律体系趋同化趋势更加明显。

第二节　药事管理法律体系

PPT

微课

一、药事管理法

（一）药事管理法的概念

药事管理法是指由国家制定或认可，并由国家强制力保证实施，以与药事活动相关的行为和社会关系为调整对象的，以实现与保证公民在药事活动中维护人体健康生命权益为价值目标为目的的行为规范体系。药事管理法有狭义与广义之分。狭义的药事管理法仅指由全国人大常委会制定、修订的《中华人民共和国药品管理法》这一法律，它是调整与药品管理相关的行为和社会关系的专门法律规范。广义的则是药事管理法律体系（the legal system of pharmacy administration），包括国家专门立法机关制定相关药事活动的宪法原则和药品管理法，也包括得到法律授权或国家立法机关授权的其他国家机关制定的行政法规、地方性法规、部门规章和地方规章及其他规范性文件。

药事管理法与其他法律规范一样，具有规范性、国家意志性、强制性、普遍性、程序性等基本特征。但由于其调整的是与药事活动相关的特定的行为与社会关系，其调整对象和调整方式不同于其他法律规范，因而所形成的法律关系和内容区别于其他法律规范。

（二）药事管理法的法律关系与基本要素

药事管理法律关系是指药事活动主体在从事药事活动过程中，依据药事管理法律规范所形成的权利与义务关系。它有以下三个基本要素。

1. 药事管理法律关系主体　法律关系主体是法律关系的参加者，在法律关系中是一定权利的享有者和一定义务的承担者。药事管理法律关系主体包括有以下几类。

（1）参与药事管理的国家机关　包括政府的药品监督管理主管部门和有关部门，以及这些政府部门管辖的内部部门与组织。

（2）从事药事活动的机构和组织　包括法人和非法人的药品研制、生产、经营与使用的企业、医疗机构、社会药房等企事业单位。

（3）公民个人（自然人）　可分为特定主体和一般主体，特定主体主要指药学事业与药品服务的从业者和药学技术人员。一般主体指所有消费使用药品与接受药学服务的公民。

2. 药事管理关系客体　法律关系客体是指法律关系主体之间的权利和义务所指向的对象。药事管理关系客体包括以下几类。

（1）药品　这是药事管理法律关系主体之间权利义务所指向的主要客观实体。

（2）人身　人身是人的物质形态和人的精神利益的体现。作为药事管理法客体的人身主要是指用药人的身体健康、生命与用药权益。

（3）精神产品　例如新药新产品的技术资料、药物利用评价、药品标准等都属于这一范畴。

（4）行为结果　分为物化结果和非物化结果。例如已生产上市的药品为药品生产的物化结果。因药品、药事引起的法律诉讼，其判案结果，便是非物化结果。

3. 药事管理法律关系的内容　药事管理法律关系的内容，是指药事管理法律关系的主体依法享有的权利和应承担的义务，是调整药事管理法律主体的行为和社会关系的具体的法律规范。

二、药事管理法律体系

法律体系是指一国内部现行的各种类别、所有部门的法律按照一定的结构组成的一个呈体系化的、有机联系的统一整体。药事管理法律体系是国家制定和认可并依靠国家强制力保证其实施的，以保障药品质量的形成、保证和实现为目的的行为规范的总称。它以宪法为最终依据，以《药品管理法》和《药品管理法实施条例》为核心，由相关的药事管理法律、法规、规章及其他药事管理规范性文件按照一定的标准、原则和功能组成的结构化、体系化的有机联系的统一的规则系统。整个规则系统尽管载体形式不同，但组成严密，既相互配合协调，又相互补充制约，有着内在的结构和统一性。

法律体系有两层含义：一是其形式体系，二是内容体系。把法律体系看成是由不同形式的规范性法律文件构成的载体形式及其效力等级的不同文件体系，称之为法律的形式体系。而将法律规则调整的领域（对象）和调整方法的不同，将所有法律规则进行分门别类，将所有法律规范分成形成不同的部门，则称之为法律的内容体系。形式体系构成法律体系的纵向结构，而内容体系则形成的法律体系的横向结构。

（一）药事管理法律的形式体系

药事管理法律的形式体系，表现的是药事管理法律体系所包含的不同层级的规范性文件构成的纵向结构。在药事管理法律体系中，法律规范的具体表现形式有：《宪法》、法律、行政法规、部门规章、地方性法规和地方规章、民族自治地方法规、法律解释等。这些不同形式的法律文件，依据其制定修改的国家机关及审议颁布程序的不同，具有不同的法律效力等级和效力范围，构成当代中国药事管理的不同法源，又称药事管理法律的渊源或药事管理法律的发源。

知识链接

中国政府承认或加入的国际条约

国际条约一般属于国际法范畴，但经中国政府缔结的双边、多边协议、条约和公约等，在我国也具有约束力，也构成当代中国法源之一。例如：1985 年我国加入《1961 年麻醉药品单一公约》和《1971 年精神药物公约》以及 2001 年 11 月我国加入世界贸易组织（WTO），该组织的法律条文如《马拉喀什建立世界贸易组织协定》（《WTO 协定》）等，对我国具有约束力。另如我国加入濒危动物国际保护公约后，虎骨已不能作为药品原料和制剂。

（二）药事管理法律的内容体系

药事管理法律的内容体系，既包括国家“现有”的全部药事管理法律规则，也包括国家应当制定而尚未制定的法律规则。我国整个药事管理法律体系的内容体系是由总则性法律规则与分则性法律规则组成的。其中，总则性法律规则针对药事管理的全局性、总体性问题进行规定，从内容来说，包括药事法的立法目的、发展药学事业的基本方针和国家药事管理体制等三个方面。而分则性法律规则分别针对具体药事活动领域的专门性、个别性的问题进行规定，它们分别构成总则性法律规则体系与分则性法律规则体系，共同对药事活动的不同领域和各个层面进行有效的规范与调整。

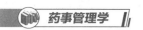

第三节　《中华人民共和国药品管理法》及其实施条例概要

PPT

《中华人民共和国药品管理法》（以下简称《药品管理法》）是专门规范药品研制、生产、经营、使用和监督管理的法律。现行《药品管理法》于1984年制定，2001年首次全面修订，2013年和2015年两次修正部分条款，2018年再次全面修订，新修订的《药品管理法》于2019年8月26日，由第十三届全国人大常委会第十二次会议审议并表决通过。

《药品管理法实施条例》（以下简称《实施条例》），是《药品管理法》的配套法规，遵循《药品管理法》的立法宗旨和原则，按照《药品管理法》的体例，并与其章节相对应，依据法的相关规定进一步细化，增加了操作性规定。《实施条例》于2002年8月4日由国务院令第360号公布，并于2016年和2019进行了两次部分条款的修订。现行《药品管理法》共155条，《实施条例》共80条。

一、总则

总则是整部法律的纲领性的规定，确定了该部法律总的原则、基本制度等。修订后本法的总则共15条，比修订之前的6条增加了9条。具体规定如下。

（一）《药品管理法》的立法目的

《药品管理法》的立法目的包括加强药品管理、保证药品质量、保障公众用药安全和合法权益、保护和促进公众健康四个层面的内容。其中，保护和促进公众健康和保障公众合法权益是药事管理立法最根本的目的。这是《宪法》第二十一条规定的国家发展医疗卫生事业，发展现代医药和我国传统医药的精神在本法中的具体体现。实现这一目的的方式之一是保障公众用药安全；为了保障公众用药安全，必须保证药品质量；而为了保证药品质量，必须加强药品管理。反之，没有严格的药品管理，就不能保证药品的质量，也就无法保障人体用药安全。因此，这四个层面是一个有机的整体，不能割裂。《药品管理法》的立法目的回答了为什么要制定药事管理法律规范，药事法律主体进行药事活动应该遵从的行为准则。

（二）《药品管理法》适用范围、药品定义

《药品管理法》适用范围包括适用的地域范围和对象范围。

1. 适用的地域范围　也称空间效力范围。《药品管理法》适用的地域范围是“中华人民共和国境内”，即中华人民共和国主权所及的全部领域内。中国香港、澳门特别行政区按照其基本法规规定办理。

2. 适用的对象范围　《药品管理法》适用的对象范围是一切“从事药品的研制、生产、经营、使用活动的单位和个人”。包括有关的科研机构、各类企业、医疗机构及个人；以及对药品的研制、生产、经营、使用活动实施监督管理的政府药品监督管理部门和其他有关部门。

制定《药品管理法》，必须先界定什么是药品，再根据药品的基本属性确定立法指导原则等一系列的内容。药品，是指用于预防、治疗、诊断人的疾病，有目的地调节人的生理机能并规定有适应证或者功能主治、用法和用量的物质，包括中药、化学药和生物制品等。法律中对药品的这个界定，首先是从药品的用途开始，它就是用于预防疾病、治疗疾病、诊断疾病；第二是药品的作用以人体为对象，调节人的生理机能；第三是药品的来源，包括天然性的和人工合成的，从所列举的药品种类看，这是一个广义的界定。在《药品管理法》中，还应注意其一个重要特点，就是药品是作为一种特殊商品而存在的，有别于不作为药品而存在的一些药物。

（三）药品管理的理念、原则和目标

药品管理应当以人民健康为中心，这是药品管理的理念，也是药品管理的方向，以及衡量、评判药品管理活动的标准。以人民健康为中心，就是药品管理的一切活动都应当围绕人民健康开展，都应当以是否有利于人民健康作为一切药品管理活动的出发点和落脚点。

药品管理要坚持风险管理、全程管控、社会共治的原则。

药品风险无处不在。药品风险包括药品的质量风险、数量风险和供给风险。风险管理就是药品管理主体采取有效的措施和行动计划，识别、管控、规避风险，以保证人民群众对药品安全有效的需求性。

全程管控就是要建立药品全生命周期各药品管理主体间无缝衔接的全程管控制度，形成不同管理主体同心协力的全程管控机制。

药品管理的社会共治，是指药品上市许可持有人、生产和经营企业、使用单位负主体责任，地方政府负总责，监管部门各负其责，社会组织和公众参与的治理体系。

药品管理的目标是全面提升药品质量，保障药品的安全、有效、可及。全面提升药品质量，一是提高单个药品全面质量，二是提升所有药品的整体质量。保障药品的安全，就是有效地控制药品安全风险，不出现因为药品质量引起的人体伤害；保障药品的有效，就是使所使用的药品对疾病的预防、治疗、诊断达到预期的效果；保障药品可及，就是切实解决供给的问题，满足人民群众的用药需求，既要满足所有人需要用药时即有药可用和有能力用，也要满足所有的疾病有药品可预防、治疗、诊断。

（四）发展现代药、传统药及药材资源保护

国家发展现代药和传统药，充分发挥其在预防、医疗和保健中的作用，这是国家对药品管理实施的特定指导原则，也是国家医药发展的产业政策之一，是将现代药与传统药放在同等重要的发展位置。发展现代药和传统药，将对保障人民身体健康，满足人们对不同药品的消费需求和对美好健康生活的追求，促进医药经济健康可持续发展发挥重要的作用。“国家保护野生药材资源和中药品种，鼓励培育道地中药材”有三层含义：第一，国家保护野生药材资源。野生药材资源的保护是国家层面的保护，是国家利益下的动用国家资源的保护。第二，国家保护中药品种。中药品种是指中国境内生产制造的包括中成药、天然药物的提取物及其制剂和中药人工制成品。第三，鼓励培育道地中药材。道地中药材，是指经过中医临床长期应用优选出来的，产在特定地域，与其他地区所产同种中药材相比，品质和疗效更好，且质量稳定，具有较高知名度的中药材。

（五）鼓励保护新药研制

国家鼓励研究和创制新药，保护公民、法人和其他组织研究、开发新药的合法权益。这是国家促进新药开发，发展医药事业的一条重要原则。也是为了适应医药事业发展的需要，推进研究、开发、生产新药，应当是药品管理的重要任务之一。国家应当引导科研机构、企业或者科研人员研究开发新药，要支持降低新药研制和审批管理成本，提高技术水平，促进产品更新换代。保护新药研发人合法权益是法律层面的保护，对研发人的研发准备、研发过程实施保护，也对研发成功结果的保护，比如新药的专利保护、特别的定价政策和价格保护等。

（六）国家发展药学事业的基本方针

根据宪法总纲第九条和第二十一条的精神，《药品管理法》在总则中明确了国家发展药学事业的基本方针：发展现代药和传统药，充分发挥其在预防、医疗和保健中的作用；保护野生药材资源，鼓励培育中药材；鼓励研究和创制新药，保护公民、法人和其他组织研究、开发新药的合法权益。

（七）持有人制度

药品上市许可持有人制度是药品管理新建立的制度，是指拥有药品技术的药品研发机构、药品生产企业等主体，通过提出药品上市许可申请并获得药品注册证书，以自己的名义将产品投放市场，对药品全生命周期承担相应责任的一种现代药品管理制度。新《药品管理法》将这一制度作为一条主线，贯穿全法，并作为药品管理的基本制度，贯穿于药品研制、生产、经营、使用全过程。在第三章中将药品上

市许可持有人的资格、权利、义务和责任进行了集中式的概括，在药品上市后管理中也将对上市许可持有人在上市后的权利义务和责任进行了规定。

（八）依法从事药品活动及信息可追溯

从事药品研制、生产、经营、使用活动，应当遵守法律、法规、规章、标准和规范，同时应当保证全过程信息真实、准确、完整和可追溯。

（九）监管体制

我国现有的药品监督管理体制主要内容有：一是各级药品监管部门及管辖范围。国务院药品监督管理部门主管全国药品监督管理工作，省、自治区、直辖市人民政府药品监督管理部门负责本行政区域内的药品监督管理工作，设区的市级、县级人民政府的药品监督管理职能部门承担本行政区域内的药品监督管理工作；二是各级药品监督管理部门的主要职责；三是国务院有关部门和县级以上地方人民政府有关部门在各自职责范围内负责与药品有关的监督管理工作；四是国务院药品监督管理部门配合国务院有关部门，执行国家药品行业发展规划和产业政策。

（十）政府监管责任

地方政府药品监管不再实行省以下垂直管理体制，而实行属地分级负责体制。县级以上地方政府担负药品监管的责任主要有二：一是统一领导、组织、协调本行政区域内的药品监督管理工作以及药品安全突发事件应对工作，二是建立健全药品监督管理工作机制和信息共享机制。

（十一）政府保障责任

县级以上地方政府为药品安全工作提供保障责任不同于政府负责药品安全的直接责任。主要集中在三个方面：第一，将药品安全工作纳入本级国民经济和社会发展规划。第二，将药品安全工作经费列入本级政府预算。第三，加强药品监督管理能力建设。

（十二）技术机构

对药品监督管理中的审评、检验、核查、监测与评价等工作由药品监督管理部门设置或者指定的药品专业技术机构负责。目前全国已经建成了能够基本满足药品监督管理需要的技术支撑体系。一是由国务院药品监督管理部门、省级药品监督管理部门以及地市级承担药品监督管理职能的市场监督管理部门设置的药品专业技术机构。二是指定的药品专业技术机构，也就是药品监督管理部门设置以外的专业技术机构，也称第三方专业技术机构。由药品监督管理部门在符合条件的机构中指定。

（十三）药品追溯与药物警戒

药品追溯是一个独立的药品监管新的制度性设计，区别于传统的监管手段、监管方法，要求药品上市许可持有人建立药品追溯体系，实现药品最小包装单元可追溯、可核查。国家要建立健全药品追溯制度，首先国务院药品监督管理部门应当制定统一的药品追溯标准和规范。这是药品追溯制度的核心和基础。其次推进药品追溯信息互通互享。

药物警戒制度是药品全生命周期监管必须配套的基本制度。国家建立药物警戒制度，对药品不良反应及其他与用药有关的有害反应进行监测、识别、评估和控制。实行这项新的药物警戒制度，国家要制定药物警戒相关的规章制度和指南，指导推动药品上市许可持有人、生产、经营、使用单位按照国家的规定和要求开展这一系列的药物警戒活动。各级药品监管部门也要逐步地建立健全相应的药物警戒机构，负责相关行政区域内的药物警戒信息报告和监测等相应技术工作。

（十四）药品宣传普法

药品安全宣传教育及法律知识普及对提升国民的药品安全素质、提高公众安全用药的意识及支持药品监管的自觉性、对全民族的身体素质和药品产业持续健康发展具有重要意义。各级人民政府及其有关部门、药品行业协会等应当加强药品安全宣传教育，开展药品安全法律法规等知识的普及工作，同时，新闻媒体应当开展药品安全法律法规等知识的公益宣传，并对药品违法行为进行舆论监督。有关药品的宣传报道应当全面、科学、客观、公正。

（十五）药品行业协会

药品行业协会是由从事药品行业的企、事业单位、团体和相关的经济组织与个人自愿结成的行业性组织，是依法注册登记的非营利性的法人社会团体。在政府、行业、企业间具有桥梁纽带作用，同时在药品安全管理中能发挥应有的作用。明确其药品安全管理中法律地位，应当承担起加强行业自律、建立健全行业规范、推动行业诚信体系建设及引导和督促会员依法开展药品生产经营等政府及监管部门转移的行业管理职能。

（十六）表彰、奖励

县级以上人民政府及其有关部门对在药品研制、生产、经营、使用和监督管理工作中做出突出贡献的单位和个人，按照国家有关规定给予表彰、奖励。

二、药品研制和注册

现行《药品管理法》将原法第五章药品管理中有关药品研制注册的规定拆分出来，经补充完善增加到十四条，形成独立的一章。主要对药品的研制和注册进行了一系列规定。

（一）国家药物创新和药品研制的政策性规定

政策性支持、鼓励的方向：国家支持以临床价值为导向、对人的疾病具有明确或者特殊疗效的药物创新，鼓励具有新的治疗机制、治疗严重危及生命的疾病或者罕见病、对人体具有多靶向系统性调节干预功能等的新药研制，推动药品技术进步；对传统药发展，国家鼓励运用现代科学技术和传统中药研究方法开展中药科学技术研究和药物开发，建立和完善符合中药特点的技术评价体系，促进中药传承创新。关于儿童用药的政策性规定：国家采取有效措施，鼓励儿童用药品的研制和创新，支持开发符合儿童生理特征的儿童用药品新品种、剂型和规格，对儿童用药品予以优先审评审批。

（二）药品研制过程的法定要求

药品研制活动主要分为药物非临床研究和药物临床试验两个阶段。从事药品研制活动，应当遵守药物非临床研究质量管理规范、药物临床试验质量管理规范，保证药品研制全过程持续符合法定要求。药物非临床研究质量管理规范、药物临床试验质量管理规范由国务院药品监督管理部门会同国务院有关部门制定。

（三）药物非临床研究的法定要求

药品非临床研究是指为评价药品安全性，在实验室条件下，用实验系统进行的各种毒性试验及与评价药物安全性有关的其他毒性试验。开展药物非临床研究的法定要求：一是应当符合国家有关规定，有关规定主要包括法律法规规定、政策规定和技术规定。二是满足相关条件，有与研究项目相适应的人员、场地、设备、仪器和管理制度。三是保证有关数据、资料和样品的真实性。

（四）药物临床研究的法定要求

1. 临床试验的申请与批准　开展药物临床试验，应当按照国务院药品监督管理部门的规定如实报送研制方法、质量指标、药理及毒理试验结果等有关数据、资料和样品，经国务院药品监督管理部门批准。国务院药品监督管理部门应当自受理临床试验申请之日起六十个工作日内决定是否同意并通知临床试验申办者，逾期未通知的，视为同意。其中，开展生物等效性试验的，报国务院药品监督管理部门备案。开展药物临床试验，应当在具备相应条件的临床试验机构进行。药物临床试验机构实行备案管理，具体办法由国务院药品监督管理部门、国务院卫生健康主管部门共同制定。

2. 符合开展药物临床试验的伦理要求　开展药物临床试验，应当符合伦理原则，制定临床试验方案，经伦理委员会审查同意。伦理委员会应当建立伦理审查工作制度，保证伦理审查过程独立、客观、公正，监督规范开展药物临床试验，保障受试者合法权益，维护社会公共利益。

3. 加强药物临床试验的风险管理　实施药物临床试验，应当向受试者或者其监护人如实说明和解释临床试验的目的和风险等详细情况，取得受试者或者其监护人自愿签署的知情同意书，并采取有效措施保护受试者合法权益。药物临床试验期间，发现存在安全性问题或者其他风险的，临床试验申办者应当及时调整临床试验方案、暂停或者终止临床试验，并向国务院药品监督管理部门报告。必要时，国务院药品监督管理部门可以责令调整临床试验方案、暂停或者终止临床试验。对正在开展临床试验的用于治疗严重危及生命且尚无有效治疗手段的疾病的药物，经医学观察可能获益，并且符合伦理原则的，经审查、知情同意后可以在开展临床试验的机构内用于其他病情相同的患者。

（五）药品上市审批的法定要求

1. 境内上市的药品的审批 在中国境内上市的药品，应当经国务院药品监督管理部门批准，取得药品注册证书；但是，未实施审批管理的中药材和中药饮片除外。实施审批管理的中药材、中药饮片品种目录由国务院药品监督管理部门会同国务院中医药主管部门制定。申请药品注册，应当提供真实、充分、可靠的数据、资料和样品，证明药品的安全性、有效性和质量可控性。对申请注册的药品，国务院药品监督管理部门应当组织药学、医学和其他技术人员进行审评，对药品的安全性、有效性和质量可控性以及申请人的质量管理、风险防控和责任赔偿等能力进行审查；符合条件的，颁发药品注册证书。

2. 关联审批 国务院药品监督管理部门在审批药品时，对化学原料药一并审评审批，对相关辅料、直接接触药品的包装材料和容器一并审评，对药品的质量标准、生产工艺、标签和说明书一并核准。

3. 附条件批准 对治疗严重危及生命且尚无有效治疗手段的疾病以及公共卫生方面急需的药品，药物临床试验已有数据显示疗效并能预测其临床价值的，可以附条件批准，并在药品注册证书中载明相关事项。

4. 优先审评审批 国务院药品监督管理部门应当完善药品审评审批工作制度，加强能力建设，建立健全沟通交流、专家咨询等机制，优化审评审批流程，提高审评审批效率。批准上市药品的审评结论和依据应当依法公开，接受社会监督。对审评审批中知悉的商业秘密应当保密。

（六）准备上市的药品应当符合国家药品标准

研制完成准备上市的药品应当符合国家药品标准。经国务院药品监督管理部门核准的药品质量标准高于国家药品标准的，按照经核准的药品质量标准执行；没有国家药品标准的，应当符合经核准的药品质量标准。国务院药品监督管理部门颁布的《中华人民共和国药典》和药品标准为国家药品标准。国务院药品监督管理部门会同国务院卫生健康主管部门组织药典委员会，负责国家药品标准的制定和修订。国务院药品监督管理部门设置或者指定的药品检验机构负责标定国家药品标准品、对照品。列入国家药品标准的药品名称为药品通用名称。已经作为药品通用名称的，该名称不得作为药品商标使用。

三、药品上市许可持有人

药品上市许可持有人（marketing authorization holder，MAH）制度是国际普遍实行的、将上市许可与生产许可分离的管理模式。在我国，药品上市许可持有人是指取得药品注册证书的企业或者药品研制机构等。《药品管理法》从上市许可持有人的主体资格、持有人的权利与义务、持有人的法律责任三个方面对 MAH 制度做出了规定。

（一）药品上市许可持有人的主体资格

我国的上市许可持有人为取得药品注册证书的企业或者药品研制机构等，持有人的法定代表人、主要负责人对药品质量全面负责，科研人员被排除在主体范围之外。按照新《药品管理法》药品上市许可持有人主体将不限于药品生产企业，没有生产能力的企业或药品研制机构也可以申请成为药品上市许可持有人。

（二）药品上市许可持有人的责任

1. 承担药品全生命周期的质量与风险管理责任 药品上市许可持有人应当依照本法规定，对药品的非临床研究、临床试验、生产经营、上市后研究、不良反应监测及报告与处理等承担责任。其他从事药品研制、生产、经营、储存、运输、使用等活动的单位和个人依法承担相应责任。

2. 履行药品管理的责任 药品上市许可持有人应当建立药品质量保证体系，配备专门人员独立负责药品质量管理。

药品上市许可持有人应当对受托药品生产企业、药品经营企业的质量管理体系进行定期审核，监督其持续具备质量保证和控制能力。

（三）药品上市许可持有人的权利

1. 自行生产药品与委托药品生产的权利　药品上市许可持有人自行生产药品的，应当依照本法规定取得药品生产许可证；委托生产的，应当委托符合条件的药品生产企业。药品上市许可持有人和受托生产企业应当签订委托协议和质量协议，并严格履行协议约定的义务。国务院药品监督管理部门制定药品委托生产质量协议指南，指导、监督药品上市许可持有人和受托生产企业履行药品质量保证义务。血液制品、麻醉药品、精神药品、医疗用毒性药品、药品类易制毒化学品不得委托生产；但是，国务院药品监督管理部门另有规定的除外。

2. 药品审核与上市放行的权利　药品上市许可持有人应当建立药品上市放行规程，对药品生产企业出厂放行的药品进行审核，经质量受权人签字后方可放行。不符合国家药品标准的，不得放行。

3. 自行销售与委托销售的权利　药品上市许可持有人可以自行销售其取得药品注册证书的药品，也可以委托药品经营企业销售。药品上市许可持有人从事药品零售活动的，应当取得药品经营许可证。

药品上市许可持有人自行销售药品的，应当具备本法第五十二条规定的条件；委托销售的，应当委托符合条件的药品经营企业。药品上市许可持有人和受托经营企业应当签订委托协议，并严格履行协议约定的义务。

4. 药品上市许可的转让的权利　经国务院药品监督管理部门批准，药品上市许可持有人可以转让药品上市许可。受让方应当具备保障药品安全性、有效性和质量可控性的质量管理、风险防控和责任赔偿等能力，履行药品上市许可持有人义务。

（四）药品上市许可持有人的义务

1. 委托过程中仍需承担药品质量管理责任和义务　药品上市许可持有人、药品生产企业、药品经营企业委托储存、运输药品的，应当对受托方的质量保证能力和风险管理能力进行评估，与其签订委托协议，约定药品质量责任、操作规程等内容，并对受托方进行监督。

2. 建立药品追溯制度的义务　药品上市许可持有人、药品生产企业、药品经营企业和医疗机构应当建立并实施药品追溯制度，按照规定提供追溯信息，保证药品可追溯。中药饮片生产企业履行药品上市许可持有人的相关义务，对中药饮片生产、销售实行全过程管理，建立中药饮片追溯体系，保证中药饮片安全、有效、可追溯。

3. 年度报告义务　药品上市许可持有人应当建立年度报告制度，每年将药品生产销售、上市后研究、风险管理等情况按照规定向省、自治区、直辖市人民政府药品监督管理部门报告。

4. 承担境外药品上市许可持有人的连带责任的义务　药品上市许可持有人为境外企业的，应当由其指定的在中国境内的企业法人履行药品上市许可持有人义务，与药品上市许可持有人承担连带责任。

四、药品生产

（一）从事药品生产活动行政许可

从事药品生产活动，应当经所在地省、自治区、直辖市人民政府药品监督管理部门批准，取得药品生产许可证。无药品生产许可证的，不得生产药品。药品生产许可证应当标明有效期和生产范围，到期重新审查发证。

《药品生产许可证》有效期为5年。有效期届满需要继续生产药品的，持证企业应当在许可证有效期届满前6个月，按照国务院药品监督管理部门规定申请换发《药品生产许可证》。药品生产企业终止生产药品或关闭的，《药品生产许可证》由原发证部门缴销。《药品生产许可证》应当根据持证企业不同的生产条件，标明生产范围，即标明允许持证企业生产药品的范围。药品生产企业只能按照《药品生产许可证》规定的生产范围以及依法取得的药品批准文号从事药品生产活动。超过规定的生产范围生产药品的，属于违法行为，将依法追究其法律责任。

（二）从事药品生产活动应具备的条件

从事药品生产活动，应当具备以下条件：有依法经过资格认定的药学技术人员、工程技术人员及相应的技术工人；有与药品生产相适应的厂房、设施和卫生环境；有能对所生产药品进行质量管理和质量检验的机构、人员及必要的仪器设备；有保证药品质量的规章制度，并符合国务院药品监督管理部门依据本法制定的药品生产质量管理规范要求。

（三）从事药品生产活动应遵守的规定

1.《药品生产质量管理规范》 从事药品生产活动，应当遵守《药品生产质量管理规范》，建立健全药品生产质量管理体系，保证药品生产全过程持续符合法定要求。

药品生产企业的法定代表人、主要负责人对本企业的药品生产活动全面负责。

2. 药品生产的特定要求 药品应当按照国家药品标准和经药品监督管理部门核准的生产工艺进行生产。生产、检验记录应当完整准确，不得编造。

3. 对中药饮片炮制的规定 中药饮片应当按照国家药品标准炮制；国家药品标准没有规定的，应当按照省、自治区、直辖市人民政府药品监督管理部门制定的炮制规范炮制。省、自治区、直辖市人民政府药品监督管理部门制定的炮制规范应当报国务院药品监督管理部门备案。不符合国家药品标准或者不按照省、自治区、直辖市人民政府药品监督管理部门制定的炮制规范炮制的，不得出厂、销售。

4. 对生产药品所需的原料、辅料的要求 生产药品所需的原料、辅料，应当符合药用要求、药品生产质量管理规范的有关要求。生产药品，应当按照规定对供应原料、辅料等的供应商进行审核，保证购进、使用的原料、辅料等符合前款规定要求。

直接接触药品的包装材料和容器，应当符合药用要求，符合保障人体健康、安全的标准。对不合格的直接接触药品的包装材料和容器，由药品监督管理部门责令停止使用。

5. 对药品包装的要求 药品包装应当适合药品质量的要求，方便储存、运输和医疗使用。发运中药材应当有包装。在每件包装上，应当注明品名、产地、日期、供货单位，并附有质量合格的标志。

药品包装应当按照规定印有或者贴有标签并附有说明书。标签或者说明书应当注明药品的通用名称、成分、规格、上市许可持有人及其地址、生产企业及其地址、批准文号、产品批号、生产日期、有效期、适应证或者功能主治、用法、用量、禁忌证、不良反应和注意事项。标签、说明书中的文字应当清晰，生产日期、有效期等事项应当显著标注，容易辨识。麻醉药品、精神药品、医疗用毒性药品、放射性药品、外用药品和非处方药的标签、说明书，应当印有规定的标志。

6. 对药品出厂前质量检验的规定 药品生产企业应当对药品进行质量检验。不符合国家药品标准的，不得出厂。药品生产企业应当建立药品出厂放行规程，明确出厂放行的标准、条件。符合标准、条件的，经质量受权人签字后方可放行。

7. 对直接接触药品的工作人员每年健康检查的规定 药品上市许可持有人、药品生产企业、药品经营企业和医疗机构中直接接触药品的工作人员，应当每年进行健康检查。患有传染病或者其他可能污染药品的疾病的，不得从事直接接触药品的工作。

五、药品经营

有关药品经营的行政许可的相关内容介绍如下。

1. 开办药品经营企业的审批规定 从事药品批发活动，应当经所在地省、自治区、直辖市人民政府药品监督管理部门批准，取得药品经营许可证。从事药品零售活动，应当经所在地县级以上地方人民政府药品监督管理部门批准，取得药品经营许可证。无药品经营许可证的，不得经营药品。药品经营许可证应当标明有效期和经营范围，到期重新审查发证。药品监督管理部门实施药品经营许可，除依据本法第五十二条规定的条件外，还应当遵循方便群众购药的原则。

2. 从事药品经营活动应当具备的条件 有依法经过资格认定的药师或者其他药学技术人员；有与所

经营药品相适应的营业场所、设备、仓储设施和卫生环境；有与所经营药品相适应的质量管理机构或者人员；有保证药品质量的规章制度，并符合国务院药品监督管理部门依据本法制定的药品经营质量管理规范要求。

3. 从事药品经营活动应当遵守的规定　从事药品经营活动，应当遵守《药品经营质量管理规范》，建立健全药品经营质量管理体系，保证药品经营全过程持续符合法定要求。

国家鼓励、引导药品零售连锁经营。从事药品零售连锁经营活动的企业总部，应当建立统一的质量管理制度，对所属零售企业的经营活动履行管理责任。药品经营企业的法定代表人、主要负责人对本企业的药品经营活动全面负责。药品经营企业实行处方药与非处方药分类管理制度。

4. 购销药品、保管药品的规定　药品上市许可持有人、药品生产企业、药品经营企业和医疗机构应当从药品上市许可持有人或者具有药品生产、经营资格的企业购进药品；但是，购进未实施审批管理的中药材除外。

药品经营企业购进药品，应当建立并执行进货检查验收制度，验明药品合格证明和其他标识；不符合规定要求的，不得购进和销售。

药品经营企业购销药品，应当有真实、完整的购销记录。购销记录应当注明药品的通用名称、剂型、规格、产品批号、有效期、上市许可持有人、生产企业、购销单位、购销数量、购销价格、购销日期及国务院药品监督管理部门规定的其他内容。

药品经营企业零售药品应当准确无误，并正确说明用法、用量和注意事项；调配处方应当经过核对，对处方所列药品不得擅自更改或者代用。对有配伍禁忌或者超剂量的处方，应当拒绝调配；必要时，经处方医师更正或者重新签字，方可调配。药品经营企业销售中药材，应当标明产地。依法经过资格认定的药师或者其他药学技术人员负责本企业的药品管理、处方审核和调配、合理用药指导等工作。

药品经营企业应当制定和执行药品保管制度，采取必要的冷藏、防冻、防潮、防虫、防鼠等措施，保证药品质量。药品入库和出库应当执行检查制度。

5. 城乡集市贸易市场出售中药材的规定　除国务院另有规定的外，城乡集市贸易市场可以出售中药材。城乡集市贸易市场不得出售中药材以外的药品，但持有《药品经营许可证》的药品零售企业在规定的范围内可以在城乡集市贸易市场设点出售中药材以外的药品。具体办法由国务院规定。

交通不便的边远地区城乡集市贸易市场没有药品零售企业的，当地药品零售企业经所在地县（市）药品监督管理机构批准并到工商行政管理部门办理登记注册后，可以在该城乡集市贸易市场内设点并在批准经营的药品范围内销售非处方药品。

6. 网络销售药品的规定

（1）网络销售药品的要求　药品上市许可持有人、药品经营企业通过网络销售药品，应当遵守本法药品经营的有关规定。具体管理办法由国务院药品监督管理部门会同国务院卫生健康主管部门等部门制定。

疫苗、血液制品、麻醉药品、精神药品、医疗用毒性药品、放射性药品、药品类易制毒化学品等国家实行特殊管理的药品不得在网络上销售。

（2）药品网络交易第三方平台的资格与义务　药品网络交易第三方平台提供者应当按照国务院药品监督管理部门的规定，向所在地省、自治区、直辖市人民政府药品监督管理部门备案。

第三方平台提供者应当依法对申请进入平台经营的药品上市许可持有人、药品经营企业的资质等进行审核，保证其符合法定要求，并对发生在平台的药品经营行为进行管理。

第三方平台提供者发现进入平台经营的药品上市许可持有人、药品经营企业有违反本法规定行为的，应当及时制止并立即报告所在地县级人民政府药品监督管理部门；发现严重违法行为的，应当立即停止提供网络交易平台服务。

7. 进出口药品的规定

（1）药材进口　新发现和从境外引种的药材，经国务院药品监督管理部门批准后，方可销售。

（2）药品进口　药品应当从允许药品进口的口岸进口，并由进口药品的企业向口岸所在地药品监督管理部门备案。海关凭药品监督管理部门出具的进口药品通关单办理通关手续。无进口药品通关单的，海关不得放行。口岸所在地药品监督管理部门应当通知药品检验机构按照国务院药品监督管理部门的规定对进口药品进行抽查检验。允许药品进口的口岸由国务院药品监督管理部门会同海关总署提出，报国务院批准。

（3）临床急需进口　医疗机构因临床急需进口少量药品的，经国务院药品监督管理部门或者国务院授权的省、自治区、直辖市人民政府批准，可以进口。进口的药品应当在指定医疗机构内用于特定医疗目的。个人自用携带入境少量药品，按照国家有关规定办理。

（4）麻醉药品、精神药品的进出口　进口、出口麻醉药品和国家规定范围内的精神药品，应当持有国务院药品监督管理部门颁发的进口准许证、出口准许证。

（5）禁止进口的药品　禁止进口疗效不确切、不良反应大或者因其他原因危害人体健康的药品。

（6）进口检验　国务院药品监督管理部门对下列药品在销售前或者进口时，应当指定药品检验机构进行检验；未经检验或者检验不合格的，不得销售或者进口：首次在中国境内销售的药品；国务院药品监督管理部门规定的生物制品；国务院规定的其他药品。

六、医疗机构药事管理

医疗机构的药事管理是指医疗机构根据临床需要采购药品、自制制剂、贮存药品、分发药品、进行药品质量管理、处方审核和调配、合理用药指导等管理工作。

（一）医疗机构配备药学技术工作人员的规定

医疗机构应当配备依法经过资格认定的药师或者其他药学技术人员，负责本单位的药品管理、处方审核和调配、合理用药指导等工作。“依法经过资格认定”是指国家正式大专院校毕业及经过国家有关部门考试考核合格后发给“执业药师”或专业技术职务证书的药学技术人员。非药学技术人员不得直接从事药剂技术工作。

（二）医疗机构配制制剂的管理规定

医疗机构制剂，是指医疗机构根据本单位临床需要经批准而配制、自用的固定处方制剂。为了加强对医疗机构制剂质量的监督管理，《药品管理法》及《实施条例》作了以下规定。

1.《医疗机构制剂许可证》的申报与审批　“医疗机构配制制剂，须经所在省、自治区、直辖市人民政府卫生行政部门审核同意，由省、自治区、直辖市人民政府监督管理部门批准，发给《医疗机构制剂许可证》。无《医疗机构制剂许可证》的，不得配置制剂。《医疗机构制剂许可证》应当标明有效期，到期重新审查发证。”

《实施条例》规定《医疗机构制剂许可证》申报和审批具体程序为：医疗机构向所在地省、自治区、直辖市人民政府卫生行政部门申请设立医疗机构制剂室，卫生行政部门在收到申请之日起30个工作日内，完成审核，经审核同意后，报同级人民政府药品监督管理部门审批，省、自治区、直辖市人民政府药品监督管理部门在30个工作日内组织对申请设立的医疗机构制剂室进行验收检查，验收合格的，予以批准，发给《医疗机构制剂许可证》。

2.《医疗机构制剂许可证》管理规定　医疗机构变更《医疗机构制剂许可证》许可事项的，应当在许可事项发生变更30日前，依照《实施条例》第二十条的规定向原审核、批准机关申请《医疗机构制剂许可证》变更登记。原审核、批准机关应当在各自收到申请之日起15个工作日内作出决定。新增配制剂型或改变配制场所的，需经所在地省、自治区、直辖市人民政府药品监督管理部门验收合格后，变更登记。《医疗机构制剂许可证》有效期5年，有效期届满，需继续配制制剂的，届满前6个月，按规定申请换发许可证。医疗机构终止配制制剂或者关闭的，由原发证机关缴销许可证。

3. 医疗机构配制制剂必备条件　医疗机构配制制剂，应当有能够保证制剂质量的设施、管理制度、检验仪器和卫生环境。

4. 医疗机构配制制剂必须保证质量　医疗机构配制制剂，应当按照经核准的工艺进行，所需的原料、辅料和包装材料等应当符合药用要求。

5. 医疗机构制剂的检验与使用　医疗机构配制的制剂应当按照规定进行质量检验；合格的，凭医师处方在本单位使用。经国务院药品监督管理部门或者省、自治区、直辖市人民政府药品监督管理部门批准，医疗机构配制的制剂可以在指定的医疗机构之间调剂使用。医疗机构配制的制剂不得在市场上销售。

6. 医疗机构配制的制剂的品种规定　医疗机构配制的制剂，应当是本单位临床需要而市场上没有供应的品种，并应当经所在地省、自治区、直辖市人民政府药品监督管理部门批准；但是，法律对配制中药制剂另有规定的除外。

（三）医疗机构购进和保管药品规定

医疗机构购进药品，应当建立并执行进货检查验收制度，验明药品合格证明和其他标识；不符合规定要求的，不得购进和使用。

医疗机构应当有与所使用药品相适应的场所、设备、仓储设施和卫生环境，制定和执行药品保管制度，采取必要的冷藏、防冻、防潮、防虫、防鼠等措施，保证药品质量。

（四）医疗机构使用药品的规定

医疗机构应当坚持安全有效、经济合理的用药原则，遵循药品临床应用指导原则、临床诊疗指南和药品说明书等合理用药，对医师处方、用药医嘱的适宜性进行审核。医疗机构以外的其他药品使用单位，应当遵守本法有关医疗机构使用药品的规定。

医疗机构必须由依法经过资格认定的药师或者其他药学技术人员调配处方，并进行核对，对处方所列药品不得擅自更改或者代用。对有配伍禁忌或者超剂量的处方，应当拒绝调配；必要时，经处方医师更正或者重新签字，方可调配。

七、药品上市后管理

药品上市许可持有人要承担药品全生命周期的质量与风险管理责任，自然也必须承担起药品在经营、储存、使用环节的质量与风险管理责任，对药品进行评估，开展不良反应监测，处理好药品安全问题。

（一）药品上市后风险管理

药品上市许可持有人应当制定药品上市后风险管理计划，主动开展药品上市后研究，对药品的安全性、有效性和质量可控性进行进一步确证，加强对已上市药品的持续管理。

对附条件批准的药品，药品上市许可持有人应当采取相应风险管理措施，并在规定期限内按照要求完成相关研究；逾期未按照要求完成研究或者不能证明其获益大于风险的，国务院药品监督管理部门应当依法处理，直至注销药品注册证书。

对药品生产过程中的变更，按照其对药品安全性、有效性和质量可控性的风险和产生影响的程度，实行分类管理。属于重大变更的，应当经国务院药品监督管理部门批准，其他变更应当按照国务院药品监督管理部门的规定备案或者报告。

（二）药品上市后的质量管理

药品上市许可持有人应当按照国务院药品监督管理部门的规定，全面评估、验证变更事项对药品安全性、有效性和质量可控性的影响。

药品上市许可持有人应当开展药品上市后不良反应监测，主动收集、跟踪分析疑似药品不良反应信息，对已识别风险的药品及时采取风险控制措施。

药品上市许可持有人、药品生产企业、药品经营企业和医疗机构应当经常考察本单位所生产、经营、使用的药品质量、疗效和不良反应。发现疑似不良反应的，应当及时向药品监督管理部门和卫生行政部门报告。

药品上市许可持有人应当对已上市药品的安全性、有效性和质量可控性定期开展上市后评价。必要时，国务院药品监督管理部门可以责令药品上市许可持有人开展上市后评价或者直接组织开展上市后评价。

（三）处理药品安全问题

对药品存在质量问题或者其他安全隐患的，药品上市许可持有人应当立即停止销售，告知相关药品经营企业和医疗机构停止销售和使用，召回已销售的药品，及时公开召回信息，必要时应当立即停止生产，并将药品召回和处理情况向省、自治区、直辖市人民政府药品监督管理部门和卫生行政部门报告。药品生产企业、药品经营企业和医疗机构应当配合。

药品上市许可持有人依法应当召回药品而未召回的，省、自治区、直辖市人民政府药品监督管理部门应当责令其召回。

对已确认发生严重不良反应的药品，由国务院药品监督管理部门或者省、自治区、直辖市人民政府药品监督管理部门根据实际情况采取停止生产、销售、使用等紧急控制措施，并应当在五日内组织鉴定，自鉴定结论作出之日起十五日内依法作出行政处理决定。

对于经评价，疗效不确切、不良反应大或者因其他原因危害人体健康的药品，应当注销药品注册证书。

已被注销药品注册证书的药品，不得生产或者进口、销售和使用。

已被注销药品注册证书、超过有效期等的药品，应当由药品监督管理部门监督销毁或者依法采取其他无害化处理等措施。

八、药品价格和广告

本章与《价格法》《广告法》和《反不正当竞争法》相衔接，规定了政府价格主管部门对药品价格的管理，明确药品生产企业、经营企业和医疗机构必须遵守有关价格管理的规定，禁止暗中给予、收受回扣等违法行为；并规定药品广告须经药品监督管理部门批准，取得批准文号，规范了药品广告的管理。

（一）药品价格管理

1. 维护药品价格秩序 国家完善药品采购管理制度，对药品价格进行监测，开展成本价格调查，加强药品价格监督检查，依法查处价格垄断、哄抬价格等药品价格违法行为，维护药品价格秩序。

2. 市场调节药品的定价 依法实行市场调节价的药品，药品上市许可持有人、药品生产企业、药品经营企业和医疗机构应当按照公平、合理和诚实信用、质价相符的原则制定价格，为用药者提供价格合理的药品。

药品上市许可持有人、药品生产企业、药品经营企业和医疗机构应当遵守国务院药品价格主管部门关于药品价格管理的规定，制定和标明药品零售价格，禁止暴利、价格垄断和价格欺诈等行为。

3. 如实提供药品价格信息的义务 药品上市许可持有人、药品生产企业、药品经营企业和医疗机构应当依法向药品价格主管部门提供其药品的实际购销价格和购销数量等资料。

医疗机构应当向患者提供所用药品的价格清单，按照规定如实公布其常用药品的价格，加强合理用药管理。具体办法由国务院卫生行政部门制定。

课堂互动

1. 药品是一种事关人们生命健康和公共福利性的特殊商品，你认为政府该不该实行政府定价？如果实行政府定价应该要坚持哪些原则？

2. 药品实行市场自由定价格可以提高药品生产效率，但可能会忽视公平性，进而与公共福利性相冲突，你认为政府在对药品价格管理中应该如何平衡它们之间的矛盾？

4. 药品购销活动的禁止性规定 禁止药品上市许可持有人、药品生产企业、药品经营企业和医疗机构在药品购销中给予、收受回扣或者其他不正当利益。

禁止药品上市许可持有人、药品生产企业、药品经营企业或者代理人以任何名义给予使用其药品的医疗机构的负责人、药品采购人员、医师、药师等有关人员财物或者其他不正当利益。禁止医疗机构的负责人、药品采购人员、医师、药师等有关人员以任何名义收受药品上市许可持有人、药品生产企业、药品经营企业或者代理人给予的财物或者其他不正当利益。

（二）药品的广告管理

1. 药品广告的审批　药品广告应当经广告主所在地省、自治区、直辖市人民政府确定的广告审查机关批准；未经批准的，不得发布。

2. 药品的广告内容要求　药品广告的内容应当真实、合法，以国务院药品监督管理部门核准的药品说明书为准，不得含有虚假的内容。

药品广告不得含有表示功效、安全性的断言或者保证；不得利用国家机关、科研单位、学术机构、行业协会或者专家、学者、医师、药师、患者等的名义或者形象作推荐、证明。非药品广告不得有涉及药品的宣传。

九、药品的储备和供应

（一）两级药品储备制度

国家实行药品储备制度，建立中央和地方两级药品储备。发生重大灾情、疫情或者其他突发事件时，依照《中华人民共和国突发事件应对法》的规定，可以紧急调用药品。

（二）实行基本药物制度

国家实行基本药物制度，遴选适当数量的基本药物品种，加强组织生产和储备，提高基本药物的供给能力，满足疾病防治基本用药需求。

（三）保障药品供应

国家建立药品供求监测体系，及时收集和汇总分析短缺药品供求信息，对短缺药品实行预警，采取应对措施。

国家实行短缺药品清单管理制度。药品上市许可持有人停止生产短缺药品的，应当按照规定向国务院药品监督管理部门或者省、自治区、直辖市人民政府药品监督管理部门报告。

国家鼓励短缺药品的研制和生产，对临床急需的短缺药品、防治重大传染病和罕见病等疾病的新药予以优先审评审批。

对短缺药品，国务院可以限制或者禁止出口。必要时，国务院有关部门可以采取组织生产、价格干预和扩大进口等措施，保障药品供应。

药品上市许可持有人、药品生产企业、药品经营企业应当按照规定保障药品的生产和供应。

十、监督管理

本章规定了药品监督管理部门和药品检验机构在药品管理工作中，所应负的责任、拥有的权利和义务，规定了药品监督管理部门行使行政强制措施和紧急控制措施的情形；设定了药品质量公告和对药品检验结果的申请复验及不良反应报告制度；明确了药品检验部门对药品生产经营企业的业务指导关系。

（一）药品监督行政执法的行为规范

药品监督是指药品监督管理的行政主体，依照法定职权和程序，对行政相对方是否遵守法律、法规、行政命令、决定和措施所进行的监督检查活动。药品监督是药品监督管理的行政主体的行政执法行为，必须遵守药品监督执法的行为规范，符合法定要求和程序。

药品监督管理部门应当依照法律、法规的规定对药品研制、生产、经营和药品使用单位使用药品等活动进行监督检查，必要时可以对为药品研制、生产、经营、使用提供产品或者服务的单位和个人进行延伸检查，有关单位和个人应当予以配合，不得拒绝和隐瞒。

药品监督管理部门应当对高风险的药品实施重点监督检查。

对有证据证明可能存在安全隐患的，药品监督管理部门根据监督检查情况，应当采取告诫、约谈、限期整改以及暂停生产、销售、使用、进口等措施，并及时公布检查处理结果。

药品监督管理部门进行监督检查时，应当出示证明文件，对监督检查中知悉的商业秘密应当保密。

（二）药品监督的方法——药品抽查检验

1. 药品抽查检验的要求 "药品监督管理部门根据监督管理的需要，可以对药品质量进行抽查检验。抽查检验应当按照规定抽样，并不得收取任何费用；抽样应当购买样品。所需费用按照国务院规定列支"。药品被抽检单位没有正当理由，拒绝抽查检验的，国务院药品监督管理部门和被抽检单位所在地省、自治区、直辖市人民政府药品监督管理部门可以宣布停止该单位拒绝抽检的药品上市销售和使用。

2. 药品抽查检验方法 药品抽样必须由两名以上药品监督检查人员实施，并按照国务院药品监督管理部门的规定进行抽样；被抽检方应当提供抽检样品，不得拒绝。

对有掺杂、掺假嫌疑的药品，在国家药品标准规定的检验方法和检验项目不能检验时，药品检验机构可以补充检验方法和检验项目进行药品检验；经国务院药品监督管理部门批准后，使用补充检验方法和检验项目所得出的检验结果，可以作为药品监督管理部门认定药品质量的依据。

3. 药品抽查检验结果的确认 国务院和省、自治区、直辖市人民政府的药品监督管理部门应当定期公告药品质量抽查检验结果；公告不当的，应当在原公告范围内予以更正。

当事人对药品检验结果有异议的，可以自收到药品检验结果之日起七日内向原药品检验机构或者上一级药品监督管理部门设置或者指定的药品检验机构申请复验，也可以直接向国务院药品监督管理部门设置或者指定的药品检验机构申请复验。受理复验的药品检验机构应当在国务院药品监督管理部门规定的时间内作出复验结论。申请复验的当事人，应当向负责复验的药品检验机构提交书面申请、原药品检验报告书。复验的样品从原药品检验机构留样中抽取受理复验的，药品检验机构必须在国务院药品监督管理部门规定的时间内作出复验结论。

（三）药品检查员的职业化、专业化要求

国家建立职业化、专业化药品检查员队伍。检查员应当熟悉药品法律法规，具备药品专业知识。

（四）药品监督检查中的行政强制措施

药品监督管理部门依法对有证据证明可能危害人体健康的药品及其有关证据材料采取查封、扣押的行政强制措施的，应当自采取行政强制措施之日起七日内作出是否立案的决定；需要检验的，应当自检验报告书发出之日起十五日内作出是否立案的决定；不符合立案条件的，应当解除行政强制措施；需要暂停销售和使用的，应当由国务院或者省、自治区、直辖市人民政府的药品监督管理部门作出决定。

（五）对药品安全信息公开的要求

药品监督管理部门建立药品上市许可持有人、药品生产企业、药品经营企业、药物非临床安全性评价研究机构、药物临床试验机构和医疗机构药品安全信用档案，记录许可颁发、日常监督检查结果、违法行为查处等情况，依法向社会公布并及时更新；对有不良信用记录的，增加监督检查频次，并可以按照国家规定实施联合惩戒。

药品监督管理部门应当公布本部门的电子邮件地址、电话，接受咨询、投诉、举报，并依法及时答复、核实、处理。对查证属实的举报，按照有关规定给予举报人奖励。

药品监督管理部门应当对举报人的信息予以保密，保护举报人的合法权益。举报人举报所在单位的，该单位不得以解除、变更劳动合同或者其他方式对举报人进行打击报复。

国家实行药品安全信息统一公布制度。国家药品安全总体情况、药品安全风险警示信息、重大药品安全事件及其调查处理信息和国务院确定需要统一公布的其他信息由国务院药品监督管理部门统一公布。药品安全风险警示信息和重大药品安全事件及其调查处理信息的影响限于特定区域的，也可以由有关省、自治区、直辖市人民政府药品监督管理部门公布。未经授权不得发布上述信息。

公布药品安全信息，应当及时、准确、全面，并进行必要的说明，避免误导。

任何单位和个人不得编造、散布虚假药品安全信息。

（六）对药品安全事件应急预案的规定

县级以上人民政府应当制定药品安全事件应急预案。药品上市许可持有人、药品生产企业、药品经营企业和医疗机构等应当制定本单位的药品安全事件处置方案，并组织开展培训和应急演练。

发生药品安全事件，县级以上人民政府应当按照应急预案立即组织开展应对工作；有关单位应当立即采取有效措施进行处置，防止危害扩大。

药品监督管理部门未及时发现药品安全系统性风险，未及时消除监督管理区域内药品安全隐患的，本级人民政府或者上级人民政府药品监督管理部门应当对其主要负责人进行约谈。

地方人民政府未履行药品安全职责，未及时消除区域性重大药品安全隐患的，上级人民政府或者上级人民政府药品监督管理部门应当对其主要负责人进行约谈。

被约谈的部门和地方人民政府应当立即采取措施，对药品监督管理工作进行整改。

约谈情况和整改情况应当纳入有关部门和地方人民政府药品监督管理工作评议、考核记录。

（七）对药品监督管理行政主体的禁止性规定

地方人民政府及其药品监督管理部门不得以要求实施药品检验、审批等手段限制或者排斥非本地区药品上市许可持有人、药品生产企业生产的药品进入本地区。

药品监督管理部门及其设置或者指定的药品专业技术机构不得参与药品生产经营活动，不得以其名义推荐或者监制、监销药品。

药品监督管理部门及其设置或者指定的药品专业技术机构的工作人员不得参与药品生产经营活动。

（八）药品监督管理部门与相关部门在行政执法中的协作规定

药品监督管理部门发现药品违法行为涉嫌犯罪的，应当及时将案件移送公安机关。

对依法不需要追究刑事责任或者免予刑事处罚，但应当追究行政责任的，公安机关、人民检察院、人民法院应当及时将案件移送药品监督管理部门。

公安机关、人民检察院、人民法院商请药品监督管理部门、生态环境主管部门等部门提供检验结论、认定意见以及对涉案药品进行无害化处理等协助的，有关部门应当及时提供，予以协助。

（九）药品监督管理中行政性收费的规定

《实施条例》规定：依据《药品管理法》和本条例的规定核发证书、进行药品注册、药品认证和实施药品审批检验及其强制性检验，可以收取费用。具体收费标准由国务院财政部门、国务院价格主管部门制定。

药品抽查检验，不得收取任何费用。当事人对药品检验结果有异议，申请复验的，应当按照国务院有关部门或者省、自治区、直辖市人民政府有关部门的规定，向复验机构预先支付药品检验费用。复验结论与原检验结论不一致的，复验检验费用由原药品检验机构承担。

（十）跟踪检查责任

药品监督管理部门应当按照规定，依据《药品生产质量管理规范》《药品经营质量管理规范》，对经其认证合格的药品生产企业、药品经营企业进行论证后的跟踪检查。这种跟踪检查责任是一种法定的责任，是该项认证制度的必不可少的内容，因为只有认证而没有跟踪检查，就难以保证认证的效果，难以保证《药品质量管理规范》能否全面认真的实施。

（十一）药品监督中对行政相对人的禁止性规定

禁止未取得药品批准证明文件生产、进口药品；禁止使用未按照规定审评、审批的原料药、包装材料和容器生产药品；禁止生产（包括配制，下同）、销售、使用假药、劣药。

1. 假药的界定　有下列情形之一的，为假药：①药品所含成分与国家药品标准规定的成分不符；②以非药品冒充药品或者以他种药品冒充此种药品；③变质的药品；④药品所标明的适应证或者功能主治超出规定范围。

2. 劣药的界定　有下列情形之一的，为劣药：①药品成分的含量不符合国家药品标准；②被污染的药品；③未标明或者更改有效期的药品；④未注明或者更改产品批号的药品；⑤超过有效期的药品；⑥擅自添加防腐剂、辅料的药品；⑦其他不符合药品标准的药品。

十一、附则

本法第十二章“附则”，共4条（第一百五十二~第一百五十五条），实施条例共4条（第七十七~第八十条）。主要包括：用语定义；有关管理办法的制定；施行时间规定。

（一）用语定义

《药品管理法》在正文中对本法使用的药品、辅料、药品生产企业、药品经营企业等四个用语作了解释性的定义。《实施条例》对药品合格证明和其他标识、新药、处方药、非处方药、医疗机构制剂、药品认证、药品经营方式、药品经营范围、药品批发企业、药品零售企业以及《药品管理法》中的“首次在中国销售的药品”“禁止药品的生产企业、经营企业或者其代理人以任何名义给予使用其药品的医疗机构的负责人、药品采购人员、医师等有关人员以财务或者其他利益”中的“财务或者其他利益”等12个用语作了定义。

（二）有关管理办法的制定

中药材种植、采集和饲养的管理，依照有关法律、法规的规定执行。

地区性民间习用药材的管理办法，由国务院药品监督管理部门会同国务院中医药主管部门制定。

中国人民解放军和中国人民武装警察部队执行本法的具体办法，由国务院、中央军事委员会依据本法制定。

（三）施行时间规定

《药品管理法》自2019年12月1日起施行。《实施条例》自2002年9月15日起施行。

第四节　法律责任

PPT

现行《药品管理法》的法律责任一章中共有46条规定，条例设有20条。与2001年版《药品管理法》只有29条法律责任相比，内容有了较大的充实。《药品管理法》所增加或充实的法律责任条款，重点强化了对药品生产、经营中违法行为的处罚力度，更强有力地采取保证药品质量和保障用药安全的法律措施，更明确地推进建立、健全药品管理的法律制度，维护药品管理秩序。

一、概述

（一）含义

法律责任是指人们对自己违法行为所应承担的带有强制性的否定性法律后果。法律责任的构成有两个部分：①法律责任的前提是人们的违法行为，法律责任是基于一定的违法行为而产生的；②法律责任的内容是否定性的法律后果，包括法律制裁、法律负担、强制性法律义务、法律不予承认或撤销等等。法律责任的实质是国家对责任人违反法定义务，超越权利或者滥用权利的行为所作的否定性评价，是国家强制责任人作出一定行为或者不作出一定行为，恢复被破坏的法律关系和法律秩序的手段，也是补救受到侵害的合法权益的一种法律手段。法律责任有明确的、具体的规定，并以国家强制力作为保证，必须由司法机关或法律授权的国家机关来执行。

（二）分类

法律责任指因实施违法行为而应负的法律上的责任，依违法行为的性质和危害程度分为以下几种。

1. 刑事责任　指行为人因其犯罪行为必须承担的一种刑事惩罚性的责任。我国刑罚有主刑和附加刑两大类，其中主刑有管制、拘役、有期徒刑、无期徒刑和死刑等5种，附加刑包括罚金、剥夺政治权利、没收财产、驱逐出境等4种。

2. 民事责任　指由于违反民法、违约或者由于民法规定所应承担的一类法律责任。表现在停止侵害、赔偿损失、支付违约金、赔礼道歉、恢复名誉等。

3. 行政责任　指因违反行政法而承担的法律责任，包括具有行政惩罚性的法律责任。分为行政处罚和行政处分。行政处罚是指行政机关或其他行政主体依照法定权限和程序对违反行政法规范的尚未构成犯罪的相对方给予行政制裁的具体行政行为。《中华人民共和国行政处罚法》规定的行政处罚：①警告；②罚款；③没收违法所得、没收非法财物；④责令停产停业；⑤暂扣或者吊销许可证；⑥行政拘留；⑦法律、行政法规规定的其他行政处罚。行政处分是一种内部责任形式，是国家行政机关对其行政系统内部的公务员实施的一种惩戒，不涉及一般相对人的权益。行政处分共6种：警告、记过、记大过、降级、撤职和开除。

二、《药品管理法》和《实施条例》规定的法律责任

（一）违反有关药品许可证、药品批准证明文件规定的违法行为应当承担的法律责任

《药品管理法》中规定的许可证、药品批准证明文件有：《药品生产许可证》《药品经营许可证》《医疗机构制剂许可证》《新药证书》《进口药品注册证》，麻醉药品和精神药品的《进口准许证》《出口准许证》，药品批准文号。所有的法定证、号均必须按法定程序申报、审批，均应由法定部门发给。

违反有关药品许可证、药品批准证明文件的规定的违法行为可以分为八种类型，违法行为的责任者主要是申请与使用各类药品许可证，药品批准证明文件行政相对人如药品上市许可持有人、药品生产企业、药品经营企业或者医疗机构等，这些违法行为的责任人应当承担的法律责任包括行政责任（行政处罚、行政处分）、刑事责任及民事责任。

1. 无证生产、经营药品或配制制剂　对未取得《药品生产许可证》《药品经营许可证》或者《医疗机构制剂许可证》药品生产、销售药品者，依据《药品管理法》一百一十五条规定，责令关闭，没收违法生产、销售的药品和违法所得，并处违法生产、销售的药品（包括已售出和未售出的药品，下同）货值金额十五倍以上三十倍以下的罚款；货值金额不足十万元的，按十万元计算。构成犯罪的，依法追究刑事责任。

2. 从无药品上市许可持有人或具有药品生产、经营资格的企业购进药品　违反本法规定，药品上市许可持有人、药品生产企业、药品经营企业或者医疗机构未从药品上市许可持有人或者具有药品生产、经营资格的企业购进药品者，依据《药品管理法》一百二十九条规定，责令改正，没收违法购进的药品和违法所得，并处违法购进药品货值金额二倍以上十倍以下的罚款；情节严重的，并处货值金额十倍以上三十倍以下的罚款，吊销药品批准证明文件、药品生产许可证、药品经营许可证或者医疗机构执业许可证；货值金额不足五万元的，按五万元计算。构成犯罪的，依法追究刑事责任。

3. 伪造、变造、买卖、出租、出借、非法买卖许可证或者药品批准证明文件　伪造、变造、出租、出借、非法买卖许可证或者药品批准证明文件者，依据《药品管理法》一百二十二条规定，没收违法所得，并处违法所得一倍以上五倍以下的罚款；情节严重的，并处违法所得五倍以上十五倍以下的罚款，吊销《药品生产许可证》《药品经营许可证》《医疗机构制剂许可证》或者药品批准证明文件，对法定代表人、主要负责人、直接负责的主管人员和其他责任人员，处二万元以上二十万元以下的罚款，十年内禁止从事药品生产经营活动，并可以由公安机关处五日以上十五日以下的拘留；违法所得不足十万元的，按十万元计算。构成犯罪的，依法追究刑事责任。

4. 提供虚假的证明、数据、资料、样品或者采取其他手段骗取药品许可证　提供虚假的证明、数据、资料、样品或者采取其他手段骗取临床试验许可、药品生产许可、药品经营许可、医疗机构制剂许可或者药品注册等许可者，依据《药品管理法》一百二十三条规定，撤销相关许可，十年内不受理其相应申请，并处五十万元以上五百万元以下的罚款；情节严重的，对法定代表人、主要负责人、直接负责

的主管人员和其他责任人员，处二万元以上二十万元以下的罚款，十年内禁止从事药品生产经营活动，并可以由公安机关处五日以上十五日以下的拘留。

5. 药品网络交易第三方平台提供者未履行资质审核、报告、停止提供网络交易平台服务等义务 药品网络交易第三方平台提供者违反本法规定，未履行资质审核、报告、停止提供网络交易平台服务等义务者，依据《药品管理法》一百三十一条规定，责令改正，没收违法所得，并处二十万元以上二百万元以下的罚款；情节严重的，责令停业整顿，并处二百万元以上五百万元以下的罚款。

6. 未经批准，擅自在城乡集市贸易市场设点销售药品或超经营范围销售药品 对未经批准，擅自在城乡集市贸易市场设点销售药品或者在城乡集市贸易市场设点销售的药品超出批准经营的药品范围的，依照《药品管理法》第一百一十五条的规定给予处罚。

7. 未经批准，医疗机构擅自使用其他医疗机构配制的制剂 对未经批准，医疗机构擅自使用其他医疗机构配制的制剂的，依照《药品管理法》第一百二十九条的规定给予处罚。

8. 个人设置的门诊部、诊所等医疗机构向患者提供的药品超出规定的范围和品种 对个人设置的门诊部、诊所等医疗机构向患者提供的药品超出规定的范围和品种的，依照《药品管理法》第一百一十五条的规定给予处罚。

9. 变更药品生产经营许可事项应当办理变更登记手续而未办理 对药品生产企业、药品经营企业和医疗机构变更药品生产经营，未依法办理许可证变更仍继续从事药品生产、经营的，由原发证部门给予警告，责令限期补办变更登记手续；逾期不补办的，宣布其药品生产许可证、药品经营许可证和医疗机构制剂许可证无效；仍从事药品生产经营活动的，依照《药品管理法》第一百一十五条的规定给予处罚。

（二）生产、销售假药、劣药应承担的法律责任

生产、销售假药、劣药是一种严重危害人民群众身体健康的违法犯罪行为，必须加以严惩，共有8种不同类型的违法行为，责任者应当承担不同的法律责任。

1. 生产、销售假药 生产、销售假药者，依照《药品管理法》第一百一十六条的规定，没收违法生产、销售的药品和违法所得，责令停产停业整顿，吊销药品批准证明文件，并处违法生产、销售的药品货值金额十五倍以上三十倍以下的罚款；货值金额不足十万元的，按十万元计算；情节严重的，吊销药品生产许可证、药品经营许可证或者医疗机构制剂许可证，十年内不受理其相应申请；药品上市许可持有人为境外企业的，十年内禁止其药品进口；构成犯罪的，依法追究刑事责任。

2. 生产、销售劣药 生产、销售劣药者，依照《药品管理法》第一百一十七条的规定，没收违法生产、销售的药品和违法所得，并处违法生产、销售的药品货值金额十倍以上二十倍以下的罚款；违法生产、批发的药品货值金额不足十万元的，按十万元计算，违法零售的药品货值金额不足一万元的，按一万元计算；情节严重的，责令停产停业整顿直至吊销药品批准证明文件、药品生产许可证、药品经营许可证或者医疗机构制剂许可证。

生产、销售的中药饮片不符合药品标准，尚不影响安全性、有效性的，责令限期改正，给予警告；可以处十万元以上五十万元以下的罚款。

构成犯罪的，依法追究刑事责任。

3. 生产、销售假药、劣药情节严重 生产、销售假药，或者生产、销售劣药且情节严重者，依照《药品管理法》第一百一十八条的规定，对法定代表人、主要负责人、直接负责的主管人员和其他责任人员，没收违法行为发生期间自本单位所获收入，并处所获收入百分之三十以上三倍以下的罚款，终身禁止从事药品生产经营活动，并可以由公安机关处五日以上十五日以下的拘留。

对生产者专门用于生产假药、劣药的原料、辅料、包装材料、生产设备予以没收。

构成犯罪的，依法追究刑事责任。

4. 为假药劣药提供运输、保管、仓储等便利条件 知道或者应当知道属于假药、劣药或者本法第一百二十四条第一款第一项至第五项规定的药品（未取得药品批准证明文件生产、进口药品；使用采取欺骗手段取得的药品批准证明文件生产、进口药品；使用未经审评审批的原料药生产药品；应当检验而未

经检验即销售药品；生产、销售国务院药品监督管理部门禁止使用的药品），而为其提供储存、运输等便利条件者，依照《药品管理法》第一百二十条的规定，没收全部储存、运输收入，并处违法收入一倍以上五倍以下的罚款；情节严重的，并处违法收入五倍以上十五倍以下的罚款；违法收入不足五万元的，按五万元计算；构成犯罪的，依法追究刑事责任。

5. 药品使用单位使用假药、劣药　药品使用单位使用假药、劣药者，依照《药品管理法》第一百一十九条的规定，按照销售假药、零售劣药的规定处罚；情节严重的，法定代表人、主要负责人、直接负责的主管人员和其他责任人员有医疗卫生人员执业证书的，还应当吊销执业证书。构成犯罪的，依法追究刑事责任。

6. 擅自委托或接受生产药品　对擅自委托或者接受委托生产药品的，对委托方和受托方均依照《药品管理法》第一百一十七条的规定给予处罚。

7. 生产中药饮片或配制医院制剂不符合省药监局批准标准　对生产没有国家药品标准的中药饮片，不符合省、自治区、直辖市人民政府药品监督管理部门制定的炮制规范的；医疗机构不按照省、自治区、直辖市人民政府药品监督管理部门批准的标准配制制剂的，依照《药品管理法》第一百一十七条的规定给予处罚。

8. 从重处罚的六种违法行为　对违反《药品管理法》和本条例的规定，有下列行为之一的，由药品监督管理部门在《药品管理法》和本条例规定的处罚幅度内从重处罚。

（1）以麻醉药品、精神药品、医疗用毒性药品、放射性药品冒充其他药品，或者以其他药品冒充上述药品的；

（2）生产、销售以孕产妇、婴幼儿及儿童为主要使用对象的假药、劣药的；

（3）生产、销售的生物制品、血液制品属于假药、劣药的；

（4）生产、销售、使用假药、劣药，造成人员伤害后果的；

（5）生产、销售、使用假药、劣药，经处理后重犯的；

（6）拒绝、逃避监督检查，或者伪造、销毁、隐匿有关证据材料的，或者擅自动用查封、扣押物品的。

（三）违反药品管理法其有关规定应承担的法律责任

1. 违反本法规定，有下列行为之一者　未取得药品批准证明文件生产、进口药品；使用采取欺骗手段取得的药品批准证明文件生产、进口药品；使用未经审评审批的原料药生产药品；应当检验而未经检验即销售药品；生产、销售国务院药品监督管理部门禁止使用的药品；编造生产、检验记录；未经批准在药品生产过程中进行重大变更。

依照《药品管理法》第一百二十四条的规定，没收违法生产、进口、销售的药品和违法所得以及专门用于违法生产的原料、辅料、包装材料和生产设备，责令停产停业整顿，并处违法生产、进口、销售的药品货值金额十五倍以上三十倍以下的罚款；货值金额不足十万元的，按十万元计算；情节严重的，吊销药品批准证明文件直至吊销药品生产许可证、药品经营许可证或者医疗机构制剂许可证，对法定代表人、主要负责人、直接负责的主管人员和其他责任人员，没收违法行为发生期间自本单位所获收入，并处所获收入百分之三十以上三倍以下的罚款，十年直至终身禁止从事药品生产经营活动，并可以由公安机关处五日以上十五日以下的拘留。

销售前款第一项至第三项规定的药品，或者药品使用单位使用前款第一项至第五项规定的药品的，依照前款规定处罚；情节严重的，药品使用单位的法定代表人、主要负责人、直接负责的主管人员和其他责任人员有医疗卫生人员执业证书的，还应当吊销执业证书。

未经批准进口少量境外已合法上市的药品，情节较轻的，可以依法减轻或者免予处罚。

2. 违反本法规定，有下列行为之一者　未经批准开展药物临床试验；使用未经审评的直接接触药品的包装材料或者容器生产药品，或者销售该类药品；使用未经核准的标签、说明书。

依照《药品管理法》第一百二十五条的规定，没收违法生产、销售的药品和违法所得以及包装材料、容器，责令停产停业整顿，并处五十万元以上五百万元以下的罚款；情节严重的，吊销药品批准证明文件、药品生产许可证、药品经营许可证，对法定代表人、主要负责人、直接负责的主管人员和其他责任人员处二万元以上二十万元以下的罚款，十年直至终身禁止从事药品生产经营活动。

3. 违反本法规定，有下列行为之一者 开展生物等效性试验未备案；药物临床试验期间，发现存在安全性问题或者其他风险，临床试验申办者未及时调整临床试验方案、暂停或者终止临床试验，或者未向国务院药品监督管理部门报告；未按照规定建立并实施药品追溯制度；未按照规定提交年度报告；未按照规定对药品生产过程中的变更进行备案或者报告；未制定药品上市后风险管理计划；未按照规定开展药品上市后研究或者上市后评价。

依照《药品管理法》第一百二十七条的规定，责令限期改正，给予警告；逾期不改正的，处十万元以上五十万元以下的罚款。

4. 未遵守GMP、GSP、GLP、GCP 药品上市许可持有人、药品生产企业、药品经营企业、药物非临床安全性评价研究机构、药物临床试验机构等未遵守药品生产质量管理规范、药品经营质量管理规范、药物非临床研究质量管理规范、药物临床试验质量管理规范，除本法另有规定的情形外，依照《药品管理法》第一百二十六条的规定，责令限期改正，给予警告；逾期不改正的，处十万元以上五十万元以下的罚款；情节严重的，处五十万元以上二百万元以下的罚款，责令停产停业整顿直至吊销药品批准证明文件、药品生产许可证、药品经营许可证等，药物非临床安全性评价研究机构、药物临床试验机构等五年内不得开展药物非临床安全性评价研究、药物临床试验，对法定代表人、主要负责人、直接负责的主管人员和其他责任人员，没收违法行为发生期间自本单位所获收入，并处所获收入百分之十以上百分之五十以下的罚款，十年直至终身禁止从事药品生产经营等活动。

5. 除已构成假劣药论处以外药品标识违反规定 除依法应当按照假药、劣药处罚的外，药品包装未按照规定印有、贴有标签或者附有说明书，标签、说明书未按照规定注明相关信息或者印有规定标志者，依照《药品管理法》第一百二十八条的规定，责令改正，给予警告；情节严重的，吊销药品注册证书。

6. 药品经营企业的经营过程的违法行为 药品经营企业违反本法规定，购销药品未按照规定进行记录，零售药品未正确说明用法、用量等事项，或者未按照规定调配处方的，依照《药品管理法》第一百三十条的规定责令改正，给予警告；情节严重的，吊销药品经营许可证。

7. 未按照规定开展药品不良反应监测或者报告疑似药品不良反应 药品上市许可持有人未按照规定开展药品不良反应监测或者报告疑似药品不良反应的，按照《药品管理法》第一百三十四条的规定，责令限期改正，给予警告；逾期不改正的，责令停产停业整顿，并处十万元以上一百万元以下的罚款。

药品经营企业未按照规定报告疑似药品不良反应的，责令限期改正，给予警告；逾期不改正的，责令停产停业整顿，并处五万元以上五十万元以下的罚款。

医疗机构未按照规定报告疑似药品不良反应的，责令限期改正，给予警告；逾期不改正的，处五万元以上五十万元以下的罚款。

8. 没有向允许药品进口的口岸所在地药品监督管理局登记备案 进口已获得药品注册证书的药品，未按照规定向允许药品进口的口岸所在地药品监督管理部门备案者，按照《药品管理法》第一百三十二条的规定，责令限期改正，给予警告；逾期不改正的，吊销药品注册证书。

9. 违反药品召回规定 药品上市许可持有人在省、自治区、直辖市人民政府药品监督管理部门责令其召回后，拒不召回的，按照《药品管理法》第一百三十五条的规定，处应召回药品货值金额五倍以上十倍以下的罚款；货值金额不足十万元的，按十万元计算；情节严重的，吊销药品批准证明文件、药品生产许可证、药品经营许可证，对法定代表人、主要负责人、直接负责的主管人员和其他责任人员，处二万元以上二十万元以下的罚款。药品生产企业、药品经营企业、医疗机构拒不配合召回的，处十万元以上五十万元以下的罚款。

10. 在药品广告中的违法行为 违反本法有关药品广告的管理规定的，由药品广告审查机关责令立即停止该广告的发布，并撤销该广告批准文号，1年内不受理该品种的广告审批申请，由药品广告监督机关依法给予处理。

11. 在市场销售医疗机构配制的制剂 医疗机构违反本法规定，将其配制的制剂在市场上销售的，按照《药品管理法》第一百三十三条的规定，责令改正，没收违法销售的制剂和违法所得，并处违法销售制剂货值金额二倍以上五倍以下的罚款；情节严重的，并处货值金额五倍以上十五倍以下的罚款；货值金额不足五万元的，按五万元计算。

12. 向使用其药品的机构人员行贿与药品购销活动中受贿 药品上市许可持有人、药品生产企业、药品经营企业或者医疗机构在药品购销中给予、收受回扣或者其他不正当利益的，药品上市许可持有人、药品生产企业、药品经营企业或者代理人给予使用其药品的医疗机构的负责人、药品采购人员、医师、药师等有关人员财物或者其他不正当利益的，按照《药品管理法》第一百四十一条的规定，由市场监督管理部门没收违法所得，并处三十万元以上三百万元以下的罚款；情节严重的，吊销药品上市许可持有人、药品生产企业、药品经营企业营业执照，并由药品监督管理部门吊销药品批准证明文件、药品生产许可证、药品经营许可证。

药品上市许可持有人、药品生产企业、药品经营企业在药品研制、生产、经营中向国家工作人员行贿的，对法定代表人、主要负责人、直接负责的主管人员和其他责任人员终身禁止从事药品生产经营活动。

构成犯罪的，依法追究刑事责任。

药品上市许可持有人、药品生产企业、药品经营企业的负责人、采购人员等有关人员在药品购销中收受其他药品上市许可持有人、药品生产企业、药品经营企业或者代理人给予的财物或者其他不正当利益的，按照《药品管理法》第一百四十二条的规定，没收违法所得，依法给予处罚；情节严重的，五年内禁止从事药品生产经营活动。

医疗机构的负责人、药品采购人员、医师、药师等有关人员收受药品上市许可持有人、药品生产企业、药品经营企业或者代理人给予的财物或者其他不正当利益的，由卫生健康主管部门或者本单位给予处分，没收违法所得；情节严重的，还应当吊销其执业证书；构成犯罪的，依法追究刑事责任。

（四）行政主体违反药品管理法应承担的法律责任

1. 药品检验机构出具虚假检验报告 药品检验机构出具虚假检验报告的，按照《药品管理法》第一百三十八条的规定，责令改正，给予警告，对单位并处二十万元以上一百万元以下的罚款；对直接负责的主管人员和其他直接责任人员依法给予降级、撤职、开除处分，没收违法所得，并处五万元以下的罚款；情节严重的，撤销其检验资格。药品检验机构出具的检验结果不实，造成损失的，应当承担相应的赔偿责任。

2. 药品监督管理部门、药品检验机构或其人员参与药品生产、经营活动 药品监督管理部门或者其设置、指定的药品专业技术机构参与药品生产经营活动者，按照《药品管理法》第一百四十五条的规定，由其上级主管机关责令改正，没收违法收入；情节严重的，对直接负责的主管人员和其他直接责任人员依法给予处分。

药品监督管理部门或者其设置、指定的药品专业技术机构的工作人员参与药品生产经营活动的，依法给予处分。

3. 在药品监督检验中违法收费 药品监督管理部门或者其设置、指定的药品检验机构在药品监督检验中违法收取检验费用的，按照《药品管理法》第一百四十六条的规定，由政府有关部门责令退还，对直接负责的主管人员和其他直接责任人员依法给予处分；情节严重的，撤销其检验资格。

4. 药品监督管理部门违法授权许可 药品监督管理部门违反本法规定，有下列行为之一者：①不符合条件而批准进行药物临床试验；②对不符合条件的药品颁发药品注册证书；③对不符合条件的单位颁发药品生产许可证、药品经营许可证或者医疗机构制剂许可证。按照《药品管理法》第一百四十七条的规定，应当撤销相关许可，对直接负责的主管人员和其他直接责任人员依法给予处分。

5. 药品监督管理等部门对药品安全负有失职责任 药品监督管理等部门违反本法规定，有下列行为之一的：①瞒报、谎报、缓报、漏报药品安全事件；②对发现的药品安全违法行为未及时查处；③未及时发现药品安全系统性风险，或者未及时消除监督管理区域内药品安全隐患，造成严重影响；④其他不履行药品监督管理职责，造成严重不良影响或者重大损失。按照《药品管理法》第一百四十九条的规定，对直接负责的主管人员和其他直接责任人员给予记过或者记大过处分；情节较重的，给予降级或者撤职处分；情节严重的，给予开除处分。

6. 县级以上地方人民政府对药品安全负有失职责任 县级以上地方人民政府违反本法规定，有下列行为之一的：①瞒报、谎报、缓报、漏报药品安全事件；②未及时消除区域性重大药品安全隐患，造成本行政区域内发生特别重大药品安全事件，或者连续发生重大药品安全事件；③履行职责不力，造成严重不良影响或者重大损失。按照《药品管理法》第一百四十八条的规定，对直接负责的主管人员和其他直接责任人员给予记过或者记大过处分；情节严重的，给予降级、撤职或者开除处分。

7. 药品监督管理人员滥用职权、徇私舞弊、玩忽职守 药品监督管理人员滥用职权、徇私舞弊、玩忽职守，按照《药品管理法》第一百五十条的规定，尚不构成犯罪的，依法给予行政处分；查处假药、劣药违法行为有失职、渎职行为的，对药品监督管理部门直接负责的主管人员和其他直接责任人员依法从重给予处分；构成犯罪的，依法追究刑事责任。

8. 泄露未披露试验数据，造成损失的 药品监督管理部门及其工作人员违反规定，泄露生产者、销售者为获得生产、销售含有新型化学成分药品许可而提交的未披露试验数据或者其他数据，造成申请人损失的，由药品监督管理部门依法承担赔偿责任；药品监督管理部门赔偿损失后，应当责令故意或者有重大过失的工作人员承担部分或者全部赔偿费用，并对直接责任人员依法给予行政处分。

9. 药品监督部门行政处罚决定的作出与撤销 药品监督管理部门对行政相对人的行政处罚，由县级以上人民政府药品监督管理部门按照职责分工决定；撤销许可、吊销许可证件的，由原批准、发证的部门决定。

药品监督管理部门设置的派出机构，有权作出《药品管理法》和药品管理法条例规定的警告、罚款、没收违法生产、销售的药品和违法所得的行政处罚。

药品管理法规定的货值金额以违法生产、销售药品的标价计算；没有标价的，按照同类药品的市场价格计算。

10. 不履行药品广告审查职责 药品广告审查机关和药品广告监督管理机关的工作人员玩忽职守、滥用职权、徇私舞弊的，给予行政处分，构成犯罪的，依法追究刑事责任。

（五）实施法律责任的有关规定

1. 编造、散布虚假药品安全信息对违反本法规定，编造、散布虚假药品安全信息，构成违反治安管理行为者，按照《药品管理法》第一百四十三条的规定，由公安机关依法给予治安管理处罚。

2. 责任人违法行为应承担相应的民事责任。

（1）药品上市许可持有人、药品生产企业、药品经营企业或者医疗机构违反本法规定，给用药者造成损害的，依法承担赔偿责任。

因药品质量问题受到损害的，受害人可以向药品上市许可持有人、药品生产企业请求赔偿损失，也可以向药品经营企业、医疗机构请求赔偿损失。接到受害人赔偿请求的，应当实行首负责任制，先行赔付；先行赔付后，可以依法追偿。

生产假药、劣药或者明知是假药、劣药仍然销售、使用的，受害人或者其近亲属除请求赔偿损失外，还可以请求支付价款十倍或者损失三倍的赔偿金；增加赔偿的金额不足一千元的，为一千元。

（2）药品检验机构出具的检验结果不实，造成损失的，应当承担相应的赔偿责任。

3. 对假药、劣药的处罚决定，应当依法载明药品检验机构的质量检验结论。

4. 违反本法规定，构成犯罪的，依法追究刑事责任。

5. 依照《药品管理法》和本条例的规定没收的物品，由药品监督管理部门按照规定监督处理。

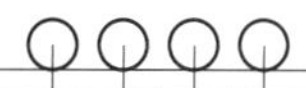

案例解析

泰元胶囊现场销售案

【案情】2003年8月15日上午8点半至9点，根据群众举报，武汉市药品监督管理局执法人员在书剑苑现场聆听了都江堰市弘泰生物工程有限公司其产品“泰元胶囊”的宣传讲座，发现都江堰市弘泰生物工程有限公司夸大其产品“泰元胶囊”（保健食品）能够治疗各种风湿病、颈椎病、腰腿疼等疾病，现场卖“药”，并现场销售了两天，出售了50盒，获得违法所得4000元。

【提问】1. 本案违法主体是谁？

2. 有何违法行为，应定性为什么？

3. 如果这一案件发生2020年后，依现行的《药品管理法》，本案责任人应承担什么法律责任？

【解析】本案中都江堰市弘泰生物工程有限公司的行为有以下违法之处：

1. 销售假药的行为。都江堰市弘泰生物工程有限公司夸大其产品“泰元胶囊”（保健食品）能够治疗各种风湿病、颈椎病、腰腿疼等疾病，是以保健食品冒充药品，属于假药。

2. 虚假广告的行为。都江堰市弘泰生物工程有限公司宣传其“泰元胶囊”能治疗人体疾病，属于非法的虚假宣传。

【处理结论】针对该公司销售假药的行为，依现行的《药品管理法》，武汉市药品监督管理局对该公司的违法行为应进行以下处罚：①没收销售假药的违法所得4000元；②责令停产停业整顿；③对销售假药的行为处以罚款；④警告今后必须按照国家批准的保健食品宣传内容进行宣传。

本章小结

本章分析了药事立法的含义及特征，从药事管理法的形式上分析了药事管理法法律体系及渊源，按照《药品管理法》及其《实施条例》体例，分章节概括归纳其主要内容。

重点：药事立法及药事管理法的概念；我国药事管理法律的渊源有：《宪法》、法律、行政法规、部门规章、地方性法规和地方规章、民族自治地方法规、法律解释等；药事立法的基本特征：立法目的是维护人民健康，以药品质量标准为核心，立法的系统性，内容国际化的倾向；《药品管理法》包括：立法目的、《药品管理法》调整对象和适用范围、国家发展药学事业的基本方针、药品监督管理体制、药品监督检验检测机构的职责。

难点：《药品管理法》及其《实施条例》是调整与药品管理相关的行为和社会关系的专门法律规范，是我国药事管理法律体系的核心。

题库

练习题

一、选择题

1. 以下不属于假药的是（　）。

A. 超过有效期的药品
B. 药品所含成分与国家药品标准规定的成分不符
C. 以非药品冒充药品或者以他种药品冒充此种药品
D. 变质的药品

2. 下列说法哪个是错误的（　）。
A. 国家对药品管理实行药品上市许可持有人制度
B. 从事药品研制、生产、经营、使用活动，应当遵守法律、法规、规章、标准和规范，保证全过程信息真实、准确、完整和可追溯
C. 药品经营企业销售中药材，应当标明产地
D. 药品上市许可持有人应当建立药品上市放行规程，对药品生产企业出厂放行的药品进行审核，经企业负责人签字后方可放行

3. 从事药品经营活动，应当遵守（　）。
A. 药物非临床研究质量管理规范　B. 药物临床试验质量管理规范
C. 药品生产质量管理规范　D. 药品经营质量管理规范

4. 从事药品批发活动，应当经所在地（　）部门批准，取得药品经营许可证。
A. 国务院药品监督管理部门
B. 省、自治区、直辖市人民政府药品监督管理部门
C. 地级市人民政府药品监督管理部门
D. 县级人民政府药品监督管理部门

5. 相比于旧版《药品管理法》，新版《药品管理法》中规定购销记录新增的项目是（　）。
A. 药品的通用名称　B. 产品批号
C. 上市许可持有人　D. 生产企业

6. 对有配伍禁忌或者超剂量的处方，应当拒绝调配；必要时，经（　）更正或者重新签字，方可调配。
A. 处方医师　B. 护士
C. 药师　D. 临床药师

7. 包装上不须印有规定标志的是（　）。
A. 麻醉药品　B. 非处方药
C. 处方药　D. 外用药品

8. 禁止药品上市许可持有人、药品生产企业、药品经营企业和医疗机构在药品购销中（　）。
A. 给予、收受回扣　B. 给予财物或其他利益
C. 收受财物或其他利益　D. 给予、收受回扣、财物或其他利益

9. 药品广告应当经广告主所在地（　）批准，未经批准的，不得发布。
A. 国务院的广告审查机关
B. 省、自治区、直辖市人民政府确定的广告审查机关
C. 地市级人民政府确定的广告审查机关
D. 县级人民政府确定的广告审查机关

10. 药品经营企业购进药品，应当建立并执行（　）制度，验明药品合格证明和其他标识；不符合规定要求的，不得购进和销售。
A. 进货检查验收　B. 进货考察
C. 进货评审　D. 进货复核

11. 药品上市许可持有人、药品生产企业、药品经营企业和医疗机构必须经常考察本单位所生产、经营、使用的药品（　）。
A. 质量和价格　B. 质量和售后服务情况

C. 价格和质量以及药品不良反应　　D. 质量、疗效和不良反应

12. 药品包装应当按照规定印有或者贴有（　）。

A. 标签并附说明书　　B. 标签和相应标识

C. 标签和应有的标识　　D. 说明书和相关的标识

二、思考题

1. 简述我国药事管理法律的渊源。
2. 开办药品生产企业、药品经营企业必须分别具备哪些基本条件?
3. 说明药品生产者、药品经营者必须遵守的规定。
4. 生产、销售假劣药应承担什么法律责任?

（唐楚生）

微课

第三章 药品监督管理

学习导引

知识要求

1. **掌握** 药品监督管理的概念、原则和作用；药品与药品标准的含义；药品监督管理的主要行政手段，我国药品监督管理行政与技术体系的构成及其职能。

2. **熟悉** 药品监督管理的行政职权与行政行为；《中国药典》的内容以及药品分类；我国药品技术监督管理体系的职能。

3. **了解** 我国药品监督管理存在的问题及对策；美国、欧盟药品监督管理机构的设置与职责。

能力要求

1. 熟练掌握区分药品监督管理分类方法的技能；药品分类；药品行政管理体系的内容；我国药品技术监督体系的构成及其职能。

2. 学会应用药品监督管理的基础知识分析我国当下药品监督管理体系存在的问题；学会查阅《中国药典》；明确行政监督管理的各行政机构及职能。

PPT

第一节 概　　述

一、概念

药品监督管理（supervision and management of drug）是药事管理的主要内容，指国家授权的行政机关依据法律法规，对药品的研制、生产、经营、使用等环节进行监督与检查，以保证药品质量，保障人们用药安全有效和用药的合法权益。同时，对药事组织、药事活动、药品信息进行监督。药品监督管理属于国家行政，以国家强制力保证其职权的行使。

国家行政是以组织、执行为其活动方式。行政是国家的基本职能，是为了实现国家的集体意志，依法对国家事务进行的有组织的管理活动，其管理的主体是国家行政机关。

二、原则

（一）法律性原则

依法实施监督管理是依法治国方针在药品监督管理中的体现，是国家药品监督管理的最基本原则。任何药品监督管理行为必须具有法律依据，并且在药品管理法律规定的权限内实施监督管理，体现了国家意志，由国家强制力做保障。违反这种法律关系将会受到法律的追究。

（二）双重性原则

药品监督管理既包括依法享有国家行政权力的行政机构，依法实施行政管理活动；同时也包括被监督主体依法对行政权进行的监督。《药品管理法》明确了对药品监督管理部门及其药检所的禁止性规定，以及对违反本法的直接负责的主管人员和其他直接责任人员依法给予降职、撤职、开除的行政处分和赔偿的规定，构成犯罪的话，依法追究刑事责任。

（三）事实性原则

药品监督管理部门在监督管理过程中必须一切从实际出发，尊重客观事实，以客观存在的事实为依据，不能凭主观想象。药品监督管理在与“药”有关的社会各项活动中起着重要的作用，对于确保药品质量、促进新药研发、规范药品市场、保证药品供应至关重要，同时为安全合理用药提供了保证，也为制药企业乃至整个行业竞争力的提高提供了支撑。

三、分类

1. 按照药品监督管理的行为方式，可以分为依职权的药品监督管理和依申请的药品监督管理。

（1）依职权的药品监督管理是药品监督管理的主要行为方式，是指药品监督管理部门根据法律、法规的授权，对药品的研制、生产、流通、使用活动进行监督管理，发现违法违规行为及时采取措施进行纠正和处理，维护药品管理法律、法规的正确实施，保证公众用药安全、有效。

（2）依申请的药品监督管理是药品监督管理部门只在管理相对人提出申请的情况下，才能依法采取的药品监督管理行为，例如，药品生产许可证、药品经营许可证的审批，药品注册的审批等。对于管理相对人的申请药品监督管理部门必须在法律、法规规定的期限内实施相应的管理行为，并对相对人的申请做出正式答复。药品监督管理部门如未按法律、法规规定的期限答复，即构成违法，要承担相应的法律责任。

案例解析

“骨刺风湿宁胶囊”事件

【案情】2013 年 5 月，根据原食品药品监管部门移送案件，湖南省隆回县公安局成功破获孙某生产、销售假药案，抓获犯罪嫌疑人 34 名，查缴假药生产线 2 条、制假设备 6 台，缴获假药 6000 余瓶及各类假药商标、包装盒 2. 8 万余套，查明该团伙 2007 年以来生产加工“骨刺风湿宁胶囊”等假药销售至湖南、湖北、广东等 16 个省市区，案值 1000 余万元。

【提问】以上案例属于哪种类型的药品监督管理方式？

【解析】这起生产假药案件，应该属于依职权的药品监督管理，监管部门应对药品的研制、生产、流通、使用活动进行监督管理，发现违法行为及时采取措施进行纠正和处理。

2. 按照药品监督管理的过程，可以分为预防性药品监督管理和一般性药品监督管理。

（1）预防性药品监督管理是指药品监督管理部门为防止危害后果的发生，依据药品监督管理法律规定，对药品的研制、生产、经营和使用等事项进行事前审批、验收或审核等监督管理活动，主要包括开办药品生产企业、药品经营企业的审批，委托生产审批，药品注册审批等。

（2）一般性药品监督管理是指药品监督管理部门定期或不定期地对辖区内药品研制、生产、流通、使用活动等进行监督检查，以保证药事管理法规得到正确的贯彻和实施，维护公众用药安全、有效。这种监督属于事中监督，如监督抽验、发布药品质量公告、不良反应的监测、GMP 跟踪检查和飞行检查等。

四、作用

（一）保证药品质量

药品是防病治病不可缺少的物质，但由于其质量好坏消费者难以辨别，常有不法分子以假药、劣药冒充合格药品；或者不具备生产、销售药品的基本条件，而擅自生产、进口、销售药品，以牟取暴利。其后果必然是危害人们健康和生命，扰乱社会秩序，影响政府和医疗机构的威信。为此，必须加强政府对药品的监督管理，严惩制售假、劣药和无证生产、销售药品，以及其他违反《药品管理法》的违法犯罪活动，唯有如此才能保证药品质量，从而保证人们用药安全有效。

（二）促进新药研究开发

新药是投资多、风险大、利润高的高科技活动。新药的质量和数量，对防治疾病和发展医药经济均有重大影响。但若失之管理，导致毒性大的药品、无效药品上市，则既危害人民身心健康和生命安全，也可能会对企业产生很大影响。因此，加强药品监督管理，更有利于规范药品市场，促进新药研发，使我国医药事业又快又好地发展。

（三）提高制药工业的竞争力

质量是企业永恒的生命力，药品质量水平是制药企业生存竞争的基础。在药品生产过程中影响质量的因素很多，除技术因素、环境因素等以外，社会因素也很重要。只有政府加强药品监督管理，才能控制经济效益和社会效益这对矛盾。只有坚持质量第一，确保产品质量，才能提高制药企业的竞争力。

（四）规范药品市场，保证药品供应

药品市场较复杂，药品流通过程影响药品质量、服务质量的因素多而且较难控制。如何防止假药、劣药和违标药混入市场，在流通过程中如何保持药品质量不变、合理定价、公平交易和药品信息真实性是当前的重要问题。只有政府加强药品监督管理，规范药品市场，反对不正当竞争，打击扰乱药品市场秩序的违法犯罪活动，才能保证及时地为人们供应合格药品。

（五）为合理用药提供保证

随着化学药物治疗发展，在带给人们很大好处的同时也发生了许多危害人类的药害事件，合理用药问题引起社会的广泛关注。为此，政府和药学相关行业协会对保证合理用药制定了各种规范、规定，药品监督管理对防止药害事件及不合理用药引起的不良反应起到了积极作用，有效地保证人们用药安全、有效、经济、合理。

五、我国药品监督管理在发展中不断完善

深化体制机制改革，建立药品统一监管模式。随着社会主义市场经济体系的逐步完善，以及全社会对药品安全问题的日趋重视，药品监管机构经历了多次改革，越来越受到国家和社会的重视。1978 年，国家医药管理总局成立，揭开了药品统一管理的新篇章，中间又经过了系列改革与完善，2018 年，根据党中央、国务院的统一部署，在构建统一市场监管机构的背景下，考虑到药品监管的特殊性，单独组建国家药品监督管理局，由国家市场监督管理总局管理。在改革的每个阶段，合理划分各层级监管部门职责与履职程序，构建统一、权威的药品监管体制。这些年来药品监管体制的不断变化，都是中央根据不同时期形势任务的变化做出的科学决断，是对药品监管工作的螺旋式加强。我国药事管理体制发展的重大事件可见表 3－1。

表 3-1　我国药事管理体制发展的重大事件

时间	大事件
1949 年 10 月	卫生行政部门主管药品监督工作，县以上地方各级卫生部门的药政机构主管所辖行政区域的药品监督管理工作
1998 年 3 月 5 日至 19 日	第九届全国人民代表大会第一次会议审议通过了国务院将原国家医药管理局行使的药品生产流通管理职能、卫生部行使的药政管理和药检职能、国家中医药管理局行使的中药流通监督管理职能集于一体，挂牌成立了国家药品监督管理局（State Drug Administration，SDA）
2000 年 6 月 7 日	国务院批准同意"国家药品监督管理局《药品监督管理体制改革方案》"，实行省以下药品监督管理系统垂直管理
2003 年 3 月 10 日	第十届全国人民代表大会第一次会议审议通过了"关于国务院机构改革方案的决定"，国家药品监督管理局合并了卫生部的食品监督职能，成立了国家食品药品监督管理局（State Food and Drug Administration，SFDA）
2008 年 3 月 15 日	第十一届全国人民代表大会第一次会议审议通过的"关于国务院机构改革方案的决定"，将国家食品药品监督管理局改由卫生部管理，将卫生部餐饮业、食堂等消费环节食品卫生许可、食品安全监督和保健品、化妆品监督管理的职责，划入国家食品药品监督管理局，并要求相应对食品安全监督队伍进行整合
2013 年 3 月 17 日	第十二届全国人民代表大会第一次会议审议通过了"关于国务院机构改革和职能转变方案的决定"，将国务院食品安全办的职责、食品药品监督管理局的职责、质检总局的生产环节食品安全监督管理职责、工商总局的流通环节食品安全监督管理职责整合，组建国家食品药品监督管理总局（China Food and Drug Administration，CFDA）
2018 年 3 月 13 日	国务院机构改革方案公布，考虑到药品监管的特殊性，单独组建国家药品监督管理局，由国家市场监督管理总局管理。市场监管实行分级管理，药品监管机构设到省级，药品经营销售等行为的监管，由市县市场监管部门统一承担。2018 年 9 月 1 日起，正式更名国家药品监督管理局（National Medical Products Administration，NMPA）

国务院药品监督管理部门主管全国药品监督管理工作。国务院有关部门在各自职责范围内负责与药品有关的监督管理工作。国务院药品监督管理部门配合国务院有关部门，执行国家药品行业发展规划和产业政策。省、自治区、直辖市人民政府药品监督管理部门负责本行政区域内的药品监督管理工作。设区的市级、县级人民政府承担药品监督管理职责的部门负责本行政区域内的药品监督管理工作。县级以上地方人民政府有关部门在各自职责范围内负责与药品有关的监督管理工作。

（一）体制有效运转

中华人民共和国成立后，国家制定了保障人民健康、发展医药卫生事业的方针。药事管理工作受到重视，建立和健全了药政、药检机构和管理药品生产、经营的机制，颁发了许多药品管理法规和《中华人民共和国药典》。先后颁布和修订了《中华人民共和国药品管理法》。药品质量管理工作从行政、技术管理进入法制、科学、技术结合的管理。药事单位也普遍推行全面质量管理、目标管理等科学管理。六十余年来我国药事管理工作的进展已超过任何时期，卓有成效地推动了中国药学事业的发展。截至 2017 年，建成 20 个国家口岸药品检验所，承担进口药品的注册检验和口岸检验，建立了 32 个省级药品检验所，326 个地市药品检验机构；全国 31 个省、自治区、直辖市都建立了省级药品不良反应监测机构，建立了 300 多个省级以下的药品不良反应监测中心或监测站；建立了 10 个国家级医疗器械检测中心，为药品安全监管工作提供了有力的技术支撑。这意味着我国药品技术支撑体系更加健全，监管专业化水平进一步提高。

（二）监管不断完善

新体制的建立，改变了我国药品、医疗器械监管长期存在的政出多门的局面，实现了由多头分散向集中统一转变，优化了行政资源配置，提高了监管效率。这一体制适应了社会主义市场经济体制不断发展完善的要求和我国药品监管的客观现实，借鉴了发达国家的成功经验和做法，是历史和现实的必然选择。经过长达十余年的有效运转，新体制的优势和效率日益凸现，为今后药品监管的改革和长远发展奠定了坚实的基础。

（三）存在困难问题

某些时段、某些地方的药品监督管理部门监管工作还不到位，导致药品流通秩序错综复杂、较为混乱。表面上已经关闭的非法药品交易市场，实则转入地下为假冒伪劣药品提供了生存的空间。药品从生产到最终送达购买者手中的整个过程，除了生产环节的质量检查，其他检查的某些环节还存在“走形式”的问题。药品监管的制度体系已经建立，但某些制度的落实还需配套细化，空间立体的监管网络还需完善，指向性、精准度还不够，监管的力度仍需加大。

（四）建设发展对策

1. 规范药品市场 假冒伪劣药品“祸国殃民”，应该坚决取缔非法药品市场，从源头上对其进行打击。具体的方法有如下几点：①日常监管、专项监督相互配合，严格控制药品从生产到使用的各个环节；②重视群众的力量发动群众投入到打假活动中去，形成人人打假的氛围；③将药品抽检工作落到实处，最大程度发挥出技术监督的保障作用；④建立相应的法律法规，让药品监督管理工作有法可依。取缔非法药品市场从而实现药品市场的整顿与净化，能从根本上打击假冒伪劣药品的泛滥，是药品监督管理中的重点所在。

2. 完善监督体制 我国应借鉴国外的先进经验，并结合自身的实际情况，建立一套符合自身特点的监督体制。通过立法的手段，保障监督的力度和效果。只有建立一套切实有效的监督体制，才能及时、准确地处理药品安全的相关问题。完善监督体制的过程中应注意的一些问题：①将监督细节尽可能的细化，从而形成对监督管理机构的必要约束，使其严格按照我国相关的法律法规开展工作，实现对药品的有效监管，这也是我国法律法规可操作性的具体体现；②改变过去形式审查的模式，将其转变为实质审查，即药物流通的各个环节中，要求相关单位不仅要检查合格证，还要采取随机抽检的方式检查药品的质量，这样可以很大程度减少由于药品生产厂家麻痹大意而产生的药品危害患者生命的恶性事件的出现；③重视辅助措施的应用，加大信息的透明度，如建立信息抄告制度和运用检举制度。这样能够更好地实现信息的公开，从而及时、有效、准确地解决问题。

3. 提高人员素质 药品监督管理人员是药品监督管理工作的具体执行者，其综合素质的高低直接影响政府药品监督管理的力度和效果。因此，提高药品监督管理人员的综合素质很有必要。可以从下列几个方面做起：①转变药品监督管理人员的传统观念，进一步树立服务人民、服务社会的意识，自觉遵守职业道德规范，做到爱岗敬业；②建立一套完善的法律制度，明确政策标准，公开办事程序，最大程度杜绝违法违纪行为的发生，不断树立药品监督管理队伍的良好形象；③药品监管管理人员要认真学习药品监督管理相关的法律法规，增强自身的政策把握能力和执行能力，不断提升自身的业务素质。

第二节　药品与药品标准

PPT

案例解析

“磺胺酏剂”事件

【案例】早在1935年科学家们发现了磺胺有抗菌作用，特别对淋病及其他链球菌感染有治疗特效。磺胺因不溶于水一般都是片剂和散剂。由于固态磺胺制剂很难吞咽，美国Massengil制药公司的首席化学家将其溶于乙二醇和水的混合液，制成口感很好的磺胺酏剂，在1937年以药名“Elixir Sulfanilamide”上市。虽然当时的法律并不要求药品上市前进行安全性审查，公司对药物本身进行了各种质量和安全检验，但其忽略了溶剂的安全性，致使许多人服用此药后出现了尿不利、腹痛、恶心、呕吐、痉挛和昏迷等严重不良反应，最终造成107人死亡，其中多数是儿童。

磺胺酏剂事件发生数月之后，美国国会终于在1938年6月通过了《食品、药品和化妆品法》，该法由罗斯福总统签字生效。从此，美国法规要求新药必须经过FDA安全性检查，批准后方可合法上市。申请新药必须描述药品的成分组成、报告安全试验结果，并描述药品的生产过程和质量控制。

【提问】 该案例中有哪些值得我们反思的地方？

【解析】 在该案例中，可以发现问题主要集中在两个环节，即药品研制环节和审批环节。这两个环节只要任何一个监管措施得当，悲剧都不会发生。我们应该从该事件中吸取教训，完善法律法规制度，加强对药品生产与质量的监督管理，防止此类事件再次发生，以保障患者的用药安全。

一、药品的定义

课堂互动

王磊晚上睡不好，想去药店买点改善睡眠的药品服用，店员推荐了“脑白金”。

思考：你理解的药品是什么？药品与保健品有何区别？

《药品管理法》对药品定义：“药品，是指用于预防、治疗、诊断人的疾病，有目的地调节人的生理机能并规定有适应证或者功能主治、用法和用量的物质，包括中药、化学药和生物制品等。”

上述定义有以下含义：

1. 明确规定《中华人民共和国药品管理法》管理的是人用药品，主要用于预防、治疗、诊断人的疾病。它与日本、美国、英国等许多国家的药事法、药品法对药品的定义不同，这些国家的药品概念还包括兽用药品。

2. 其基本特点是使用目的和使用方法是区别于保健品和食品、毒品等其他物质。其作用目的是有目的地调节人的生理机能并规定有适应证或者功能主治、用法和用量的物质，这就与保健品、食品、毒品区分开来，因为保健品、食品、毒品的使用目的显然与药品不同，使用方法也不同。

3. 明确规定中药材、中药饮片、中成药、民族药等传统药和现代药（化学药品等）均是药品，这和一些西方国家不完全相同。这一规定有利于继承、整理、提高和发扬中医药文化，更有效地促进对医药资源的开发利用，使之为现代医疗保健服务。

二、药品的分类

（一）不同分类

药品有多种分类方法，按照药品历史发展进行划分，可分为现代药和传统药；根据药品注册管理，可分为创新药、改良型新药、仿制药和医疗机构制剂；根据药品使用途径和安全性，可分为处方药和非处方药；还可根据药品的给药途径不同，可分为口服药、外用药、注射用药等；甚至按照药品的临床药理作用不同可分为神经系统药物、心血管系统药物等（表3－2）。

表3－2　我国药品的不同分类

分类角度	药品分类
历史发展	现代药和传统药
药品注册管理	创新药、改良型新药、仿制药和医疗机构制剂
药品质量监督管理	合格药品、假药和劣药
安全性	麻醉药品、精神药品、医疗用毒性药品和放射性药品

续表

分类角度	药品分类
使用途径和安全性	处方药和非处方药
社会价值和社会功能	国家基本药物、基本医疗保险用药和国家储备药品等
给药途径	口服药、外用药、注射用药等
药理作用	神经系统药物、心血管系统药物等

（二）基本概念

1. 传统药 指按照传统医学理论指导用于预防和治疗疾病的物质。我国的传统药有中药、民族药（蒙药、藏药、壮药、维药、傣药等），是各民族医药经典著作收载的防治疾病的天然药材及其制品。

2. 现代药 一般指19世纪以来发展起来的化学药品（合成药品、抗生素、生化药品、放射性药品等）、生物制品（血清疫苗、血液制品等）和诊断药品。其特点是现代医学理论和方法筛选确定其药效，用于防治疾病。因这类药品最初在西方国家发展起来，后传入我国，又称西药。

3. 处方药 指凭执业医师和执业助理医师处方才可购买、调配和使用的药品。

4. 非处方药 指为方便公众用药，在保证用药安全的前提下，经国务院药品监督管理部门规定或审定后，不需要医师或其他医疗专业人员开具处方即可购买和使用的药品，一般公众可以自我判断，按照药品标签及使用说明就可自行使用。

5. 新药 指未在中国境内外上市销售的药品。新药可分为创新药和改良型新药。

6. 仿制药 指与原研药品质量和疗效一致的仿制药品。

7. 医疗机构制剂 指医疗机构根据本单位临床需要经批准而配制、自用的固定处方制剂。医疗机构配制的制剂，应当是市场上没有供应的品种。

8. 国家基本药物 为了加强国家对药品生产和使用环节的科学管理，保证人民防病治病的基本需求，适应医疗体系改革，打击药价虚高，我国政府有关部门组织制订了《国家基本药物》目录，其所列品种是专家和基层广大医药工作者从我国临床应用的各类药物中通过科学评价、筛选出来的具有代表性的药物，叫作国家基本药物。这些药物具有疗效好、不良反应小、质量稳定、价格合理、使用方便等特点。

9. 基本医疗保险用药 指医疗保险、工伤保险和生育保险药品目录所列的保险基金可以支付一定费用的药品。现行版为《国家基本医疗保险、工伤保险和生育保险药品目录（2020年）》，是基本医疗保险和生育保险基金支付药品费用的标准。

三、药品标准

（一）药品标准概述

药品标准是药品监督管理的重要依据。通常，由政府或权威性机构编纂、发布药品质量标准，统一全国药品标准，鉴别药品的真伪优劣，用以监督管理生产、贸易、使用中的药品质量，仲裁药品质量方面的纠纷，这一办法已有悠久的历史。我国唐代政府在显庆四年（公元659年）组织编写的《新修本草》，是我国第一部具有药典性质的国家药品标准。自1772年丹麦药典出版后，瑞典、西班牙等国陆续出版了国家药典。《中华药典》于1930年颁布。1950年中华人民共和国成立了药典委员会，1953年颁布了第一部《中国药典》；1951年WHO出版了《国际药典》；瑞典、丹麦、挪威合编的《北欧药典》于1964年出版；《欧洲药典》于1969年由欧共体各国编写出版。这些国家或地区的药典，对提高药品质量，发展制药工业，保证人们用药安全起到重要的作用。同时，也促进了药事管理的发展。

药品标准（drug standard）是指国家对药品的质量、规格、检验方法等所作出的技术规定，是药品研制、生产、经营、使用、检验和管理部门共同遵循的法定依据。内容包括药品的名称、成分或处方的组成；含量及其检查、检验方法；制剂的辅料；允许的杂质及其限量要求，以及药品的适应证或功能主治；用法、用量；注意事项；贮藏方法等。中药材、中药饮片、中成药、化学原料药及其制剂、生物制品等应根据各自的特点设置相应的项目。

（二）国家药品标准的含义

《中华人民共和国药品管理法》规定：国务院药品监督管理部门颁布的《中华人民共和国药典》和药品标准为国家药品标准。其内容包括质量指标、检验方法以及生产工艺等技术要求。目前我国使用的除了国家药品标准，还有地方药品标准。

国家药品标准由凡例与正文及其引用的附录共同构成，药典收载的凡例、附录对药典以外的其他国家药品标准具有同等效力。

此外，我国省级药品监督管理部门可以制定医疗机构制剂规范、中药饮片炮制规范，地方性中药材质量标准，从而形成完备的药品标准体系。

（三）《中华人民共和国药典》

《中华人民共和国药典》简称《中国药典》（the Pharmacopoeia of the People’s Republic of China，ChP）。《中国药典》是由国家药典委员会主持编写，经国家药品监督管理部门及国家卫生健康部门批准颁布并实施的有关药品质量标准的法典，是监督检验药品质量的技术法规，是我国药品生产、经营、使用和监督管理所必须遵循的法定依据。中华人民共和国成立后，我国政府非常重视药品标准的编纂修订工作，先后编纂颁布了《中国药典》1953 年版、1963 年版、1977 年版、1985 年版、1990 年版、1995 年版、2000 年版、2005 年版、2010 年版、2015 年版、2020 年版共 11 版药典。从 1985 年起，每隔 5 年修订一次。现行的《中国药典》是 2020 年版，经国务院药品监督管理部门会同国家卫生健康委员会批准颁布后施行，于 2020 年 12 月 30 日起执行。《中国药典》共分为四部出版，一部为中药，二部为化学药，三部为生物制品，四部为通用技术要求。该版《中国药典》收载药品品种共计 5911 个，进一步扩大了国家基本药物目录和基本医疗保险目录品种的收载。

列入《中国药典》药品品种的范围和要求是：①防治疾病必需、疗效肯定、不良反应少、优先推广使用，并有具体的标准，能控制或检定质量的品种；②工艺成熟、质量稳定、可成批生产的品种；③常用的医疗敷料、基质等。凡属《中国药典》收载的药品及制剂，其在出厂前均需按《中国药典》规定的方法进行质量检验，凡不符合《中国药典》规定标准的不得出厂、销售和使用。然而，《中国药典》所规定的质量标准应该是该药品应达到的最低标准，各生产厂家可制定出高于这些指标的标准作为企业的内控标准，以生产出质量更好的药品。

第三节　我国药品监督管理行政体系

PPT

药品是一种特殊的商品。药品安全关系着人民的健康水平、生命安全乃至整个社会的稳定。随着我国医药卫生事业的迅速发展，人民群众对健康水平要求的不断提高，我国用药问题的重点已经逐步从保障有药可用转变为如何保障合理用药、安全用药。在新医改的大背景下，加强药品行政监督体系，推进药品安全监管法治化进程意义重大、迫在眉睫。行政管理体系是药品监管是否有效的重要决定因素，是药品安全监管模式能否有效运行的重要制度保障。

案例解析

停产整顿期间擅自生产药品

2006年8月初，某省食品药品监督管理局组织GMP跟踪检查时发现，S药品生产企业两项关键项和九项一般项不符合GMP规范要求，随即口头责令该企业停产整顿，8月10日下达了书面的《责令停产整顿通知书》。2006年10月份，S药品生产企业在没有向该省食品药品监督管理局汇报并取得同意的情况下，擅自生产了A药品，并投放市场销售。群众举报后，B市食品药品监督管理局立案调查，证实该企业在停产整顿期间确实生产了A产品，且已经全部销售。经抽验，该批药品每单位药品含量不均。

【提问】 应该如何减少药品生产违章违规情况的发生？

【解析】 根据《药品管理法》有关规定判断，本例中S企业行为应该按生产假药论处。药品监督管理部门应加强对违章违规企业的查处，并及时备案；制药企业应本着“制良心药”的宗旨，自觉遵守相关法律法规。

一、药品监督管理机构概述

（一）我国现行药品监督管理机构

现行的药品监督管理机构分为行政监督机构和技术监督机构（图3-1）。药品行政监督机构包括国务院药品监督管理部门，省、自治区、直辖市药品监督管理局，地市级市场监督管理局药监机构和区县级市场监督管理局药监机构。药品技术监督机构包括中国食品药品检定研究院和各级药品检验机构，以及药典委员会等其他直属机构。

行政监督，是各级政府药品监管部门按照法律、法规、规章、标准和规范，对药品研究、生产、经营、流通等行为进行处理和对药品进行处置的行为总称。技术监督，是药品监管部门设置或确定的药品检验机构按照规定的标准方法、项目及其他科技手段，对药品质量进行分析鉴定的行为总称。技术监督侧重于药品内在质量分析判断，行政监督侧重于过程监督和对后果的处理，二者相互结合，共同做好对药品质量的管理工作，保障人民群众的身体健康和生命安全，缺一不可。技术监督是行政监督的前提和基础，为行政监督强制性管理提供了有力的事实依据和技术支撑；行政监督需要依靠技术监督和相关监测。行政监督能有效利用技术监督手段，对技术监督结果予以确认，并依据技术监督结果作出相应的行政处理决定，为技术监督提供保证，实现技术监督的目的。技术监督需要行政监督的大力支持，配备相应的人员、装备、经费和技术，使其具有客观性、公正性、科学性和权威性。

2018年3月，国务院机构改革，组建国家药品监督管理局（National Medical Products Administration，NMPA），由国家市场监督管理总局管理。国务院药品监督管理部门负责药品（含中药、民族药）、医疗器械和化妆品安全监督管理、标准管理、注册管理、质量管理、上市后风险管理；负责执业药师资格准入管理；负责组织指导药品、医疗器械和化妆品监督检查；负责药品、医疗器械和化妆品监督管理领域对外交流与合作，参与相关国际监管规则和标准的制定；负责指导省、自治区、直辖市药品监督管理部门工作等。

NMPA含有综合和规划财务司、政策法规司、药品注册管理司（中药民族药监督管理司）、药品监督管理司、医疗器械注册管理司、医疗器械监督管理司、化妆品监督管理司、科技和国际合作司（港澳台办公室）、人事司、机关党委、离退休干部局等11个内设机构。

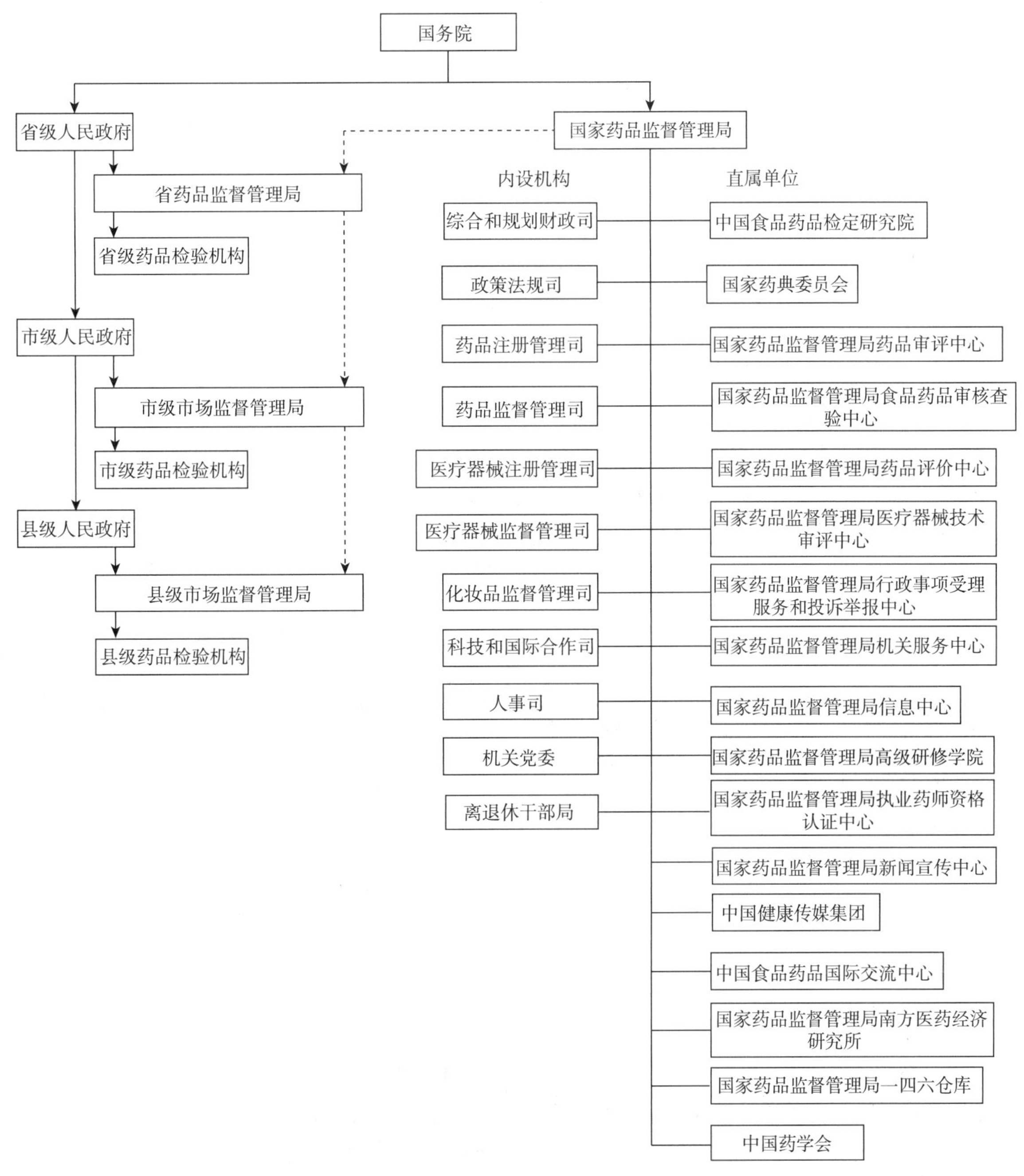

图 3－1 我国现行药品监督管理机构示意图

（二）国家药品监督管理局内设机构主要职责

1. 综合和规划财务司的职责主要包括负责机关日常运转，承担信息、安全、档案、保密、信访、政务公开、统计、信息化、新闻宣传、督察督办、制定规划、应急与舆情监测等工作。

2. 政策法规司的职责主要包括研究监督管理重大政策，起草法律法规及部门规章；承担执法监督、行政复议、行政应诉、重大案件审核、行政执法与刑事司法衔接、普法宣传和涉及世贸组织的相关工作；承担疫苗质量管理体系 QMS 日常工作。

3. 药品注册管理司（中药民族药监督管理司）的职责主要包括拟订并监督实施国家药典等药品标准、技术指导原则，拟订并实施药品注册管理制度；参与制定国家基本药物目录，配合实施国家基本药物制度。

4. 药品监督管理司职责主要包括拟订并监督实施药品生产、经营、使用质量管理规范，组织药品不良反应监测与处置。承担放射性药品、麻醉药品、毒性药品及精神药品、药品类易制毒化学品监督管理，指导督促生物制品批签发管理。

5. 医疗器械注册管理司的职责主要包括拟订并监管医疗器械标准、分类、命名和编码规则实施；承担相关医疗器械注册、临床试验审批；拟订并监管医疗器械临床试验质量管理规范、技术指导原则实施。

6. 医疗器械监督管理司职责主要包括拟订并监督实施医疗器械生产质量管理规范，拟订并指导实施医疗器械经营、使用质量管理规范。

7. 化妆品监督管理司职责主要包括实施化妆品注册备案，拟订并实施化妆品注册备案和新原料分类管理制度，拟订并监督实施化妆品标准、分类规则、技术指导原则，拟订化妆品检查制度，检查研制现场、生产现场，查处重大违法行为。

8. 科技和国际合作司（港澳台办公室）职责主要包括研究实施药品、医疗器械和化妆品审评、检查、检验的科学工具和方法等工作，拟订并监督实验室建设标准和管理规范、检验检测机构资质认定和检验规范，组织实施重大科技项目，开展国际以及与港澳台地区的交流与合作，参与国际监管规则和标准的制定。

二、药品监督管理的行政主体和行政法律关系

（一）药品监督管理的行政主体

在法学中，主体是指法律关系中主动的要素，它的对立面是法律关系中相对被动的要素——客体。法律关系中的主体是指在法律上具有人格者，是指在行政法律关系中享有权利、承担义务的组织和个人。而行政主体和行政法律关系中的主体是两个有本质差别的概念。行政主体是指依法享有国家的行政权力，以自身的名义实施行政管理活动，并独立承担由此产生的法律责任的组织。行政主体是具备行政法上的人格的主体，行政法律关系主体是行政主体的基础。

1. 行政主体的资格条件 行政主体的资格条件主要有以下几项。

（1）拥有行政权。在我国，行政权主要通过宪法、法律直接规定；地方性法规的规定；行政法规、规章的规定；行政机构的其他规定行为；行政授权决定；委托行为等方式配置给行政主体及其他组织、公民。

（2）能以自己的名义开展行政活动。能否以自己的名义开展活动，是确定行为人是否具有独立的法律人格的重要标志，即行政主体必不可少的资格条件之一。

（3）能独立承担法律后果或责任。

2. 药品监督管理的行政主体 《药品管理法》第八条明确规定："国务院药品监督管理部门主管全国药品监督管理工作。"《药品管理法》第十一条明确规定："药品监督管理部门设置或者指定的药品专业技术机构，承担依法实施药品监督管理所需的审评、检验、核查、监测与评价等工作。"

根据《药品管理法》的规定，国务院药品监督管理部门是药品监督管理工作的主要行政主体，拥有药品监督管理行政职权的所有权，其全称是"国家药品监督管理局（National Medical Products Administration，NMPA）"。NMPA直属的药品检验机构的名称是中国食品药品检定研究院；省级药检机构的名称是"××省药品检验所"。

（二）药品监督管理的行政法律关系

药品监督管理的行政法律关系即受药品管理法调整的行政关系。

1. 行政法律关系构成要素 行政法律关系由行政法律关系主体、客体和内容三大要素构成，缺一不可。

（1）行政法律关系主体 行政法律关系主体是行政法律关系当事人，它是参加法律关系、享有权利、承担义务的当事人。在没有当事人或只有一方当事人的情况下，都不可能产生法律关系。行政法律关系的主体由行政主体和行政相对方构成，包括行政法制监督主体与行政主体及其工作人员，行政相对方可

以是国家组织、企事业单位、社会团体、公民和在我国境内的外国组织和无国籍人等。

（2）行政法律关系客体 指行政法律关系当事人权利、义务所指向的对象，包括物、行为和精神财富。

（3）行政法律关系的内容 指行政法律关系主体间的权利义务。

2. 行政法律关系的产生、变更和消灭

（1）行政法律关系的产生 必须有相应的行政法律规范存在，同时要有相应的法律事实发生，两者缺一不可。

（2）行政法律关系的变更 包括主体变更、客体变更和内容变更。

（3）行政法律关系的消灭 是行政法律关系义务的消灭，包括一方或双方当事人消灭，以及行政法律关系的权利和义务内容全部消灭。

3. 行政法律关系的特点 行政法律关系具有以下特点：①在行政法律关系双方当事人中，有一方必然是行政主体。②行政法律关系当事人的权利和义务由行政法律规范预先规定，例如企业申请药品批准文号时，只能接受“药品管理法”事先规定的条件和程序，并向药品监督管理部门申请。同时，只要申请者提交的资料、样品符合药品注册要求，并符合程序，药品监督管理部门必须依法发给药品批准文号；否则，构成行政不作为，要承担不作为的法律责任。③行政法律关系具有不对等性。④法律关系中的行政主体的权利与义务具有统一性。⑤行政法律关系引起的争议，在解决方式及程序上都有其特殊性。

4. 药品监督管理的行政法律关系 药品监督管理的法律关系的当事人，既包括行政主体——国务院药品监督管理部门，也包括行政相对方——在我国境内从事药品研制、生产、经营和使用的单位或者个人。药品监督管理法关系的客体，是药品、药事行为、药事信息、药事智力活动所取得的成果。药品监督管理法律关系的内容，主要包括药品监督管理部门的行政职权、职责，以及相对方药事单位及个人的权利（如了解行政管理权、隐私保密权、行政救济权等）和义务（如遵守药事法律、法规和规章，服从行政命令、协助行政管理等）。上述要素构成药品监督管理的行政法律关系。

三、药品监督管理的行政职权和行政行为

（一）药品监督管理的行政职权

1. 行政职权定义 行政职权是具体配置于不同的行政主体的行政权，是行政主体所拥有的具体的行政权。首先行政权与行政主体具有密切的关联性。其次，行政权具有对相对方有强制力和约束力的两面性；而对国家而言，则是行政主体的职责，如果构成行政失职，国家就要追究有关机构及人员的违法失职责任。再次，行政权具有优益性，即拥有行政优先权，包括社会协助权、优先通过权、优先使用权以及行政优益权，如工资福利、社会保障、办公场所及用具、行政经费等均由国家或地方财政提供。

2. 行政职权的内容 行政职权是具体配置给各个行政主体的行政权力，其具体内容因行政主体的不同而异，但从总体上可以概括为以下几个主要方面：①行政规范权；②行政许可权；③行政禁止权；④行政形成权；⑤行政处罚权；⑥行政强制权；⑦行政确认权；⑧行政裁决权；⑨行政监督权，它是行政主体为保证行政管理目标的实现，而对行政相对人遵守法律法规、履行义务情况进行检查监督的权力，其形式多种多样，主要有检查、检验、鉴定、查验、审查、审计、统计等等。

3. 国务院药品监督管理部门的行政职权 依据《药品管理法》，药品监督管理部门主要拥有以下几个方面的职权。

（1）行政规范权 制定和公布药品监督管理的政策、规划等规范性文件，参与起草相关法律法规和部门规章草案。

（2）行政许可权 有权发放药品生产、经营许可证，有权发放药品质量认证证书，有权批准药品注册，发给药品批准文号，有权批准药品广告发布和互联网提供药品信息服务等。

（3）行政禁止权 有权不允许行政相对人进行一定的作为与不作为。如决定2005年起禁止所有药品采用普通天然胶塞包装。

（4）行政形成权 有权接收相对方依法申请药品注册及药品生产、经营许可证等，使药品监督管理

的法律关系产生，并有权规定变更和撤销。

（5）行政处罚权　行政处罚是指行政机关或其他行政主体依照法规权限和程序对违反行政法规规范尚未构成犯罪的相对方给予行政制裁的具体行政行为。

（6）行政强制权　药监部门有权对行政相对人实施强制手段的权力，如对可能危害人体健康的药品及相关材料采取查封、扣押的行政强制措施。

（7）行政监督权　有权对相对人的药品质量、药事活动、药事单位质量管理、药品广告、药品信息提供等进行监督检查，检查其遵守药品管理法律、法规、药品标准和履行义务的情况。并有权进行监督抽查检验和验证。

（二）药品监督管理的行政行为

行政行为是行政机关及其他行政主体在职权行使过程中所作的能够引起行政法律效果的行为。它不仅是行政权的行为或职权行为，也是行政主体意思的表达。合法的行政行为一经做出，将形成行政法律关系，即导致当事人之间权利义务的获得、变更与丧失。

药品监督管理的行政行为，主要包括以下几项。

1. 组织贯彻实施《药品管理法》及有关行政法规　依法制定和发布有关药品监督管理的规章及规范性文件，组织制定、发布国家药品的有关标准。

2. 审批确认药品，实施药品注册制度　根据申请依法进行新药审批注册、进口药品注册，确认该物质符合法律法规和有关制度的规定，发给《新药证书》及生产批准文号，或发给《进口药品注册证》，从而使其能在我国生产、销售、使用。审批仿制已有国家药品标准的药品，发给生产批准文号。这是药品质量监督管理的基点和关键环节。

3. 准予生产、经营药品和配置医疗机构制剂，实行许可证制度　根据相对人申请，审批药品生产、药品经营和医疗机构制剂，进行 GMP、GSP、GLP 认证，发给《药品生产许可证》《药品经营许可证》《医疗机构制剂许可证》《药品 GMP 证书》《药品经营质量管理规范》认证证书等。控制生产、经营药品和配置医院制剂的基本条件建立相应的质量体系，确保药品生产、经营质量及医疗机构制剂质量。

4. 监督管理药品信息，实行审批制度　审批药品说明书、包装标签；审批药品广告，审批提供药品信息的服务互联网址，根据相对人申请，发给药品广告批准文号；发给《互联网药品信息服务资格证书》。

5. 严格控制特殊管理的药品，确保人们用药安全　确认特殊管理的药品（许多国家称控制物质、毒剧药品）。根据有关的国际公约和本国的法律法规，制定管制药品名单，确认生产、供应、使用单位和管理办法，规定特殊标志，进行严格管制与管理。

6. 对上市药品组织调查，进行再审查、再评价，实行药品不良反应报告制度　对疗效不确切、不良反应大或者其他原因危害人民健康的药品，采取修改药品说明书、撤销批准文号或进口药品注册证等措施。

7. 行使监督权，实施法律制裁　药品监督管理部门有针对性、有计划地对上市药品质量及药品生产、经营企业和医院制剂的质量体系及管理进行监督检查和质量监督抽样检验。对制售假药、劣药、违标药及无“三证”进行生产、经营药品和配制医院制剂的，以及违反《药品管理法》有关规定的，依法进行处罚。

四、药品监督管理的主要行政手段

根据法律法规的规定，药品监督管理部门具体行使以下监督管理职权。

（一）药品监督检查

各级药品监督管理部门有权按照法律法规的规定，对药品的研制、生产、流通、使用等全过程进行监督检查，接受监督检查的单位不得拒绝和隐瞒，应当主动配合。接受监督检查时，应当向药品监督管理部门反映真实情况，如研制资料、原始记录、购销记录、处方登记等。

药品监督管理部门除了一般性监督检查，还应当对通过 GMP、GSP 认证的药品生产企业、药品经营企业进行认证后的跟踪检查，动态监督管理企业贯彻执行 GMP、GSP 的情况。

（二）发布药品质量公告

药品质量公告是药品监督管理中的一项重要内容。从保障人民用药安全有效、对药品实行严格规范管理的角度出发，药品质量公告的重点是公告不符合国家药品质量标准的药品。在2019年8月，为加强药品监督管理，规范药品质量抽查检验工作，国家药监局组织修订了《药品质量抽查检验管理办法》，就药品质量公告作了以下规定：组织抽查检验的国务院药品监督管理部门和省级药品监督管理部门应当按照有关规定公开药品质量抽查检验结果。省（区、市）药品质量公告，应当及时通过国家药品监督管理部门网站向社会公布，并在发布后5个工作日内报国家药品监督管理部门备案。药品质量抽查检验结果公开不当的，应当自确认公开内容不当之日起5个工作日内，在原公开范围内予以更正。

（三）采取行政强制措施与实施行政处罚

行政强制措施是对紧急情况的控制，不带有惩罚性，不属于行政处罚，其目的在于防止可能存在质量问题的药品在社会上扩散，防止能够证明可能存在违法行为的证据的转移和灭失。药品监督管理部门对有证据证明可能危害公众健康的药品及有关材料可以采取查封、扣押的行政强制措施，并在7日内作出行政处罚决定；药品需要检验的，必须自检验报告书发出之日起15日内作出行政处理决定。

在药品监督管理部门实施查封、扣押的行政强制措施以后，将会进行两种可能的处理后果，一种是经过进一步的调查，证明先前怀疑的药品和有关材料不存在危险或违法行为，应当及时解除行政强制措施，恢复正常的药品生产、经营秩序和药品使用秩序。另一种是经过进一步的调查，证明确实存在危害人体健康的药品或违法行为，依法作出正式的行政处罚决定或行政处理决定。实施处罚时，要遵守《中华人民共和国行政处罚法》规定，本着依法处罚原则，在法定的职权范围内以法律法规为依据，依照法定程序，在法定的处罚种类和处罚幅度内合理裁量和实施处罚。在此过程中坚持处罚与教育相结合的原则，教育公众、法人或其他组织自觉遵守药事管理法律法规。公众、法人或其他组织享有陈述权、申辩权，对处罚不服的，有权依法申请行政复议或者提起行政诉讼。药品监督管理部门不得因陈述和申辩加重处罚。

（四）对药品不良反应危害采取必要的控制措施

药品监督管理部门应当组织药品不良反应的监测和上市后药品再评价工作，对疗效不确切、不良反应大或者其他原因危害人体健康的药品，国家和省级药品监督管理部门可以采取停止生产、销售、使用的紧急控制措施，并应当于5日内组织鉴定，自鉴定结论作出之日起15日内依法作出行政处理决定。对已确认发生严重不良反应的药品应采取停止生产、销售和使用的紧急控制措施，防止该药品使用范围和损害继续扩大；同时，药品监督管理部门在采取紧急控制措施期间，可以组织有关专家进行鉴定，以便进一步作出行政处理决定。

行政处理决定包括以下两种情况：①经过权衡利弊，以最大可能保证用药者安全为前提，在可控制的条件下继续使用该药品。例如，采取修改说明书、调整用法用量、增加注意事项和给以特别警示等措施后，即可撤销对该药品的紧急控制措施。②经过鉴定后认为继续使用该药品不能保证用药者安全的，或者有其他更安全的同类药品可以取代的，由国家药品监督管理部门依法撤销该药品的注册批准文号或者进口药品注册证书；已经生产或进口的药品，由当地药品监督管理部门监督销毁或处理。

第四节　我国药品技术监督管理体系

PPT

为了做好药品研制、生产、流通、价格、广告和使用等各个环节的监督管理工作，必须有一个统一、权威、高效的药品监督管理组织机构做保证。目前，我国药品监督管理体系主要由药品监督管理行政机构和药品技术监督管理机构组成，药品技术监督管理机构主要包括：药品检验机构、国家药典委员会、药品审评中心、执业药师资格认证中心等。

药品监督检验机构是执行国家对药品质量监督、检查的法定的专业检验机构，国家药品监督管理部门设置国家药品检验机构。省、自治区、直辖市人民政府药品监督管理部门可以在本行政区域内设置药品检验机构。地方药品检验机构的设置规划由省、自治区、直辖市人民政府药品监督管理部门提出，报省、自治区、直辖市人民政府批准。国务院和省、自治区、直辖市人民政府的药品监督管理部门可以根据需要，确定符合药品检验条件的检验机构承担药品检验工作。

一、药品技术监督管理体系构成

药品技术监督管理机构是药品监督管理的重要组成部分，为药品行政监督提供技术支撑与保障。

（一）药品检验机构

为国家药品监督管理机构的直属事业单位。原中国药品生产物品检定所，于2010年9月更名为中国食品药品检定研究院（国家药品监督管理局医疗器械标准管理中心，中国药品检验总所）（简称中检所），是国家检验药品、生物制品等质量的法定机构，是世界卫生组织指定的“世界卫生组织药品质量保证中心”，及国家指定的“国家新药安全评价中心”和“中国药物生物制品标准化研究中心”。根据其职能可分为以下几大体系：药品检验检测体系、生物制品检验检测体系、医疗器械检验检测体系、标准物质管理体系、标准化研究管理体系、药品安全评价管理体系、实验动物管理和技术支撑体系、药品市场监督体系、中药民族药检验管理体系、食品化妆品检验管理体系。其职责范围是：①承担食品、药品、医疗器械、化妆品及有关药用辅料、包装材料与容器（以下统称为食品药品）的检验检测工作；组织开展药品、医疗器械、化妆品抽验和质量分析工作；负责相关复验、技术仲裁；组织开展进口药品注册检验以及上市后有关数据收集分析等工作。②承担药品、医疗器械、化妆品质量标准、技术规范、技术要求、检验检测方法的制修订以及技术复核工作；组织开展检验检测新技术新方法新标准研究；承担相关产品严重不良反应、严重不良事件原因的实验研究工作。③负责医疗器械标准管理相关工作。④承担生物制品批签发相关工作。⑤承担化妆品安全技术评价工作。⑥组织开展有关国家标准物质的规划、计划、研究、制备、标定、分发和管理工作。⑦负责生产用菌毒种、细胞株的检定工作；承担医用标准菌毒种、细胞株的收集、鉴定、保存、分发和管理工作。⑧承担实验动物饲育、保种、供应和实验动物及相关产品的质量检测工作。⑨承担食品药品检验检测机构实验室间比对以及能力验证、考核与评价等技术工作及负责研究生教育培养工作，组织开展对食品药品相关单位质量检验检测工作的培训和技术指导。⑩开展食品药品检验检测国际（地区）交流与合作及完成国家局交办的其他事项。

各省级药品检验机构承担国家药品监管局授权的进口药品口岸检验、生物制品批签发和辖区药品的注册检验、监督检验及仲裁检验；承担药品安全突发事件的应急检验；参与制订、修订国家或省相关检验检测标准、技术规范；开展药品质量研究，承担药品检测相关业务指导工作；受委托提供药品检验检测技术服务；承担省药品监管局委托的其他工作；负责本辖区药品的抽查检验、复验和委托检验工作。

各市级药品检验机构在上级药品检验机构的指导下开展药品快速检验工作；开展对本辖区内药品生产企业、经营企业、医疗机构检验部门的业务指导和培训工作；综合上报和反馈本辖区药品质量信息；承担上级或同级药品监督管理部门交办的其他工作。

（二）国家药品监督管理局其他主要直属事业机构

国家药品监督管理局下设的与药品管理相关的直属事业机构有国家药典委员会、药品审评中心、药品认证管理中心、国家中药品种保护审评委员会（保健食品审评中心）、药品评价中心（不良反应监测中心）、执业药师资格认证中心等。

1. 国家药典委员会 国家药典委员会（the Pharmacopoeia Commission of the People’s Republic of China）为国家药品监督管理局直属事业单位。第一届中国药典编撰委员会成立于1950年，是我国最早成立的药品标准化机构。国家药典委员会实行秘书长负责制。秘书长、副秘书长由国家药品监督管理局任命。药典委员会下设业务综合处、中药标准化、化学药标准处、生物制品标准处、药品信息处、办公室、人事处等部门。主要负责国家药品标准的管理工作。主要负责：①编制《中国药典》及其增补本；②组织制定和修订国家药品标准以及直接接触药品的包装材料和容器、药用辅料的药用要求与标准；③授权执行委员会审查并通过新版《中国药典》；④负责国家药品标准及其相关内容的培训与技术咨询；⑤负责药品标准信息化建设，参与药品标准的国际交流与合作；⑥负责《中国药品标准》等刊物的编辑、出版和发行，负责国家药品标准及其配套丛书的编纂及发行；⑦讨论审议国家药品标准化工作范畴内的其他有关重大问题。

2. 国家药品监督管理局药品审评中心　国家药品监督管理局药品审评中心（Center for Drug Evaluation，CDE）是NMPA药品注册技术审评机构，主要负责对药品注册申请进行技术审评、承办国家交办的其他事宜。内设机构为审评管理与协调部、审评一部至审评五部、人力资源部、信息部、财务部。通过组织对药品注册申请进行技术审评、承办国家局交办的其他事项。

3. 国家药品监督管理局食品药品审核查验中心　国家药品监督管理局食品药品审核查验中心（Center for Food and Drug of Inspection of NMPA，CFDI）是组织制定修订药品、医疗器械、化妆品检查制度规范和技术文件，组织开展药品、医疗器械、化妆品检查的主要部门。承担药物临床试验、非临床研究机构资格认定（认证）和研制现场检查。承担药品注册现场检查。承担药品生产环节的有因检查。承担药品境外检查。

4. 国家药品监督管理局药品评价中心　国家药品监督管理局药品评价中心（Center for Drug Reevaluation，CDR）是专门承担基本药物、非处方药的筛选及药品再评价工作的机构，加挂“国家药品不良反应监测中心”牌子。内设办公室、基本药物处、药品临床评价处、药物不良反应监测处、医疗器械监测与评价处。主要承担国家基本药物目录的制定与调整、非处方药目录的制定与调整、药品再评价和淘汰药品、全国药品不良反应监测等技术工作及相关业务组织工作。

5. 国家药品监督管理局执业药师资格认证中心　国家药品监督管理局执业药师资格认证中心（Certification Center for Licensed Pharmacists，NMPA）主要承担执业药师资格考试、注册、继续教育等专业技术业务组织工作，起草执业药师业务规范及承办国家药品监督管理局交办的其他事项。内设办公室、考试处、注册与继续教育处。

二、药品技术监督体系模式的建立

（一）技术监督体系与行政监督体系完全合二为一

完全实行专家执法与行政监督执法人员专家化，在药品监督行政机关内部配备充足的专家，设置药品监督所需要的全部技术机构。这种模式符合药品监督管理的规律，有利于提高监督管理的效率，提高整个监督管理体系的灵活性，降低体系的成本。但在这种模式下，行政机构要配备非常强大的技术力量，有可能造成行政机构过于庞大，内部管理的负担加重，降低监督管理的效率。

（二）技术监督与行政监督完全分离的模式

该模式表现为技术与行政相互监督，相互制约。独立的技术监督体系，可以让技术监督与行政监督相互制约，这在一定程度上可以防止腐败和行政权力滥用，也可以使政府机构看上去显得精干简练。但技术监督与行政监督的分离与制约，并不是防止腐败和权力滥用的唯一方法，通过严格的程序制度和法律责任制度也可以防止腐败和权力滥用。而且，如果没有严格的程序制度及法律责任制度，单靠技术监督与行政监督的分离并不能从根本上杜绝腐败和权力滥用。更为重要的是这种模式应对紧急药品事件的反应速度慢，系统灵活性差，技术监督与行政监督协调工作增加，管理成本上升，造成效率的降低和管理资源的浪费。

（三）混合模式

将完成药品监督管理所需要的基本技术能力和技术手段配置到行政机构内部，按照技术监督与行政监督合一的原则，组建一支融技术监督与行政执法为一体的精干灵活的专家执法队伍；在此之外，再设置一些具有一定独立性的专门技术机构，可利用专业学会、协会力量组织各种专家咨询委员会，为药品监督管理提供更进一步的技术支持。兼有第一种模式和第二种模式的优点，同时又可以部分克服其缺点，此种模式为当今世界多数国家所采用。

（四）我国药品技术监督体系的模式选择

美国等国家强调把权力分离与制约作为国家制度设置的一个重要原则。但在药品监督管理方面，美国没有采用行政监督与技术监督分离的做法，而是将技术监督体系与行政监督体系合二为一。FDA 行政机关自身配备了强大的技术监督力量，可以独立完成大部分基本技术监督工作。同时，作为自身技术力量的必要补充，还合理利用外部技术资源，组成各种专家委员会和咨询委员会来协助判断与处理一些特殊技术问题，这实际上是一种混合的模式。借鉴国际经验，结合我国药品监督管理的实际，我国药品技术监督体系应当逐步向以下方向发展：在专家执法与行政执法人员专家化原则下，建立行政监督与基本技术监督合一的综合性药品监督体系，同时吸收外部专家和适当采用外部技术机构参与技术工作的混合模式。

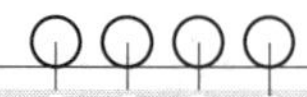

案例解析

医疗机构违法采购药品

【案例】根据群众举报，某市药品监督管理局对被举报医院进行了现场检查。检查中发现，该医院院长办公室内存有4种药品，其中“气管炎灵”和“气管炎灵胶囊”两种药品无批准文号；另外两种药品名称为“偏袒复原丸（批号为010901）”“醒脑再造丸（批号为010801）”，在包装上印有“唐山第×制药厂”字样。执法人员当场对上述药品予以封存扣押，共计15瓶，74袋，18盒，案值人民币2305元。

【提问】根据案例信息，选择哪种监督体系模式更为合适，为什么？

【解析】应该选择技术监督体系和行政监督联合的方法，在专家执法与行政执法人员专家化原则下，同时吸收外部专家和适当采取外部技术机构参与技术工作，从而从源头上监管药品质量，最大程度上避免假药和伪药的产出。

PPT

第五节　国外药品监督管理体系

随着自然科学的不断发展，医药科学取得了长足的进步。药学不仅成为一门独立学科，还逐渐分化为药剂学、药物化学、药物分析学、生物药学、药理学和毒理学、药事管理学等分支科学，并和现代物理学、生物学、化学和数学等相互渗透形成一个相对独立的体系。由于药品的特殊属性，对于药品的管理一直是各国政府十分重视的领域，同时药品管理体系的建立和完善在药品管理中也逐渐开始扮演越来越重要的角色。现代的药品监督管理体系已经包含了药品的临床前研究、临床研究、生产、销售、不良反应监测等多个方面，随着国际上有关药品质量监督管理制度的推行，各国药政管理机构也不断地对体系进行加强和完善。

一、美国药品监督管理体系

（一）药品监督管理机构

美国的药品监督管理机构是美国食品药品监督管理局（Food and Drug Administration，FDA），它负责全美食品、药品、化妆品、医疗器械以及兽药等的管理，FDA 下设药品局、食品局、兽药局、放射卫生局、生物制品局、医疗器械局、生物制品局、医疗器械及诊断用品局等机构。其中药品局与药物监督和管理关系最为密切，它下设药物监督、药物管理、药物标准、药物评审、流行病与生物统计、研究以及仿制药品等8个机构和若干科室。除此之外，FDA 在美国各地都设有分支机构，它们负责对辖区内食品、药品、生物制品以及化妆品等进行监督检查和质量控制。同时，设立在各州的药物监督管理部门还负责对药师进行注册和考试、对药品经营部门和药房进行监督、发放或更换许可证等。

（二）药品的审批和管理

美国的药品申请分为研究性药品申请、新药申请和简易新药申请三类。其中，新药申请和简易新药申请占用较大比例。新药申请主要针对创新药物，这些药物除了需要经过1年左右的临床前研究、五年的三期临床试验外，还需要经过2年的FDA新药审查。最后仅有约10%的药物可以通过复杂的审批过程，进入生产。而简易新药申请针对仿制药，当药物超过专利保护期，并且经过FDA仿制药物同意后，方可使用简易新药申请。

美国的药品管理可以分为两级：FDA总部的药品监督办公室主要负责跟踪药厂的退货信息、清理欺骗性药品信息、管理常用药和处方药的标签、监督药品和药物原料的质量、研究法定检验方法存在的争议、收集药品举报信息以及起草药品管理法案等等；位于各地的监督办公室则负责对本地区企业药品生产企业的监督，检查药厂的生产活动是否符合食品药品及化妆品的相关法规以及现行的药品生产管理规范。

一般情况下制药企业每两年接受一次简易检查，检查员会对药厂的设施、代表性的批记录、包装和标签以及生产工艺和生产工艺中的物相变化、化学反应、条件调节等关键参数进行检查；而三年之后，药厂必须接受一次更为全面的检查，检查的内容除了上述内容以外，还包括厂房设备的状态、人员的素质以及培训、生产原料的储存、标准以及质量、实验室的管理及实验室仪器的性能和维护、产品包装以及生产记录等等。全面检查结束后，检查员会对检查的结果做出详细的书面报告。地区根据监督情况以及举报或返工情况进行记录上报FDA，并根据检查的情况做出监督计划。

（三）不良反应报告

美国政府鼓励医院、企业以及患者对用药之后的不良反应进行报告。药品在医院中发生的不良反应必须由医生或者护士填写专门的药品不良反应（adverse drug reaction，ADR）报告表呈报FDA，而不在医院发生的不良反应事件则由医院的药剂师协会研究决定是否属于ADR，对于确定属于ADR的，再由医护人员填报ADR报告。同时，药品生产企业也设有ADR监测部门，它们会从患者和医生处收集ADR信息，并呈送FDA。对于知情不报的药品生产厂家，FDA会从重处罚。

（四）应急管理程序

为了预防突发事件的发生，FDA制定了相应的应急管理程序，从而及时掌握相关信息并有效应对危机。FDA的应急处理部门主要包括以下几个。

1. 应急管理协调机构 FDA的应急管理机构包括危机管理办公室（The Office of Crisis Management，OCM）、国际项目办公室（Office of International Programs，OIP）、首席法律顾问办公室（Office of the Chief Counsel，OCC）和媒体中心（Online Performance Appendix，OPA）。其中OCM作为应急响应行动的中枢负责制定危机管理政策，并在危机发生时管理各应急响应机构，协调FDA机构内部和机构之间的应急准备和行动响应；OIP是领导、管理并协调所有国际活动的机构，负责FDA与国外政府和组织沟通恰当的危机相关信息，并从国外政府获取信息，并保证FDA的国际交流与协作与美国卫生和公众服务部（United States Department of Health and Human Services，HHS）的公共健康目标一致；OCC是为FDA的监管活动提供法律服务的下属机构，主要为FDA的各办公室和中心提供法律服务和援助；OPA负责与新闻媒体进行沟通，为FDA就公共健康和消费者保护信息与公众沟通准备材料。

2. 应急管理地区活动领导机构 应急事务处（Office of Regulatory Affairs，ORA）包括大区行动办公室（Office of Regional Operations，ORO）、区域和地区办公室两部分。ORO负责维护FDA快速沟通系统，以尽快与主要州、城市和毒性药品控制中心进行沟通；为ORA实验室应急响应做好准备，并监控数据库；控制与危险相关的产品、国家、国外生产商的进出口活动；以及为紧急事件现场提供指导和援助。区域和地区办公室负责维护与州、地方和其他联邦机构协调关系；区域和地区办公室还负责与其他联邦机构合作，以验证产品的详细信息，并识别可疑产品；同时，办公室还可以通过现场调查为实验室进行产品分析收集样本；扣留、没收或禁运可疑产品，保护公众健康。

3. 技术支持机构 FDA下设的6个中心是应急管理重要的技术支持机构，在紧急状态发生时，各中心可以协助对产品受到污染的程度以及实验室的检测能力进行评估，并为应急管理协调机构提供信息。

知识拓展

日本的药品与医疗器械局（Pharmaceuticals and Medical Devices Agency，PMDA），前身是医药品不良反应受害救济基金组织，这个基金组织是在反应停（沙利度胺）事件后（1974 年）和 SMON 综合征（亚急性脊髓视神经神经病）药害事件后得到诉讼和解的背景下于 1979 年成立的，严重的药害事件也引发了日本政府为确保药品的质量、有效性和安全性而进行的一系列药事法的修订，包括再审查制度，GMP 的实施（1980 年），药品的再评价制度（1998 年启动了最为系统的再评价制度），以及企业负有义务报告副作用的制度。1994 年由于加入了研究调查的机制，改名为医药品不良反应受害救济·研究振兴调查机构。1997 年日本开始实施最早版本的 GCP。2001 年根据日本内阁决定的特殊法人等整理合理化计划，国立医药品食品卫生研究所医药品医疗器械评审中心和医药品不良反应受害救济·研究振兴调查机构以及财团法人医疗器械中心的一部分得以整合，并于 2004 年 4 月 1 日成立了 PMDA。2005 年研究开发业务移交给独立行政法人医药基盘研究所管理。

PMDA 所行使的职责相当于我国的国家药品监督管理局下属单位国家药典委员会、药品审评中心、审核查验中心的药品和医疗器械业务以及药品评价中心、医疗器械技术审评中心所涵盖的业务内容。

二、欧洲药品监督管理体系

（一）药品监督管理机构

1. 欧洲药品质量和健康保障局 欧洲药品质量和健康保障局（European Directorate for the Quality of Medicine，EDQM）是欧盟负责药物质量监督和管理的主要部门，总部位于法国斯特拉斯堡。EDQM 现由 10 个部门组成，分别为欧洲药典会、发行和多媒体部、实验室、生物检定、官方药物控制实验室网络和健康保障部、药物物质认证部、标准物质和样品部、公共关系和档案部、资金和管理部、质量和环境小组以及翻译小组。

2. 欧洲药典会 欧洲药典会设有秘书处，负责同专家组一起编纂欧洲药典各章节和各论。欧洲药典每 3 年再版，每年会有 3 个增补版。根据规定，欧洲各成员国的上市药品必须执行欧洲药典的各论。

3. 发行和多媒体部 发行和多媒体部负责欧洲药典、欧洲药典论坛、欧洲药典论坛生物版和科技论文、标准术语、国际会议、技术指导原则、输血及器官移植指导原则等在内的多种出版物的完成和数据库的整理和维护等工作。

4. 实验室 EDQM 的实验室参与起草和修订欧洲药典的各论，建立、监控所有的欧洲药典的标准物质。现欧洲药典共有 2000 多个各论，其中 1900 种标准物质，均由实验室负责制备及标定。

5. 生物检定、官方药品控制实验室网络和健康保障部 该部门主要承担欧洲官方药品控制实验室网络的秘书处工作，网络的成员来自欧洲药典签约国的 90 多个实验室。它具体负责生物检定程序的制定、人用及兽用生物制品的批签发以及欧洲上市药品的抽验及打假以及能力验证等工作。

6. 药用物质认证部 药用物质认证部负责药用物质的质量控制，具体执行认证的程序，受理、评审和发放欧洲药典适用性证书的工作。

7. 标准物质和样品部 标准物质和样品部负责样品和标准物质的生产、分发等工作。根据规定，EDQM 样品以及 EDQM 标准物质的生产、分装车间需要按照 GMP 的管理方式进行。同时，标准物质和样品部还负责在建立欧洲药典各论时给不同专家组发放样品，以及各类实验室试剂的采购等日常工作。EMDQ 其他部门的主要工作包括处理 EDQM 与其他机构的沟通、图书资料的整理维护、收入与支出的管理、药典翻译与会议同声传译、网站的建设以及维护等等。

（二）药品的审批和管理

欧盟药品的审批分为集中审批程序和成员国审批程序两部分。药品的集中审批程序是药品在欧洲诸国都能获得批准上市的重要审批程序之一。通过集中审批程序获得上市许可的药品在任何一个成员国中均认为有效。药品的非成员国申请则由各成员国的药物审批部门根据其医药法规对药品进行审批，生产许可仅在本国有效，而且药品生产厂家需要按照成员国的要求提供相应的申请材料。除此之外，欧盟国家之间还存在一种药物的互认可程序，一旦药品通过一个成员国审核，互认可程序涉及的国家通常也会认可第一个国家的决定，给予相应的上市许可。

在药品的管理方面，欧盟对于药物分销有具体而严格的规定，同时对于药品的标签、说明书包装盒也有详细说明。药品定价遵循透明、公开和非歧视的原则；处方药品不能在大众媒体上做广告。药品生产许可证每五年更换一次；此时，企业需要申请主管部门对药品生产条件等作出论证。

（三）不良反应报告

欧盟具有完善的不良反应报告体系。欧盟的药物不良反应报告体系包括自发报告体系和强制报告体系两部分。自发报告系统又可以分为由专门的药物监测机构组织的药物不良反应报告，即正式报告以及来自于期刊等的非正式报告两部分。强制报告体系主要针对制药企业，对于严重的不良反应，生产企业人员、不良反应体系的工作人员以及临床研究人员在获知报告后应立即上报到不良反应发生的成员国主管当局，而且报告的时间必须在获知不良反应的 15 日内。

除了不良反应报告以外，欧盟还会对获得欧盟药物许可后 2 年内的药品进行定期的安全性更新报告，一般 6 个月报告一次，报告内容包括安全性的总体评价，对于新出现的安全问题的风险利益评估，既往未明确的毒理研究资料，滥用情况等，以便于欧盟向全世界范围内提供药品安全方面的更新。

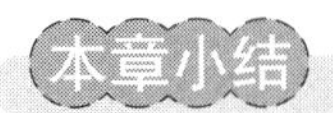

本章首先介绍了药品监督管理的概念、原则、分类及作用，阐述了现阶段监管中存在的问题并给出了建议；之后介绍了药品的定义及药品标准的概念；最后对我国药品行政监管体系和技术监管体系作了详细的阐述，介绍了美国、欧盟等药品监督管理的有关情况。

重点：药品监督管理的定义、原则与分类；《药品管理法》规定的药品和药品标准的含义；药品监督管理的作用；药品监督管理的行政主体及其行政职权；我国药品技术监督管理体系的构成及各部门的职责。

难点：不同药品技术监督管理模式的优点与不足。

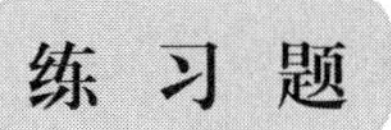

题库

一、选择题

1. 现行我国药品监督管理局的英文简称是（　）。

　A. CFDA　　B. NMPA
　C. FDA　　D. USP

2. 我国现行药典是哪年出版的（　）。

　A. 2020 年　　B. 2015 年
　C. 2021 年　　D. 2010 年

3. 以下我国药品管理法对药品的定义，内容正确的是（　）。

　A. 不包括生物制品　　B. 不包括兽药

C. 不包括中药　　　　　　　　　　D. 以上都不对

4. 关于药品标准的描述，错误的是（　）。
   A. 药品标准是药品监督管理的重要依据
   B. 是国家对药品的质量、规格、检验方法等所作出的技术规定
   C. 是药品研制、生产、经营、使用、检验和管理部门共同遵循的法定依据
   D.《国际药典》就是国家药品标准
5. 药品监督管理的原则是（　）。
   A. 双重性原则　　　　　　　　　　B. 法律性原则
   C. 事实性原则　　　　　　　　　　D. 以上都是
6. 关于药品监督管理行政手段描述正确的是（　）。
   A. 药品监督部门只对药品的生产和使用进行监督检查
   B. 药品质量公告应当自确认公开内容不当之日起7个工作日内，在原公开范围内予以更正
   C. 对疗效不确切、不良反应大或者其他原因危害人体健康的药品，国家和省级药品监督管理部门可以采取停止生产、销售、使用的紧急控制措施
   D. 药品监督管理部门对有证据证明可能危害公众健康的药品及有关材料可以采取查封、扣押的行政强制措施，并在5日内作出行政处罚决定

二、思考题

1. 药品监督管理的概念及其作用是什么？
2. 对于药品监督管理中存在的问题有哪些应对措施？
3. 现行《药品管理法》中药品的定义是什么？
4. 国家药品标准的含义是什么？
5. 简述药品监督管理部门的行政职权及其内容。
6. 药品监督管理主要有哪些行政手段？
7. 我国药品技术监督管理体系主要包括哪些机构？

（王玉琨）

微课

第四章 国家药物政策与管理制度

学习导引

知识要求

1. **掌握** 国家药物政策的主要目标；我国基本药物制度的主要内容；我国处方药和非处方药分类管理的主要内容；国家医疗保障药物政策的主要目标。

2. **熟悉** 国家药物政策与管理制度的定义与关系；药品其他分类管理形式；医疗保障药物政策；短缺药品供应保障制度。

3. **了解** WHO及其他国家的基本药物政策；国外药品分类管理内容；药品集中招标采购制度。

能力要求

1. 学生通过熟练掌握我国基本药物制度的主要内容，具备及时领会医药卫生政策，并开展指导实际工作的能力。

2. 学会应用药品分类管理的法律法规，解决药品管理中遇到的实际问题。

3. 通过医疗保障药品、短缺药品供应保障等政策，理解药物政策对行业、对医药卫生发展的影响。

PPT

第一节 概 述

一、定义

1. 国家药物政策（National Drug Policy，NDP） 是国家卫生政策的组成部分，是由政府制定的，在一定时期内指导药品研制、生产、流通、使用和监督管理的总体纲领。其目标是保证药品的安全性、有效性、经济性、合理性等。

2. 药品管理制度 为实现某一特定政策目标而建立的一组药品管理规则或规则体系，包括药品研制管理制度、生产供应管理制度、使用管理制度以及经济管理制度等。这些规则中的一些内容可能已经上升为法律法规，也可能尚未上升为法律法规，以某种指导性文件的形式存在。

二、国家药物政策的构成

1. 目标 各国药物政策的目标大多与基本药物政策一致，主要包括：基本药物的供应、获得和费用支付，以及与之相对应的药物的安全、有效、优质并合理使用。关注以最少资源投入获得最大健康效果，提高药物经济效率。减少进口药品所用外汇，提供医药企业就业岗位，努力发展本国制药工业，发挥国有与民办企业各自的作用，保证医药事业可持续发展。各国制定的国家药物政策目标主要包括以下方面。

（1）基本药物的供应，包含以下两个方面。

可供性：指基本药物供应体系有效运作。

可得性：指保证供应的基本药物品种、数量、信息，以及对患者一视同仁。

（2）保证向公众提供安全、有效的优质药品。

（3）促进合理用药。

2. 内容　世界卫生组织（World Health Organization，WHO）提出的国家药物政策的主要内容主要有以下几个方面。

（1）立法与药品监督管理；

（2）基本药物的选择；

（3）基本药物供应；

（4）合理用药；

（5）药物经济策略；

（6）人力资源管理；

（7）政策实施的监测、评价；

（8）国际合作交流。

第二节　国家基本药物制度

PPT

一、WHO 基本药物政策

（一）起源

1977 年，WHO 就正式提出了基本药物的概念，指出国家基本药物是各国根据其国情和基本药物政策，用科学方法从各类临床药物中遴选出的，具有代表性的药物。随后，WHO 开始不断地推进基本药物相关工作（表 4－1）。

表 4－1　WHO 提出并完善基本药物概念的过程

时间	基本药物提出过程
1977 年	WHO 正式提出基本药物的概念，并积极推广
1978 年	WHO 在阿拉木图召开国际初级保健大会，制定并通过了《阿拉木图宣言》，确认提供基本药物是初级卫生保健的八大要素之一
1981 年	WHO 成立了基本药物行动委员会
1985 年	内罗毕会议，WHO 拓展了基本药物概念：基本药物不仅是能够满足大多数人口卫生保健需要的药物，国家应保证其生产和供应，还应高度重视合理用药
1991 年	WHO 药物遴选委员会成员调整，吸纳公共卫生领域和发展中国家的专家
1995 年	开发“基本药物处方集”，配合基本药物目录使用
1997 年	WHO 发布第二版《药品供应管理》提供疾病分布情况和标准治疗指南遴选基本药物的详细方法
2000 年	开发一系列基本药物和国家药物政策监测、评估技术，向各国提供技术支持
2002 年	WHO 执行委员会报告指出基本药物是指能满足人们卫生保健需求优先选择的药物，是按照一定的遴选原则，经过认真筛选确定的、数量有限的药物；并在现有医疗保障体系下，人们能获得所需数量的具有合适的剂型、可承受的价格、质量优良、药品信息客观准确的基本药物。
2005 年	WHO 修订第 14 版基本药品目录，包含 27 个大类、312 种药品
2007 年	发布第 1 版儿童基本药物目录和第 15 版基本药品目录

续表

时间	基本药物提出过程
2009 年	发布第 16 版基本药物示范目录，包含 340 种基本药物
2009 年	发布第 2 版儿童基本药物目录
2010 年	将如何制定国家基本药物目录纳入研究日程
2013 年	发布第 4 版儿童基本药物目录
2017 年	发布《世卫组织基本药物标准清单》第 20 版和《世卫组织儿童基本药物标准清单》第 6 版
2019 年	WHO 发布了 2019 年基本药物目录（第 21 版）

综上可知，WHO 基本药物的概念发生了如下变化：①基本药物的遴选更系统化，在确定优先疾病的基础上遵照循证的诊疗指南进行遴选。②2002 年以前，WHO 示范目录里不收录昂贵的药品，因为那时认为，使用昂贵药品是不切实际的。在新定义中，单价高的药品如果成本效果好，仍可被收录到基本药物目。

（二）WHO 基本药物遴选标准

1. 应考虑地方疾病和本国的具体条件，找出本国或本地区的常见病、多发病，尽可能收集能够得到的流行病学数据，进行认真分析和统计，保证所选出的药物是最有效的药物，还应考虑现有的医疗设施，医务人员的素质，财政来源和遗传、地理、环境等因素。

2. 应从安全性、有效性方面考虑，选择在各种医疗机构常规使用或在临床研究中较好的药物。

3. 应保证每个药物的可获得性，并保证药品的安全性和稳定性。

4. 如果两个或更多的药物在上述几个方面均很相似，应对其安全性、有效性、可获得性等进行仔细评价，再做出最优选择。

5. 药物间的价格比较应考虑整个疗程的费用，不应仅考虑其单价。

6. 基本药物应由单一成分组成。如果有证据表明复方制剂在安全性、有效性、依从性等方面的确比单组分药更有优越性，也可以考虑选择复方制剂。

（三）最新版（2019 年版）WHO 基本药物目录的特点

2019 年 7 月 9 日，世界卫生组织（WHO）发布 2019 年版基本药物目录（第 21 版），增加 28 种成人用药（12 个为核心目录、16 个为补充目录）和 23 种儿童药物（6 个为核心目录、17 个为补充目录），并规定了已列入目录的 26 种产品的新用途。对已有的 34 个基本药物扩大适应证，删除了 10 个原有的基本药物（上述核心目录是指最低药物需求目录，代表最有效、最安全和成本效果最好的药物；补充目录是指治疗优先重点疾病的基本药物，要有专门的诊断或监测设施、专科服务或医师经培训后使用，具有较高费用或较低成本效果的药物也可被列入）。

具体而言，2019 年版 WHO 基本药物目录具有以下特点：①广泛采用生物仿制药；②扩大了药品专利库的权限；③发挥了集中采购和招标的作用；④使用《与贸易有关的知识产权协定》规定的灵活性条款；⑤使用了其他现有的政策工具（市场竞争、价格谈判等政策工具）；⑥发挥药物经济学评价在基本药物遴选中的作用；⑦在基本药物遴选中重视循证医学的证据；⑧确保基本药物目录和医保药品目录的衔接。

二、我国基本药物制度

课堂互动

张明身体不适，到药店购买“黄连素”和“头痛粉”，只见药架上摆满了各种包装精致、价格昂贵的治疗肠炎和头痛的药品，却唯独找不到家里常用的廉价药品。同学建议到附近村卫生室看看，果真找到了熟悉的“黄连素”，价格仅 2 元，但医生说：“头痛粉在我们这是肯定买不到的！”

为什么会出现这种情况？

（一）概述

1. 发展历程 我国政府积极响应WHO的倡导，为加强药物使用和生产供应的宏观调控和管理，保障人民群众安全、有效、合理的用药，从1979年开始国家基本药物的制定工作，1982年公布了首个基本药物目录（表4-2）。目前我国的基本药物制度指的2009年国家发布《关于建立国家基本药物制度的实施意见》之后所开展的系列工作。

2. 定义及内涵

（1）定义 基本药物是适应基本卫生需求，剂型适宜，价格合理，能够保障供应，公众可公平获得的药品。同时，《国务院办公厅关于完善国家基本药物制度的意见》（国办发〔2018〕88号）指出要强化基本药物"突出基本、防治必需、保障供应、优先使用、保证质量、降低负担"的功能定位。

（2）内涵 基本药物制度指对基本药物的遴选、生产、流通、使用、定价、报销、监测评价等环节实施有效管理的制度，与公共卫生、医疗服务、医疗保障体系相衔接。

表4-2 我国基本药物政策发展历程

时间	政策制定实施过程
1979年	开始国家基本药物的制定工作
1982年	发布了我国首个基本药物目录
1991年	我国被指定为基本药物行动委员会西太平洋区代表
1992年	我国政府决定制定并实施国家基本药物制度
1997年	国家基本药物政策列入我国的国家卫生改革与发展的纲要之中
2006年	党的十六届六中全会通过《中共中央关于构建社会主义和谐社会若干重大问题的决定》，提出了"要建立国家基本药物制度，加强医药服务监管，整顿药品生产和流通秩序，保证群众基本用药"的要求
2007年	党的"十八大"把"建立国家基本药物制度"作为加快推进以改善民生为重点的社会建设的一项重要内容
2009年	卫生部等九部委联合发布《关于建立国家基本药物制度的实施意见》（以下简称为《实施意见》）、《国家基本药物目录管理办法（暂行）》（以下简称为《基药办法》）和《国家基本药物目录（基层医疗卫生机构配备使用部分）》（2009年版），标志着我国建立国家基本药物制度正式全面启动
2013年	2012年9月21日原卫生部部务会议讨论通过2012年版《国家基本药物目录》（以下简称2012年版目录），自2013年5月1日起施行
2013年	国务院办公厅发布《关于巩固完善基本药物制度和基层运行新机制的意见》，巩固基本药物制度，深化基层医疗卫生机构管理体制、补偿机制、药品供应、人事分配等方面的综合改革
2015年	卫生部等九部委卫生部对《国家基本药物目录管理办法（暂行）》（卫药政发〔2009〕79号）进行了修订，形成了《国家基本药物目录管理办法》
2018年	国务院办公厅发布《关于完善国家基本药物制度的意见》；药物政策与基本药物制度司印发国家基本药物目录（2018年版）的通知，自2018年11月1日起在全国正式实施

（二）基本药物制度的目标和管理部门

1. 目标

（1）为提高群众获得基本药物的可及性，保障群众基本用药需求；

（2）维护群众的基本医疗卫生权益，促进社会公平正义；

（3）改变医疗机构"以药补医"的运行机制，体现基本医疗卫生的公益性；

（4）规范药品生产流通使用行为，促进合理用药，减轻医药费用负担。

2. 管理部门 2009年《实施意见》（2015年《国家基本药物目录管理办法》）中明确国家基本药物工作委员会负责协调解决制定和实施国家基本药物制度过程中各个环节的相关政策问题，确定国家基本药物制度框架，确定国家基本药物目录遴选和调整的原则、范围、程序和工作方案，审核国家基本药物目录。

国家基本药物工作委员会由国家卫生健康委员会、国家发展和改革委员会、工业和信息化部、监察部、财政部、人力资源和社会保障部、商务部、国家药品监督管理局、国家中医药管理局组成。办公室设在国家卫生健康委员会，承担国家基本药物工作委员会的日常工作。

（三）基本药物目录管理

1. 基本药物目录的遴选

（1）遴选原则　基本药物目录的遴选原则是“防治必需、安全有效、价格合理、使用方便、中西药并重、基本保障、临床首选、基层能够配备”。目录在遴选时应坚持科学、公开、公正、透明，结合我国用药特点，参照国际经验，合理确定品种（剂型）和数量。国家基本药物目录的制定应当与基本公共卫生服务体系、基本医疗服务体系、基本医疗保障体系相衔接。

（2）遴选品种分类　国家基本药物目录中的药品包括化学药品、生物制品、中成药。化学药品和生物制品主要依据临床药理学分类，中成药主要依据功能分类。药品应当是《中华人民共和国药典》收载的，国家卫生行政部门、国务院药品监督管理部门颁布药品标准的品种。除急救、抢救用药外，独家生产品种纳入国家基本药物目录应当经过单独论证。化学药品和生物制品名称采用中文通用名称和英文国际非专利药名中表达的化学成分的部分，剂型单列；中成药采用药品通用名称。

（3）不得纳入遴选范围的情形　①含有国家濒危野生动植物药材的；②主要用于滋补保健作用，易滥用的；③非临床治疗首选的；④因严重不良反应，国务院药品监督管理部门明确规定暂停生产、销售或使用的；⑤违背国家法律、法规，或不符合伦理要求的；⑥国家基本药物工作委员会规定的其他情况。

2. 目录制定程序

（1）成立专家组　从国家基本药物专家库中随机抽取专家成立目录咨询专家组和目录审评专家组，咨询专家不参加目录审评工作，评审专家不参加目录制订的咨询工作。

（2）制定备选目录　咨询专家根据循证医学、药物经济学对纳入遴选范围的药品进行技术评价，提出遴选意见，制定备选目录。

（3）形成初稿　审评专家组对备选目录进行审核投票，形成目录初稿。

（4）征求意见　将目录初稿征求有关部门意见，修改完善后形成送审稿。

（5）审核后发布　送审稿经国家基本药物工作委员会审核后，授权国家卫生健康委员会发布。

3. 目录调整

（1）在保持数量相对稳定的基础上，对目录实行动态管理，原则上3年调整一次，具体调整情形见表4－3。

（2）调出情形　《国家基本药物目录管理办法》规定属于下列情形之一的品种，应当从国家基本药物目录中调出：①药品标准被取消的；②国务院药品监督管理部门撤销其药品批准证明文件的；③发生严重不良反应的，经评估不宜再作为国家基本药物使用的；④根据药物经济学评价，可被风险效益比或成本效益比更优的品种所替代的；⑤国家基本药物工作委员会认为应当调出的其他情形。

（3）调入情形　《国家基本药物目录管理办法》规定属于下列情形之一的品种，应当调入到国家基本药物目录中：①结合疾病谱顺位、发病率、疾病负担等，满足常见病、慢性病以及负担重、危害大疾病和危急重症、公共卫生等方面的基本用药需求，从已在我国境内上市的药品中，遴选出适当数量基本药物；②支持中医药事业发展，支持医药行业发展创新，向中药（含民族药）、国产创新药倾斜。

表4－3　基本药物目录调整情况

发布调整时间	化学药品（含生物制品）	中成药	合计数
1982年	278种		278种
1996年	699种	1699种	2398种
1998年	740种	1333种	2073种
2000年	770种	1249种	2019种
2004年	759种	1260种	2001种
2009年	205种	102种	307种
2012年	317种	203种	520种
2018年	417种	268种	685种

4. 最新版（2018 年版）基本药物目录特点 2018 年版目录主要是在 2012 年版目录基础上进行调整完善。总体来看，2018 年版目录具有以下特点：①增加了品种数量，由原来的 520 种增加到 685 种，其中西药 417 种、中成药 268 种（含民族药），能够更好地服务各级各类医疗卫生机构，推动全面配备、优先使用基本药物；②优化了结构，突出常见病、慢性病以及负担重、危害大疾病和公共卫生等方面的基本用药需求，注重儿童等特殊人群用药，新增品种包括了肿瘤用药 12 种、临床急需儿童用药 22 种等；③进一步规范剂型、规格，685 种药品涉及剂型 1110 余个、规格 1810 余个，这对于指导基本药物生产流通、招标采购、合理用药、支付报销、全程监管等将具有重要意义；④继续坚持中西药并重，增加了功能主治范围，覆盖更多中医临床症候；⑤强化了临床必需，这次目录调整新增的药品品种中，有 11 个药品为非医保药品，主要是临床必需、疗效确切的药品，比如直接抗病毒药物索磷布韦维帕他韦，专家一致认为可以治愈丙肝，疗效确切。

新版目录发布实施后，将能够覆盖临床主要疾病病种，更好适应基本医疗卫生需求，为进一步完善基本药物制度提供基础支撑，高质量满足人民群众疾病防治基本用药需求。

知识连接

省级增补目录与国家基本药物目录的关系

1979 年我国开始引入“基本药物制度”概念，1996～2004 年均采用国家统一的遴选品种模式“多品种无增补模式”，却没有得到预期的理想效果。直到 2009 年《实施意见》中明确规定各省可根据实际情况适当增补目录，制定各省的基本药物增补目录（简称 PEML）。采取“少目录加增补”的模式后，以“防治必需、结合当地财政承受能力和基本医疗保障水平”为原则，由省级卫生行政部门会同发展改革等部门组织专家论证，主要从国家基本医疗保险药品目录（甲类）范围内选择，增补目录的报销资金全部由本省自己补贴承担。对于各省普遍增补或是重合率很高且实际的临床使用效果好的品种，经过适当的论证评价和药物经济学评价后，考虑调入下一版本的国家基本药物目录。但是 2019 年 7 月 22 日，国家医保局发布重磅文件《关于建立医疗保障待遇清单管理制度的意见（征求意见稿）》。文件明确了医保支付细节以及比例等相关政策，同时对医保目录规则做出说明，明确了各地方基本药物制度使用国家基本药物目录一个目录原则，不再地方增补基本药物纳入基药目录；同时，《关于进一步加强公立医疗机构基本药物配备使用管理的通知》（国卫药政发〔2019〕1 号）明确指出以省（区、市）为单位增补非目录药品是国家基本药物制度实施初期的阶段性措施，2018 年版国家基本药物目录公布后，各地原则上不再增补药品，少数民族地区可根据需要，以省（区）为单位增补少量民族药，但应当经过充分论证和严格程序，并严控品种数量，鼓励其他医疗机构配备使用基本药物。从这一层面来说，基本药物相关政策会更加优惠，同时基本药物的品种进入也愈发困难。

（四）基本药物的质量监督管理

2009 年 9 月，原国家药品监督管理局发布了《关于加强基本药物质量监督管理的规定》（以下简称《规定》），对基本药品的质量监督管理机构、生产企业、配送企业以及医疗机构和零售药店均做出明确规定。

1. 基本药物质量监督管理机构 《规定》明确了基本药物质量监督管理领域各方的责任，并对各方在基本药物质量监督管理上的具体工作进行了划定。各级药品监督管理部门应当按照职责分工和属地管理的原则，各负其责，切实加强基本药物质量监督管理，确保基本药物质量。其中，国务院药品监督管理部门负责组织协调、监督指导全国基本药物质量监督管理工作；各省级及以下药品监督管理部门负责本辖区内基本药物生产、配送和使用各环节监督管理工作的组织实施、指导协调和具体运行。

2. 基本药物生产企业

（1）应当根据基层医疗卫生机构和其他不同层级医疗机构的用药特点，在确保基本药物质量的前提下，采用适宜包装，方便使用；

（2）改变基本药物剂型和规格必须严格按照《药品注册管理办法》的规定办理；

（3）应当对处方和工艺进行自查，针对基本药物生产规模大、批次多的特点，严格按照《药品生产质量管理规范》组织生产，建立实施质量授权人制度，完善质量管理、强化风险控制体系建设，对原辅材采购、投料、工艺控制及验证、产品检验、放行等环节加强管理，确保药品质量；

（4）省级药品监督管理部门应当组织对基本药物生产企业进行处方和工艺核查，建立基本药物生产核查品种档案，核查结果不符合要求的，企业不得组织生产。

3. 基本药物配送企业

（1）应当整合配送资源，发展现代物流，提高药品配送能力；

（2）必须严格按照《药品经营质量管理规范》的要求，加强对基本药物进货、验收、储存、出库、运输等环节的管理；

（3）对农村、偏远地区的药品配送，必须根据药品包装及道路、天气状况等采取相应措施，防止运输过程中不良因素对药品质量造成影响；

（4）省级药品监督管理部门应当组织对基本药物配送企业的监督管理，对在监督检查中发现的违法行为，依法予以查处，并将查处结果通报本省基本药物招标采购机构。

4. 医疗机构和零售药店

（1）必须严格按照规定加强对基本药物进货、验收、储存、出库、运输等环节的管理，保证基本药物质量；

（2）零售药店应当充分发挥执业药师等药学技术人员的作用，指导患者合理用药；

（3）药品监督管理部门应当加强对医疗机构和零售药店基本药物质量的日常监督检查，依法予以查处违法行为，对医疗机构的查处结果应当及时通报同级卫生行政部门。

5. 基本药物评价　抽验由国务院药品监督管理部门组织，在年度药品抽验计划中加大对基本药物的抽验比例，对基本药物实行全品种覆盖抽查检验，并及时向社会公布抽验结果。

省级药品监督管理部门应当制定基本药物的监督抽验年度计划，统一组织、统筹协调辖区内基本药物的监督抽验，每年至少对辖区内基本药物生产企业生产的基本药物进行一次抽验。

县级以上药品监督管理部门应当结合本辖区实际，加强对辖区内基本药物经营企业和使用单位的监督抽验。

6. 基本药物不良反应报告　基本药物生产企业、配送企业以及医疗机构和零售药店应当建立健全药品不良反应报告、调查、分析、评价和处理制度，主动监测、及时分析、处理和上报药品的不良反应信息，对存在安全隐患的，应当按规定及时召回。

7. 基本药物药品追溯　原国家食品药品监管总局2016年7月20日发布《国家药品监督管理局关于修改<药品经营质量管理规范>的决定》，公布了新修改《药品经营质量管理规范》（以下简称药品GSP）。此次修订工作将药品电子监管系统调整为药品追溯体系，以突出企业自主建设的主体责任，并取消强制执行电子监管码扫码和数据上传的要求，特药等法规规定的品种另行规定。修改的主要内容如下：涉及药品追溯要求的条款，以国务院办公厅印发《关于加快推进重要产品追溯体系建设的意见》（国办发〔2015〕95号，以下简称95号文）为依据，将药品电子监管系统调整为药品追溯体系，要求在企业药品经营质量管理体系中建立相应的管理制度，在关键的药品经营管理环节予以执行，作为企业加强经营管理、保证药品质量的一种手段。但麻醉药品、精神药品等法规规定的品种仍应由药品监管部门建立监控信息网络，实时监控企业各环节药品数量和流向。

（五）基本药物的生产、流通、使用等相关管理规定

1. 基本药物生产管理规定

（1）基本药物的招标定点生产管理规定　政府主办的医疗卫生机构使用的基本药物，由省级政府指定的机构公开招标采购，按《中华人民共和国招标投标法》和《中华人民共和国政府采购法》的有关规定，实行以省级为单位的集中网上公开招标，择优选定药品生产企业。结合企业的产品质量、服务和保

障能力，具体制定参与投标的基本药物生产企业资格条件。药品招标采购要坚持“质量优先、价格合理”的原则，坚持全国统一市场，不同地区、不同所有制企业公平参与、公平竞争。药品购销双方要根据招标采购结果签订合同并严格履约。用量较少的基本药物，可以采用招标方式定点生产。

（2）基本药物的生产监管工作　《关于进一步加强基本药物生产监管工作的意见》（国食药监安〔2011〕454 号）为切实保证基本药物质量安全，进一步加强基本药物生产监管工作提出如下意见：①加强基本药物监督检查，密切关注基本药物中标价格情况；②建立基本药物生产企业中标情况备案制度；③创新检查方式，有效开展基本药物监督检查；④探索建立基本药物监督检查协作机制，实现信息资源共享；⑤加强监督检查队伍建设，提高执法能力；⑥加大对违法违规生产基本药物行为的处罚力度；⑦进一步明确基本药物监督管理职责，落实监管责任。

知识拓展

“双信封”招标制度

2010 年，国务院办公厅关于印发《建立和规范政府办基层医疗卫生机构基本药物采购机制指导意见》的通知明确指出：鼓励各地采用“双信封”的招标制度，即在编制标书时分别编制经济技术标书和商务标书，企业同时投两份标书。经济技术标书主要对企业生产规模、配送能力、销售额、行业排名、市场荣誉，以及 GMP（GSP）资质认证、药品质量抽验检查历史情况、电子监管能力等指标进行评审，保证基本药物质量。2013 年，由国务院办公厅发布了《关于巩固完善基本药物制度和基层运行新机制的意见》，指出继续沿用“双信封”制度，进一步完善其评价办法，取消了原有的商务标书审评由价格最低者中标的规定，突出了质量在基本药物招标中的重要地位，对竞标价格明显偏低的药品进行综合评估，避免恶性竞争。

2. 基本药物的销售管理规定

（1）基本药物购销合同管理　生产企业、经营企业和医疗卫生机构按照《合同法》等规定，根据集中采购结果签订合同，履行药品购销合同规定的责任和义务；合同需明确品种、规格、数量、价格、回款时间、履约方式、违约责任等内容；各级卫生行政部门要会同有关部门督促检查。

（2）基本药物价格规定　基本药物零售指导价格原则上按药品通用名称制定公布，不区分具体生产经营企业；在国家零售指导价格规定的幅度内，省级人民政府根据招标形成的统一采购价格，其中包含配送费用；实行基本药物制度的县（市、区）政府举办的基层医疗卫生机构配备使用的基本药物实行零差率销售，其他非营利性医疗机构也要逐步取消药品加成。另外，关于印发《推进药品价格改革意见》的通知（发改价格〔2015〕904 号）中明确指出自 2015 年 6 月 1 日起，除麻醉药品和第一类精神药品仍暂时实行最高出厂价格和最高零售价格管理外，其他药品则取消药品政府定价，药品实际交易价格主要由市场竞争形成。

3. 基本药物的使用管理规定　2009 年 4 月《中共中央国务院关于深化卫生体制改革的意见》（以下简称为《意见》）发布以来，政府出台医药卫生体制改革的相关制度中，国家基本药物使用相关规定包括：①建立基本药物优先和合理使用制度；②政府举办的基层医疗卫生机构全部配备和使用国家基本药物；③政府举办的基层医疗卫生机构增加使用非目录药品品种数量，应坚持防治必需、结合当地财政承受能力和基本医疗保障水平从严掌握；④其他各类医疗机构也要将基本药物作为首选药物并达到一定使用比例，具体使用比例由卫生行政部门确定；⑤医疗机构要按照国家基本药物临床应用指南和基本药物处方集，加强合理用药管理，确保规范使用基本药物；⑥民族自治区内政府举办的基层医疗卫生机构配备使用国家基本药物目录以外的民族药，由自治区人民政府制定相应管理办法。

2019 年 10 月《国务院办公厅关于进一步做好短缺药品保供稳价工作的意见》（国办发〔2019〕47 号）文件中提到要促进基本药物优先配备使用和合理用药。通过加强用药监管和考核、指导督促医疗机构优化用药目录和药品处方集等措施，促进基本药物优先配备使用，提升基本药物使用占比，并及时调整国家基本药物目录，逐步实现政府办基层医疗卫生机构、二级公立医院、三级公立医院基本药物配备品种数量占比原则上分别不低于90%、80%、60%，推动各级医疗机构形成以基本药物为主导的“1+X”（“1”为国家基本药物目录，“X”为非基本药物，由各地根据实际确定）用药模式，优化和规范用药结构。加强医疗机构用药目录遴选、采购、使用等全流程管理，推动落实“能口服不肌注、能肌注不输液”等要求，促进科学合理用药。2021年3月1日，国家卫健委召开全国药政工作电视电话会议，会议明确了今年药政工作的七项重点工作。而在基药重点工作方面，具体内容就包括：抓好基本药物优先配备使用、加强基本药物制度评估宣传以及优化调整国家基本药物目录。国办提出的“基层医疗卫生机构、二级公立医院、三级公立医院基本药物配备品种数量占比原则上分别不低于90%、80%、60%”的要求。尽管从目前国内的实际情况来看，医疗机构离“986”的目标仍然相差甚远，但从该目标多次被提及就可以看出国家调整的决心。

4. 基本药物的报销与补偿规定

（1）基本药物的报销　《意见》要求“完善基本药物的医保报销政策”，并提出“基本药物全部纳入基本医疗保障药物报销目录，报销比例明显高于非基本药物”。基本药物医保报销政策是基本药物成为公共产品的标志之一，是全民公平获得基本药物的重要保障。目前，基本药物目录中的全部品种已被纳入城镇职工医疗保险、城镇居民医疗保险及新农村合作医疗保险药品报销目录，基本药物报销将主要通过各类型的国家基本医疗保险进行。

（2）基本药物的补偿　《实施意见》要求实施基本药物制度的政府办城市社区卫生服务机构和县级基层医疗卫生机构要求全部配备使用基本药物并实行零差率销售。基本药物零差率销售在降低基本药物价格的同时，使得基层医疗卫生机构的收入减少。为维持正常的运行，国务院办公厅下达了《关于建立健全基层医疗卫生机构补偿机制的意见》，明确提出要建立多渠道补偿机制，落实政府对基层医疗卫生机构的专项补助经费，具备条件的地区可以实行收支两条线，由中央财政通过“以奖代补”等方式进行补助，支持各地实施基本药物制度。

三、其他国家和地区的基本药物制度

（一）澳大利亚基本药物制度

澳大利亚除了向在公立医院以Medicare持卡人身份住院的患者免费提供药品外，便是通过药品津贴计划（PBS）向在医院以外就诊的患者提供药品。PBS于1948年开始实施，其提供的基本药物仅包括处方药，但涵盖了临床用药的主要品种。PBS目录每年都会更新，药品的规模保持在740种左右（以通用名计算），占澳大利亚处方总量的75%。在基本药物的选择方面，只有当某种药品具有足够的证据证明其疗效、安全性和成本－效果时才会被纳入PBS目录。在PBS药物定价方面，澳大利亚卫生部主要依据药物经济学评价中所使用的价格来确定最终价格。其中，药品价格与其临床疗效有关，而不是与药品生产商的成本或药物的可获得性及利润相关。近年来，澳大利亚药品价格咨询委员会（PBPA）将药品价格同销售数量联系起来，对销售数量增加的药品适当降低价格，对销售数量减少的必需药品适当提高价格，以促进基本药物的供应。

（二）印度德里基本药物制度

1994年，为解决药物匮乏和昂贵药滥用问题，德里开始以提高基本药物的可获得性为核心目标，实行全面的药物政策，对基本药物采取统一采购、统一贮存、统一批发的方式，由州一级中央药品集中管理中心具体操作。为了采购到优质优价的基本药物，德里实施了“双信封招标”的措施，即招标时将技术标书和价格标书分别装在两个信封里，只有当技术标书达到药品采购委员会规定的关于制药企业的合法性、生产设备、企业职工的资质和年资金周转率等的9个标准之后价格标书才会被公开。此外，德里通过“药物贮存目录”计算机智能系统查看各医院的用药信息，以保证药品在医院不过期及24小时内能将紧缺药品送至医院。在促进基本药物合理应用上，德里出台了供初级医疗保健中心和各医院门诊部使用的标准治疗指南，卫生部规定综合性医院只能有10%的药品支出可超出《基本药物目录》，专科医院可有20%的药品支出超出《基本药物目录》。

（三）南非基本药物制度

南非的《基本药物目录》是将住院用药和门诊用药分开遴选的，且每2年更新一次。由卫生部下属的《基本药物目录》委员会完成。基本药物采购由公共部门药品采购联合体在全国统一进行。该机构通过价格谈判和招标的方式确定药品价格并签订合同，然后由省级卫生部门直接向药品供应商购买。与德里一样，南非也建立了仓库药品信息系统，记录各省政府和其他组织所购买的药品，以预测每年的药品需求量。为了保证预测的准确性，南非卫生部要求所有医疗机构必须在指定的仓库购买基本药物。其基本药物配送由各省自行组织，如果合适也可承包给私人。为了监控医疗机构的用药情况，卫生部要求所有医院和诊所都要建立电子药品存货清单，并与仓库药品信息系统联网。在促进合理用药方面，南非主要通过合适的培训、向从业人员和社区提供科学有效的药物信息、建立医院治疗委员会、强化药剂师职能等途径得以实现。

（四）津巴布韦基本药物制度

津巴布韦从1986年开始实施基本药物制度。津巴布韦基本药物行动计划建立的是一个混合的药品供应系统。在基本药物目录中，使用量大的药品通过中央药房批量采购、储存和经销。费用高、但使用较少的专科药品签订直接配送合同。一般专科药品通过年度招标确定年度价格，需要药品的20多家国家医院和非政府组织举办的医院根据需求下订单，药品直接配送到医院。对那些抗肿瘤药和特别的专科药品不需签订合同，而由卫生部药品管理部门经卫生部长批准单独采购。

知识拓展

表4-4　WHO和部分国家的基本药物遴选情况

国家或组织	遴选原则	更新周期	最新版药品种数
WHO	成本-效益、安全性和有效性、优选单方制剂、能保障生产	2年	460种
澳大利亚	成本-效益、安全性和有效性、药品信息、优选单方制剂、同类比较、特殊药品评价	1年	740种
印度	成本-效益、安全性和有效性、医生技能、医疗环境、卫生需求、生产供应、优选单方制剂	6年	354种
巴西	安全性和有效性、技术、治疗的多样性、卫生需求、药品供应	2年	342种
南非	卫生需求、循证、质量可靠、安全有效、优选单方制剂、药品成本、药代动力学属性、病人依从性、药品供应	2年	

第三节　药品分类管理

PPT

课堂互动

处方药随意买卖留隐患

8岁男孩壮壮，半月前因呼吸道感染引发感冒，家长在未带孩子到医院看病的情况下，便让壮壮服用了7天从药店买来的头孢xx（处方药），结果病情非但没有好转，反而加重，引发肺炎，而且还出现皮肤过敏、腹泻等不良反应。

在上述情况下，药店是否应该出售头孢xx给患者家属？为什么？处方药是如何定义的？我国的药品又是如何分类管理的？

药品分类管理（classified drug management）是国际通行的管理办法。药品分类方法有很多种，从不同的角度可以得出不同的分类结果。实施药品分类管理有利于保障人民用药安全有效，有助于推动医疗卫生改革、医疗保险制度改革，增强人们自我保健、自我药疗意识，降低国家和个人医药费用支出，满足人们在不同层次上对医疗保健消费需求的客观要求；是充分发挥和合理利用社会医疗卫生资源与药品资源，实现我国“人人享有初级卫生保健”总体目标的重要保证。

一、处方药和非处方药分类管理

（一）发展沿革

药品按处方药和非处方药分类管理，根据药品的安全性、有效性原则，依其品种、规格、适应证、剂量及给药途径等的不同，将药品分别按处方药和非处方药管理的规定。处方药（prescription drugs）是指凭执业医师或执业助理医师处方才可调配、购买和使用的药品；非处方药（over the counter drugs，OTC drugs）是由国务院药品监督管理部门公布，不需要凭执业医师或执业助理医师处方即可自行判断、购买和使用的药品。

处方药和非处方药分类管理首次在英国试行，《1868 年药房法》《食品和药品销售法》没有规定药品的分类销售，药是可以随意向消费者出售药品；1917 年颁布的《国防条例》规定生活绝望的军人须凭医师处方才能购买或领取可卡因、吗啡、阿片等药品；1920 年颁布的《危险药品法》进一步确认此规定，从此药品分类管理制度化。

美国于 1951 年率先规定了处方药与非处方药的分类标准（颁布实施《达勒姆 - 汉弗莱修正案》，The Durham - Humphrey Amendment）从法律层面区分 Rx 和 OTC，成为全球最早实施药品分类管理的国家。随后，世界上许多国家也陆续建立该制度。1989 年 WHO 向成员国推荐此制度。我国在实施药品分类管理以前，医院销售的药物都需要处方；社会药店除了对麻醉药品、精神药品、医疗用毒性药品、放射性药品、戒毒药品的销售有特殊限制外，包括抗生素、注射剂、大输液等在内的其他药品基本上处于自由销售的状态，使得药物滥用、群体耐药性增加等现象无法得到有效抑制。

我国从 1995 年起开始探索药品分类管理工作。1996 年《关于成立制定处方药与非处方药领导小组的通知》，确定了国家非处方药领导小组，成立了国家非处方药办公室；1997 年 1 月《中共中央、国务院关于卫生改革的决定》提出了国家建立和完善处方药与非处方药分类管理制度；1999 年下半年开始药品分类管理试点工作；1999 年 6 月 11 日，《处方药与非处方药分类管理办法》（试行）经国务院药品监督管理部门局务会审议通过并发布，自 2000 年 1 月 1 日起施行至今；2001 年修订的《药品管理法》第三十七条规定：“国家对药品实行处方药与非处方药分类管理制度。”该内容在《药品管理法》（2019 年版）中位于第五十四条。根据此规定，我国政府部门通过修订《药品流通监督管理办法》《药品注册管理办法》《药品广告审查发布标准》《药品说明书和标签管理规定》等相关部门规章和文件，逐步建立起与药品分类管理制度相适应的政策法规体系。至此，我国药品分类管理制度上升到了法律的高度。除此之外，国家还出台了一系列规范性文件从各方面保障了药品分类管理制度的确立。

（二）处方药和非处方药分类管理的意义

处方药与非处方药分类管理制度，是我国医药卫生事业发展、医疗卫生体制和药品监督管理深化改革的一件大事，也是促进我国药品监督管理部门与国际接轨的一项重要举措。其重要意义体现为以下几点。

1. 保证公众用药安全有效、方便及时 一方面对安全性高的药品实行非处方药管理，有利于增强人们的自我药疗、自我保健意识；另一方面对于不适合自我药疗的品种实行处方药管理，有利于减少药品滥用，保证用药安全。

2. 合理分配医疗卫生资源、降低医疗费用 随着生活水平的提高，人们自我保健意识不断增强，“大病去医院、小病进药店”的观念日益深入人心，消费者自行判断、购买和使用非处方药大大节约了诊疗费用和治疗时间。

3. 促进我国药品监督管理模式与国际接轨 处方药与非处方药分类管理制度是国际通行的药品管理模式，目前西方主要发达国家都相继建立了药品分类管理制度。因此实施药品分类管理有利于国际合理用药的学术交流，提高用药水平。

（三）我国实施药品分类管理的指导思想

1. 药品分类管理 根据药品安全有效、使用方便的原则，依其品种、规格、适应证、剂量及给药途径不同，对药品进行处方药与非处方药进行分类管理。

2. 指导思想 从保证人民用药安全有效和提高药品监督管理水平出发。结合国情，建立科学、合理的药品分类管理体系，在制定法规和政策时，将先原则、后具体、先综合、后分类，实施工作要在充分调查研究的基础上，既要积极，又要做细，按照分步实施，逐步到位的方式进行。

（四）我国处方药和非处方药分类管理的相关法律法规

为保障人民用药安全有效、促进医药卫生事业健康发展并建立起符合社会主义市场经济体制要求的处方药与非处方药分类管理制度，我国制定的相关法律法规如表4－5所示。

表4－5 我国处方药和非处方药分类管理的相关法律法规

颁布时间	颁布部门	法律法规名称
1996年	卫生部	关于成立制定处方药与非处方药领导小组的通知
1997年1月	国务院	《关于卫生改革与发展的决定》中首次提出“国家建立完善处方药与非处方药分类管理制度”
1999年6月	国务院药品监督管理部门	处方药与非处方药分类管理办法（试行）
1999年4月	国务院药品监督管理部门	关于我国实施处方药与非处方药分类管理若干意见的通知
1999年11月	国务院药品监督管理部门	非处方药专有标识管理规定（暂行）
1999年12月	国务院药品监督管理部门	处方药与非处方药流通管理暂行规定
2000年4月	国务院药品监督管理部门	关于加强流通领域处方药与非处方药分类管理工作的通知（国药管市〔2000〕124号）
2001年2月	全国人大常委会	《药品管理法》（2019年版）第三十七条规定“国家对药品实行处方药与非处方药分类管理制度，具体办法由国务院制定”
2001年4月	国务院药品监督管理部门	关于开展部分处方药品转换评价为非处方药品申报工作的通知
2001年	国务院药品监督管理部门、国家工商行政管理局	关于加强处方药广告审查管理工作的通知
2002年9月	国务院药品监督管理部门	关于印发国家非处方药目录的通知
2003年10月	国家食品药品监督管理总局安全监管司	关于征求部分非处方药药品说明书意见的函
2004年4月	国家食品药品监督管理总局	关于开展处方药与非处方药转换评价工作的通知
2004年5月	国家食品药品监督管理总局	关于加强流通领域处方药与非处方药分类管理工作的通知（国食药监市〔2004〕187号）
2005年8月	国家食品药品监督管理总局	关于做好处方药与非处方药分类管理实施工作的通知
2006年3月	国家食品药品监督管理总局	药品说明书和标签管理规定
2006年6月	国家食品药品监督管理总局药品评价中心	关于印发《药品评价中心处方药转换非处方药技术审评工作程序（试行）》的通知
2006年11月	国家食品药品监督管理总局	关于进一步加强非处方药说明书和标签管理的通知
2007年8月	国家食品药品监督管理总局药品评价中心	关于印发《处方药转换非处方药技术审评报告撰写规范（试行）》的通知
2010年6月	国家食品药品监督管理总局	关于做好处方药转换为非处方药有关事宜的通知
2012年11月	国家食品药品监督管理总局	国家食品药品监督管理局办公室关于印发处方药转换为非处方药评价指导原则（试行）等6个技术文件的通知
2019年12月	全国人大常委会	新《药品管理法》（2019年版）第五十四条规定“国家对药品实行处方药与非处方药分类管理制度，具体办法由国务院健康主管部门制定”

（五）国务院有关部门在药品分类管理中的职责

国家市场监督管理总局是组织实施药品管理分类管理的牵头部门；国家卫生健康委员会、国家中医药管理局从卫生改革与发展的实际出发，按药品分类的相关要求，加强医疗机构的处方管理；国家医疗保障局在实施城镇职工基本医疗保险制度改革中将同国务院药品监督管理部门共同研究、密切配合，在定点药房加强药品分类管理工作和率先开展试点工作；工商行政管理局会同国务院药品监督管理部门在修改并发布《药品广告审查办法》（局令第 27 号）、《药品广告审查标准》（国家工商总局局令第 27 号）中加强药品广告监督。此外商务部、国家发展和改革委员会等也在我国药品分类管理工作中发挥重要作用。

二、处方药的管理

（一）处方药的种类

处方药的安全性和稳定性、使用方便程度都不及非处方药，应当在流通、经营、使用中严格管理。目前我国没有制定处方药目录，药品监督管理部门于 2006 年 4 月发布的《凭处方销售的药品名单》公布了 11 类处方药，必须凭医师处方销售，具体包括：①麻醉药品、精神药品、医疗用毒性药品、放射性药品；②终止妊娠药品；③药品类易制毒化学品、疫苗；④蛋白同化剂、肽类激素及其他按型分级管理的药品；⑤注射剂；⑥精神障碍治疗药（抗精神病、抗焦虑、抗狂躁、抗抑郁药）；⑦抗病毒药（逆转录酶抑制剂和蛋白酶抑制剂）；⑧肿瘤治疗药；⑨含麻醉药品的复方口服液；⑩未列入非处方药目录的抗菌药和激素以及药品监督管理局公布的其他必须凭处方销售的药品。

（二）处方药的生产、销售和使用、广告的管理

为了加强处方药、非处方药的流通管理，保证人民用药安全、有效、方便、及时，依据《中共中央、国务院关于卫生改革与发展的决定》（中发〔1997〕3 号）和《处方药与非处方药分类管理办法》（试行）（局令第 10 号），制定了《处方药与非处方药流通管理暂行规定》（国药管市〔1999〕454 号），凡在国内从事药品生产、批发、零售的企业及医疗机构适用于本规定。

1. 处方药的生产及销售管理

（1）处方药的生产销售、批发销售业务必须由具有《药品生产企业许可证》、《药品经营企业许可证》的药品生产企业、药品批发企业经营。必须按照分类管理、分类销售的原则和规定向相应的具有合法经营资格的药品零售企业和医疗机构销售处方药和非处方药，并按有关药品监督管理规定保存销售记录备查。

（2）生产企业应当在进入药品流通领域的处方药的包装、标签和说明书上醒目地印制警示语或忠告语：“处方药：凭医师处方销售、购买和使用！”药品生产、批发企业不得以任何方式直接向病患者推荐、销售处方药。

（3）销售处方药的零售药店必须具有《药品经营企业许可证》《药品 GSP 证书》，须配备驻店执业药师或药师以上药学技术人员。必须从具有《药品生产企业许可证》《药品经营企业许可证》的药品生产企业、药品批发企业采购药品。

（4）处方药不得采用开架自选销售方式。处方药、非处方药应当分柜摆放。不得采用有奖销售、附赠药品或礼品销售等销售方式，暂不允许采用网上销售方式。

（5）药店的《药品经营企业许可证》和执业药师证书应悬挂在醒目、易见的地方。执业药师应佩戴标明其姓名、技术职称等内容的胸卡。

（6）处方药必须凭执业医师或执业助理医师处方销售、购买和使用。患者凭处方可以在药品零售企业或医疗机构购买药品。除麻醉药品、精神药品、医疗用毒性药品和儿科处方外，医疗机构不得限制门诊就诊人员持处方到药店买药。

（7）执业药师或药师必须对医师处方进行审核、签字后依据处方正确调配、销售药品。对处方不得

擅自更改或代用。对有配伍禁忌或超剂量的处方，应当拒绝调配、销售，必要时，经处方医师更正或重新签字，方可调配、销售。零售药店对处方必须留存2年以上备查。药师不在岗时，应挂牌告知，并停止销售处方药。

（8）处方药中不得零售的药品。原国家药品监督管理局规定从2006年1月1日起，以下药品不得在全国范围内的药品零售企业中经营：麻醉药品、第一类精神药品、放射性药品、终止妊娠药品、蛋白同化制剂、肽类激素（胰岛素除外）、药品类易制毒化学品、疫苗，以及我国法律法规规定的其他药品零售企业不得经营的药品。另外，禁止普通商业企业销售处方药。

2. 医疗机构处方药的使用 处方药必须由执业医师或执业助理医师处方。医师处方必须遵循科学、合理、经济的原则，医疗机构应据此建立相应的管理制度。医疗机构可以根据临床及门诊医疗的需要按法律、法规的规定使用处方药和非处方药。

3. 处方药的广告管理 处方药只能在国务院卫生行政部门和国务院药品监督管理部门共同制定的专业性医药报刊上进行广告宣传，不得在大众媒体上发布广告或者以其他方式进行以公众为对象的广告宣传。其目的是严格管理，防止消费者可能产生误导，使消费者能正确地理解和使用处方药。

2018年1月国务院药品监督管理部门发布《总局关于公布允许发布处方药广告的医学药学专业刊物名单的通告》（2018年第14号）公布了最新一批允许发布处方药广告的医学、药学专业刊物名单，如《神经病学与神经康复学杂志》《骨科临床与研究杂志》《中华临床营养杂志》等获批刊登药品广告。发布药品广告仅宣传药品名称（包括通用名、商品名）无需审查，否则应按照《药品广告审查办法》申请广告批准文号。

三、非处方药的管理

（一）非处方药目录及其制定和调整

根据《处方药与非处方药分类管理办法》第三条、第四条和第六条的规定，国务院药品监督管理部门负责非处方药目录的遴选、审批、发布和调整（表4－6）。

表4－6 国家非处方药药品调整目录（2021年1月部分药品）

序号	品名	组成（规格）	类别
1	北芪片	每片重0.3克	乙
2	复方三七补血胶囊	每粒装0.35克	甲
3	月泰贴脐片	每片重0.55克	甲
4	麦当乳通颗粒	每袋装10克（相当于饮片12.75克）	甲
5	龙胆泻肝软胶囊	每粒装0.45克	甲
6	金花清感颗粒	每袋装5g（相当于饮片17.3g）	甲

1. 非处方药目录的遴选原则 国务院药品监督管理部门按照“安全有效、慎重从严、结合国情、中西药并重”的指导思想和“应用安全、疗效确切、质量稳定、使用方便”的原则，进行反复遴选、审评并确定非处方药目录。

（1）应用安全 不会导致严重的药品不良反应，如致癌、致畸、致死、致出生缺陷、危及生命以及导致住院等；不产生药物依赖性；无潜在毒性；不良反应发生率很低且程度轻微，有的基本无不良反应。

（2）疗效确切 药品适应证或功能主治明确，药品临床作用确切、疗效好，不需要经常调整剂量，连续使用不产生耐药性。

（3）质量稳定 药品理化及生物性质稳定，有效期较长，不需要在特殊条件下保存。

（4）使用方便 消费者可以根据说明书使用，不需要医护人员的治疗监护，以口服、外用为主。

2. 非处方药目录的调整 国务院药品监督管理部门药品评价中心对非处方药目录中的药品进行检测与评价，根据临床安全信息做出目录调整建议，再由药品监督管理局公布调整结果。

（二）处方药转为非处方药的规定

处方药转换为非处方药是指将已上市适于自我药疗的处方药评价转换为非处方药的过程。

1. 申请范围　除以下规定情况外，申请单位均可对其生产或代理的品种提出处方药转换评价为非处方药的申请：①监测期内的药品。②用于急救和其他患者不宜自我治疗疾病的药品。如用于肿瘤、青光眼、消化道溃疡、精神病、糖尿病、肝病、肾病、前列腺疾病、免疫性疾病、心脑血管疾病、性传播疾病等的治疗药品。③消费者不便自我使用的药物剂型。如注射剂、埋植剂等。④用药期间需要专业人员进行医学监护和指导的药品。⑤需要在特殊条件下保存的药品。⑥作用于全身的抗菌药、激素（避孕药除外）。⑦含毒性中药材，且不能证明其安全性的药品。⑧原料药、药用辅料、中药材、饮片。⑨国家规定的医疗用毒性药品、麻醉药品、精神药品和放射性药品，以及其他特殊管理的药品。⑩其他不符合非处方药要求的药品。

2. 基本原则与要求　申报药品应符合“应用安全、疗效确切、质量稳定、使用方便”的基本原则，同时，药品的各种属性均应体现“适于自我药疗”。

基本要求有：制剂或其成分应已在我国上市，并经过长期临床使用，同时应用比较广泛、有足够的使用人数；制剂及其成分的研究应充分，结果应明确，安全性良好；制剂及其成分具有法定质量标准，质量可控、稳定；用法用量、疗程明确，疗效确切；药品适应证应符合非处方药适应证范围，适于自我药疗；如涉及小儿、孕妇等特殊人群用药，应有明确的用药指示；给药途径、剂型、剂量、规格、用药时间、贮存、包装、标签及说明书等特性均适于自我药疗需求。

处方药转换为非处方药时，需要进行安全性评价和有效性评价。

3. 工作程序及处理　经国务院药品监督管理部门批准上市的药品，符合申请范围，其生产企业可向所在地省级药品监督管理部门提出处方药转换评价为非处方药的申请。并按规定填报《处方药转换非处方药申请表》，提供相关资料。初审通过后，相关资料被送至国务院药品监督管理部门药品安全监管司。再次进行医学和药学评价，并定期公布处方药转换为非处方药的品种名单及其说明书。

（三）非处方药的分类

根据药品的安全性，非处方药分为甲、乙两类。甲类非处方药的安全性低于乙类非处方药。甲类非处方药须在药店由执业药师或药师指导下购买和使用；而对于非处方药中安全性更高的一些药品则划为乙类非处方药，乙类非处方药除可在药店出售外，还可在所在地设区的市级批准的超市、宾馆、百货商店等处销售。每类又可分为化学药、中成药。

（四）非处方药的生产、经营和使用管理

1. 非处方药的注册　《药品注册管理办法》规定了非处方药注册的申报要求。申请的仿制药为非处方药的应当在《药品注册申请表》中标注非处方药项，属于同时按处方药和非处方药管理的则可以选择处方药或者非处方药的注册申请。

2. 非处方药的生产管理　非处方药的生产企业、药品批发企业经营必须具有《药品生产企业许可证》《药品经营企业许可证》；必须在非处方药的包装、标签和说明书上醒目地印制相应的警示语或忠告语：“请仔细阅读药品使用说明书并按说明使用或在药师指导下购买和使用！”

3. 非处方药的经营管理

（1）销售甲类非处方药的零售药店必须具有《药品经营企业许可证》。且必须配备驻店执业药师或药师以上药学技术人员。并按有关药品监督管理规定保存采购记录备查。《药品经营企业许可证》和执业药师证书应悬挂在醒目、易见的地方。执业药师应佩戴标明其姓名、技术职称等内容的胸卡。

（2）非处方药可不凭医师处方销售、购买和使用，但病患者可以要求在执业药师或药师的指导下进行购买和使用。

（3）执业药师或药师应对患者选购非处方药提供用药指导或提出寻求医师治疗的建议。

（4）非处方药也不得采用有奖销售、附赠药品或礼品销售等销售方式。

（5）乙类非处方药可在经批准的普通商业企业销售。

4. 非处方药的使用管理　医疗机构可以根据临床及门诊医疗的需要按法律、法规的规定使用非处方药。消费者有权自主选择非处方药，并须按非处方药标签和说明书所示内容使用。医疗机构药房的条件及非处方药的采购、调配等活动可参照零售药店进行。

（五）非处方药的专用标识、标签、说明书和广告的管理

1. 专有标识的管理　我国非处方药专有标识图案为椭圆形背景下的 OTC（Over the Counter）3 个英文字母的组合，这也是国际上对处方药的习惯称谓。红底白字图案用于甲类非处方药，绿底白字图案用于乙类非处方药（图 4－1）。

药品的使用说明书和大包装单色印刷时，非处方药专有标识下方必须标示“甲类”或“乙类”字样。

非处方药专有标识应与药品标签、使用说明书、内包装、外包装一体化印刷，其大小可根据实际需要设定。非处方药药品标签、使用说明书和每个销售基本单元包装印有中文药品通用名称（商品名称）的一面（侧），其右上角是非处方药专有标识的固定位置。

2. 标签和说明书的管理　非处方药的标签和说明书是指导患者正确用药的重要文件。非处方药的标签和说明书必须经过国务院药品监督管理部门的批准，用语便于消费者自行判断、购买和使用。规定说明书中应当列出全部活性成分或者组方中的全部中药药味以及所用的全部辅料名称，且标签内容不得超出其非处方药说明书的内容。

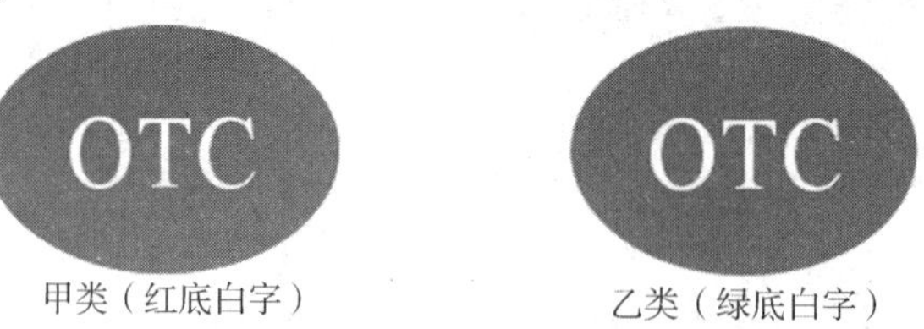

图 4－1　非处方药的专有标识

3. 广告的管理　仅宣传处方药药品名称（包括通用名、商品名）的无须经过审查批准，宣传除药品名称以外的内容则需申请广告批准文号。

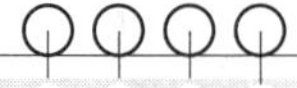

案例解析

同一个药品两个“马甲”？

【案例】 李女士曾在医院开过雷尼替丁。这天，她带着药盒到社区药店去买药时，在店里发现了同一厂家、同一名称的雷尼替丁，可是说明书和药盒却不一样。她很奇怪，难道药店卖的是假药？店员马上解释：这不是假药，而是因为雷尼替丁是一种“双跨药”。

【提问】 什么叫作“双跨药”？“双跨药”的管理制度是怎样的？

【解析】 1. “双跨”药品的界定　有些药品根据其适应证、剂量和疗程的不同，既可以作为处方药，也可以作为非处方药，这种具有双重身份的药品就称之为“双跨”药品。

目前，在我国公布的 4400 多种非处方药中，双跨药物有 1000 多个品种，包括化学药物约 100 种，中药 400 多种。日常生活中常用的阿司匹林、正骨水、复方感冒灵片、清开灵滴丸、急支糖浆等都是“双跨药”。比如用来治胃病的西咪替丁、雷尼替丁等作为处方药，其适应证为“胃及十二指肠溃疡、应激性溃疡、上消化道出血、反流性食管炎、卓艾综合征等”。大众消费者对这些适应证难以理解，难以自我判断，不能自我药疗，必须由医生诊治，用作处方药。而当其作为 OTC 时，其适应证已修改为患者能自我判断的轻微病症，仅限于“胃酸过多引起的胃痛、胃灼热、烧心、反酸”，而且连续使用不得超过 7 天。

2. “双跨”药品的管理要求

(1) 包装、标签、说明书管理　“双跨”药品必须分别使用处方药和非处方药两种标签、说明书，且其包装颜色应当有明显区别。

(2) 商品名管理　“双跨”药品在作为处方药和非处方药时，应当具有相同的商品名，且其商品名称不得夸大或暗示药品作为处方药、非处方药的疗效。

(3) 销售管理　“双跨”药品在作为处方药时，必须凭执业医师或执业助理医师处方才可调配、购买和使用；作为非处方药时，患者可自行判断、购买和使用。

(4) 广告管理　“双跨”药品在大众媒体进行广告宣传，其宣传内容不得超出其非处方药适应证（或功能主治）范围。

四、国外药品分类管理概况

社会经济、医疗保险和报销制度等政策法规、政府支持态度、医师和药师的支持及消费者的意愿，是影响药品分类管理的主要因素。各国在这些因素的不同影响下，制定出不同的药品分类管理规定。

（一）美国实施的药品分类管理制度

美国是世界上第一个创建药品分类管理制度的国家，它的内容涵盖了药品分类、广告管理、说明书和标签规范、非处方药的审评机制等方面。美国的药品分类管理由来已久，其在药品分类及药店管理方面都是比较健全和成熟的。

1. 药品分类管理准则　1951 年美国国会通过关于《食品药品和化妆品法》的修改案，对处方药做出定义，即没有在医疗监督护理下使用是不安全的一类药物为处方药，只有凭职业资格的从业医师的处方才能销售处方药。这是国际上首次在法律上对药品的分类（处方药与非处方药）做出规定，也是国际上首次实行药品分类管理的开端。

2. 处方药与非处方药的区分

（1）美国的《食品药品和化妆品法》规定处方药是只有在合法取得资质的医生监督下服用安全的药物。如果满足以下条件之一者，则为处方药：①易成瘾类药品；②因药物毒性或其他潜在的有害后果，或使用方法使其成为不够安全类；③在新药申请（NDA）时已被确定为处方药类。

（2）美国的《食品药品和化妆品法》规定非处方药是指非专业人员（消费者）可以安全使用并达到其预期效果，同时不需要在医护专业人员的监督下就可获得。美国食品药品监督管理局（FDA）认为非处方药通常应具备如下特征：有可接受的安全窗，获益大于风险；在广泛使用的情况下，误用和滥用的可能性低；适用于消费者可自我诊断的情况；消费者基于充分、易理解的标签信息能够自我诊断、自我选择、自我治疗，不需要专业人士的指导即可安全有效地使用。

3. 非处方药的市场管理

（1）药品销售管理规定在美国，有两种方式可以上市销售非处方药。一种方式是根据 OTC Drug review（即专论系统）的条款，另一种方式是按照新药申请的条件。制造商使用“专论”里所列的成分或成分的组合，并在制造和销售的时候按照“专论”的规定生产出的药品可以直接作为非处方药来销售而不需要得到食品药品监督管理局预先批准。未包括在专论里面的药品要作为非处方药销售，需要按照新药申请的条件来办理。

（2）药品双重身份的规定在美国药品市场上双重身份（即既是处方药，又是非处方药）的药品，数量极少，FDA 对此类药品重点强调要在外包装、标识、说明书上加以严格的区分。

（3）药品广告管理规定非处方药广告的管理。非处方药的广告主要是由联邦贸易委员会（Federal Trade Commission，FTC）来管理。FDA 对于广告的监管主要体现出 3 个原则：①除了管理各类刊物和广播通讯媒体登载的广告以外，还管理代理商通过电脑、传真、电子公告牌等载体发布的广告。②禁止超过批准适应证的广告。③药品广告及宣传材料不仅要真实，而且还要全面、公正。应该把所有的数据和材料一起宣传，包括药品的不良反应。FDA 除允许非处方药可以在大众媒体做广告外，也允许处方药在法规条例下在大众媒体做广告。现行的广告法规规定：广告信息需要包括所有的该产品已批准的标签上的风险信息，药品广告还必须包括关于副作用、禁忌证及药效的简短概要。

（二）日本将药品分为处方药和非处方药两类

即“医疗用医药品”和“OTC 医药品”，医疗用医药品是需要医生开处方才能使用的药品，且大部分都适用于保险，需要在医疗机关和保险药局来获取，且需要经过诊断来决定种类和剂量；OTC 医药品指可以在药局药店能够自行选择购买的药品，分为“要指导医药品”和“一般用医药品”。欧盟按照药品安全性，在 3 个水平上对药品进行了全面系统的划分，第 1、2 水平是欧盟层面，第 3 水平是成员国水平。第 1 水平将药品分为处方药和非处方药；第 2 水平是在欧盟水平上对处方药进一步划分，将处方药分为特殊处方药，限制类处方药及特殊和限制类处方药；第 3 水平分类（成员国水平的分类）未在欧盟委员会决议中提出，各成员国主管部门可将处方药进一步细分为可续配/不可续配药品、医院使用药品和专科医生使用药品等。

（三）英国、意大利、法国、西班牙、新西兰、瑞士等国

都在划分出处方药与非处方药以后又做出了更为详细的划分，如英国将药品划分为普通药（GSL，即可以在各处出售的药品）、药房药（P，即只能在药房出售的药品）和处方药（POM，即只有凭医生和牙医开的处方才可以取得的药品），通常将前两类药品称为非处方药（OTC）。西班牙则将非处方药分为可报销非处方药及可做广告的非处方药；法国的分类则更为详尽，分非处方可报销药、非处方需咨询药、非处方可做广告药。荷兰将非处方药划分为：仅限药房使用、仅限药房及药剂师使用、一般销售 3 类。

大部分实施非处方药政策的国家对非处方药的广告宣传、标识和说明书有专门的管理制度。标识应能明显区别该药是作为处方药还是作为非处方药使用，如英、德等国的处方药均需注明“无医师处方禁止调配”，而非处方药标签上应有“适当的用药指导”等字样。

欧盟标签的规定内容在整个欧盟内应完全相同，需要标明“处方药”或“非处方药”。为保证处方药安全性、标签的统一性、降低调配者及患者购药的风险，欧盟要求成员国将其要求的分类标示在标签上的“蓝框”中。如 2013 年 28 个成员国中 17 个国家要求在“蓝框”中注明处方药地位，其中 12 个国家要求标明处方药子类别，如意大利要求标签中标明处方药、不可续配处方药、限制类处方药、仅限医院使用的药品、专科医生处方药品以及精神药品。标签应以正常人能理解的文字表述，甚至加以图解，以便消费者凭标签便能正确使用 OTC 药品。

欧盟通过指令规定药品广告不得产生误导作用，应客观展示药品并提供合理用药信息，不得夸大产品特性，同时规定药品广告不能针对儿童，也禁止提供或许诺任何利益作为药品销售的报酬。用于治疗结核、性传播疾病、严重感染性疾病、肿瘤疾病、慢性失眠、糖尿病和其他代谢类疾病的药品（包括处方药和非处方药），禁止面向一般公众的广告。任何处方药广告都必须包含产品特性概要信息，以及该产品的供应分类信息。各成员国也可要求药品广告包含销售价格、报销条件等。处方药广告可以从文学或科学作品中引用表格、报价单和插图等，引用内容应真实，并标明来源。

第四节　医疗保障药物政策

PPT

医疗保障制度作为社会保障制度的重要组成部分，对促进人民身体健康、经济发展和社会进步有着重要的意义。医疗保障制度由多种形式组成，医疗保险是最主要的形式。经过多年的改革和探索，我国基本建立起了具有特色的“三横两纵”的医疗保障体系框架。“两纵”即城镇职工基本医疗保险和城乡居民医疗保险，分别覆盖城镇就业人员、城镇未就业居民和农村居民，从重点保障大病起步，逐步向门诊小病延伸，“两纵”是基本医疗保险体系的主体部分。“三横”即主体层、保底层和补充层，两项基本医疗保险制度构成了主体层；城乡医疗救助和社会慈善捐助等制度对困难群体参保和个人负担给予帮助，构成保底层；对群众在基本医疗保险之外更高的、多样化的医疗需求，通过补充医疗保险和商业健康保险来满足。

《中共中央、国务院关于深化医疗保障制度改革的意见》（中发〔2020〕5号）明确提出：医药服务供给关系人民健康和医疗保障功能的实现。要充分发挥药品、医用耗材集中带量采购在深化医药服务供给侧改革中的引领作用，推进医保、医疗、医药联动改革系统集成，加强政策和管理协同，保障群众获得优质实惠的医药服务。为了促进和完善基本医疗保障体系建设、实现全民“医保”，我国建立起三大类保障性药品目录，分别是基本药物目录、“医保”目录和“新农合”报销目录。2016年《关于整合城乡居民基本医疗保险制度的意见》发布后，“新农合”报销目录与“医保目录”已整合为《报销药品目录》。我国还实行了定点医疗机构（包括中医医院）和定点药店管理，从各个方面加强基本医疗保险服务。本节主要从《药品目录》、医保支付方式改革及药品集中带量采购方面介绍我国医疗保障相关药物政策。

一、我国基本医疗保险体系

1. 城镇职工基本医疗保险　1998年，国务院发布《关于建立城镇职工基本医疗保险制度的决定》（国发〔1998〕44号），提出：我国开始建立城镇职工基本医疗保险制度。

覆盖范围：城镇所有用人单位，包括企业（国有企业、集体企业、外商投资企业、私营企业等）、机关、事业单位、社会团体、民办非企业单位及其职工，都要参加基本医疗保险。乡镇企业及其职工、城镇个体经济组织业主及其从业人员是否参加基本医疗保险，由各省、自治区、直辖市人民政府决定。城镇职工基本医疗保险基本覆盖了城镇全体从业人员。

缴费标准：基本医疗保险由用人单位和职工共同缴纳。职工个人缴纳的基本医疗保险费，全部计入个人账户。用人单位缴纳的基本医疗保险费分为两部分，一部分用于建立统筹基金，一部分划入个人账户。1998年，用人单位缴费率应控制在职工工资总额的6%左右，职工缴费率一般为本人工资收入的2%。随着经济发展，用人单位和职工缴费率可作相应调整。2020年，用人单位缴费率全国平均为7.43%，最低的为3%，较高的如上海、北京分别达到10%和9%，个人缴费全国平均为2%。

2. 城乡居民医疗保险　随着大量农村流动人口涌入城市，城乡统筹协调发展发生矛盾。2016年，国务院出台《关于整合城乡居民基本医疗保险制度的意见》，要求“推进城镇居民医保和新农合制度整合，逐步在全国范围内建立起统一的城乡居民医保制度”（简称“城乡居保”）。2019年年底我国基本完成了城乡居民基本医疗保障的统筹。

覆盖范围：现有城镇居民医保和新农合所有应参保（合）人员，即覆盖除职工基本医疗保险应参保人员以外的其他所有城乡居民。

缴费标准：2017年，因为各地经济社会发展不同，导致城乡居民医疗保险缴费标准也有所不同。如北京，城镇老年人个人缴费金额每人每年360元；学生儿童个人缴费金额每人每年160元；无业居民个人缴费金额每人每年660元，其中残疾的无业居民个人缴费金额为每人每年360元。政策范围内住院费用支付比例保持在75%左右。2019年5月13日，国家医疗保障局、财政部发布《关于做好2019年城乡居民基本医疗保障工作的通知》（医保发〔2019年〕30号），其中明确提到：2019年城乡居民医保人均财政补助标准新增30元，达到每人每年不低于520元；个人缴费同步新增30元，达到每人每年250元。2020年，国家医保局、财政部、国家税务总局发布《关于做好2020年城乡居民基本医疗保障工作的通知》（医保发〔2020〕24号），原则上个人缴费标准同步提高30元，达到每人每年280元，政策范围内住院费用支付比例达到70%。

二、医保药品目录

（一）概述

《国家基本医疗保险、工伤保险和生育保险药品目录》简称《药品目录》，是基本医疗保险、工伤保险和生育保险基金支付参保人员药品费用和强化医疗保险医疗服务管理的政策依据及标准。目标：在确保基金可承受的前提下，通过对医保药品目录的调整，充分发挥国家医保局统筹管理城乡医保的政策优势、体制优势和市场优势，释放改革红利，使医保药品目录结构更加优化，医保基金的使用更加高效，医保药品目录的保障能力和水平更高，进而更好地满足广大参保人的基本用药需求，有效提升广大人民群众的获得感。

1.《药品目录》确定原则和条件 纳入《药品目录》的药品，应是临床必须、安全有效、价格合理、使用方便、市场能够保证供应的药品，并具备下列条件之一：《中国药典》（2020 年版）收载的药品；符合国务院药品监督管理部门颁发标准的药品；国务院药品监督管理部门批准正式进口的药品。

2.《药品目录》的分类、制定与调整 《药品目录》所列药品包括西药、中成药（含民族药，同下）、中药饮片（含民族药，同下）。西药和中成药根据《国家基本药物》遴选，分为“甲类目录”和“乙类目录”，其名称采用通用名，并表明剂型；中药饮片名称则采用药典名。

“甲类目录”所列的药品是临床治疗必须，使用广泛，疗效好，同类药品中价格低的药品；“乙类目录”所列的药品是可供临床治疗选择使用，疗效好，同类药品中比“甲类目录”药品价格略高的药品。“甲类目录”由国家统一制定，各地不得调整；“乙类目录”由国家制定，各省、自治区、直辖市可根据当地实际情况适当进行调整，但增加和减少的品种数之和不得超过国家制定的“乙类目录”药品总数的 15%。

国家《药品目录》原则上每两年调整一次，各省、自治区、直辖市的《药品目录》进行相应的调整。国家《药品目录》的新药增补工作每年进行一次，各地不得自行进行新药增补。

（二）主要内容

1. 医保药品目录演变 1999 年，国家人社部公布《关于印发城镇职工基本医疗保险用药范围管理暂行办法的通知》（劳社部发〔1999〕15 号），规定我国医保药品目录每两年调整一次、每年进行新药增补，但实际上医保药品目录于 2000 年、2004 年、2009 年、2017 年、2019 年、2020 年调整了六次（详见表 4－7）。2000 年 6 月 15 日，劳动和社会保障部等 7 部门共同组织制定的《国家基本医疗保险药品目录》正式颁布。颁布的目录包括西药、中成药（含民族药）和中药饮片三个部分。2004 年 9 月 16 日，劳动和社会保障部召开新闻发布会，对外发布《国家基本医疗保险和工伤保险药品目录（2004 年版）》，目录药品分为西药、中成药及中药饮片三部分。2009 年，国家人力资源和社会保障部公布《国家基本医疗保险药品目录（2009 年版）》，分为西药、中成药、中药饮片三部分，其中西药、中成药（包括民族药）部分共收载 2196 种药品。2017 年，国家人力资源和社会保障部再次对医保目录进行调整，发布《国家基本医疗保险、工伤保险和生育保险药品目录（2017 年版）》，分为凡例、西药、中成药、中药饮片四部分。中药饮片部分未作调整，仍沿用《2009 年版药品目录》。2019 年，国家医保局人力资源社会保障部印发《国家基本医疗保险、工伤保险和生育保险药品目录》（医保发〔2019〕46 号），《药品目录》分为凡例、西药、中成药、协议期内谈判药品、中药饮片五部分；中药饮片由原来的排除法改准入法管理，共纳入有国家标准的中药饮片 892 个。2019 年 11 月 22 日，国家医保局人力资源社会保障部印发《关于将 2019 年谈判药品纳入国家基本医疗保险、工伤保险和生育保险药品目录乙类范围的通知》医保发〔2019〕65 号，本次谈判中，谈判成功的共 97 个药品，其中新增 70 个药品，续约成功 27 个药品。2019 年 12 月 16 日，国家医保局人力资源社会保障部再次发布《关于做好 2019 年国家医保谈判药品落地工作的通知》医保发〔2019〕73 号，旨在保证国家医保谈判药品落地。2020 年 12 月 25 日，国家医保局人力资源社会保障部关于印发《国家基本医疗保险、工伤保险和生育保险药品目录（2020 年）的通知》（医保发〔2020〕53 号），通过本次目录调整，《国家基本医疗保险、工伤保险和生育保险药品目录（2020 年）》内药品总数为 2800 种，目录内中药饮片未作调整。

表 4－7　历版《药品目录》品种数量表

版本	制定年份	总品种数	化药品种数	中成药品种数
第 1 版	2000 年	1140	725	415
第 2 版	2004 年	1854	1031	823
第 3 版	2009 年	2151	1164	987
第 4 版	2017 年	2535	1297	1238
第 5 版	2019 年	2643	1322	1321
第 6 版	2020 年	2800	1426	1374

知识链接

“医保地方目录”，即《XX 省基本医疗保险、工伤保险和生育保险药品目录》，各省份在《国家医保目录》基础上，根据自身实际情况按照 15% 的调整权限增补所需药品，形成各地的医保目录。为满足各地实际临床用药需求，提高参保人用药保障水平，各省增补制定了《XX 省基本医疗保险、工伤保险和生育保险药品目录》，规定了全省基本医疗保险、工伤保险和生育保险参保人员新的用药待遇标准，扩大了医保药品目录范围。2000 年由原劳社部发布的《关于印发国家基本医疗保险药品目录的通知》，提出“各省、自治区、直辖市劳动保障行政管理部门可参考目前执行的公费、劳保医疗用药范围以及当地疾病谱和用药习惯，对《国家药品目录》中的乙类药品进行调整。增加和减少的乙类药品品种数之和应控制在全部乙类药品总数的 15% 以内”。此后，甲类目录不可调整，乙类各省可以最大限度增补 15% 就成了一个固定的政策文件内容。2019 年 7 月 22 日，国家医疗保障局网站公布了《关于建立医疗保障待遇清单管理制度的意见（征求意见稿）》指出，国家统一制定国家基本医疗保险药品目录，各地严格按照国家基本医疗保险药品目录执行，原则上不得自行制定目录或用变通的方法增加目录内药品。2019 年 8 月 20 日，国家医保局正式下发 2019 版国家医保目录提出：“对于原省级药品目录内按规定调增的乙类药品，应在 3 年内逐步消化。各省须在 3 年内，按照 442 原则，完成对地方医保增补目录的调整。即：按各省增补数量的 40%、40%、20% 三年内剔除完毕。监控辅助用药先行移除”。2020 年 1 月 1 日起，新版国家医保目录开始实施，地方医保取消增补药品正式落地。

2. 现行医保药品目录　2020 年 12 月 25 日，国家医保局、人力资源社会保障部关于印发《国家基本医疗保险、工伤保险和生育保险药品目录（2020 年）的通知》（医保发〔2020〕53 号）（以下简称《2020 年版医保药品目录》），自 2021 年 3 月 1 日起正式执行《2020 年版医保药品目录》。

《2020 年版医保药品目录》收载西药和中成药共 2800 种，其中西药部分 1264 种，中成药部分 1315 种，协议期内谈判药品 221 种。另外，还有基金可以支付的中药饮片 892 种。共对 162 种药品进行了谈判，谈判成功 119 种（其中目录外 96 种，目录内 23 种），成功率 73.46%，平均降价 50.64%。本次目录调整共新调入 119 种药品（含独家药品 96 种，非独家药品 23 种），这些药品共涉及 31 个临床组别，占所有临床组别的 86%（图 4－2、图 4－3）。

3. 医保药品目录动态调整　2019 年国家医保局、人力资源社会保障部发布《关于印发＜国家基本医疗保险、工伤保险和生育保险药品目录＞的通知》（医保发〔2019〕46 号）（以下简称《2020 年版医保药品目录》），文件明确了地方权限：各地应严格执行《2020 年版医保药品目录》，不得自行制定目录或用变通的方法增加目录内药品，也不得自行调整目录内药品的限定支付范围。对于原省级药品目录内按规定调增的乙类药品，应在 3 年内逐步消化。消化过程中，各省应优先将纳入国家重点监控范围的药品调整出支付范围。

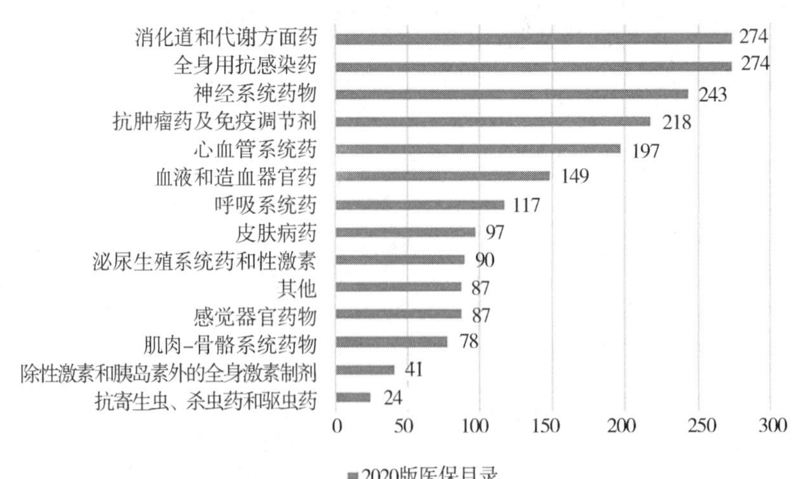

图 4-2　西药各类别药品情况

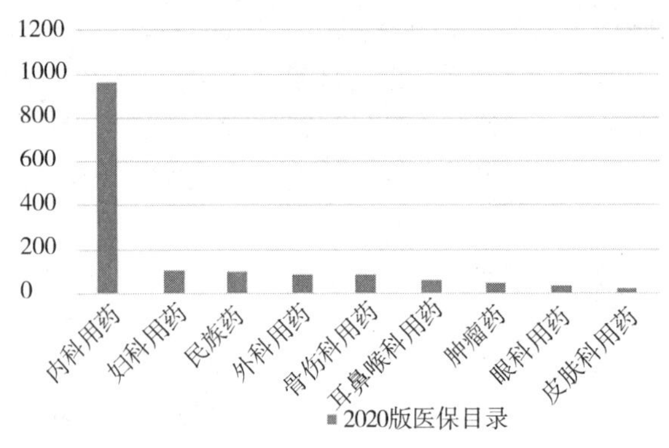

图 4-3　中成药各类别药品情况

2020 年 3 月 5 日，中共中央国务院发布《关于深化医疗保障制度改革的意见》（以下简称《意见》），《意见》明确要完善医保目录动态调整机制。2020 年 7 月，国家医疗保障局发布《基本医疗保险用药管理暂行办法》〔2020〕1 号，第十一条提出国务院医疗保障行政部门建立完善动态调整机制，原则上每年调整一次。从 2016 年起，我国已经展开医保药品谈判工作，每年一次，分别于 2016 年、2017 年、2018 年、2019 年、2020 年连续 5 年开展医保药品目录谈判。2020 年 8 月 17 日，国家医疗保障局发布《2020 年国家医保药品目录调整工作方案》和《2020 年国家医保药品目录调整申报指南》两个公告，标志着 2020 年国家医保药品谈判的正式开启。8 月 20 号，历时 3 天，共对 162 种药品进行了谈判，119 种谈判成功（表 4-8）。

表 4-8　2016 年、2017 年、2018 年、2019 年、2020 年医保药品目录谈判情况

谈判年份	谈判药品数	谈判成功药品数	目录内药品数	目录外药品数	成功率/%	平均降价/%
2016 年	5	3	/	/	60	59
2017 年	44	36	/	/	82	44
2018 年	18	17	/	/	94.4	56.7
2019 年	119	70	27	70	58.8	60.7
	31	27			87.1	26.4
2020 年	162	119	23	96	73.46	50.64

三、医保支付方式改革

（一）概述

医保支付，指参保人在接受完医疗服务提供方提供的医疗服务后，由医疗保险经办机构作为第三方，代替参保人向医疗服务提供方支付医疗费用的方式。1998 年我国正式开启社会医疗保险时代。1999 年我国医保支付方式的基本框架基本明确，提出“采取总额预付结算、服务项目结算、服务单元结算等方式”。目前，我国医保支付方式基本上形成了“以总额控制为基础，以协商谈判和风险共担机制为核心，门诊按人头付费、门诊慢病大病和住院按病种付费为特点，项目付费不断减少，病种分值和 DRGs 付费正在逐步推进”的总体框架。发展历程详见表 4－9。

医保支付是基本医保管理和深化医改的重要环节，是调节医疗服务行为、引导医疗资源配置的重要杠杆。新一轮医改以来，各地积极探索医保支付方式改革，在保障参保人员权益、控制医保基金不合理支出等方面取得积极成效，但医保对医疗服务供需双方特别是对供方的引导制约作用尚未得到有效发挥。为更好地保障参保人员权益、规范医疗服务行为、控制医疗费用不合理增长，应充分发挥医保在医改中的基础性作用。

表 4－9　我国医保支付方式发展历程

时间	文件	主要内容
1997 年	医改出台《关于卫生改革与发展的决定》	基本建立社会统筹与个人账户相结合的城镇职工社会医疗保险制度。建立对医患双方的制约机制，积极探索科学合理的支付方式，有效地控制医药费用不合理增长
1998 年	国务院发布《关于建立城镇职工基本医疗保险制度的决定》	开启社会医疗保险时代
1999 年	《关于加强城镇职工基本医疗保险费用结算管理的意见》	采取总额预付结算、服务项目结算、服务单元结算等方式
2009 年	《关于深化医药卫生体制改革的意见》	完善支付制度，积极探索实行按人头付费、按病种付费、总额预付等方式
2009 年	《医药卫生体制改革近期重点实施方案（2009～2011 年）》	鼓励地方积极探索建立医保经办机构与医药服务提供方的谈判机制和付费方式改革
2011 年	人社部出台《关于进一步推进医疗保险付费方式改革的意见》要求	以医保付费总额控制为基础，结合门诊统筹探索按人头付费，针对住院和门诊大病探索按病种付费
2012 年	人社部出台《关于开展基本医疗保险付费总额控制的意见》	用两年左右的时间，在所有统筹地区范围内开展总额控制
2012 年	卫生部出台《关于推进新型农村合作医疗支付方式改革工作的指导意见》	推进新农合支付方式改革，门诊费用以总额预付为主，住院按病种付费、按床日付费等支付，鼓励各地参照疾病诊断相关组（DRGs）付费
2016 年	人社部出台《关于积极推动医疗、医保、医药联动改革的指导意见》	全面推进付费总额控制，加快推进按病种、按人头等付费方式，积极推动 DRGs 应用，探索总额控制与点数法的结合应用，建立复合式付费方式
2017 年	国务院办公厅印发《关于进一步深化基本医疗保险支付方式改革的指导意见》	全面推行以按病种付费为主的多元复合式医保支付方式，各地要选择一定数量的病种实施按病种付费，选择部分地区开展 DRGs 付费试点。到 2020 年，医保支付方式改革覆盖所有医疗机构及医疗服务，全国范围内普遍实施适应不同疾病、不同服务特点的多元复合式医保支付方式，按项目付费占比明显下降
2018 年	国家医保局发布《关于申报按疾病诊断相关分组付费国家试点的通知》	加快推进按疾病诊断相关分组（DRGs）付费国家试点，探索建立 DRGs 付费体系
2020 年	中共中央、国务院发布《关于深化医疗保障制度改革的意见》	大力推进大数据应用，推行以按病种付费为主的多元复合式医保支付方式，推广按疾病诊断相关分组付费；适应医疗服务模式发展创新，完善医保基金支付方式和结算管理机制；探索对紧密型医疗联合体实行总额付费，加强监督考核，结余留用，合理超支分担

（二）主要类别

我国的医保支付均在总额预算下进行，支付方式按时间顺序可分为后付制和预付制。后付制：指在医疗机构提供医疗服务之后，医保部门按照累计医疗费用金额向医疗机构或患者支付医疗费用。包括按住院床日付费、按服务项目付费和按单病种付费。预付制：指在医疗机构提供医疗服务之前，医保部门按照合同约定的支付标准，预先向医疗服务机构支付费用。包括按人头付费、按服务单元付费、按疾病诊断相关分组（DRG）付费和按病种分值付费（DIP）等。

1. 按服务项目收费 医疗保险经办机构协议定向医院按服务项目支付费用的结算方式。

2. 按住院床日付费 患者住院治疗中，根据病情程度和治疗情况对疾病进行分类，制定每床日费用标准。

3. 按单病种付费 单病种付费模式是指通过统一的疾病诊断分类，科学地制定出每一种疾病的定额偿付标准（这个标准接近合情、合理、合法的医疗成本消耗），社保机构按照该标准与住院人次向定点医疗机构支付住院费用，使得医疗资源利用标准化，即医疗机构资源消耗与所治疗的住院患者的数量、疾病复杂程度和服务强度成正比。原则上对诊疗方案和出入院标准比较明确、诊疗技术比较成熟的疾病实行按病种付费。

4. 按人头付费 首先由医保机构制定每一门诊人次或者每一住院人次的费用偿付标准，然后医疗保险机构根据医院实际提供的服务人次（门诊与住院人次）向医院支付医疗费用。这种付费方式医院的收入随着患者数的增加而增加。

5. 按服务单元付费 医保机构按预先确定的住院日费用标准支付住院患者每日的费用，按预算规定的每次费用标准支付门诊患者费用。同一医院所有患者的每日住院或每次门诊费用支付都是相同、固定的，与每个患者每日或每次治疗的实际花费无关。

6. 疾病诊断相关分组付费（diagnosis related groups，DRGs） 中文翻译为（疾病）诊断相关分组，即根据患者的年龄、性别、住院天数、临床诊断、病症、手术、疾病严重程度，合并症与并发症及转归等因素把患者分入500～600个诊断相关组，在分级上进行科学测算，给予定额预付款。探索建立按疾病诊断相关分组付费体系。按疾病病情严重程度、治疗方法复杂程度和实际资源消耗水平等进行病种分组，坚持分组公开、分组逻辑公开、基础费率公开，结合实际确定和调整完善各组之间的相对比价关系。

7. 按病种分值付费（diagnosis－intervention packet，DIP） 是利用大数据优势所建立的完整管理体系，发掘“疾病诊断＋治疗方式”的共性特征对病案数据进行客观分类，在一定区域范围的全样本病例数据中形成每一个疾病与治疗方式组合的标化定位，客观反映疾病严重程度、治疗复杂状态、资源消耗水平与临床行为规范，可应用于医保支付、基金监管、医院管理等领域。

四、药品集中招标采购制度

（一）概述

药品集中招标采购是指多家医疗机构根据用药需求情况，事先提出药品采购的条件和要求，集中委托招标代理机构或联办组织通过相关文件所规定的规范性程序，采用招标采购方式以相同的价格购买药品和伴随服务的行为。集中是指采购制度由分散到集中是医疗机构采购制度的改革现行政策要求县及县以上公立非营利性医疗机构必须参加药品集中招标采购；招标是指具体采购方式。2009年，中共中央、国务院发布《关于深化医药卫生体制改革的意见》，标志着“新医改”正式启动，其中提出要改革药品加成政策，逐步实行药品“零差率”销售。此后，卫生部等有关部门印发了《关于进一步规范医疗机构药品集中采购工作的意见》，各地要全面实施以省为单位、以政府为首的药品网上集中采购。相关文件发布情况详见表4－10。

国家组织药品集中采购和使用试点启动以来，总体平稳有序，有力推动了药品价格回归合理水平。这项改革既是药品采购机制的重要改革，有利于降低虚高药价、减轻群众负担，也将对推进医改不断深化、巩固公立医院破除以药补医成果、促进医药行业健康发展发挥积极作用。本书主要介绍国家医保局成立以来组织的国家及近年地方集中采购。

表 4－10　药品集中采购相关文件发布情况

时间	文件	主要内容
2009 年	中共中央、国务院发布《关于深化医药卫生体制改革的意见》	标志着“新医改”正式启动，其中提出要改革药品加成政策，逐步实行药品“零差率”销售
2009 年	卫生部等有关部门印发《关于进一步规范医疗机构药品集中采购工作的意见》	各地要全面实施以省为单位、以政府为首的药品网上集中采购
2015 年	国务院发布《关于完善公立医院药品集中采购工作的指导意见》	明确了完善公立医院药品集中采购工作是深化医药卫生体制改革的重要内容和关键环节，对于加快公立医院改革，规范药品流通秩序，建立健全以基本药物制度为基础的药品供应保障体系具有重要意义
2015 年	国家卫生计生委出台《关于落实完善公立医院药品集中采购工作指导意见的通知》	标志着新一轮药品集中招标采购机制的建立。至此，我国公立医院药品全部在省级药品集中采购平台采购，直接向生产企业招标，不再按基本药物和非基本药物分类招标
2020 年	中共中央、国务院发布《关于深化医疗保障制度改革的意见》	要充分发挥药品、医用耗材集中带量采购在深化医药服务供给侧改革中的引领作用，推进医保、医疗、医药联动改革系统集成，加强政策和管理协同，保障群众获得优质实惠的医药服务

（二）主要内容

1. 国家组织药品集中采购　2018 年 8 月 28 日，国务院发布的《深化医药卫生体制改革 2018 年下半年重点工作任务的通知》中提出要开展国家药品集中采购试点，降低药品价格。国家医保局拟对 33 个通过质量和疗效一致性评价的通用名药品品种在 11 个城市开展公立医院联合集中带量采购试点，承诺给中标企业 60% ~70% 市场份额。2018 年 11 月，国家药品集中带量采购，在 4 个直辖市（北京、天津、上海、重庆）和 7 个试点城市（沈阳、大连、厦门、广州、深圳、成都、西安）共计 11 个城市率先试点，将通过质量和疗效一致性评价作为仿制药参与集团采购的条件，与原研药公平竞争；试点地区公立医疗机构为集中采购主体，组成采购联盟，以量换价、招标采购合一，保证药品的质量、及时供应和回款，这就是业内统称的“4 +7 带量采购”。随后，2019 年 1 月国务院办公厅发布《关于印发国家组织药品集中采购和使用试点方案的通知》（国办发〔2019〕2 号）提出“带量采购、以量换价、招采合一、降低药价、国家组织、联盟采购、平台操作、保证用量、药款预付”等药品集中采购的新要求。2020 年 1 月国家医保局发布《关于开展第二批国家组织药品集中采购和使用工作的通知》（医保发〔2020〕2 号），明确：继续坚持“4 +7”试点和扩围的政策要求和保障措施，确保中选药品质量、供应、采购使用和及时回款，落实医保基金预付，鼓励医保与企业直接结算以及落实医疗机构结余留用等措施，打通集中采购各环节，确保市场机制充分发挥作用。在国家医疗保障局等相关部门组织和指导下，国家组织药品集中采购逐步走向制度化、常态化。“4 +7 带量采购”，在 25 个中标品种中，21 个产品的降幅超过了 30%，11 个降幅超 50%；5 个产品的降幅在 60% 到 80% 之间；2 个产品的降幅高达 90% 以上。中标药品主要为治疗高血压、乙肝、肺癌等疾病用药。“4 +7 带量采购”扩围至全国范围，25 种药品平均降幅达到 59%，最高降幅达 98.61%。截至 2020 年 3 月，国家分别于 2019 年、2020 年、2021 年进行了四批带量采购，具体详见表 4－11。

表 4－11　四批五轮国家组织药品集中带量采购对比

	“4 +7”	“4 +7”扩围	第二批	第三批	第四批
时间	2018 年 11 月	2019 年 9 月	2020 年 1 月	2020 年 8 月	2021 年 2 月
采购品种数（中标品种数）	31（25）	25（25）	33（32）	56（55）	45
区域	“4 +7”城市	全国	全国	全国	全国

续表

	"4+7"	"4+7"扩围	第二批	第三批	第四批
中标规则	独家中标	最多3家中标；低价中标	1.8倍；50%降幅；0.1元报价	1.8倍；50%降幅；0.1元报价	1.8倍；50%降幅；0.1元报价
降幅	平均降幅52%	平均降幅59%	平均降幅53%，最高降幅93%	平均降幅53%，最高降幅98.72%，最低降幅12.64%	平均降幅52%，最高降幅96%
采购量	60%~70%	1家50%，2家60%，3家70%	1家50%，2家60%，3家70%，4~6家80%	1家50%，2家60%，3家70%，4~6家80%	1家50%，2家60%，3家70%，4~6家80%
采购周期	1年	1~2家，1~2年；3家，2~3年	1~2家，1~2年；3家，2~3年	1~3年，注射剂采购周期为1年	1~3年，注射剂采购周期为1年

2. 省级药品集中采购 2015年2月，国务院办公厅颁布《关于完善公立医院药品集中采购工作的指导意见》（国办发〔2015〕7号），明确提出：实行药品分类采购，对临床用量大、采购金额高、多家企业生产的基本药物和非专利药品，发挥省级集中批量采购优势，由省级药品采购机构采取双信封制公开招标采购，医院作为采购主体，按中标价格采购药品。至此，我国公立医院药品全部在省级药品集中采购平台采购，直接向生产企业招标，不再按基本药物和非基本药物分类招标。同年，"国家药品供应保障综合管理信息平台网站"正式开通，面向药政决策部门、省级药品集中采购机构、药品生产与配送企业、广大的医疗卫生机构和社会大众，做好支持与服务工作，确保药品集中采购相关信息及时发布。各省市为提高医疗机构议价能力，实现信息共享，开始探索区域性联合采购。2020年药品省级带量采购开展情况如下。

（1）省级带量采购 河南（29个）、江苏（14个）、湖北（33个）、浙江（8个）、江西（6个）、山东（157个）、安徽（头孢菌素类29个、抗肿瘤类6个）、青海、河北（跟标三明联盟非一致性评价7个产品）、福建（13个）等10个省份开展了省级药品带量采购。

（2）省际带量采购（区域联盟采购） ①陕西、湖南、海南、山西、广西、贵州、甘肃、宁夏、青海、新疆、新疆生产建设兵团等十一省（区、兵团）省际联盟，公布了带量采购招标公告，13款药品被纳入带量名单。其中采购量最大的是甘草酸苷片，数量为8234.49万，采购量最小的为果糖注射液，采购量只有9200支。②重庆市、贵州省、云南省、湖南省、广西壮族自治区等5个省（区、市）对临床用量大、采购金额高等15个产品药品进行了联盟采购。③四川、山西、内蒙古自治区、辽宁、吉林、黑龙江、海南、西藏等8个省（区）对17个药品进行了区域联盟采购。

第五节 我国短缺药品供应保障制度

PPT

短缺药品供应保障制度是指建立成熟稳定的短缺药品实时监测预警和分级应对体系，完善短缺药品信息收集、汇总分析、部门协调、分级应对、行业引导"五位一体"的工作制度。

一、短缺药品

（一）概述

1. 定义 2020年4月20日，国家卫生健康委发布了《关于印发国家短缺药品清单管理办法（试行）的通知》（国卫办药政发〔2020〕5号），对短缺药品和临床必需易短缺药品的定义进行了明确。

（1）短缺药品 指经国务院药品监督管理部门批准上市，临床必需且不可替代或者不可完全替代，在一定时间或一定区域内供应不足或不稳定的药品。

（2）临床必需易短缺药品　指经国务院药品监督管理部门批准上市，临床必需且不可替代或者不可完全替代，供应来源少，存在供给短缺风险的药品，重点关注基本药物和急（抢）救、重大疾病、公共卫生及特殊人群等用药。

2. 短缺药品的现状　药品短缺是一个全球性难题。在药品的使用过程中，部分临床常用药品特别是一些经典老药经常出现供应不足甚至断供的情况。部分药品甚至出现一药难求的现象，如：硝酸甘油、鱼精蛋白、阿糖胞苷等药品的短缺还曾引发过较多的患者关注。

改革开放以来，我国药品短缺已经不再是改革开放前"缺医少药"的普遍性短缺，而是少数临床必需的药品供给质量和效率不高，供应保障政策不够细化、相关环节衔接不够顺畅，部分药品临床供应紧张甚至短缺的情况时有发生，影响了患者用药、危及群众健康。随着近年来短缺药品供应保障体系逐步建立健全，我国药品短缺矛盾有所缓解，大范围、长期性短缺情况较少，主要是暂时性、局部性短缺。

二、药品短缺的原因

我国的药品短缺成因复杂，既有生产性因素，又有药品集中招标采购的政策因素，加之医疗机构"以药养医"的问题尚未完全根除以及部分企业的投机垄断等因素。

（一）药品供应链因素

1. 生产性短缺　短缺药品多为低价药、专科用药和急（抢）救药。药品无论从需求数量还是总销售额来看，都属于"小众产品"，利润较低，企业生产积极性不高；加之生产性扶持政策尚不完善，易出现生产不足的情况。生产不足的原因包括：一是生产技术、生产原材料、生产设备缺乏等；二是产品需求量小、利润低，企业因利润因素放弃生产；三是生产企业未通过 GMP 认证、仿制药质量和疗效一致性评价，或者药品的质量标准有所提高，企业短时间内无法达到相应的技术标准和要求，被勒令停产。

此外，造成生产性短缺的另一个重要原因是新药研发的能力和动力不足。以儿童用药为例，目前中国药品市场上儿童用药较为短缺，主要是由于适宜儿童的口服液等剂型的研发与片剂相比有更多的困难，研发和生产的成本更高，从而使得大部分药品生产企业研发动力不足，因此容易导致儿童用药品种的短缺。

2. 配送性短缺　药品由于配送不到位而导致短缺，其主要原因有以下五个方面：一是在运输过程中的迟滞或故障；二是偏远地区运输能力弱；三是利润低；四是配送企业不符合 GSP 要求，被责令整改或停止经营；五是由于垄断或者医院被托管。

3. 使用性短缺（假性短缺）　我国虽然结束了多年"以药养医"的政策，但短时间内医疗机构和医生对高价药的"偏好"难以改变，没有使用廉价药的动力。而且很多低价药在产品更新换代中被安全性、有效性、方便性更高的新品种替代，进一步压缩了低价药的市场，引发生产性短缺。对抗生素、注射液（尤其是中药注射液）等药品的不合理使用，也可以在短期内导致某些品种出现供应不足的假性短缺现象；药品出现质量问题或存在严重不良反应时，被强制停产和召回而造成短缺。

（二）政策因素

1. 招标采购因素　药品招标"价低者得"是为了减轻人民群众的用药负担，但"唯低价论"的药品招采机制有违市场规律。一些临床常用的低价药品，生产企业的利润本已很单薄，招标时一味要求降价，会导致生产企业低价中标后弃标，从而出现短缺。

2. 药品储备相关政策不完善　我国的药品储备主要用于应对灾情、疫情和一些突发事件，而多数地方对临床常见的短缺药品没有实行定点储备。我国部分短缺的专科药品临床必需且不可替代，或替代品不具性价比，一旦短缺会对患者造成严重影响。

3. 信息化建设不健全　药品生产企业与医疗机构之间未能建立直接的联系，主要是依托省级药品采购平台，不能实现全省、全国范围内的信息共享。同时，各管理部门之间、中央与地方之间未能形成有效的联动机制，数据分散、信息不畅，导致药品需求不能及时反馈，生产企业也不能及时调整产能，信息不对称导致有药难求。

4. 药品需求突然增加 由于某种疾病或疫情突发，并且大面积传播，使得某种特定药品的需求量急剧增加，导致该药品不能足量、及时供应，出现该药品短缺。

三、短缺药品的管理

（一）概述

2014 年 4 月 1 日，国家卫生健康委联合八部委印发《关于做好常用低价药品供应保障工作的意见》（国卫药政发〔2014〕14 号），从改进价格管理、完善采购办法、建立常态短缺药品储备、加大政策扶持等多方面提出了保障常用低价药品生产供应的政策措施，以期通过多部门联动合作，综合施策，从建立长效机制入手，共同做好常用低价药品供应保障工作。

2017 年 6 月 28 日，国家卫生健康委印发《关于改革完善短缺药品供应保障机制的实施意见》（国卫药政发〔2017〕37 号）（以下简称“37 号文”），主要有 4 个方面体制机制创新，概括起来为“1 +1 +1 +6”，具体是：“一个会商联动机制”，国家和省两级建立 9 部门会商联动工作机制。“一个清单”，建立国家、省两级短缺药品清单管理制度，开展清单内药品临床综合评价，实现动态管理。“一个平台”，建设全国短缺药品多源信息采集和供应业务协同应用平台。“六类精准措施”，区分不同情况，通过实施定点生产、协调应急生产和进口、加强供需对接和协商调剂、完善短缺药品储备、打击违法违规行为、健全罕见病用药政策。

2017 年 11 月 23 日，为切实加强短缺药品和原料药市场价格监管，有效规范短缺药品和原料药经营者价格行为，引导相关经营者依法合规开展经营，遏制违法涨价、恶意控销等行为，维护短缺药品和原料药领域的公平竞争与价格秩序，保护消费者利益，保障医药卫生体制改革深入推进，国家发展改革委制定了《短缺药品和原料药经营者价格行为指南》。

为贯彻落实《医药工业发展规划指南》（工信部联规〔2016〕350 号）、《关于改革完善短缺药品供应保障机制的实施意见》（国卫药政发〔2017〕37 号），针对小品种药（短缺药，下同）市场用量小、企业生产动力不足的实际情况，2018 年 11 月 23 日，工业和信息化部、国家卫生计生委、国家发展改革委、国家药品监督管理局共同组织开展小品种药集中生产基地建设。并分别于 2019 年 1 月 28 日和 2019 年 12 月 31 日，公布第一批和第二批短缺药集中生产基地建设单位名单。

2019 年 10 月 11 日，国务院办公厅印发的《关于进一步做好短缺药品保供稳价工作的意见》（国办发〔2019〕47 号）（以下简称“47 号文”）提出：在保供方面提出了加强协同监测，做好短缺药品的清单管理；实施短缺药品停产报告；允许企业直接挂网采购；建立健全短缺药品的常态贮备机制共 4 项措施，便于实现对短缺药品列名管理，加强监测监督，做到有针对性地解决短缺药物的品种。另外，在稳定价格方面，提出对药品价格异常情况的监测预警；强化药品价格常态监管；加大对违法行为的执法力度。

为贯彻落实国务院办公厅《关于进一步做好短缺药品保供稳价工作的意见》（国办发〔2019〕47 号）要求，允许符合条件的短缺药品由企业直接报价挂网或医院自主备案采购，并就直接挂网和备案采购的规则进行细化，切实配合相关部门做好短缺药品保供稳价工作。2019 年 12 月 6 日，医疗保障局关于印发《关于做好当前药品价格管理工作的意见》的通知（医保发〔2019〕67 号）。

对于药品短缺问题，2019 年版《中华人民共和国药品管理法》对“药品储备和供应”作出专章规定。《药品管理法》第九章“药品储备和供应”，从 6 个方面做出了系统、配套的制度设计，力在有效解决短缺药品的供应保障问题：一是国家实行药品储备制度。二是国家实行基本药物制度。三是国家建立药品供求监测体系。四是国家实行短缺药品清单管理制度。五是实施优先审评审批。六是对短缺药品，国务院可以限制或者禁止出口。必要时，国务院有关部门可以采取组织生产、价格干预和扩大进口等措施，保障药品供应。药品上市许可持有人、药品生产企业、药品经营企业应当按照规定保障药品的生产和供应。

《中华人民共和国基本医疗卫生与健康促进法》第五章"药品供应保障"对药品的供应作出规定。第五十八条国家完善药品供应保障制度，建立工作协调机制，保障药品的安全、有效、可及。第六十四条国家建立健全药品供求监测体系，及时收集和汇总分析药品供求信息，定期公布药品生产、流通、使用等情况。

（二）管理措施

1. 短缺药品多源信息采集平台　37 号文指出实行短缺药品监测信息每月零报告制度，完善监测指标，提高监测效率。建立国家、省、地市、县四级监测网络体系和预警机制。建设基于大数据应用的短缺药品监测预警信息系统。每个省份布局不少于 15 个监测哨点的基础上，依托国家药品供应保障综合管理平台、省级药品集中采购平台等，逐步扩大监测范围，联通药品研发注册、生产流通、采购使用等重点环节，逐步实现短缺药品信息监测全覆盖。47 号文提出搭建国家短缺药品多源信息采集平台，建立协同监测机制，实现原料药和制剂在注册、生产、采购、价格等方面的信息联通共享。

2. 短缺药品清单管理制度　47 号文指出国家实行短缺药品清单管理制度，国家和省级联动机制牵头单位分别会同各成员单位制定国家和省级临床必需易短缺药品重点监测清单和短缺药品清单并动态调整。对清单中的药品重点监测、动态跟踪，将市场供应充足、能够形成有效竞争的药品适时调出清单。为落实《药品管理法》和 47 号文相关要求，2020 年 4 月，国家卫生健康委会同 11 个国家短缺药品供应保障工作会商联动机制成员单位联合印发了《国家短缺药品清单管理办法（试行）》（国卫办药政发〔2020〕5 号），明确了国家短缺药品清单的制定原则、程序等工作内容。根据 47 号文和清单管理办法要求，国家卫生健康委会同国家短缺药品供应保障工作会商联动机制各成员单位，于 2020 年 12 月 30 日，发布《关于印发国家短缺药品清单的通知》并同时发布"国家短缺药品清单"和"国家临床必需易短缺药品重点监测清单"。国家短缺药品清单共纳入 6 个药品，分别是甲氨蝶呤、垂体后叶注射液、苄星青霉素、米托蒽醌、新斯的明、硫代硫酸钠。国家临床必需易短缺药品重点清单共囊括 57 个药品，比如苄星青霉素、氯法齐明、别嘌醇、地西泮、硝酸甘油、地高辛、去乙酰毛花苷、肾上腺素、阿托品、多巴胺、鱼精蛋白、阿糖胞苷等。对于短缺药品清单中的品种，允许企业在省级药品集中采购平台上自主报价、直接挂网，医疗机构自主采购；对于短缺药品清单和重点监测清单中的药品，医疗机构可线下搜寻药品生产企业，在省级药品集中采购平台自主备案。

3. 国家联动机制　2019 年 12 月 31 日，国家卫生健康委印发了《关于印发国家短缺药品供应保障工作会商联动机制工作规则的通知》（国卫办药政发〔2019〕26 号），明确国家联动机制由国家卫生健康委、国家发展改革委、工业和信息化部、财政部、生态环境部、商务部、国务院国资委、市场监管总局、国家医保局、国家中医药管理局、国家药监局、中央军委后勤保障部 12 个部门组成。明确主要职责：加强有关部门、医疗机构、相关行业学协会、药品生产和流通企业等在短缺药品监测预警和分级应对方面的协作配合，增强综合应对能力，协调解决跨省药品短缺问题。

4. 短缺药品常态储备机制　由工业和信息化部、各省级人民政府分别负责，优化中央和地方医药储备结构，加大短缺药品储备力度。充分发挥省级医药储备功能，筛选一批临床必需、用量不确定且容易发生短缺的药品纳入储备。明确储备短缺药品调用程序，方便医疗机构采购和使用。省级医药储备管理部门梳理已纳入省级医药储备目录的国家清单药品的储备情况，定期向省级联动机制牵头单位通报储备品种。省级联动机制牵头单位会同医药储备管理部门，建立符合地方实际的短缺药品调用程序。引导小品种药（短缺药）集中生产基地积极保障国家清单中药品的生产供应。

随着医药卫生体制改革向纵深发展，以及《中华人民共和国药品管理法》《中华人民共和国基本医疗卫生与健康促进法》和 47 号文的落实落地，国家和省两级药品供应保障工作均在稳步推进，取得了积极成效。与短缺药品管理有关的文件可见表 4 - 12。

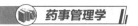

表 4－12　短缺药品管理有关文件

时间	文件名称
2014 年 4 月 1 日	关于印发做好常用低价药品供应保障工作意见的通知（国卫药政发〔2014〕14 号）
2014 年 6 月 4 日	关于做好常用低价药品采购管理工作的通知（国卫药政发〔2014〕36 号）
2015 年 1 月 9 日	关于做好急（抢）救药品采购供应工作的通知（国卫药政发〔2015〕3 号）
2017 年 1 月 5 日	关于 2016 年临床必需、用量小、市场供应短缺药品定点生产试点有关事项的通知（国卫药政函〔2016〕365 号）
2017 年 6 月 27 日	关于改革完善短缺药品供应保障机制的实施意见（国卫药政发〔2017〕37 号）
2017 年 11 月 23 日	短缺药品和原料药经营者价格行为指南（中华人民共和国国家发展和改革委员会公告 2017 年第 20 号）
2018 年 2 月 1 日	四部门关于组织开展小品种药（短缺药）集中生产基地建设的通知（工信厅联消费〔2018〕21 号）
2019 年 7 月 25 日	关于印发医疗机构短缺药品分类分级与替代使用技术指南的通知（国卫办药政函〔2019〕625 号）
2019 年 10 月 11 日	关于进一步做好短缺药品保供稳价工作的意见（国办发〔2019〕47 号）
2019 年 12 月 6 日	关于做好当前药品价格管理工作的意见的通知（医保发〔2019〕67 号）
2019 年 12 月 31 日	关于印发国家短缺药品供应保障工作会商联动机制工作规则的通知（国卫办药政发〔2019〕26 号）
2020 年 4 月 20 日	关于印发国家短缺药品清单管理办法（试行）的通知（国卫办药政发〔2020〕5 号）
2020 年 12 月 30 日	关于印发国家短缺药品清单的通知（国卫办药政发〔2020〕25 号）

本章小结

本章介绍了药物政策与管理制度的定义与关系；介绍了我国深化医药卫生体制改革的基本原则、目标及其中的重点改革内容——初步建立国家基本药物制度。在大的政策背景下具体介绍基本药物制度的起源及发展。

重点：我国基本药物制度的内涵，基本药物目录的遴选、产生以及对基本药物的生产、流通、使用、定价、报销、监测评价等环节实施的有效管理；我国的处方药与非处方药的分类管理制度；短缺药品供应保障制度。

难点：遴选非处方药的原则、非处方药的分类、药品储备制度、医疗保障用药政策。

题库

练 习 题

一、选择题

1. 国家基本药物制度首先在哪些医疗机构实施？（　）

　A. 市级举办的基层医疗卫生机构　　B 省级举办的基层医疗卫生机构

　C. 政府举办的基层医疗卫生机构　　D 县级举办的基层医疗卫生机构

2. 国家基本药物目录不包括（　）。

　A. 化学药品　　B. 生物制品

　C. 中药饮片　　D. 中草药

3. 国家基本药物目录实行动态调整管理，不断优化基本药物品种、类别与结构比例，原则上（　）年调整一次。

　A. 一年　　B. 二年

　C. 三年　　D. 四年

4. 哪些药品可以纳入国家基本药物目录遴选范围？（ ）
   A. 主要是常见病、多发病、传染病、慢性病等防治所需药品
   B. 含有国家濒危野生动植物药材的
   C. 主要用于滋补保健的
   D. 非临床治疗首选的
5. 在6版《医保药品目录》中，哪几版并未对中药饮片进行调整？（ ）
   A. 2009年版和2019年版　　B. 2017年版和2020年版
   C. 2019年版和2020年版　　D. 2009年版和2020年版
6. 按照《2019版医保药品目录》要求，将原省级药品目录内按规定调增的（ ）药品逐步消化，消化期限为（ ）年。
   A. 甲类，3年　　B. 乙类，3年
   C. 甲类，5年　　D. 乙类，5年
7. 按病种付费与按疾病诊断相关分组付费最主要区别是（ ）。
   A. 支付比例　　B. 支付范围
   C. 支付流程　　D. 支付对象
8. 国家组织药品集中带量采购主要是针对（ ）。从“4+7”扩围至今，国家集采药品价格的平均降幅为（ ）。
   A. 原研药、参比制剂，50%　　B. 原研药、参比制剂，70%
   C. 通过一致性评价的仿制药，50%　　D. 通过一致性评价的仿制药，70%

二、思考题

1. 简述国家药物政策的目标。
2. 简述我国基本药物的生产、流通、使用等相关管理规定。
3. 简述我国基本药物遴选的原则以及基本药物目录的制定程序。
4. 简述处方药和非处方药的定义及分类管理的意义。
5. 简述处方药、非处方药的生产、经营和使用管理规定。
6. 简述医药储备调用的总体原则。
7. 简述我国医疗保障药物政策的政策目标及产生的实际意义。

（李　播　木巴拉克·伊明江）

第五章

药师与药事伦理

学习导引

知识要求

1. **掌握** 执业药师的定义、考试、注册及继续教育管理的规定；我国药师的职业道德准则；执业药师药学服务规范。

2. **熟悉** 我国药学技术人员管理制度的发展；药学各领域药师的工作职责。

3. **了解** 药学技术人员概念；国际药学技术人员管理制度的发展；药学各领域药事伦理要求。

能力要求

1. 熟练掌握药师在各工作岗位的职责规定及执业药师管理的相关规定。

2. 学会应用药学职业道德和药事伦理思想帮助解决可能存在的药事纠纷。

课堂互动

孙思邈是唐代医药学家，被后人誉为“药王”，一生致力于药物研究，著《千金要方》，公元659年参编完成了世界上第一部国家药典《唐新本草》。孙思邈认为，医生应以解除患者痛苦为唯一职责，对患者一视同仁“皆如至尊”，“华夷愚智，普同一等”，著《大医精诚》。他也是我国医德思想的创始人，被西方称之为“医学论之父”。曾曰：“良医导之以药石，救之以针济”，又曰：“胆欲大而心欲小，智欲圆而行欲方。《诗》曰‘如临深渊，如履薄冰’，谓小心也；‘赳赳武夫，公侯于城’，谓大胆也。‘不为利回，不为义疚’，行之方也；‘见机而作，不俟终日’，智之圆也。”

1. 请结合药学实践，思考：作为一名药师，在各个药学岗位应履行怎样的职责？

2. 在学习完本章后，谈谈“智圆行方”的医药伦理思想对你的启示，以及我国药学职业道德的意义和作用。

PPT

第一节 概 述

现代药学的发展主要经历了三个阶段，即保障药品供应的传统药学阶段，参与临床用药实践、促进合理用药的临床药学阶段和以患者为中心、强调改善患者生命质量的药学服务阶段。随着不同时期药学实践技能要求的变化，药学专业技术人才的职业准入和能力发展要求也相应不断提高。

一、药学技术人员概念

药学技术人员（pharmaceutical professionals）是指受过系统的药学专业培训，经过国家相关资格认定，取得药学专业技术职务证书或执业药师资格，遵循药事法规和职业道德规范，从事与药品的研发、生产、经营、使用和监督管理有关实践活动的技术人员。

近年来，随着我国医药卫生体制改革的深入推进和药学学科的发展，现代社会对药学专业技术人员提出了更高的要求和希望。药学服务成为大健康服务产业中非常重要的组成部分，药学工作人员的服务质量与患者的健康和生命息息相关，各国均立法对药学专业技术人员进行管理。

二、国际药学技术人员管理制度的发展

1. 国际药师制度的发展概况　世界上多数国家和地区积极推行药师制度、普遍重视立法，以规范药师在药事管理活动中的职业行为。绝大多数国家和地区都制定颁布《药师法》《药房法》或者相应的药事管理法律，并形成一套比较完善的规范药师准入、注册、继续教育和执业行为的法律法规体系。药师越来越具有较高的社会认可度和地位，深受公众信任与尊重。多数国家对药师设立了较好的职业保障和社会福利。

目前，国际药师制度正处于快速发展阶段。以经济合作与发展组织（Organization for Economic Co-operation and Development，OECD）所属国家的药师人力资源发展情况为例，药师参与为公众提供多元化和专业化的药学服务，其作用不断被公众所认可。以患者为中心的药学服务理念已深入人心，并成为全球药师共同追求的目标，实现全程化的药学服务是全体药师共同的责任。药师在安全、合理用药和提升健康服务品质方面都表现出专业优势，受到公众信任和支持，使社会药房的专业功能逐渐增强。在英国超过70%的药师在社区药房，社区药房在社会健康体系中被定位是提供健康服务的区域，而不是单纯销售药品的地方。

2. 主要国家药师制度简介

（1）美国药师管理制度　美国较早开始实施药师管理制度，早在1869年便实行执业药师资格制度，而后在1904年成立了"国家药事管理委员会协会"（简称NABP），负责制定《标准州药房法》，建立药师执业标准，组织执业药师考试、注册管理等相关工作。药房法则由各州根据自身具体情况分别制定，针对执业药师的职责、标准、药事管理法律法规的考核等提出要求。目前美国的医疗卫生机构和社会药房领域共有三类药学技术人员：药师、药剂员和专科药师。一般只有获得临床药学博士（Pharm. D）学位，经过药师资格考试和注册的药学技术人员，才可担任药师。

（2）英国药师管理制度　英国具有较完善的国民医疗保健体系（National Health Service，NHS），NHS面向全体英国公民免费提供医疗卫生服务，并拥有"世界上最好的医疗体系之一"的药师，以及较为完备的药事管理制度和管理理念。现行的《药房法》对药师的注册条件、注册程序、注册前培训、药品的管理与调配、药师职业标准和伦理等方面做出相应规定。

（3）新加坡药师管理制度　新加坡在亚洲有着较为完善的医疗保健系统。新加坡近些年非常重视药师制度建设，在高等药学教育、药师实践能力和药师精英培养方面进行了诸多探索。为了规范药师注册行为和执业行为，新加坡为药师制度制订了一套较完备的法律法规。在立法之外，新加坡药师理事会还制定了药师职业道德规范。药师必须参加继续教育，继续教育以两年为一个周期，如果注册药师仅注册而没有执业，处于静止状态，也必须参加继续教育。

三、我国药学技术人员管理制度的发展

中华人民共和国成立后，随着专业技术领域职称资格制度的实施，我国开始对药学人员进行规范化专业技术职务聘任和职业准入管理。1994年《执业药师资格制度暂行规定》颁布，我国开始正式实施执业药师资格制度。当时将执业药师定位在对药品质量把关方面，那个时期我国药学人才培养教育是以培养制药工程师为目标。在经过20多年的制度实施后，我国现在对药学专业技术人才培养的目标日趋精细化，其管理办法也根据不同的岗位设置，对配备的药学专业技术人才设置不同的要求。

我国《药品管理法》明确规定：开办药品生产企业，必须具有依法经过资格认定的药学技术人员、工程技术人员及相应的技术工人；开办药品经营企业必须具有依法经过资格认定的药师或者其他药学技术人员。医疗机构必须配备依法经过资格认定的药师或者其他药学技术人员，负责本单位的药品管理、处方审核和调配、合理用药指导等工作。非药学技术人员不得直接从事药剂技术工作。除此之外，部门

规章及相关文件中的规定如下。

（一）药品研发岗位药学技术人员管理要求

1.《药物非临床研究质量管理规范》（2017 年） 非临床安全性评价研究机构负责人应具备医学、药学或其他相关专业本科以上学历及相应的业务素质和工作能力。非临床安全性评价研究机构应设立独立的质量保证部门，其人员的数量根据非临床安全性评价研究机构的规模而定。每项研究工作必须聘任专门负责人。

非临床安全性评价研究机构的人员，具备严谨的科学作风和良好的职业道德以及相应的学历，经过专业培训，具备所承担的研究工作需要的知识结构、工作经验和业务能力；定期进行体检，患有影响研究结果的疾病者，不得参加研究工作。

2.《药物临床试验质量管理规范》（2020 年） 负责临床试验的研究者应具备下列条件。

（1）具有在临床试验机构的执业资格；具备临床试验所需的专业知识、培训经历和能力；能够根据申办者、伦理委员会和药品监督管理部门的要求提供最新的工作履历和相关资格文件。

（2）熟悉申办者提供的试验方案、研究者手册、试验药物相关资料信息。

（3）熟悉并遵守本规范和临床试验相关的法律法规。

（4）保存一份由研究者签署的职责分工授权表。

（5）研究者和临床试验机构应当接受申办者组织的监查和稽查，以及药品监督管理部门的检查。

（6）研究者和临床试验机构授权个人或者单位承担临床试验相关的职责和功能，应当确保其具备相应资质，应当建立完整的程序以确保其执行临床试验相关职责和功能，产生可靠的数据。研究者和临床试验机构授权临床试验机构以外的单位承担试验相关的职责和功能应当获得申办者同意。

（二）药品生产岗位药学技术人员管理要求

《药品生产质量管理规范》（2010 年）规定：企业应当配备足够数量并具有适当资质（含学历、培训和实践经验）的管理和操作人员。关键人员应当为企业的全职人员，至少应当包括企业负责人、生产管理负责人、质量管理负责人和质量受权人。

1. 生产管理负责人应当至少具有药学或相关专业本科学历（或中级专业技术职称或执业药师资格），具有至少三年从事药品生产和质量管理的实践经验，其中至少有一年的药品生产管理经验，接受过与所生产产品相关的专业知识培训。

2. 质量管理负责人应当至少具有药学或相关专业本科学历（或中级专业技术职称或执业药师资格），具有至少五年从事药品生产和质量管理的实践经验，其中至少一年的药品质量管理经验，接受过与所生产产品相关的专业知识培训。

3. 质量受权人应当至少具有药学或相关专业本科学历（或中级专业技术职称或执业药师资格），具有至少五年从事药品生产和质量管理的实践经验，从事过药品生产过程控制和质量检验工作。

（三）药品经营岗位药学技术人员管理要求

1.《药品经营质量管理规范》（2015 年） 药品批发和零售企业技术人员应符合以下的共同要求。

（1）企业从事药品经营和质量管理工作的人员，应当符合有关法律法规及本规范规定的资格要求，不得有相关法律法规禁止从业的情形。

（2）企业应当对各岗位人员进行与其职责和工作内容相关的岗前培训和继续培训，以符合本规范要求。

（3）质量管理、验收、养护、储存等直接接触药品岗位的人员应当进行岗前及年度健康检查，并建立健康档案。患有传染病或者其他可能污染药品的疾病的，不得从事直接接触药品的工作。身体条件不符合相应岗位特定要求的，不得从事相关工作。

药品批发企业技术人员的管理要求如下。

（1）企业负责人应当具有大学专科以上学历或者中级以上专业技术职称，经过基本的药学专业知识培训，熟悉有关药品管理的法律法规及本规范。

（2）企业质量负责人应当具有大学本科以上学历、执业药师资格和3年以上药品经营质量管理工作经历，在质量管理工作中具备正确判断和保障实施的能力。

（3）企业质量管理部门负责人应当具有执业药师资格和3年以上药品经营质量管理工作经历，能独立解决经营过程中的质量问题。

（4）企业应当配备符合以下资格要求的质量管理、验收及养护等岗位人员：①从事质量管理工作的，应当具有药学中专或者医学、生物、化学等相关专业大学专科以上学历或者具有药学初级以上专业技术职称。②从事验收、养护工作的，应当具有药学或者医学、生物、化学等相关专业中专以上学历或者具有药学初级以上专业技术职称。③从事中药材、中药饮片验收工作的，应当具有中药学专业中专以上学历或者具有中药学中级以上专业技术职称；从事中药材、中药饮片养护工作的，应当具有中药学专业中专以上学历或者具有中药学初级以上专业技术职称；直接收购地产中药材的，验收人员应当具有中药学中级以上专业技术职称。④经营疫苗的企业还应当配备2名以上专业技术人员专门负责疫苗质量管理和验收工作，专业技术人员应当具有预防医学、药学、微生物学或者医学等专业本科以上学历及中级以上专业技术职称，并有3年以上从事疫苗管理或者技术工作经历。⑤从事采购工作的人员应当具有药学或者医学、生物、化学等相关专业中专以上学历，从事销售、储存等工作的人员应当具有高中以上文化程度。

药品零售企业技术人员的管理要求如下。

（1）企业法定代表人或者企业负责人应当具备执业药师资格。企业应当按照国家有关规定配备执业药师，负责处方审核，指导合理用药。

（2）质量管理、验收、采购人员应当具有药学或者医学、生物、化学等相关专业学历或者具有药学专业技术职称。从事中药饮片质量管理、验收、采购人员应当具有中药学中专以上学历或者具有中药学专业初级以上专业技术职称。

（3）营业员应当具有高中以上文化程度或者符合省级药品监督管理部门规定的条件。中药饮片调剂人员应当具有中药学中专以上学历或者具备中药调剂员资格。

2.《药品流通监督管理办法》（2007年）　经营处方药和甲类非处方药的药品零售企业，执业药师或者其他依法经资格认定的药学技术人员不在岗时，应当挂牌告知，并停止销售处方药和甲类非处方药。药品零售企业在执业药师或者其他依法经过资格认定的药学技术人员不在岗时销售处方药或者甲类非处方药的，责令限期改正，给予警告；逾期不改正的，处以一千元以下的罚款。

医疗机构设置的药房，应当具有与所使用药品相适应的场所、设备、仓储设施和卫生环境，配备相应的药学技术人员。

（四）医疗机构药学岗位技术人员管理要求

1.《处方管理办法》（2007年）　取得药学专业技术职务任职资格的人员方可从事处方调剂工作。具有药师以上专业技术职务任职资格的人员负责处方审核、评估、核对、发药以及安全用药指导；药师应当凭医师处方调剂处方药品，非经医师处方不得调剂。药师应当按照操作规程调剂处方药品，应当认真逐项检查处方前记、正文和后记书写是否清晰、完整，并确认处方的合法性。药师经处方审核后，认为存在用药不适宜时，应当告知处方医师，请其确认或者重新开具处方。药师发现严重不合理用药或者用药错误，应当拒绝调剂，及时告知处方医师，并应当记录，按照有关规定报告。药师对于不规范处方或者不能判定其合法性的处方，不得调剂等。

2.《医疗机构药事管理规定》（2011年）　医疗机构药学专业技术人员按照有关规定取得相应的药学专业技术职务任职资格。依法取得相应资格的药学专业技术人员方可从事药学专业技术工作。

药学专业技术人员应当严格按照《药品管理法》《处方管理办法》、药品调剂质量管理制度等有关法律、法规、规章制度和技术操作规程，认真审核处方或者用药医嘱，经适宜性审核后调剂配发药品。发出药品时应当告知用法用量和注意事项，指导患者安全用药。

医疗机构药学专业技术人员不得少于本机构卫生专业技术人员的8%。建立静脉用药调配中心（室）的，医疗机构应当根据实际需要另行增加药学专业技术人员数量。

医疗机构应当配备临床药师，三级医院临床药师不少于5名，二级医院临床药师不少于3名。临床药师应当全职参与临床药物治疗工作，对患者进行用药教育，指导患者安全用药；且应当具有高等学校临床药学专业或者药学专业本科毕业以上学历，应当经过规范化培训。

医疗机构应当加强对药学专业技术人员的培养、考核和管理，制定培训计划，组织药学专业技术人员参加毕业后规范化培训和继续医学教育，将完成培训及取得继续医学教育学分情况，作为药学专业技术人员考核、晋升专业技术职务任职资格和专业岗位聘任的条件之一。

第二节　药　　师

PPT

药师是药学技术人员的主体。按照执业准入资格分类，药师可以分为执业药师和从业药师；按照工作领域不同，药师可以分为药品生产企业药师、药品经营企业药师、药品使用机构药师及监督检验岗位的药师。药师在不同的岗位履行相应的岗位职责。

一、药品生产企业药师的工作职责

（一）负责生产管理的药师职责

1. 按照批准的工艺规程生产、贮存药品，以保证药品质量。
2. 严格执行与生产操作相关的各种操作规程。
3. 认真审核批生产记录和批包装记录并送交质量管理部门。
4. 负责厂房和设备的维护保养，以保持其良好的运行状态。
5. 完成各种必要的验证工作等。
6. 确保生产相关人员经过必要的岗前培训和继续培训，并根据实际需要调整培训内容等。

（二）负责质量管理的药师职责

1. 确保原辅料、包装材料、中间产品、待包装产品和成品符合经注册批准的要求和质量标准。
2. 确保在产品放行前完成对批记录的审核。
3. 确保完成所有必要的检验。
4. 对所有重大偏差和检验结果超标进行调查并及时处理。
5. 监督厂房和设备的维护，以保持其良好的运行状态。
6. 进行各种必要的确认或验证工作，撰写、审核和批准确认或验证方案和报告。
7. 制定产品的持续稳定性考察计划，提供稳定性考察的数据。
8. 开展产品质量回顾分析等。

二、药品经营企业药师的工作职责

根据我国《药品经营质量管理规范》的规定，药品经营企业药师履行以下职责。

（一）药品质量的监督和管理

1. 验证购进药品的批发企业资质，确保批发企业证照齐全且真实，杜绝非法渠道购销药品。

2. 对所在单位购进的药品进行验收与检验。

3. 对所用设施和设备定期进行检查、维修、保养并建立档案，负责经营药品的合理摆放、储存与养护、出库与运输、销售和售后服务。

4. 开展药品质量管理工作，收集、报告药品不良反应情况，定期对企业各类人员进行药品法律、法规、规章和药品专业技术知识、职业道德等教育和培训，并建立档案等。

（二）提供合理用药指导及信息等药学服务

1. 药品零售企业药师应熟知店内药品功效、使用方法、配伍禁忌及不良反应，销售药品必须准确无误，并正确说明用法、用量和注意事项。

2. 询问患者病情、既往史、过敏史，帮助顾客正确选购药品，详细告知患者及其家属此药物可能产生的不良反应，就给药时间、给药剂量方面提供合理指导。

3. 收集药品不良反应信息，对顾客投诉的药品不良反应完整记录并跟踪处理上报。

4. 对常见疾病、慢性病能提供合理用药指导。

5. 正确调剂处方，坚持处方药与非处方药分类管理制度，对处方所列药品不得擅自更改或者代用。对有配伍禁忌或者超剂量的处方，应当拒绝调配，维护患者的用药权益。

6. 对公众进行安全、合理用药健康教育。重点宣传合理用药的基本常识，包括影响治疗的药物相互作用、食物与药物相互作用等，提高患者用药依从性。

7. 药师应当对药品安全进行不良反应监测和药物警戒工作，特别关注新上市的药品和特殊人群使用的药品。

三、医疗机构药师的工作职责

1. 负责药品采购供应、处方或者用药医嘱审核、药品调剂、静脉用药集中调配和医院制剂配制，指导病房（区）护士请领、使用与管理药品。

2. 参与临床药物治疗，进行个体化药物治疗方案的设计与实施，开展药学查房，为患者提供药学专业技术服务。

3. 参加查房、会诊、病例讨论和疑难、危重患者的医疗救治，协同医师做好药物使用遴选，对临床药物治疗提出意见或调整建议，与医师共同对药物治疗负责。

4. 开展抗菌药物临床应用监测，实施处方点评与超常预警，促进药物合理使用。

5. 开展药品质量监测，药品严重不良反应和药品损害的收集、整理、报告等工作。

6. 掌握与临床用药相关的药物信息，提供用药信息与药学咨询服务，向公众宣传合理用药知识。

7. 结合临床药物治疗实践，进行药学临床应用研究；开展药物利用评价和药物临床应用研究；参与新药临床试验和新药上市后安全性与有效性监测。

8. 其他与医院药学相关的专业技术工作。

其中，临床药师是指以系统药学专业知识为基础，并具有一定医学和相关专业基础知识与技能，直接参与临床用药，促进药物合理应用和保护患者用药安全的药学专业技术人员。临床药师是临床医疗治疗团队成员之一，应与临床医师一起坚持通过临床实践，发挥药学专业技术人员在药物治疗过程中的作用，更加注重在临床用药实践中发展、解决、预防潜在的或实际存在的用药问题，促进药物合理使用。

知识链接

《医疗机构药学服务规范》

医疗机构药师为保障患者用药安全、优化患者治疗效果和节约治疗费用而进行药学服务，旨在发现和解决与患者用药相关问题。为加强医疗机构药学服务管理，保障药学服务质量，根据我国现行的法律法规、规章制度，中国医院协会药事专业委员会于2019年2月研究发布《医疗机构药学服务规范》。

规范包括1个通则和药学门诊、处方审核、药物重整、用药咨询、用药教育、药学查房、用药监护、居家药学服务8个分册。围绕医疗机构药学服务工作中的组织与制度建设、人员资质管理、服务范围、信息管理，开展各项服务项目内容及要求、服务过程、服务质量控制与评价改进，旨在为医疗机构药师的药学服务提供规范的药学服务总体要求。

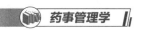

四、药品监督检验岗位的药师工作职责

我国药品监督管理由行政岗位和技术岗位组成。要求进行药品监管的药学专业人员必须掌握相关的药品检验鉴定技术或了解药学学科知识背景；同时，该部门的药师应熟悉我国药事法律法规，并严格遵照执行，以维护药事活动的公平公正。

所有岗位的药学专业技术人员还应共同遵守的一项职责，即为不断学习的职责。药师应不断学习新知识、新技术，努力提高自己的专业水平和执业能力，时刻把群众的身体健康和生命安全放在首位，以药师的专业知识、技能和良知，尽心尽职地为公众服务，同时向公众提供优质的药品和优良的药学服务。

知识拓展

八星药师

20 世纪 80 年代末，世界卫生组织 WHO 和国际药学联合会（FIP）提出了“药学服务”的概念，2000 年提出“七星药剂师”的目标。按照“七星药剂师”的角色要求，药剂师应成为：健康的看护者（care giver）、决策的制定者（decision maker）、沟通者（communicator）、引导者（leader）、管理者（manager）、终身学习者（life－long learner）、教学者（teacher）。2006 年，在七星药师的要求基础上再加上“研究者”（researcher），称为八星药师。

健康的看护者是指药师应该为患者提供高质量的药物治疗服务，为个人、群体提供与药物治疗和药物使用有关的教育、信息和建议。

决策者是指药师应具有与药学职业有关的知识和核心信息的理解力，能系统地分析、评价和应用信息，并在拥有扎实的专业知识的基础之上做出决策。

沟通者是指药师必须具有足够的知识储备，同时要能够使用、解释来自其他渠道的信息。要求药师在关注患者状况细节的同时，必须为患者保守秘密。

引导者是指药师在关注公众健康的政策发展方面，药师应该在与其他机构的合作中起到引领作用。

管理者是指为了药品和医疗服务的可获得性和有效性，药师应有效地、创造性地管理资源和信息。

教育者是指药师应该建议、教育所服务的对象获得正确使用药物或器械等任何有助于健康的知识；同时还要能够指导实习者进行药学实践活动。

终身学习者是由于当代社会医药知识日新月异，药师必须树立终身学习的习惯，同时真正做到终身学习，成为一名终身学习者。

研究者是由于药师具有医学和药学等多方面的知识，处在医药结合的特殊位置上，无论在药物开发的临床研究阶段，还是在上市后药品的再评价阶段，药师都应有相应的地位和作用，深入到药物的研究中去。

五、执业药师

微课

1994 年，国家人事部和医药管理局发布《执业药师资格制度暂行规定》；1995 年，开始实施执业药师资格考试和注册制度；1999 年，人事部和国家药品监督管理局发布修订的《执业药师资格制度暂行规定》及《执业药师资格考试实施办法》。并将执业药师（licensed pharmacist）定义为：经全国统一考试合格，取得《中华人民共和国执业药师资格证书》并经注册登记，在药品生产、经营、使用单位中执业的药学技术人员。凡从事药品生产、经营、使用和其他需要提供药学服务的单位均应配备相应的执业药师，并以此作为开办药品生产、经营、使用单位的必备条件之一。国

务院药品监督管理部门负责对需由执业药师担任的岗位做出明确规定并进行检查。2019 年 3 月，为加强对药学技术人员的职业准入管理，进一步规范执业药师的管理权责，促进执业药师队伍建设和发展，根据《中华人民共和国药品管理法》《国家职业资格目录》等有关规定，国务院药品监督管理部门、人力资源社会保障部门在原执业药师资格制度基础上，修订了《执业药师职业资格制度规定》和《执业药师职业资格考试实施办法》。

（一）考试

申请考试条件：凡中华人民共和国公民和获准在我国境内就业的外籍人员，具备以下条件之一者，均可申请参加执业药师职业资格考试：①取得药学类、中药学类专业大专学历，在药学或中药学岗位工作满 5 年；②取得药学类、中药学类专业大学本科学历或学士学位，在药学或中药学岗位工作满 3 年；③取得药学类、中药学类专业第二学士学位、研究生班毕业或硕士学位，在药学或中药学岗位工作满 1 年；④取得药学类、中药学类专业博士学位；⑤取得药学类、中药学类相关专业相应学历或学位的人员，在药学或中药学岗位工作的年限相应增加 1 年。

执业药师职业资格考试合格者，由各省、自治区、直辖市人力资源社会保障部门颁发《执业药师职业资格证书》。该证书由人力资源社会保障部统一印制，国家药品监督管理局与人力资源社会保障部用印，在全国范围内有效。

（二）注册

按照国际上的通行做法，考试合格的执业药师需进行注册管理，以规范药师的执业行为，保证良好有序的执业环境。

1. 注册机构　国务院药品监督管理部门负责执业药师注册的政策制定和组织实施，指导全国执业药师注册管理工作。各省、自治区、直辖市药品监督管理部门负责本行政区域内的执业药师注册管理工作。取得《执业药师职业资格证书》者，应当通过全国执业药师注册管理信息系统向所在地注册管理机构申请注册。经注册后，方可从事相应的执业活动。未经注册者，不得以执业药师身份执业。

2. 申请注册的条件　申请注册者，必须同时具备下列条件：①取得《执业药师资格证书》；②遵纪守法，遵守药师职业道德，无不良信息记录；③身体健康，能坚持在执业药师岗位工作；④经所在单位考核同意。

经批准注册者，由执业药师注册管理机构核发国务院药品监督管理部门统一样式的《执业药师注册证》。

3. 注册管理　执业药师变更执业单位、执业范围等应当及时办理变更注册手续。

执业药师注册有效期为五年。需要延续的，应当在有效期届满三十日前，向所在地注册管理机构提出延续注册申请。

（三）继续教育

执业药师应当按照国家专业技术人员继续教育的有关规定接受继续教育，更新专业知识，提高业务水平。国家鼓励执业药师参加实训培养。相关的注册制度见表 5－1。

表 5－1　执业药师注册制度分类

注册类别	管理要求	条件
首次注册	执业药师只能在一个执业药师注册机构注册，在一个执业单位按照注册的执业类别、执业范围执业	①取得《执业药师资格证书》；②遵纪守法，遵守药师职业道德；③身体健康，能坚持在执业药师岗位工作；④经所在单位考核同意
变更注册	执业药师变更执业地区、执业范围应及时办理变更注册手续	
再次注册	执业药师注册有效期为五年。持证者须在有效期满前三十日向所在地注册管理机构提出延续注册申请。超过期限，不办理再次注册手续的人员，其《执业药师注册证》自动失效，并不能再以执业药师身份执业	首次注册的条件 + 执业单位考核材料 + 继续教育证明

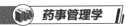

续表

注册类别	管理要求	条件
注销注册	由所在单位向注册机构办理注销注册手续	①死亡或被宣告失踪的。②受刑事处罚的。③被吊销《执业药师资格证书》的。④受开除行政处分的。⑤因健康或其他原因不能或不宜从事执业药师业务的

第三节　药事伦理和药学职业道德

在我国医药事业快速发展的形势下，加强医药工作者及医药院校学生的职业道德伦理建设，对维护人民用药的安全、有效、经济和适当意义重大。

一、伦理与道德

现代伦理学认为，伦理与道德都属于行为规则范畴。伦理是应然性的社会关系，道德是应当如何的规范。伦理强调的是由人构成的人伦关系，这些关系是外在的、客观存在的；道德则要将伦理客观化的道理、原则内化为内在的规范和德行，具有主观性。伦理构成了道德的基础和前提；道德则成为伦理的载体和形式。伦理更关注的是和谐，这是伦理关系的核心；道德则更强调规范，是伦理联系的外在形式。

药事伦理与药学职业道德是和药学职业发展的历程密切相关、共同发展，药事伦理更为注重分析研究药事活动中各方之间应遵循的行为关系和规范，而药学职业道德往往代表着社会对药事活动的正面价值取向，起判断行为正当与否的作用。在对药学技术人员进行专业技能培训的同时，应重视培养和提高药学伦理道德水平，为药学职业发展奠定坚实的思想基础。

二、药事伦理

伦理研究一般都贯穿着认识论原则和利益原则的统一。它既着眼于整个社会的道德风尚，又注目于社会成员个人的道德品质。伦理所关注的是整体地提高社会道德水平，一方面是要促进社会正义秩序的出现，并使之获得一种制度依靠。药学伦理是用伦理学理论和原则来探讨和解决在药学工作中人类行为的是非善恶的问题。在各个环节的药事活动中，需要依靠伦理道德来指导药学从业人员与患者、服务对象与社会，以及药学人员彼此之间应当遵循的行为准则和规范。

（一）药物临床试验的伦理原则

药物临床试验是新药开发上市前的关键步骤，也是验证药物疗效和安全性的必经之路。药物临床试验是一种特殊的科学研究，其受试者为人类。第二次世界大战后，纽伦堡法庭制定了《纽伦堡法典》，并于1946年公布于世，作为国际上进行人体实验的行为规范。随后，世界医学会和国际医学科学组织理事会分别出台了《赫尔辛基宣言》和《生物医学研究国际伦理准则》来保护试药者的利益。尤其是《赫尔辛基宣言》，是国际广泛认可和使用的最为重要的人类医学研究伦理准则，很多国家已将这一宣言吸收进本国的法律，成为规范临床研究的主要依据。第一版于1964年颁布，迄今为止已经修订过7次，共计颁布了8版。2013年10月在第64届世界医学会大会上通过了新的修订版。修正案扩展了宣言的适用对象，重申并进一步澄清了基本原则和内容，加强了对受试者的权益保护，同时还增加了临床试验数据注册和使用人体组织时需获得同意等新内容，修正案提高了人体医学研究的伦理标准。《赫尔辛基宣言》进一步强化了以伦理委员会和知情同意书为基础的受试者权益保护手段。

知识拓展

赫尔辛基宣言（Declaration of Helsinki，DoH）（部分）人体医学研究的伦理准则

赫尔辛基宣言在第18届世界医学协会联合大会（赫尔辛基，芬兰，1964年6月）采用，并由第64届世界医学协会联合大会（福塔莱萨，巴西，2013年10月）第七次修订。

前言

世界医学会制订了《赫尔辛基宣言》，作为涉及人类受试者的医学研究的伦理原则。涉及人类受试者的医学研究包括利用可鉴定身份的人体材料和数据所进行的研究。

在涉及人类受试者的医学研究中，个体研究受试者的安康必须优于其他所有利益。

医学研究必须遵守的伦理标准是：促进对人类受试者的尊重并保护他们的健康和权利。有些研究人群尤其脆弱，需要特别的保护。这些脆弱人群包括那些自己不能做出同意或不同意的人群，以及那些容易受到胁迫或受到不正当影响的人群。

医学研究的基本原则

1. 在医学研究中，医生有责任保护研究受试者的生命、健康、尊严、完整性、自我决定权、隐私，以及为研究受试者的个人信息保密。

2. 涉及人类受试者的医学研究必须遵循普遍接受的科学原则，必须建立在对科学文献和其他相关信息的全面了解的基础上，必须以充分的实验室实验和恰当的动物实验为基础。必须尊重研究中所使用的动物的福利。

3. 在进行有可能危害环境的医学研究的过程中，必须谨慎从事。

4. 涉及人类受试者的每一项研究的设计和实施必须在研究方案中予以清晰的说明。方案应该包含一项关于伦理考虑的说明，应该指出本宣言所阐述的原则如何贯彻执行。

5. 在研究开始前，研究方案必须提交给研究伦理委员会进行考虑、评论、指导和批准。该委员会必须独立于研究者、资助者，也不应受到其他不当的影响。如果没有委员会的考虑和批准，研究方案不可更改。

6. 只有受过恰当的科学训练并合格的人员才可以进行涉及人类受试者的医学研究。

7. 仅当医学研究为了弱势或脆弱人群或社区的健康需要和优先事项，且该人群或社区有合理的可能从研究结果中获益时，涉及这些人群或社区人群的医学研究才是正当的。

8. 每一项涉及人类受试者的医学研究开始前，都必须仔细评估对参与研究的个人和社区带来的可预测的风险和负担，并将其与给受试者以及受所研究疾病影响的其他个人和社区带来的可预见受益进行比较。

9. 在招募第一个受试者之前，每一项临床试验都必须在公开可及的数据库中注册。

10. 除非医生确信参与研究的风险已得到充分评估且能得到满意处理，医生不可进行涉及人类受试者的研究。当医生发现风险超过了潜在的受益，或已经得到阳性和有利结果的结论性证据时，医生必须立即停止研究。

11. 只有当研究目的的重要性超过给研究受试者带来的风险和负担时，涉及人类受试者的医学研究才可进行。

12. 有行为能力的人作为受试参加医学研究必须是自愿的。

13. 必须采取各种预防措施以保护研究受试者的隐私。

14. 在涉及有行为能力的受试者的医学研究中，每个潜在的受试者都必须被充分告知研究目的、方法、资金来源、任何可能的利益冲突、研究者所属单位、研究的预期受益和潜在风险、研究可能引起的不适以及任何其他相关方面。必须告知潜在的受试者，他们有权拒绝参加研究，或有权在任何时候撤回参与研究的同意而不受报复。在确保潜在的受试者理解信息之后，医生或另

一个具备合适资质的人必须获得潜在的受试者自由给出的知情同意，最好是书面同意。如果不能用书面表达同意，那么非书面同意必须正式记录在案，并有证人作证。

15. 对于使用可识别身份的人体材料或数据进行的医学研究，医生必须按正规程序征得受试者对于采集、分析、储存和/或再使用材料和数据的同意。

16. 在征得参与研究的知情同意时，如果潜在的受试者与医生有依赖关系，或者可能在胁迫下同意，则医生应该特别谨慎。

17. 对于一个无行为能力的潜在受试着，医生必须从合法授权的代表那里征得知情同意。

18. 受试者在身体或精神上不能给予同意，例如无意识的患者，那么仅当使这些受试者不能给出知情同意的身体或精神上的病情是研究人群必须具备的特征时，涉及这类受试者的研究才可进行。

19. 作者、编辑和出版者在发表研究结果的时候都有伦理义务。

（二）药品生产过程中的伦理要求

1. 热爱岗位，明确生产目的 制药行业是一个比较特殊的行业，从事药品生产的药学人员必须具备高度的职业奉献精神。要树立本职工作服务于企业、服务于社会和坚持保证生产全过程质量第一的伦理思想。我国制药行业发展的核心资源就是药学专业技术人员，而主导人的行为的是他们的伦理价值观念，只有热爱生产岗位，具有奉献与敬业精神，以科学扎实的药学专业知识才能从事药品生产工作。

2. 质量第一，确保药品安全有效 “质量第一”的伦理思想是每一位制药人应坚守的根本。在生产药品时，为追求利益最大化，想办法躲避药事法规的制约，减少投料、降低生产工艺参数、以次充好等现象，严重影响了药品质量，有的甚至造成了严重的临床药害事件。对“保证质量”的伦理要求没有层次性可言，该要求是绝对需要遵循的。

3. 保护环境，坚持文明生产 由于药品生产过程中的排放物，会对周围湖泊、空气、土壤等环境造成污染，制药者应积极主动采取消除污染的治理措施，而不应该偷排偷放。在药品生产工艺设计上，应引入绿色药物化学和制药技术，即使在政府监管之外，仍应该自觉坚守药事伦理，保护生产者自身健康的同时，积极保护环境安全。

（三）药品流通中的伦理要求

1. 规范流通渠道，杜绝伪劣药品流入市场 药品采购供应是流通领域的重要源头。在市场经济条件下，对采购人员要求有更高的伦理道德修养，要有克己奉公、廉洁奉公、尽职尽责的精神，规范药品流通渠道，坚持查验进货企业和药品品种，以杜绝不合格药品流入市场。

2. 买卖公平，秉公销售 2015 年 6 月 1 日起，国家进一步推进药品价格改革，国家发展改革委会同国家卫生计生委、人力资源社会保障部等部门发出通知，决定取消绝大部分药品政府定价，同步完善药品采购机制，建立以市场为主导的药品价格形成机制。药品经营者在药品销售价格上有进一步的自主权，要求经营者应该首先秉承对患者合理用药的选择，进行药品信息宣传。应主导公平买卖的市场，尤其在突发性公共卫生事件等情况下，不应囤货居奇、哄抬药品价格，对药品的可及性与可获得性造成人为障碍。

3. 广告准确规范 药品广告宣传的目的是为了使消费者和医、护、药人员正确了解企业药品的产品特点。药品广告不同于其他商品广告，药品是为人们防病治病的，它的消费者就是患者，他们不是药学专业人员，而是健康方面的弱者。因此，药品宣传最重要的一点是要有伦理良心，坚持以药品说明书为依据，实事求是，不夸大、不言过其实，严肃认真，对国家负责、对社会负责、对患者负责的态度，准确传播药品的信息。为此，药品宣传要严格遵守广告法和有关政策规定，并坚持在法律法规的基础上用社会公共道德和药学伦理来引导正确规范的药品广告行为。

（四）药品使用中的伦理要求

据世界卫生组织（WHO）的调查：全球有1/7的人不是死于自然衰老及疾病，而是死于不合理用药。药物的不合理使用对人类的生存已经构成了严重的威胁。强调合理用药是全人类的共同愿望，它符合人类可持续发展的伦理要求。在药品使用环节应坚持的伦理原则包括：有效原则、择优原则和有利无害原则。

1. 临床用药的伦理要求

（1）对症下药，防止药物的滥用。

（2）合理配伍，安全有效。

（3）节约用药，避免浪费。

2. 医院药剂工作的伦理要求

（1）医院制剂工作的伦理要求　①遵守国家法规，保证药品的合理合法配制；②坚持公益原则；③遵守制药规范，保证制剂质量。

（2）医院调剂工作中的伦理要求　①认真审方；②准确配药；③仔细核对并签字；④发放药品及用药咨询有耐心。

三、药学职业道德

药学的职业活动涉及公众的健康和生命，社会对药学职业活动的期望中的一部分逐渐形成为广泛的各种控制，这些控制一部分形成社会法规，一部分形成药学职业道德准则，简称药学职业道德。

（一）药师承诺、誓言、职业道德

2005年10月，在中国药学会第七届药师周大会上，确立了药师宗旨、承诺、誓言、职业道德。

药师的承诺：关爱人民健康，药师在您身边。

药师的誓言：实事求是、忠实于科学；
全心全意、服务于社会；
忠于职守、献身于药学；
尽职尽责、承诺于人民。

药师职业道德：以人为本、一视同仁；
尊重患者、保护权益；
廉洁自律、诚实守信；
崇尚科学、开拓创新。

（二）药学职业道德准则

药学职业道德准则，是在药学职业社会化的长期过程中逐渐形成的，并还在不断发展。我国古代药业中便有“地道药材”“遵古炮炙”“药真价实”“对症下药”“童叟无欺”等药学职业道德准则，反映了采购、生产和销售中药学人员的行为准则。2006年中国执业药师协会发布了我国首个《药学职业道德准则》，适用于中国境内的执业药师，包括依法暂时代为履行执业药师职责的其他药学技术人员。

1. 救死扶伤，不辱使命　执业药师应当将患者及公众的身体健康和生命安全放在首位，以我们的专业知识、技能和良知，尽心尽职尽责为患者及公众提供药品和药学服务。

2. 尊重患者，一视同仁　执业药师应当尊重患者或者消费者的价值观、知情权、自主权、隐私权，对待患者或者消费者应不分年龄、性别、民族、信仰、职业、地位、贫富，一律平等相待。

3. 依法执业，质量第一　执业药师应当遵守药事管理法律、法规，恪守职业道德，依法独立执业，确保药品质量和药学服务质量，科学指导用药，保证公众用药安全、有效、经济、合理。

4. 进德修业，珍视声誉　执业药师应当不断学习新知识、新技术，加强道德修养，提高专业水平和执业能力；知荣明耻，正直清廉，自觉抵制不道德行为和违法行为，努力维护职业声誉。

5. 尊重同仁，密切协作　执业药师应当与同仁和医护人员相互理解，相互信任，以诚相待，密切配合，建立和谐的工作关系，共同为药学事业的发展和人类的健康奉献力量。

知识链接

国际药师职业道德准则简介

（一）国际药学联合会的《药师道德准则的职业标准》

1. 在每个国家，药师协会应当制定药师道德准则，规定其职业义务，并制定相应措施保证药师遵守准则。

2. 在各国制定的药师道德准则中，药师的义务应包括：①保证服务对象的安全、健康和最大利益，以诚相待；②合理、公平分配现有的健康资源；③与其他工作人员合作，确保向患者和社会提供可能的最佳卫生保健质量；④鼓励并尊重患者参与决定所用药品的权利；⑤承认和尊重文化差异、患者信仰和价值，因为其可能影响到患者对治疗的态度；⑥尊重和保护在提供专业服务中获得信息的保密性，保证患者的个人资料不外泄，除非有患者的知情同意或在例外的情况下；⑦行为要符合职业标准和科学原则；⑧诚实、正直地与其他卫生工作人员协作，包括同行，不做出任何可能损坏职业名誉或破坏公众对本职业信任的事情；⑨通过继续教育，保证知识和技术的更新；⑩在提供专业服务和药品时，遵守法律、认可的实践条例和标准，仅从合法来源购买药品，确保药品供应链的完整；⑪确保经委托的协助人员具备能有效充分地承担该工作的能力；⑫保证向患者、其他公众和卫生工作人员提供正确、客观的信息，并要保证信息清楚易懂；⑬以礼貌、尊重的态度对待寻求服务的人；⑭在与个人道德信仰发生冲突或药房停业时，保证继续提供专业服务。在发生劳动纠纷时，也要尽力保证人们能继续获得药学相关服务。

（二）美国药学会制定的《药师职业道德规范》

1. 药师应加入以发展药学事业为目标的组织。

2. 药师应尽力向患者提供专业、真实、准确、全面的信息。

3. 药师应努力完善和扩大自己的专业知识。

4. 药师在任何时候都只能为自己的服务索取公正合理的报酬。

5. 药师决不能同意在可能妨碍或损害自己的正常专业判断力和技能的条件下，从事使自己的服务质量下降或使自己进行不道德行为的工作。

6. 药师必须严守专业记录中的个人秘密，不得在未获患者同意前公布这些记录给任何人。

7. 药师有义务遵守法律，维护其职业的高尚品质和荣誉。

8. 药师首先必须考虑的是维护患者的健康和安全。

9. 药师决不允许调配、推销、分发质量差、没有达到法定标准要求、缺乏疗效的药物、医疗器械或辅助品。

（三）英国皇家药学会《英国药房指南》中的职业道德

1. 药师密切关注与药房业务相关的法律法规，并遵循执业。

2. 药师既不能同意在任何不能独立执业或判断的情况下工作，也不能把这些情况加于其他药师。

3. 药师必须维护职业的荣誉和尊严，并且不得从事任何可能给职业带来不良影响的活动。

4. 药师或药房所有人应当为了公众的利益提供职业服务的信息。

5. 直接向公众提供服务的药师必须在能够反映药房职业特征的场所工作。

6. 调配制剂时必须尽力与职业同仁及其他健康保健职业人员合作，以使患者和公众受益。

7. 药师必须时刻为患者和其他公众成员的利益考虑，并以此作为第一要务。

（三）执业药师药学服务规范

执业药师是药学专业技术人员，是药学服务工作者，是药品专业技术队伍中重要的组成部分，在药学总体道德准则的框架下形成有标志性、代表性的执业药师行业行为规范、服务标准和专有的职业形象标识，有助于提高执业药师的公众认知度、公信力，增强执业药师的职业素养。我国执业药师药学服务规范主要包括以下内容。

1. 奉献知识、维护健康　执业药师应以自己的药学知识和经验，竭尽全力为公众提供必要的药学服务，以维护公众的生命健康和用药安全为最高道德准则和行为规范。

2. 在岗执业，标识明确　执业药师应在职在岗，并按规定着装，统一佩戴胸卡，不得在执业场所以外从事经营性药品零售业务及药学服务，药学服务告示要明确。

3. 诚信服务、一视同仁　执业药师应尽全力满足患者的用药咨询需求，不得在药学专业服务的项目、内容、费用等方面欺骗患者；应客观告知患者使用药品可能出现的不良反应，不得虚假宣传药品疗效和药品风险。除特殊情况，不得拒绝为患者提供药学服务。

执业药师应尊重患者隐私，不得无故泄漏，平等对待患者，不得有任何歧视性或其他不道德的行为。

4. 持续提高、注册执业　执业药师应主动接受继续教育，不断完善和更新专业知识，关注与执业活动相关的法律法规的变化，以不断提高执业水平。执业药师执业应按规定进行注册，并在注册单位为公众提供药学服务。

5. 履职尽责、指导用药　执业药师应负责所执业单位的药品质量和药学服务，并依法组织制定、修订并监督实施各项管理制度，妥善保管各类记录，不得非法购进、储藏药品，不得调配、推销质量不合格药品。对于国家特殊管理的药品，应遵守相关法律、法规的规定，拒绝任何危害患者生命安全和健康、违反法律或社会伦理道德的购药要求。

执业药师应按规定指导公众合理使用处方药与非处方药，并进行处方审核和提供用药咨询。执业药师应注意收集药品不良反应信息，执行药品不良反应报告制度。

6. 加强交流、合作互助　执业药师应加强与同行、医护人员以及患者之间的联系。同行之间要同业互助，共同维护执业药师的威信和声誉。执业药师应加强与医护人员的交流与合作，积极参与用药方案的制定、修订过程，提供药学支持。与患者保持良好的沟通，做好药学服务。

7. 行为自律、维护形象　执业药师不得以牟取自身利益或所在执业单位的利益为目的，利用自己的职业声誉，向公众进行误导性或欺骗性的宣传和推荐；不得私自收取回扣、礼物等不正当收入；不得利用执业药师身份开展或参与不合法的商业活动；不得利用各种手段提供虚假信息或夸大自己的专业能力；不得将《执业药师资格证书》《执业药师注册证》等证件交于其他人或机构使用。

8. 热心公益、普及知识　执业药师应积极参加执业药师自律组织举办的有益于职业发展的活动，不断提高职业道德水准；参加有益于公众的药事活动，大力宣传和普及安全用药知识和保健知识，提供药学服务。

药学专业技术人员只有掌握岗位执业所必需的药学自然学科知识和法律规定，在药学实际中不断强化药事伦理和道德修养，才能够避免药事活动中的纠纷，提高药学服务的水平和服务的效率。

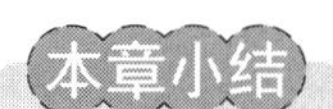

本章主要介绍了药学技术人员，尤其是执业药师管理的相关规定。在对药学各领域人员岗位职责及法律规定的基础上，强调药事伦理和药学职业道德对药事活动行为的约束作用，以形成药学人员之间应遵守的共同行为准则和行为规范。

重点：执业药师的定义、考试、注册及继续教育管理的规定；我国药师的职业道德准则；执业药师药学服务规范。

难点：药品生产企业、经营企业、医疗机构以及药品监督管理岗位药师的工作职责；药学伦理与职业道德的作用。

题库

思考题

一、选择题

1.《执业药师职业资格制度规定》最近一次修订是（　）。

A. 2015 年　B. 2017 年　C. 2018 年　D. 2019 年

2.《医疗机构药事管理规定》要求，医疗机构应当配备临床药师，三级医院临床药师不少于（　）。

A. 5 名　B. 4 名　C. 3 名　D. 2 名

3. 根据《医疗机构药事管理规定》，关于医院药师工作职责的说法，错误的是（　）。

A. 负责处方或用药医嘱审核

B. 负责指导病房（区）护士请领、使用与管理药品

C. 参与临床药物治疗，对临床药物治疗提出意见或调整建议

D. 开展药品质量检测，对所在医院的药物治疗负责

4. 根据《药品生产质量管理规范》，药品质量受权人应当至少具有的学历要求是（　）。

A. 药学或相关专业中专学历　B. 药学或相关专业大专学历

C. 药学或相关专业本科学历　D. 药学或相关专业研究生学历

5. 企业质量管理部门负责人应当具有（　）。

A. 药师资格　B. 主管药师资格

C. 从业药师资格　D. 执业药师资格

6. 执业药师职业资格考试合格者，由（　）颁发《执业药师职业资格证书》。

A. 药品监督管理部门　B. 人力资源社会保障部门

C. 卫生行政管理部门　D. 疾病预防控制部门

7. 执业药师注册的注册机构为（　）。

A. 国务院药品监督管理部门　B. 国务院卫生行政管理部门

C. 省级药品监督管理部门　D. 省级卫生行政管理部门

8. 执业药师注册有效期为（　）。

A. 1 年　B. 3 年

C. 5 年　D. 7 年

9. 执业药师的从业范围是（　）。

A. 药品生产单位　B. 药品经营单位

C. 药品使用单位　D. 以上均包括

10. “执业药师应当不断学习新知识、新技术，加强道德修养，提高专业水平和执业能力”，是属于药学职业道德中的（　）。

A. 救死扶伤，不辱使命　B. 尊重患者，一视同仁

C. 依法执业，质量第一　D. 进德修业，珍视声誉

二、思考题

1. 药学技术人员的概念是什么？药学各领域药师的工作职责有哪些？

2. 简述我国执业药师首次注册、延续注册和注销注册的条件和要求。

3. 试举例讨论我国药事伦理和药学职业道德对药事活动的规范化作用。

4. 我国执业药师药学服务规范主要内容是什么？

（解雪峰）

第六章

药品注册管理

学习导引

知识要求

1. **掌握** 药品注册定义、药品注册分类管理、药品注册申报与审批，新药、改良型新药、仿制药定义及药品申报与审批程序中加快上市注册各类型条件；药物临床前研究和临床试验的分期；药品注册检验、药品注册标准概念；药品批准文号格式。

2. **熟悉** 药品注册工作遵循的原则；《药品注册管理办法》适用范围及内容；GLP、GCP；改良型新药、仿制药申报与审批程序。

3. **了解** 药品注册管理的历史发展，药品注册管理的必要性；ICH有关概念；药品注册时限、复审；我国药品注册管理法律、法规、规章、标准和规范体系内容；违反规定应承担的法律责任。

能力要求

1. 通过本章的学习，熟练掌握《药品注册管理办法》（2020年版）有关核心内容基础上，适当增加执业药师及药学时事相关内容，学会正确实施药品注册申报与审批程序的技能。

2. 学会应用我国药品注册管理法律法规体系，解决药品注册实际工作中具体事项。

药品研究与开发工作结果关系到药品质量合格和人们用药安全性、有效性，而被视为各国通过法律法规进行药事管理的一项重要内容，对药物研究与开发管理实施的目的是加强拟以药品形式研究开发到上市使用特殊商品整个生命周期中实施的监督管理，保证注册要求试验资料真实、规范、科学，注册申报程序合法。

第一节 概　　述

PPT

一、药品注册管理有关概述

（一）药品注册

根据《药品管理法》第二十四条规定，在中国境内上市的药品，应当经国务院药品监督管理部门批准，取得药品注册证书；但是，未实施审批管理的中药材和中药饮片除外。实施审批管理的中药材、中药饮片品种目录由国务院药品监督管理部门会同国务院中医药主管部门制定。

依照法定程序，对拟上市销售的药品的安全性、有效性、质量可控性等进行系统评价，并做出是否同意进行药物临床研究、生产药品或进口药品决定的审批过程，包括对申请变更药品批准证明文件及其附件中载明内容的审批。药品注册是法定的控制药品市场准入和上市的前置性药品管理制度。

对申请注册的药品，国务院药品监督管理部门应当组织药学、医学和其他技术人员进行审评，对药品的安全性、有效性和质量可控性以及申请人的质量管理、风险防控和责任赔偿等能力进行审查；符合条件的，颁发药品注册证书。

国外一般称“药品注册”为“药品的上市许可管理”。根据这一管理模式，任何称为药品或作为药品使用的物质，在生产之前，必须首先通过国家法定药品注册机构的注册管理程序审查。药品注册在新药研发过程中是十分重要的环节，既复杂又责任重大，是一项应该付出极大耐心的工作，具有很大的发展空间。尽管各国由于社会经济制度的差异药品注册模式不尽相同，但是作为特殊物质药品的质量特性和商品特征的统一，其管理出发点与核心是一致的，即对拟以药品属性上市产品，出台规范的法定程序、系统的评价、前置性的管理，以便市场准入控制，保障上市药品在生命周期内的本质属性。

（二）《药品注册管理办法》适用范围

在中华人民共和国境内以药品上市为目的，从事药品研制、注册及监督管理活动，适用本办法。

（三）药品注册申请人

提出药品注册申请，承担相应法律责任，并在该申请获得批准后持有药品批准证明文件的机构。中国境内指合法登记的法人机构，境外指合法制药厂商。办理进口药品注册，可委托其驻中国境内的办事机构办理。申请人申请药品注册，应当提供真实、充分、可靠的数据、资料和样品，证明药品的安全性、有效性和质量可控性。

药品注册申请符合法定要求的，予以批准。因此，在药品研究机构和企业新药的研发与注册过程中，药品注册责任人起到的作用十分重大，作为药品注册责任人员应该掌握国家行政管理部门的相关法律法规、评审要求和指导原则，还应具备整理注册资料、跟踪审评进度的能力，对新药在临床前期研究、药理毒理、临床试验和商标专利等各方面制度要求都应掌握。

（四）药品上市许可持有人

药品上市许可持有人（market authorizing holder，MAH）是指取得药品注册证书的企业或者药品研制机构等。药品上市许可持有人依法对药品研制、生产、经营、使用全过程中药品的安全性、有效性和质量可控性负责。药品上市许可持有人的法定代表人、主要负责人对药品质量全面负责。

现行《药品管理法》设立专章即第三章“药品上市许可持有人制度”，明确责任及义务。

（五）药品分类注册

药品注册按照药品历史发展及工艺不同分为化药、中药和生物制品等进行分类注册管理。化学药注册按照化学药创新药、化学药改良型新药、仿制药等进行分类，生物制品注册按照生物制品创新药、生物制品改良型新药、已上市生物制品（含生物类似药）等进行分类，中药注册按照中药创新药、中药改良型新药、古代经典名方中药复方制剂、同名同方药等进行分类。中药、化学药和生物制品等的细化分类和相应的申报资料要求，由国务院药品监督管理部门根据注册药品的产品特性、创新程度和审评管理需要组织制定，并向社会公布。境外生产药品的注册申请，按照药品的细化分类和相应的申报资料要求执行。

知识链接

中药：在我国传统医药理论指导下使用的药用物质及其制剂。

天然药物：在现代医药理论指导下使用的天然药用物质及其制剂。两者的区别在于用药指导理论不同。前者传统医药理论指导，后者现代医药理论指导。

有效成分：植物、动物、矿物等物质中提取得到的天然的单一化合物成分，具有一定的生物学活性，能代表其功效的化学成分。

有效部位：从单一植物、动物、矿物等物质中提取的一类或数类成分组成的与功能主治直接相关有效部位。

药用部位：植物根、茎、页、花、果、种中药用部位。如茶叶是泡茶时的药用部位，茶叶中茶多酚为有效部位，而没食子儿茶素为有效成分。

（六）药品注册管理核心内容

在我国，除麻醉药品、精神药品、毒性药品、放射性药品等特殊管理药品外，药物的临床前研究一般不需要经过审批即可进行。临床研究是以人为受试对象，为了保护受试者的安全与权益，保证试验数据及结果的完整、科学、准确与可靠性，必须对临床前研究结果进行综合评价，并将此结果提交药品注册有关机构，审查批准后可进行临床试验。临床研究结束后，对临床研究结果、生产药品现场情况考察结果进行综合评价，将结果提交药品注册有关机构，审查批准后获得药品注册分类相应的生产上市批件。因此，药物临床研究的申报与审批和药品生产上市的申报与审批，简称“两报两批”，成为药物研究与开发过程中的主要环节，即药品注册管理核心内容。

申请人在药物临床试验申请前、药物临床试验过程中以及药品上市许可申请前等关键阶段，可以就重大问题与药品审评中心等专业技术机构进行沟通交流。药品注册过程中，药品审评中心等专业技术机构可以根据工作需要组织与申请人进行沟通交流。沟通交流的程序、要求和时限，由药品审评中心等专业技术机构依照职能分别制定，并向社会公布。

二、药品注册管理部门及管理内容

国务院和省、自治区、直辖市药品监督管理部门为药品注册管理部门，承担依法实施药品注册管理所需的药品注册检验、通用名称核准、核查、监测与评价、制证送达以及相应的信息化建设与管理等相关工作。

（一）国务院药品注册管理部门

国务院药品注册管理部门主要包括国家药品监督管理局及其下属的国家药品监督管理局药品审评中心、中国食品药品检定研究院、国家药典委员会、中国食品药品审核查验中心、国家药品监督管理局药品评价中心等，各部门在职责范围内承担相应的注册管理工作。

课堂互动

1968 年，澳大利亚生产的苯妥英钠片剂，患者服用疗效一直很好，后来有人将辅料 $CaSO_4$ 改为乳糖，工艺、临床应用剂量等其他未变。结果连续发生严重中毒事件。这两种片剂剂量相同吗？后研究发现辅料改变引起 BA 较大变化导致医疗事故。

提问：辅料变化对质量特性是否有影响？与药品上市许可、生产及使用三方关系：生产者、使用者、在第三方上市审核部门已批准药品注册标准后能否随意改变原注册批件中辅料？需要更改药品注册标准内容，按照什么流程实施？

（二）省、自治区、直辖市药品注册管理部门

省、自治区、直辖市药品监督管理局负责本行政区域内以下药品注册相关管理工作。

1. 境内生产药品再注册申请的受理、审查和审批。
2. 药品上市后变更的备案、报告事项管理。
3. 组织对药物非临床安全性评价研究机构、药物临床试验机构的日常监管及违法行为的查处。
4. 参与国务院药品监督管理部门组织的药品注册核查、检验等工作。
5. 国务院药品监督管理部门委托实施的药品注册相关事项。

省、自治区、直辖市药品监督管理部门设置或者指定的药品专业技术机构，承担依法实施药品监督管理所需的审评、检验、核查、监测与评价等工作。

6. 药品注册时限是指药品注册的受理、审查、审批等工作的最长时间。
7. 药品注册核查指为核实申报资料的真实性、一致性以及药品上市商业化生产条件，检查药品研制的合规性、数据可靠性等，对研制现场和生产现场开展的核查活动，以及必要时对药品注册申请所涉及

的化学原料药、辅料及直接接触药品的包装材料和容器生产企业、供应商或者其他受托机构开展的延伸检查活动。药品注册核查启动的原则、程序、时限和要求，由药品审评中心制定公布。药品注册核查实施的原则、程序、时限和要求，由药品核查中心制定公布。

PPT

微课

第二节　药品注册管理

药品注册管理制度是在人类历史发展中，为了疾病诊断和治疗需求不断研究开发药品和新的技术、在工业化革命带来的大规模机械化生产药品、因无第三方前置性审核上市而导致的重大药害事件的频频发生中付出的惨痛代价后才出现与逐步完善的。在药害事件原因的调查过程及结果的明确，教育后人引以为戒、逐步认识到由第三方制定规范性文件要求，要求申请人按照要求提交拟审核药品安全性、有效性、稳定性、均一性资料，理性接受并保障审评审批过程的公正度、透明度和药品注册管理的科学化、法制化的必要性。

一、国际药品注册管理的历史发展

（一）药品注册管理的产生

美国国会1906年通过并颁布了第一部综合性药品管理法律《联邦食品、药品、化妆品》（Food, Drug and Cosmetic Act, FDCA），管理内容只限于“掺假与虚假标注”，也就是说，只要如实说明成分就不算违法，基本上没有药品注册管理的规定。而在此之前，基本上没有药品注册管理的规定。1937年，主任药师瓦特金斯（Harold Wotkins）为使小儿服用方便，研制抗菌药制剂，用二甘醇代替酒精做溶媒（溶剂二甘醇有毒），覆盆子口味可吸引儿童食用，工艺方便，未做动物实验，在美国田纳西州的马森吉尔药厂投产后，全部进入市场，用于治疗感染性疾病，称磺胺酏剂。结果，磺胺酏剂导致107个儿童失去生命，成为世界瞩目的药害事件之一，但是当时的美国法律是许可新药未经临床实验便进入市场的。因此，“磺胺酏剂事件”促使1938年美国修订《食品、药品和化妆品》规定上市药品必须向FDA提供新药安全性证明，也意味着药品注册管理的开始。这个法案赋予了FDA更多的监管权力，进而它促进了影响深远的“新药申请”流程（New Drug Application, NDA）。按照这一流程，任何新药必须要经过FDA批准才能上市。生产者为了获得批准，必须向FDA提供充分的信息，以使得审查员可以判断药物是不是安全。美国的此项规定当时未引起其他国家注意，而“药害”事件仍层出不穷，详见表6－1。

表6－1　世界上重大药害事件

序号	时间（年）	国家或地区	药品名称	用途	引起的疾病或后果
1	1922～1934	欧洲、美国	氨基比林 aminopyrine	退热	粒细胞缺乏症，死亡美国1981人，欧洲200余人
2	1935～1937	美国	二硝基酚 dinitrophenol	减肥	白内障，骨髓抑制，死亡177人
3	1937～1938	美国	磺胺酏剂 elixir sulfanlamide	消炎	尿毒症，肾功能衰竭，中毒358人，死亡107人
4	1900～1940	欧洲、美国	蛋白银 agento protienum	尿道杀菌	银质沉淀，死亡100人以上
5	1939～1948	英国（威尔士）	甘汞 calomel	泻剂，驱虫	肢端疼痛症，儿童死亡585人
6	1939～1950	美国	黄体酮 progesterone	先兆流产	女婴外生殖器男性化600余人

续表

序号	时间（年）	国家或地区	药品名称	用途	引起的疾病或后果
7	1953	欧洲、美国	非那西丁 phenacetin	止痛退热	肾损害，肾功能衰竭，2000余人
8	1950～1954	法国	二碘二乙基锡 stalinon	疮肿，葡萄球菌感染	神经毒，失明，中毒性脑炎，中毒270人
9	1950～1962	美国	三苯乙醇 triparanol	降低胆固醇	白内障，乳房增大，阳痿，脱发，1000余人
10	1957～1962	欧洲	反应停 thalidomide	安眠，妊娠呕吐	畸胎，多发性神经炎，12000人
11	1960～1966	澳大利亚、英国	异丙基肾上腺素气雾剂 erosol isoprenlinillel	哮喘	心律不齐，心动过速，死亡3500人
12	1965～1972	日本	氯碘奎 vioform	肠道感染	SMON症7865人，死亡近400人
13	1966～1972	美国	己烯雌酚 diethylstilbastrol	先兆流产	少女阴道腺癌300余人
14	1966～1979	英国	新得宁 practolol	心律失常	耳－皮肤－黏膜综合征
15	1968～1969	澳大利亚	苯妥英钠 phenytoinum natricum	癫痫	苯妥英钠中毒

（二）药品注册管理的发展

1. 美国1962年再次修订《食品、药品、化妆品法》，修订背景与另一个世界瞩目的药害事件“反应停”药害事件有关。1957年至1962年间发生“反应停”事件的严重后果使美国1962年再次修订《食品药品化妆品法》（又称Kefauver－Harris修订案），确定了新药上市审批的必要程序，规定上市药品必须向FDA提供临床实验证明的新药安全性证明外还要提供有效性证明，并且要求制药商保留药品的不良反应记录。同时规定FDA有权利将已经上市销售的但被认为缺乏安全性的药品或缺乏有效性实质证据的药品从市场上取缔。

2. 20世纪70年代开始各国制定药品注册法规，“反应停事件”的残酷教训促使各国开始陆续制定药品注册法规（表6－2），主要内容包括以下几点。

（1）定义新药，明确药品注册范围；

（2）明确新药注册集中于中央政府卫生行政部门（或有关部门），由专门机构负责审批注册；

（3）规定申请和审批程序以及上市后监测；

（4）规定申请者必须提交的研究资料；

（5）制定各项试验研究指南；

（6）实行GLP和GCP；

（7）规定已在国外上市而未曾在本国上市进口药品，按新药对待。

表6－2　国外药品注册管理法规体系演变历程汇总表

发布部门	时间	原因	注册内容	结果
FDA	1906	针对各州间药品贸易中禁止掺假和贴标签	无	综合性药品管理法律《纯净食品药品法案》（韦利法案）
FDA	1938	1937年“磺胺酏剂”事件	安全性	通过新药审批程序提供新药安全性证明
FDA	1962	1957～1962年“反应停”事件	有效性	提供新药临床研究方案审核及随机、对照临床研究有效性证明；许多国家对新药审批注册实行法治化管理

续表

发布部门	时间	原因	注册内容	结果
FDA	1979	研究人员、试验、研究者、实验发起者存在缺陷	GLP	规范新药临床前毒性试验，成为国与国之间相互认可新药的一种规范
FDA	1977	临床试验管理存在问题；1964 年 WMA 发布《赫尔辛基宣言》；发布 1968 年 WHO "药物临床评价原则" 及 1975 年 "人用药物评价的指导原则"	GCP	FDA 颁布《联邦管理法典》欧共体及许多国家及制定和颁布 GCP
FDA	1981	明确保护受试者权益；研究者和申办者职责；研究方案经 IEC 审批	新药审批规定	法律形式实施，许多国家相继颁布进行生物医学研究的指导原则
欧共体日本美国	1990	不同国家间便于注册与流通，协调人用药品注册技术规定差异	ICH	安全、有效、质量共识促使国际通用标准 ICH 形成，其指导文件作为多国采纳和执行共同标准

（三）药品注册管理的现状

特殊药品上市注册管理国和国之间越来越趋向统一，并开始国际化合作方式开展药物研发以便适应药品国际贸易需求，实施研发数据、资料、样品的共享和互认模式。因此，统一的药品研发质量规范和技术要求逐渐形成、发展和完善。现阶段，各国药品注册法规内容大体一致，但在具体技术指标上有差别。

1.《药物非临床研究质量管理规范》 为申请药品注册而进行的非临床研究必须遵守的规定。

2.《药物临床试验质量管理规范》 进行药物临床试验必须遵循的质量规范。

3. ICH（The International Council for Harmonization of Technical Requirements for Pharmaceuticals for Human Use） 人用药品注册技术要求国际协调理事会，是为了便于药品在不同国家之前的注册与流通，协调不同国家之间人用药品注册技术规定方面的差异，节省大量的人力和物力，适应当代医药市场趋于全球化指定的国际互认的药品注册指导原则。

1990 年 4 月欧洲制药工业联合会（EFPIA）在布鲁塞尔召开由欧洲联盟、美国和日本三方注册部门和工业部门参加的国际会议，讨论了 ICH 异议和任务，成立了 ICH 指导委员会。会议决定每两年召开一次 ICH 会议，由三方轮流主办。ICH 秘书处设在日内瓦国际制药企业协会联合会（International Association of pharmaceutical enterprises，IFPMA）总部。ICH 目标是协调各国的药物注册技术要求（包括统一标准、检测要求、数据收集及报告格式），使药物生产厂家能够应用统一的注册资料规范，按照 ICH 的有效性、质量、安全性及综合学科指南申报。如果最终达成 ICH 目标，制药企业可以在世界各国同时上市其产品，不但提高申报注册资料的质量，同时可以缩短研发时间，节省研发成本，进而提高新药研发、注册、上市的效率。

目前，ICH 被越来越多的国家采纳。在成功运作 25 年后，为了更好地应对全球药品监管和行业发展的巨大变化和挑战，特别是要强化监管机构在国际法规协调方面的主导作用，ICH 在 2015 年 10 月 23 日召开大会宣布对 ICH 进行改革，并更名为 The International Council for Harmonization（国际协调理事会）。

二、我国药品注册管理的历史发展

（一）药品注册管理的产生

我国最早的新药审批与管理规定是 1963 年国家卫生部等联合下达的《关于药政管理的若干规定》，开启了新药规范化统一管理。

（二）药品注册管理的发展

1. 制定药政法规 1965 年，原卫生部、原化工部颁布《药品新产品管理办法》（试行），这是我国第一部关于新药管理的规章。1978 年原卫生部、原国家医药管理局颁布《新药管理办法》（试行）。

2. 制定法律 1984 年颁布《药品管理法》，第一次将药品审批制度以国家法律形式固定下来，标志着更加重视对新药的管理。

3. 法规建设不断完善 1985 年卫生部发布《新药审批办法》，1998 年国家药品监督管理局（State

Drug Administration，SDA）成立，1999 年对《新药审批办法》《仿制药品审批办法》《进口药品管理办法》《新药保护和技术转让的规定》等规章进行了重新修订，并颁布 GCP 和 GLP，从此形成了我国药品审批的管理框架。2001 年《药品管理法》的修订，取消了药品的地方标准，标志着我国建立药品中央集权审批制度。药品注册管理逐步完善科学化，法制化的管理体系。2002 年 SDA 发布了《药品注册管理办法》（试行）及其附件。增加了与贸易有关的知识产权问题协议（trade - related aspects of intellectual property rights，TRIPS 协议）制定的对新药未披露数据的保护条款，取消了不符合国际惯例的新药行政保护，并基于保护公众健康而设置了新药监测期等提高了行政审批的指导性，适应了我国加入世界贸易组织（World Trade Organization，WTO）新形势的要求。2003 年 SFDA 修订颁布 GLP 和 GCP，2005 年重新对《药品注册管理办法》进行了修订完善，致力于克服药品低水平重复研究、重复生产，鼓励创新，从而加快新药审批进度。2007 年 SFDA 重新修订《药品注册管理办法》，强化了政府对在中国境内申请药物临床试验、药品生产和进口药品审批的监督管理。2007 年 8 月至 2008 年底，SFDA 开展药品研制环节专项整治工作，较大程度上规范了药品注册秩序，净化了药品研究与开发环境，使药品注册申请数量趋于规范，申报质量不断提高，申报行为更加趋于理性。2008 年至 2009 年国家又相继出台了《药品注册管理办法》的配套附件，以及《中药注册管理补充规定》《药品注册现场核查管理规定》《新药注册特殊审批管理规定》《药品技术转让注册管理规定》。2013 年 CFDA 药品审评中心发布《2013 年度药品审评报告》。2016 年《国务院关于改革药品医疗器械审评审批制度的意见》试点药品实行“上市许可持有人（MAH）”和“生产许可持有人（PLH）”相分离的药品市场准入制度，使药品上市许可与生产企业不再捆绑，有效防止了利益冲突。现行版《药品注册管理办法》已于 2020 年 1 月 15 日经 SAMR 的 2020 年第 1 次局务会议审议通过（令第 27 号公布）并公布，2020 年 7 月 1 日起施行。以上内容可详见表 6 - 3。

表 6 - 3　我国药品注册管理法规体系演变历程汇总表

发布部门	时间（年）	颁布、修订法规名称	颁布、修订和更改内容
卫生部，化工部	1965	《药品新产品管理办法》（试行）	第一个专门有关新药管理的规章
卫生部，国家医药管理总局	1978	《新药管理办法》（试行）	新药定义、分类、研究、临床、鉴定、审批、生产和管理规定
卫生部	1985	《新药审批办法》《新生物制品审批办法》	法律形式确认药品审批制度；规范进口药、新药卫生部审批，仿制药省级部门审批；药品批准文号格式
SDA	1999	修订《新药审批办法》《仿制药品审批办法》《进口药品管理办法》、GCP 和 GLP 等	药品审批 SDA 统一管理；法规体系不断，内容与国际接轨健全
SDA	2002	《药品注册管理办法》（试行）及附件	明确“新药”概念；SDA 审批仿制药；适应《药品管理法》及 WTO 规定
SFDA	2005	修订《药品注册管理办法》	适应《中华人民共和国行政许可法》，进一步鼓励药物研发创新
SFDA	2007	修订《药品注册管理办法》	药品注册相关系列规定
SAMR	2020	修订《药品注册管理办法》	鼓励药物创新，修订与《药品管理法》、《专利法》衔接的条款，落实“放管服”改革要求

注：SDA，State Drug Administration：国家药品监督管理局；SFDA，State Drug and Food Administration：国家食品药品监督管理局；CFDA，China Food and Drug Administration：国家食品药品监督管理总局；SMAR，State Administration for Market Regulation，国家市场监督管理总局。

（三）药品注册管理的现状

目前的药品注册管理法规体系体现了药品注册管理的理性、规范、法制化，形成法律、法规、部门规章及指导原则的完整体系，这将对健全我国药品审批审评体制与机制，提高药品注册审评、审批质量和效率，提高上市药品的质量，对促进医药产业转型升级和创新将会起到积极作用和产生深远影响。现行药品注册管理法规体系包括如下几项。

1. 药品注册管理遵循法律体系　《药品管理法》和《药品管理法实施条例》《中华人民共和国疫苗

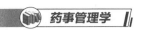

管理法》《中华人民共和国中医药法》《中华人民共和国行政许可法》等。

2. 药品注册管理行政规章 《药品注册管理办法》、GLP、GCP 等。

3. 药品注册管理的规范性文件 新药注册特殊审批管理规定、药品技术转让注册管理规定等。

4. 药品注册管理技术要求和药物研究技术指导原则 化学药物稳定性研究等技术指导原则，中药、天然药物原料药的前处理等技术指导原则等。

（四）药品研发质量规范和技术要求的国际化发展

为了逐步实现我国药物研究与开发的质量和水平与国际接轨，国家食品药品监督管理局于 2010 年 9 月颁布了《化学药品 CTD 格式申报资料撰写要求》（人用药物注册申请通用技术文档，Common Technical Document，CTD），鼓励 CTD 格式提交申报资料，并稳步推进该项工作。2017 年 6 月 19 日，国家食品药品监督管理总局成为 ICH 正式成员。

三、药品注册管理的必要性

1. 保证药品安全有效，保障公众用药安全 药品注册证书是药品身份的证明，是识别真假药的重要依据，是药品生产合法性的标志。

2. 统一药品注册要求，规范药物研发科研行为 药品注册管理按照《药品管理法》《药品注册管理办法》等法规体系要求，参照相关技术指导原则适应 WTO 基本原则，规范、统一注册内容及注册申请人注册行为，提高新药研发水平，提高医药科技竞争力，维护科研道德。

3. 明确药品注册管理部门职责，保护和促进公众健康 药品注册管理部门行为的规范化、科学化、法制化、国际化管理的轨道是保护和促进公众健康的保障。

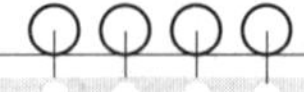

案例解析

表 6-4 典型药害事件解析

提出问题	欣弗事件	齐二药事件
曝光时间	2006 年 7 月底	2006 年 4 月 22 日首例案例
曝光渠道	地方媒体	广州医院上报广东省药监局
公布渠道	国家药监局和卫生部紧急通知	国家药监局，卫生部，媒体
问题环节	6、7 月生产药品质量	药品质量
药品剂型	注射剂	注射剂
涉及场所	农村地区小诊所	医院
涉及厂家	安徽华源生物药业有限公司	齐齐哈尔第二制药有限公司
问题环节	生产	采购及生产
事故原因	私自改动，降低灭菌温度，缩短灭菌时间，增加灭菌柜的装载量，影响灭菌效果，自建未按注册标准，违反《药品管理法》对药品生产企业遵守规定要求	采购及质量检验人员严重违规操作，用二甘醇冒充药用辅料丙二醇，投入生产
质检结果	无菌及热源检查不合格，按劣药论处	按假药论处
主管部门	药监局	药监局和卫生部
设计范围	15 个省份，8 人死亡	8 个省份，11 人死亡
处理	撤销批准文号，停止整顿，罚款	药厂查封，1 人被处罚

第三节　药物临床前研究管理

PPT

从事药物研制和药品注册活动，应当遵守有关法律、法规、规章、标准和规范；参照相关技术指导原则，采用其他评价方法和技术的，应当证明其科学性、适用性，药物研制和药品注册应当保证全过程信息真实、准确、完整和可追溯。申请人在申请药品临床试验前，应当完成文献、药学和药理毒理学相关研究工作。药物非临床安全性评价研究应当在经过药物非临床研究质量管理规范认证的机构开展，并遵守药物非临床研究质量管理规范。

一、研究内容

药物临床前研究内容包括合成工艺、提取方法、理化性质及纯度、剂型选择、处方筛选、制备工艺、检验方法、质量标准、稳定性、药理、毒理、动物药代动力学研究等。中药制剂还包括原药材的来源、加工及炮制等。生物制品还包括菌毒种、细胞株、生物组织等起始材料的质量标准、保存条件、遗传稳定性及免疫学研究等。药物临床前研究可概括分为：文献研究、药学研究、药理毒理研究。临床前研究工作具体申报资料项目包括如下几项。

1. 综述资料　包括药品名称、证明性文件、立题目的与依据、主要研究结果的总结及评价、药品说明书、起草说明及相关参考文献，包装、标签设计样稿等项。

2. 药学研究资料　包括药学研究资料综述，原料药生产工艺的研究资料及文献资料、制剂处方及工艺的研究资料及文献资料，确证化学结构或者组分的试验资料及文献资料、质量研究工作的试验资料及文献资料，药品标准及起草说明、并提供标准品或者对照品，样品的检验报告书，原料药、辅料的来源及质量标准、检验报告书，药物稳定性研究的试验资料及文献资料，直接接触药品的包装材料和容器的选择依据及质量标准等项。

3. 药理毒理研究资料　包括药理毒理研究资料综述，主要药效学试验资料及文献资料，一般药理学的试验资料及文献资料，急性毒性试验资料及文献资料，长期毒性试验资料及文献资料，过敏性（局部、全身和光敏毒性）、溶血性和局部（血管、皮肤、黏膜、肌肉等）刺激性等特殊安全性试验资料和文献资料，复方制剂中多种成分药效、毒性、药代动力学相互影响的试验资料及文献资料，致突变试验资料及文献资料，生殖毒性试验资料及文献资料，致癌试验资料及文献资料，依赖性试验资料及文献资料，非临床药代动力学试验资料及文献资料等项。

4. 临床试验资料　包括国内外相关的临床试验资料综述、临床试验计划及研究方案、临床研究者手册、知情同意书样稿、伦理委员会批准件、临床试验报告等项。

二、基本要求

1. 临床前研究实施要求　药物临床前研究实施中应当执行有关管理规定，并参照国家药品监督管理局发布的有关技术指导原则进行，其中安全性评价研究必须执行 GLP。申请人应当对申报资料中的药物研究数据的真实性负责。

2. 从事药物研究开发机构的要求　具备与试验研究项目相适应的人员、场地、设备、仪器和管理制度；所用实验动物、试剂和原材料符合国家有关规定；保证所有试验数据和资料的真实性。

3. 对研究用原料药的要求　必须具有批准文号、《进口药品注册证》或者《医药产品注册证》，必须通过合法的途径获得；若不具有，须经国务院药品监督管理部门批准后方可使用。

4. 对研究药品生产工艺要求　申请人获得药品批准文号后，应按国务院药品监督管理部门批准的生产工艺生产。

5. 境外药物试验研究资料的处理要求　须附有境外药物研究机构出具的经公证的证明文件并经国务

院药品监督管理部门认证。

6. 委托研究要求 应当与被委托方签订合同，并在申请注册时予以说明；申请人对研究数据的真实性负责。

三、《药物非临床研究质量管理规范》

《药物非临床研究质量管理规范》（Good Laboratory Practice，GLP）适用于为申请药品注册而进行的药物非临床安全性评价研究，包括评价药物安全性，在实验室条件下，用实验系统进行各种毒性试验，包括单次、反复给药毒性试验，生殖毒性、致突变、致癌试验及与评价药物安全性有关的其他试验。药物非临床安全性评价研究的相关活动应当遵守本规范。以注册为目的的其他药物临床前相关研究活动参照本规范执行。

（一）产生及发展历史

20 世纪 70 年代初，美国 FDA 发现新药临床前毒性试验进行中导致新药安全性隐患的包括研究人员、实验流程、管理者等方面许多问题。经过政府投资，1979 年通过 GLP 并将其收载于联邦法规汇编。根据 GLP，FDA 负责对毒性试验研究实验机构进行认证，新药临床前安全性评价试验研究必须在经 GLP 认证的机构进行。现阶段，GLP 成为国际上认可新药的一种规范。

我国自 2003 年 9 月 1 日起施行 GLP。现行 GLP 于 2017 年 9 月 1 日起施行，包括总则、术语及其定义、组织机构和人员、设施、仪器设备和实验材料、实验系统、标准操作规程、研究工作的实施、质量保证、资料档案、委托方和附则，共 12 章 50 条。

（二）有关概念

1. 非临床研究质量管理规范 指有关非临床安全性评价研究机构运行管理和非临床安全性评价研究项目试验方案设计、组织实施、执行、检查、记录、存档和报告等全过程的质量管理要求。

2. 非临床安全性评价研究 指为评价药物安全性，在实验室条件下用实验系统进行的试验，包括安全药理学试验、单次给药毒性试验、重复给药毒性试验、生殖毒性试验、遗传毒性试验、致癌性试验、局部毒性试验、免疫原性试验、依赖性试验、毒代动力学试验以及与评价药物安全性有关的其他试验。

3. 非临床安全性评价研究机构（以下简称研究机构） 指具备开展非临床安全性评价研究的人员、设施设备及质量管理体系等条件，从事药物非临床安全性评价研究的单位。

4. 多场所研究 指在不同研究机构或者同一研究机构中不同场所内共同实施完成的研究项目。该类研究项目只有一个试验方案、专题负责人，形成一个总结报告，专题负责人和实验系统所处的研究机构或者场所为“主研究场所”，其他负责实施研究工作的研究机构或者场所为“分研究场所”。

5. 质量保证部门 指研究机构内履行有关非临床安全性评价研究工作质量保证职能的部门，负责对每项研究及相关的设施、设备、人员、方法、操作和记录等进行检查，以保证研究工作符合本规范的要求。

6. 标准操作规程 指描述研究机构运行管理以及试验操作的程序性文件。

7. 试验方案 指详细描述研究目的及试验设计的文件，包括其变更文件。

8. 偏离 指非故意的或者由不可预见的因素导致的不符合试验方案或者标准操作规程要求的情况。

9. 原始数据 指在第一时间获得的，记载研究工作的原始记录和有关文书或者材料，或者经核实的副本，包括工作记录、各种照片、缩微胶片、计算机打印资料、磁性载体、仪器设备记录的数据等。

10. 电子数据 指任何以电子形式表现的文本、图表、数据、声音、图像等信息，由计算机化系统来完成其建立、修改、备份、维护、归档、检索或者分发。

11. 电子签名 指用于代替手写签名的一组计算机代码，与手写签名具有相同的法律效力。

12. 稽查轨迹 指按照时间顺序对系统活动进行连续记录，该记录足以重建、回顾、检查系统活动的过程，以便于掌握可能影响最终结果的活动及操作环境的改变。

知识拓展

临床前研究数据用于申请临床试验研究

申请人在完成支持药品上市注册的药学、药理毒理学和药物临床试验等研究，确定质量标准，完成商业规模生产工艺验证，并做好接受药品注册核查检验的准备后，提出药品上市许可申请，按照申报资料要求提交相关研究资料。经对申报资料进行形式审查，符合要求的，予以受理。

PPT

第四节　药物临床试验管理

申请人在申请药品上市注册前，应当完成临床试验相关研究工作。开展药物临床试验，应当符合伦理原则，制定临床试验方案，经伦理委员会审查同意。药物临床试验质量管理规范是药物临床试验全过程的质量标准，包括方案设计、组织实施、监查、稽查、记录、分析、总结和报告。临床试验的质量管理体系应当覆盖临床试验的全过程，重点是受试者保护、试验结果可靠，以及遵守相关法律法规。

一、研究内容

临床研究（clinical research）是药品注册管理核心内容之一，包括临床试验（clinical trial）和生物等效性研究（bioequivalence trial）。其实施必须经国务院药品监督管理部门规定，药物临床试验应当经批准，生物等效性试验应当按照要求在药品审评中心网站完成生物等效性试验备案后，按照备案的方案开展相关研究工作；药物临床试验应当在符合相关规定的药物临床试验机构开展，药物临床试验的相关活动遵守药物临床试验质量管理规范。

1. 临床试验　临床试验分Ⅰ期、Ⅱ期、Ⅲ期、Ⅳ期，各期临床试验的目的和设计不同，详见表6－5。临床试验步骤明确，早期小规模临床试验研究信息用于支持后续规模更大、目的性更强的临床试验研究。新药在批准上市前，一般应当进行Ⅰ期、Ⅱ期、Ⅲ期临床试验，批准上市后继续进行Ⅳ期临床试验。根据药物特点和研究目的，研究内容包括临床药理学研究、探索性临床试验、确证性临床试验和上市后研究。

2. 生物等效性研究　以药代动力学参数为指标，比较同一种药物的相同或者不同剂型的制剂，在相同的试验条件下，其活性成分吸收程度和速度有无统计学差异的人体试验。生物利用度试验的病例数为18～24例。

表6－5　临床试验的分期及相关要求表

分期	研究内容	受试者	最低试验例数要求	备注
Ⅰ期	耐受性试验 药代动力学	健康志愿者（必要时为患者）	20～30例	初步临床药理学和人体安全性试验
Ⅱ期	多中心临床试验（随机盲法对照）	患者	≥100例	治疗作用初步评价阶段
Ⅲ期	扩大多中心临床试验	患者	试验组≥300例	治疗作用确定阶段
Ⅳ期	上市后监测	患者	开放试验≥2000例	申请人自主进行的应用研究阶段
BET	健康人体组间比较是否有差异	健康人	18～24	相同活性成分制剂BET

二、基本要求

（一）药物临床研究实施前要求

1. 提交资料 申请人在药物临床研究实施前，将已确认的临床研究方案和临床研究负责单位的主要研究者姓名、参加研究单位及其研究者名单、伦理委员会审核同意书、知情同意书样本等报送国务院药品监督管理部门备案，并抄送临床试验单位所在地和受理该申请的省、自治区、直辖市药品监督管理部门。

2. 临床试验机构 经国务院药品监督管理部门审批批准后，申请人应当从具有药物临床试验资格的机构中选择承担药物临床试验机构。临床试验机构必须通过 GCP 认证。

3. 临床试验用药物 应当在符合 GMP 的车间内制备。制备过程应当执行 GMP 的要求。试验用药物经检验合格后方可用于临床，药品监督管理部门可以对其抽查检验，其中疫苗类制品、血液制品、国务院药品监督管理部门规定的其他生物制品，必须经国务院药品监督管理部门指定的检验所进行检验。申请人对试验用药物质量负责。

（二）药物临床研究实施要求

1. 药品监督管理部门应当对批准的临床试验进行监督检查。

2. 临床研究必须执行 GCP。

3. 申请新药注册，必须进行临床试验。

4. 申请仿制药品注册，一般不需要进行临床试验；需要进行临床试验的：化学药品一般进行生物等效性试验；需要用工艺和标准控制药品质量的药品，应当进行临床试验。

5. 申请进口药品注册，按照国内相应药品注册类别要求进行临床试验。

6. 药品补充申请，已上市药品增加新的适应证或者生产工艺等有重大变化的，需要进行临床试验。

7. 药物临床试验暂停时间满三年且未申请并获准恢复药物临床试验的，该药物临床试验许可自行失效。

8. 申请人完成临床试验后，应当向国务院药品监督管理部门提交临床试验总结报告、统计分析报告等。

9. 临床研究机构和临床研究者有义务采取必要措施，保障受试者安全。密切注意药物不良反应，按照规定进行报告和处理。出现大范围、非预期的药物不良反应，或确证临床试验药物有严重质量问题，国务院药品监督管理部门或省药监局，可以责令暂停或终止临床研究。

（三）境外申请人在中国进行国际多中心药物临床研究的规定

1. 临床研究用药物应当是已在境外注册的药品或者已进入Ⅱ期或Ⅲ期临床试验的药物。

2. 不受理境外申请人提出的尚未在境外注册的预防用疫苗类新药的国际多中心药物临床研究申请。

3. 国务院药品监督管理部门可根据需要，要求申请人在中国首先进行Ⅰ期临床试验。

4. 在进行临床研究时，在任何国家发现与该药物有关的严重不良反应或非预期不良反应，申请人应按照有关规定及时报告国务院药品监督管理部门。

5. 临床研究结束后，申请人应将完整的临床研究报告报送国务院药品监督管理部门。

6. 国际多中心药物临床研究取得的数据，用于在中国进行药品注册申请，必须符合有关临床试验的规定，申请人必须提交多中心临床研究的全部研究资料。

三、《药物临床试验质量管理规范》

《药物临床试验质量管理规范》（Good Clinical Practice，GCP），适用于药物临床研究，凡进行药物的各期临床试验，包括人体生物利用度或生物等效性试验，均需按 GCP 执行。GCP 规定了保护受试者权益的原则，公正、尊重人格、力求使受试者最大限度受益和尽可能避免伤害，明确受试者的权益和安全是考虑的首要因素，优先于对科学和社会的获益。伦理委员会与知情同意书是保障受试者权益的重要措施。

（一）产生及发展历史

1. 产生　20 世纪 60 年代药物从无管理状态到临床试验管理体系逐步形成的时期，20 世纪 60 年代中期，一些发达国家注意到新药研究与开发临床试验管理中的一些问题，1964 年第 18 届世界医学协会大会发表《赫尔辛基宣言》，声明医生的首要职责是保护受试者的生命和健康。随后，部分国家针对研究开发新药临床研究管理制定了指南或规范。WHO 在 1968 年提出“药物临床评价原则”。

2. 发展　20 世纪 70～80 年代是各国药物临床试验规范化和法治化管理逐步形成时期，WHO 在 1975 年又提出“人用药物评价的指导原则”，美国 FDA 发现在临床试验中欺骗行为的证据，1980 年前后以法律的形式在美国执行 GCP。根据 GCP 要求，伦理委员会批准并获得受试者知情同意书才能开展临床试验，实施中保证临床试验的科学性，随后，英国、日本、加拿大等国也先后制定并颁布了各自 GCP。

3. 完善　20 世纪 90 年代至今是药物临床试验管理国际统一标准逐步形成时期。

我国 GCP 自 2003 年 9 月 1 日起开始施行，现行 GCP 为 2020 年 7 月 1 日起施行。GCP 突出以问题为导向，细化明确药物临床试验各方职责要求，并与 ICH 技术指导原则基本要求相一致。主要内容包括总则、术语及其定义、伦理委员会、研究者、申办者、试验方案、研究者手册、必备文件管理及附则，共 9 章 83 条。

（二）有关概念

1. 临床试验　指以人体（患者或健康受试者）为对象的试验，意在发现或验证某种试验药物的临床医学、药理学以及其他药效学作用、不良反应，或者试验药物的吸收、分布、代谢和排泄，以确定药物的疗效与安全性的系统性试验。

2. 临床试验的依从性　指临床试验参与各方遵守与临床试验有关的要求、本规范和相关法律法规。

3. 非临床研究　指不在人体上进行的生物医学研究。

4. 伦理委员会　指由医学、药学及其他背景人员组成的委员会，其职责是通过独立地审查、同意、跟踪审查试验方案及相关文件、获得和记录受试者知情同意所用的方法和材料等，确保受试者的权益、安全受到保护。

5. 研究者　指实施临床试验并对临床试验质量及受试者权益和安全负责的试验现场的负责人。

6. 申办者　指负责临床试验的发起、管理和提供临床试验经费的个人、组织或者机构。

7. 弱势受试者　指维护自身意愿和权利的能力不足或者丧失的受试者，其自愿参加临床试验的意愿，有可能被试验的预期获益或者拒绝参加可能被报复而受到不正当影响。包括：研究者的学生和下级、申办者的员工、军人、犯人、无药可救疾病的患者、处于危急状况的患者，入住福利院的人、流浪者、未成年人和无能力知情同意的人等。

8. 知情同意　指受试者被告知可影响其做出参加临床试验决定的各方面情况后，确认同意自愿参加临床试验的过程。该过程应当以书面的、签署姓名和日期的知情同意书作为文件证明。

9. 监查　指监督临床试验的进展，并保证临床试验按照试验方案、标准操作规程和相关法律法规要求实施、记录和报告的行动。

10. 稽查　指对临床试验相关活动和文件进行系统的、独立的检查，以评估确定临床试验相关活动的实施、试验数据的记录、分析和报告是否符合试验方案、标准操作规程和相关法律法规的要求。

11. 检查　指药品监督管理部门对临床试验的有关文件、设施、记录和其他方面进行审核检查的行为，检查可以在试验现场、申办者或者合同研究组织所在地，以及药品监督管理部门认为必要的其他场所进行。

12. 标准操作规程　指为保证某项特定操作的一致性而制定的详细的书面要求。

13. 试验用药品　指用于临床试验的试验药物、对照药品。

14. 不良事件　指受试者接受试验用药品后出现的所有不良医学事件，可以表现为症状体征、疾病或者实验室检查异常，但不一定与试验用药品有因果关系。

15. 药物不良反应　指临床试验中发生的任何与试验用药品可能有关的对人体有害或者非期望的反

应。试验用药品与不良事件之间的因果关系至少有一个合理的可能性，即不能排除相关性。

16. 源数据 指临床试验中的原始记录或者核证副本上记载的所有信息，包括临床发现、观测结果以及用于重建和评价临床试验所需要的其他相关活动记录。

17. 设盲 指临床试验中使一方或者多方不知道受试者治疗分配的程序。单盲一般指受试者不知道，双盲一般指受试者、研究者、监查员以及数据分析人员均不知道治疗分配。

18. 计算机化系统验证 指为建立和记录计算机化系统从设计到停止使用，或者转换至其他系统的全生命周期均能够符合特定要求的过程。验证方案应当基于考虑系统的预计用途、系统对受试者保护和临床试验结果可靠性的潜在影响等因素的风险评估而制定。

19. 临床试验必备文件 指评估临床试验实施和数据质量的文件，用于证明研究者、申办者和监查员在临床试验过程中遵守了本规范和相关药物临床试验的法律法规要求。必备文件是申办者稽查、药品监督管理部门检查临床试验的重要内容，并作为确认临床试验实施的真实性和所收集数据完整性的依据。用于申请药品注册的临床试验，必备文件应当至少保存至试验药物被批准上市后5年。

第五节 药品注册的申报与审批

PPT

一、药品注册分类及申报资料

药品注册分类在提出上市申请时确定，审评过程中不因其他药品在境内外上市而变更。

（一）化学药品注册分类及申报资料要求

1. 相关概念

（1）原研药品 指境内外首个获准上市，且具有完整和充分的安全性、有效性数据作为上市依据的药品。

（2）参比制剂 指经国务院药品监管部门评估确认的仿制药研制使用的对照药品。参比制剂的遴选与公布按照国务院药品监管部门相关规定执行。

2. 注册分类 创新药、改良型新药、仿制药、境外已上市境内未上市化学药品，分为以下5个类别。

（1）境内外均未上市的创新药为Ⅰ类，指含有新的结构明确的、具有药理作用的化合物，且具有临床价值的药品。

（2）境内外均未上市的改良型新药为Ⅱ类，指在已知活性成分的基础上，对其结构、剂型、处方工艺、给药途径、适应证等进行优化，且具有明显临床优势的药品。

（3）境内申请人仿制境外上市但境内未上市原研药品的药品为Ⅲ类，该类药品应与参比制剂的质量和疗效一致。

（4）境内申请人仿制已在境内上市原研药品的药品为Ⅳ类，该类药品应与参比制剂的质量和疗效一致。

（5）境外上市的药品申请在境内上市为Ⅴ类。

3. 注册管理要求

（1）化学药品Ⅰ类为创新药，应含有新的结构明确的、具有药理作用的化合物，且具有临床价值。含有新的结构明确的、具有药理作用的化合物的新复方制剂，应按照化学药品Ⅰ类申报。

（2）化学药品Ⅱ类为改良型新药，在已知活性成分基础上进行优化，应比改良前具有明显临床优势。已知活性成分指境内或境外已上市药品的活性成分。该类药品同时符合多个情形要求的，须在申报时一并予以说明。

（3）化学药品Ⅲ类为境内生产的仿制境外已上市境内未上市原研药品的药品，具有与参比制剂相同的活性成分、剂型、规格、适应证、给药途径和用法用量，并证明质量和疗效与参比制剂一致。有充分研究数据证明合理性的情况下，规格和用法用量可以与参比制剂不一致。

（4）化学药品Ⅳ类为境内生产的仿制境内已上市原研药品的药品，具有与参比制剂相同的活性成分、剂型、规格、适应证、给药途径和用法用量，并证明质量和疗效与参比制剂一致。

（5）化学药品Ⅴ类为境外上市的药品申请在境内上市，包括境内外生产的药品。

（6）已上市药品增加境外已批准境内未批准的适应证按照药物临床试验和上市许可申请通道进行申报。

（7）药品上市申请审评审批期间，药品注册分类和技术要求不因相同活性成分的制剂在境内外获准上市而发生变化。药品注册分类在提出上市申请时确定。

4. 申报资料要求

（1）申请人提出药物临床试验、药品上市注册及化学原料药申请，应按照国务院药品监管部门公布的相关技术指导原则的有关要求开展研究，并按照现行版《人用药物注册申请通用技术文档（CTD）》格式编号及项目顺序整理并提交申报资料。不适用的项目可合理缺项，但应标明不适用并说明理由。

（2）申请人在完成临床试验提出药品上市注册申请时，应在CTD基础上提交电子临床试验数据库。数据库格式以及相关文件等具体要求见临床试验数据递交相关指导原则。

（3）药品审评中心将根据药品审评工作需要，结合ICH技术指导原则修订情况，及时更新CTD文件并在中心网站发布。

（二）生物制品注册分类及申报资料要求

1. 相关概念

（1）定义　以微生物、细胞、动物或人源组织和体液等为起始原材料，用生物学技术制成，用于预防、治疗和诊断人类疾病的制剂。

（2）分类　为规范生物制品注册申报和管理，将生物制品分为预防用生物制品、治疗用生物制品和按生物制品管理的体外诊断试剂。生物制品类体内诊断试剂按照治疗用生物制品管理。按照生物制品管理的体外诊断试剂包括用于血源筛查的体外诊断试剂、采用放射性核素标记的体外诊断试剂等。

2. 注册分类

（1）预防用生物制品　创新型疫苗为Ⅰ类，即境内外均未上市的疫苗；改良型疫苗为Ⅱ类，即对境内或境外已上市疫苗产品进行改良，使新产品的安全性、有效性、质量可控性有改进，且具有明显优势的疫苗；境内或境外已上市的疫苗为Ⅲ类。

（2）治疗用生物制品　创新型生物制品为Ⅰ类，即境内外均未上市的治疗用生物制品；改良型生物制品为Ⅱ类，即对境内或境外已上市制品进行改良，使新产品的安全性、有效性、质量可控性有改进，且具有明显优势的治疗用生物制品；境内或境外已上市生物制品为Ⅲ类。

（3）按生物制品管理的体外诊断试剂　创新型体外诊断试剂为Ⅰ类；境内外已上市的体外诊断试剂为Ⅱ类。

3. 申报资料要求　对于预防用生物制品及治疗用生物制品，申请人应当按照CTD要求撰写申报资料。体外诊断试剂可以直接提出上市申请。

（三）中药注册分类及申报资料要求

1. 相关概念

（1）中药　在我国中医药理论指导下使用的药用物质及其制剂。

（2）天然药物　在现代医药理论指导下使用的天然药用物质及其制剂。天然药物参照中药注册分类。

2. 注册分类

（1）中药创新药　指处方未在国家药品标准、药品注册标准及国家中医药主管部门发布的《古代经典名方目录》中收载，具有临床价值，且未在境外上市的中药新处方制剂。

（2）中药改良型新药　指改变已上市中药的给药途径、剂型，且具有临床应用优势和特点，或增加功能主治等的制剂。

（3）古代经典名方中药复方制剂　古代经典名方是指符合《中华人民共和国中医药法》规定的，至今仍广泛应用、疗效确切、具有明显特色与优势的古代中医典籍所记载的方剂。古代经典名方中药复方制剂是指来源于古代经典名方的中药复方制剂。

（4）同名同方药　指通用名称、处方、剂型、功能主治、用法及日用饮片量与已上市中药相同，且在安全性、有效性、质量可控性方面不低于该已上市中药的制剂。

3. 申报资料要求　申请人需要基于不同注册分类、不同申报阶段以及中药注册受理审查指南的要求提供相应资料。申报资料应按照项目编号提供，对应项目无相关信息或研究资料，项目编号和名称也应保留，可在项下注明“无相关研究内容”或“不适用”。如果申请人要求减免资料，应当充分说明理由。申报资料的撰写还应参考相关法规、技术要求及技术指导原则的相关规定。境外生产药品提供的境外药品管理机构证明文件及全部技术资料应当是中文翻译文本并附原文。

天然药物制剂申报资料项目按照本文件要求，技术要求按照天然药物研究技术要求。天然药物的用途以适应证表述。

境外已上市境内未上市的中药、天然药物制剂参照中药创新药提供相关研究资料。

二、药品上市注册

（一）药物临床试验

申请人完成支持药物临床试验的药学、药理毒理学等研究后，提出药物临床试验申请的，应当按照申报资料要求提交相关研究资料。

经形式审查，申报资料符合要求的，予以受理。对药物临床试验申请应当自受理之日起六十日内决定是否同意开展，并通过药品审评中心网站通知申请人审批结果；逾期未通知的，视为同意，申请人可以按照提交的方案开展药物临床试验。

（二）药品上市许可

申请人在完成支持药品上市注册的药学、药理毒理学和药物临床试验等研究，确定质量标准，完成商业规模生产工艺验证，并做好接受药品注册核查检验的准备后，提出药品上市许可申请，按照申报资料要求提交相关研究资料。

经对申报资料进行形式审查，符合要求的，予以受理。药品审评中心应当组织药学、医学和其他技术人员，按要求对已受理的药品上市许可申请进行审评。药品审评中心根据药品注册申报资料、核查结果、检验结果等，对药品的安全性、有效性和质量可控性等进行综合审评，非处方药还应当转药品评价中心进行非处方药适宜性审查。

综合审评结论通过的，批准药品上市，发给药品注册证书。综合审评结论不通过的，做出不予批准决定。药品注册证书载明药品批准文号、持有人、生产企业等信息。非处方药的药品注册证书还应当注明非处方药类别。经核准的药品生产工艺、质量标准、说明书和标签作为药品注册证书的附件一并发给申请人，必要时还应当附药品上市后研究要求。上述信息纳入药品品种档案，并根据上市后变更情况及时更新。

1. 仿制药申请　按照药品管理的体外诊断试剂以及其他符合条件的情形，经申请人评估，认为无需或者不能开展药物临床试验，符合豁免药物临床试验条件的，申请人可以直接提出药品上市许可申请。豁免药物临床试验的技术指导原则和有关具体要求，由药品审评中心制定公布。仿制药应当与参比制剂质量和疗效一致。申请人应当参照相关技术指导原则选择合理的参比制剂。

2. 非处方药上市许可申请　符合以下情形之一的，可以直接提出非处方药上市许可申请。①境内已有相同活性成分、适应证（或者功能主治）、剂型、规格的非处方药上市的药品；②经国务院药品监督管理部门确定的非处方药改变剂型或者规格，但不改变适应证（或者功能主治）、给药剂量以及给药途径的药品；③使用国务院药品监督管理部门确定的非处方药的活性成分组成的新的复方制剂；④其他直接申报非处方药上市许可的情形。

3. 通用名称　申报药品拟使用的药品通用名称，未列入国家药品标准或者药品注册标准的，申请人应当在提出药品上市许可申请时同时提出通用名称核准申请。药品上市许可申请受理后，通用名称核准相关资料转药典委，药典委员会核准后反馈药品审评中心。申报药品拟使用的药品通用名称，已列入国家药品标准或者药品注册标准，药品审评中心在审评过程中认为需要核准药品通用名称的，应当通知药典委员会核准通用名称并提供相关资料，药典委员会核准后反馈药品审评中心。药典委员会在核准药品通用名称时，应当与申请人做好沟通交流，并将核准结果告知申请人。

（三）关联审评审批

国务院药品监督管理部门建立化学原料药、辅料及直接接触药品的包装材料和容器关联审评审批制度。在审批药品制剂时，对化学原料药一并审评审批，对相关辅料、直接接触药品的包装材料和容器一并审评。药品审评中心建立化学原料药、辅料及直接接触药品的包装材料和容器信息登记平台，对相关登记信息进行公示，供相关申请人或者持有人选择，并在相关药品制剂注册申请审评时关联审评，需补充资料的，按照补充资料程序要求药品制剂申请人或者化学原料药、辅料及直接接触药品的包装材料和容器登记企业补充资料，可以基于风险提出对化学原料药、辅料及直接接触药品的包装材料和容器企业进行延伸检查。

未通过关联审评审批的，化学原料药、辅料及直接接触药品的包装材料和容器产品的登记状态维持不变，相关药品制剂申请不予批准。

（四）药品注册核查

药品注册核查，是指为核实申报资料的真实性、一致性以及药品上市商业化生产条件，检查药品研制的合规性、数据可靠性等，对研制现场和生产现场开展的核查活动，以及必要时对药品注册申请所涉及的化学原料药、辅料及直接接触药品的包装材料和容器生产企业、供应商或者其他受托机构开展的延伸检查活动。

药品注册核查启动的原则、程序、时限和要求，由药品审评中心制定公布；药品注册核查实施的原则、程序、时限和要求，由药品核查中心制定公布。

药品审评中心根据药物创新程度、药物研究机构既往接受核查情况等，基于风险决定是否开展药品注册研制现场核查。

药品审评中心根据申报注册的品种、工艺、设施、既往接受核查情况等因素，基于风险决定是否启动药品注册生产现场核查。对于创新药、改良型新药以及生物制品等，应当进行药品注册生产现场核查和上市前药品生产质量管理规范检查。对于仿制药等，根据是否已获得相应生产范围药品生产许可证且已有同剂型品种上市等情况，基于风险进行药品注册生产现场核查、上市前药品生产质量管理规范检查。

（五）药品注册检验

申请人完成支持药品上市的药学相关研究，确定质量标准，并完成商业规模生产工艺验证后，可以在药品注册申请受理前向中检院或者省、自治区、直辖市药品监督管理部门提出药品注册检验；申请人未在药品注册申请受理前提出药品注册检验的，在药品注册申请受理后四十日内由药品审评中心启动药品注册检验。原则上申请人在药品注册申请受理前只能提出一次药品注册检验，不得同时向多个药品检验机构提出药品注册检验。境外生产药品的注册申请的药品注册检验，申请人应当按规定要求抽取样品，并将样品、检验所需资料及标准物质等送至中检院。

申请人提交的药品注册检验资料应当与药品注册申报资料的相应内容一致，不得在药品注册检验过程中变更药品检验机构、样品和资料等。药品检验机构应当在五日内对申请人提交的检验用样品及资料等进行审核，做出是否接收的决定，同时告知药品审评中心。需要补正的，应当一次性告知申请人。药品检验机构原则上应当在审评时限届满四十日前，将标准复核意见和检验报告反馈至药品审评中心，药品审评中心可以基于风险提出质量标准单项复核。

（六）药品加快上市注册程序

国务院药品监督管理部门建立药品加快上市注册制度，支持以临床价值为导向的药物创新。对符合条件的药品注册申请，申请人可以申请适用突破性治疗药物、附条件批准、优先审评审批及特别审批程序。在药品研制和注册过程中，药品监督管理部门及其专业技术机构给予必要的技术指导、沟通交流、优先配置资源、缩短审评时限等政策和技术支持。

1. 突破性治疗药物程序 药物临床试验期间，用于防治严重危及生命或者严重影响生存质量的疾病，且尚无有效防治手段或者与现有治疗手段相比有足够证据表明具有明显临床优势的创新药或者改良型新药等，申请人可以申请适用突破性治疗药物程序。

2. 附条件批准程序 药物临床试验期间，符合以下情形的药品，可以申请附条件批准：①治疗严重危及生命且尚无有效治疗手段的疾病的药品，药物临床试验已有数据证实疗效并能预测其临床价值的；②公共卫生方面急需的药品，药物临床试验已有数据显示疗效并能预测其临床价值的；③应对重大突发公共卫生事件急需的疫苗或者国家卫生健康委员会认定急需的其他疫苗，经评估获益大于风险的。

申请人提前应当就附条件批准上市的条件和上市后继续完成的研究工作等与药品审评中心沟通交流，经沟通交流确认后提出药品上市许可申请。

3. 优先审评审批程序 药品上市许可申请时，以下具有明显临床价值的药品，可以申请适用优先审评审批程序：①临床急需的短缺药品、防治重大传染病和罕见病等疾病的创新药和改良型新药；②符合儿童生理特征的儿童用药品新品种、剂型和规格；③疾病预防、控制急需的疫苗和创新疫苗；④纳入突破性治疗药物程序的药品；⑤符合附条件批准的药品；⑥国务院药品监督管理部门规定其他优先审评审批的情形。

申请人应当提前与药品审评中心沟通交流，经沟通交流确认后，在提出药品上市许可申请的同时，向药品审评中心提出优先审评审批申请。符合条件的，药品审评中心按照程序公示后纳入优先审评审批程序。

4. 特别审批程序 在发生突发公共卫生事件的威胁时以及突发公共卫生事件发生后，国务院药品监督管理部门可以依法决定对突发公共卫生事件应急所需防治药品实行特别审批。

三、补充申请及药品上市后研究和变更

药品注册证书及附件要求持有人在药品上市后开展相关研究工作的，持有人应当在规定时限内完成并按照要求提出补充申请、备案或者报告。药品批准上市后，持有人应当持续开展药品安全性和有效性研究，根据有关数据及时备案或者提出修订说明书的补充申请，不断更新完善说明书和标签。

药品监督管理部门依职责可以根据药品不良反应监测和药品上市后评价结果等，要求持有人对说明书和标签进行修订。

四、再注册

药品注册证书有效期为五年，药品注册证书有效期内持有人应当持续保证上市药品的安全性、有效性和质量可控性，并在有效期届满前六个月申请药品再注册。

（一）申请

持有人应当在药品注册证书有效期届满前六个月申请再注册。境内生产药品再注册申请由持有人向其所在地省、自治区、直辖市药品监督管理部门提出，境外生产药品再注册申请由持有人向药品审评中心提出。

（二）受理

药品再注册申请受理后，省、自治区、直辖市药品监督管理部门或者药品审评中心对持有人开展药品上市后评价和不良反应监测情况，按照药品批准证明文件和药品监督管理部门要求开展相关工作情况，以及药品批准证明文件载明信息变化情况等进行审查，符合规定的，予以再注册，发给药品再注册批准通知书。不符合规定的，不予再注册，并报请国务院药品监督管理部门注销药品注册证书。

（三）不予再注册情形

对不予再注册的药品，药品注册证书有效期届满时予以注销，不予再注册的情形如下。

1. 有效期届满未提出再注册申请的；
2. 药品注册证书有效期内持有人不能履行持续考察药品质量、疗效和不良反应责任的；
3. 未在规定时限内完成药品批准证明文件和药品监督管理部门要求的研究工作且无合理理由的；
4. 经上市后评价，属于疗效不确切、不良反应大或者因其他原因危害人体健康的；
5. 法律、行政法规规定的其他不予再注册情形。

知识拓展

拟申报注册的药械组合产品，已有同类产品经属性界定为药品的，按照药品进行申报；尚未经属性界定的，申请人应当在申报注册前向国务院药品监督管理部门申请产品属性界定。属性界定为药品为主的，按照本办法规定的程序进行注册，其中属于医疗器械部分的研究资料由国务院药品监督管理部门医疗器械技术审评中心做出审评结论后，转交药品审评中心进行综合审评。

PPT

第六节　药品注册检验与药品注册标准

一、药品注册检验

（一）基本概念

申请药品注册必须进行药品注册检验。药品注册检验，包括样品检验和药品标准复核。

1. 标准复核　指对申请人申报药品标准中设定项目的科学性、检验方法的可行性、质控指标的等进行的实验室评估。

2. 样品检验　指按照申请人申报或者药品审评中心核定的药品质量标准对样品进行的实验室检验。

（二）要求

1. 对申请人的要求　资料、样品（检验用量3倍）和标准物质。

2. 对药品检验所的规定　实验室质量管理规范、国家计量认证要求，人员与设备，质量保证体系和技术要求。

（三）检验机构

中国食品药品检定研究院和省级药品检验所是药品注册检验的法定专业技术机构，负责进行对注册样品检验和药品标准复核。样品检验报告和药品标准复核意见是国务院药品监督管理部门审评注册药品的关键信息。因此，负责药品注册检验检验机构应按照药品检验所实验室质量管理规范和国家计量认证的要求，配备与药品检验任务相适应的人员和设备，以便符合药品注册检验质量保证体系和技术要求。

中检院或者经国务院药品监督管理部门指定的药品检验机构承担以下药品注册检验。

1. 创新药；
2. 改良型新药（中药除外）；
3. 生物制品、放射性药品和按照药品管理的体外诊断试剂；
4. 国务院药品监督管理部门规定的其他药品。

境外生产药品的药品注册检验由中检院组织口岸药品检验机构实施。其他药品的注册检验，由申请人或者生产企业所在地省级药品检验机构承担。

（四）药品注册检验时限

《药品注册管理办法》规定药品注册检验时限按以下执行。

1. 样品检验时限为六十日，样品检验和标准复核同时进行的时限为九十日。

2. 药品注册检验过程中补充资料时限为三十日。

3. 药品检验机构原则上在审评时限届满四十日前完成药品注册检验相关工作，并将药品标准复核意见和检验报告反馈至药品审评中心。

二、药品注册标准

（一）基本概念

1. 药品标准 有关药品质量规格和检验方法的技术规定，是药品生产、供应、使用、检验和管理部门共同遵循的法定依据，由国家药品标准和其他药品标准组成。

2. 国家药品标准 国家为保证药品质量所制定的质量指标、检验方法以及生产工艺等的技术要求。包括国务院药品监督管理部门颁布的《中华人民共和国药典》、局颁成册标准（原国家卫生局颁布）和以上三种散页标准（修订件、补充批件)。《中华人民共和国药典》，简称《中国药典》，是法定的、强制性国家药品标准。

3. 其他标准 包括地方药品标准（中药材炮制规范）和企业标准（药品注册标准、企业内控标准)，是国家药品标准的重要补充部分。

4. 药品注册标准 国务院药品监督管理部门批准给申请人特定药品的标准，生产该药品的药品生产企业必须执行该注册标准，属于药品标准范畴。药品注册标准要求不低于现行版《中国药典》标准，从法律角度认识国家药品标准和注册标准的区别，详见表6-6。

表6-6 从法律角度认识国家药品标准和注册标准的区别

类型项目	国家药品标准	注册标准
制定主体	药典委员会	企业
适用对象	全国范围内	特定企业内
公开范围	公开	特定企业和省级药监部门
发布性质	颁布，最基本要求	核准，不得低于国家标准
内在联系	药物共性化特征要求	个性化和针对性

（二）药品标准类型

凡正式批准生产的药品、辅料和基质以及商品经营中的中药材，都要制定标准。药品标准要能够反映药品的质量、生产技术水平和管理水平。目前，我国药品标准主要类型包括以下11类。

1. 药典标准。

2. 卫生部中药成方制剂一至二十一册。

3. 卫生部化学、生化、抗生素药品第一分册。

4. 卫生部药品标准（二部）一册至六册。

5. 卫生部药品标准藏药第一册、蒙药分册、维吾尔药分册。

6. 新药转正标准一至八十八册。

7. 国家药品标准化学药品地标升国标一至十六册。

8. 国家中成药标准汇编内科心系分册、内科肝胆分册、内科脾胃分册、内科气血津液分册、内科肺系（一）（二）分册、内科肾系分册、外科妇科分册、骨伤科分册、口腔肿瘤儿科分册、眼科耳鼻喉皮肤科分册、经络肢体脑系分册。

9. 国家注册标准。

10. 进口药品标准。

11. 中药材及中药饮片标准。

三、药品批准证明文件的格式

药品经注册所取得的各种药品批准证明文件格式如下。

1. 药品批准文号格式 国药准字 H（Z、S、J）+4 位年号 +4 位顺序号。

2. 试生产药品批准文号格式 国药试字 H（Z、S、J）+4 位年号 +4 位顺序号。

3. 《进口药品注册证》证号格式 H（Z、S）+4 位年号 +4 位顺序号。

4. 《医药产品注册证》证号格式 H（Z、S）C +4 位年号 +4 位顺序号。

5. 新药证书号格式 国药证字 H（Z、S）+4 位年号 +4 位顺序号。

其中，H 代表化学药品，Z 代表中药，S 代表生物制品，J 代表进口药品分包装；对于境内分包装用大包装规格的注册证，其证号在原注册证号前加字母 B。

知识链接

我国药品批准文号举例

一、药品批准文号举例

表 6－7 药品批准文号举例

编号	药品名称	批准文号	规格	企业名称	产品简介
1	硫酸氢氯吡格雷片（波立维）	国药准字 J20080090	100ml	Sanofi Winthrop Industrie	血小板聚集抑制剂
2	西帕依固龈液	国药准字 Z65020012	铝塑泡罩包装，75mg，7 片/盒	新疆奇康哈博维药有限公司	健齿固龈，清血止痛
3	斯利安片	国药准字 H10970079	0.4mg＊31 片	北大药业	用于预防“神经管畸形”
4	复方金银花颗粒	国药准字 Z45021244	10g＊10 袋	广西壮族自治区凌云制药厂	申请人自主进行的应用研究，清热解毒，凉血消肿

编号 2 中“国药准字 Z”字后第 1、2 位为原批准文号的来源代码，其中“10”代表原卫生部批准的药品，“20”“19”代表 2002 年 1 月 1 日以前国家药品监督管理局批准的药品。其他使用各省行政区划代码前两位的，为原各省级卫生行政部门批准的药品，本例中“65”为新疆维吾尔自治区代码。第 3、4 位为换发批准文号之公元年号的后两位数字，但来源于卫生部和国家药品监督管理局的批准文号仍使用原文号年号的后两位数字，本例中“02”为换发之年 2002 年。数字第 5 至 8 位为新的顺序号，本例中“0012”为顺序号。编号 3 中“10”代表原卫生部批准的药品。

二、不同药厂生产同一种药品批准文号举例

双氢青蒿素片（科泰复）：重庆华立岩康制药有限公司，国药准字 H20059812。

双氢青蒿素片：北京万辉双鹤药业有限责任公司，国药准字 H10970338。

双氢青蒿素片：安徽新和成皖南药业有限公司，国药准字 H20067334。

本章小结

本章主要介绍了国内外药品注册管理的历史发展及其基本内容。

重点：药品注册及药品注册申请人概念；药品注册分类及药品注册申请分类；药品注册管理机构；药品注册申请分类新药、仿制药品、进口药品、药品补充申请的注册申请及审批程序；药品再注册的管理；药品技术转让概念及分类。

难点：药物临床前研究和药物临床研究的内容和管理；药品注册检验；药品注册标准概念；药品批准证明文件类型及其格式。

练习题

题库

一、选择题

1. 国家采取有效措施，鼓励儿童用药品的研制和创新，支持开发符合儿童生理特征的儿童用药( )，对儿童用药品给予优先审评审批。
   A. 新品种、新剂型
   B. 新分子实体、新活性成分
   C. 新品种、新剂型、新规格
   D. 新品种、新规格、新给药途径
2. 国务院药品监督管理部门应当自受理临床试验申请之日起（ ）内决定是否同意并通知临床试验申办者，逾期未通知的，视为同意。其中，开展生物等效性试验的，报国务院药品监督管理部门备案。
   A. 30 个工作日　　B. 30 个自然日
   C. 60 个工作日　　D. 15 个工作日
3. 在 2020 年《药品注册管理办法》中境内生产药品批准文号格式为（ ）。
   A. 国药准字 H（Z、S） + 四位年号 + 四位顺序号
   B. 国药准字 H（Z、S）C + 四位年号 + 四位顺序号
   C. 国药准字 H（Z、S）J + 四位年号 + 四位顺序号
   D. 国药证字 H（Z、S） + 四位年号 + 四位顺序号。

二、判断题

1. 药品注册标准应当低于《中华人民共和国药典》的规定。( )
2. 临床试验包括Ⅰ至Ⅳ期临床试验和生物等效性试验。( )
3. 药品注册申请者必须完成临床前和临床试验才能向国务院药品监督管理部门报送资料申请上市注册。( )

三、填空题

1. 药品注册按照（ ）、( ) 和（ ）等进行分类注册管理。
2. 药品上市许可持有人是指（ ）。
3. 药品应当按照国家药品标准和经批准的生产工艺进行生产，( )、( ) 完整准确，不得编造。

四、思考题

1. 药品注册管理的主要内容是什么？
2. 什么是药品上市许可持有人？
3. 我国药品注册是如何进行分类管理的？我国药品注册申请包括哪几类？

（木巴拉克·伊明江　李　璠）

第七章

药品生产管理

学习导引

知识要求

1. **掌握** 药品生产及药品生产管理的特点；《药品生产质量管理规范》（GMP）的主要内容及特点；药品生产企业开办条件及审批管理。

2. **熟悉** 药品委托生产的管理；药品召回管理。

3. **了解** 药品生产管理的现状；质量管理的有关概念；质量管理的原则。

能力要求

1. 熟练掌握制定药品生产管理规范文件的技能。

2. 学会应用药品生产质量管理规范解决药品生产质量保障的初步设计、验收等。

第一节 概　　述

PPT

微课

药品的生产是向社会提供可以预防、治疗、诊断疾病的药品。是保证药品供应的主要环节。药品的生产管理是确保在适当的时间、用最优的技术、以适当的产量向社会提供质量合格、经济有效的药品的系统管理活动。

一、药品生产

（一）药品生产的范围

药品生产（drug production）是指将药物原料加工制备成能供临床医疗使用的药品的过程。药品的生产包括原料药生产和制剂生产。

1. 原料药的生产 原料药有植物、动物或其他生物产品、无机物和有机化合物等。原料药的生产根据原材料性质的不同、加工制造方法不同，大体可分为以下几种。

（1）生药的加工制造 生药一般为来自植物和动物的生物药材，通常为植物或动物机体、器官或其分泌物。主要经过干燥加工处理，我国传统用中药的加工处理称为炮制，中药材必须经过蒸、炒、炙、煅等炮制操作制成中药饮片。

（2）药用元素和化合物的加工制造 主要包括从天然物（植物、动物）分离提取制备；用化学合成法（合成法、半合成法）制备，如维生素、甾体、激素等。

（3）生物制品 用生物技术（普通生物技术、基因工程、细胞工程、蛋白质工程、发酵工程等）获得的生物材料的生物制品。生产材料有微生物、细胞、各种动物和人体的细胞及体液等。

2. 制剂的生产 由各种来源和不同方法制得的原料药，通过添加辅料并运用制剂技术进一步制成适合于医疗或预防用的形式，即药物制剂（或称药物剂型），才能用于患者，如注射剂、口服制剂、外用制剂等，具体可包括大输液、粉针剂、片剂、丸剂、颗粒剂、软膏剂等。各种不同剂型的成品药有不同的加工制造方法。

（二）药品生产的特点

1. 质量要求严格 由于药品与人们生命安危、健康长寿有密切的关系，对药品的质量要求特别严格。世界各国政府都制定有本国生产的每一种药品的质量标准，以及管理药品质量的制度和方法，使药品生产企业的生产经营活动置于国家的严格监督管理之下。

2. 机械自动化高 现代药品生产企业运用电力、蒸汽、压缩空气等为动力，拥有成套的生产设备、动力设备、动力传导装置，因为药品品种多，要求所使用的生产设备要便于拆卸维护，便于清洗；其材质对药品不产生化学或物理的变化；密封性能好以防止污染或变质等。科学技术的作用发挥决定性作用。

3. 原辅料多样化 药品生产投入的原料、辅料的种类多；原料、辅料的范围广泛，包括无机物、有机物、植物、动物及矿物等；一些原料药所用原料、辅料的消耗大，一吨原料只能产出数公斤甚至数克原料药；药品生产产出的废气、废液、废渣多，“三废”处理量大。

4. 品种更新较快 由于人体和疾病的复杂性，随着医药学的发展，药品的品种和规格日益增多，现有的药品已达数万种。人们对高效、特效、速效、毒副反应小、有效期长、价格低的药品需求不断增长，促使药品不断地推陈出新。

5. 生产技术复杂 药品的生产涉及药学、化学、生物学、医学、化学工程及电子等领域的最新成果。在药品生产过程中的许多问题，都必须综合运用科学知识和技术来解决，有关的科技水平越高、越全面，生产发展就越快。

二、药品生产企业

课堂互动

药品生产企业是否属于制造业企业，其与其他制造业的区别在哪些方面?

（一）药品生产企业的概念

药品生产企业（drug manufacturer）是指生产药品的专营企业或者兼营企业，是应用现代科学技术，获准从事药品的生产活动，实行自主经营，独立核算，自负盈亏，具有法人资格的基本经济组织。

（二）药品生产企业的特征

1. 知识技术密集 药品品种多，品种更新换代快，新药研究开发科技难度大，因此对企业经营管理人员及生产技术人员的文化、专业知识要求高。药品生产各要素密集度相比，知识技术密集度被放在首位。

2. 资本密集 开办药品生产企业需要有较高金额的投资，以具备开办要求的硬件、软件条件，获得药品生产许可；需要有较高的投资用于新药的研究开发和产品的更新换代。

3. 多品种分批生产 药品生产企业普遍生产多个品种，而且为了保证药品质量的稳定、一致、可控，药品的生产采用分批的方式进行，世界各国均对药品生产的批次和批号进行严格管理。同品种药品的批量因药品生产企业的规模不同而不相同。

4. 以流水线为基础的车间生产 药品生产企业根据产品工艺特点设置生产车间，各车间按照药品的生产工艺流程特点设一个或多个生产流水线。

三、药品生产管理

药品生产管理（management of drug production）是指对药品生产活动进行计划、组织、协调、控制，使药品生产企业适时地生产出符合国家标准的药品。

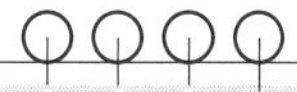

案例解析

甲氨蝶呤事件

【案例】2007 年 7 月底，国家药品不良反应监测中心陆续收到广西、上海等地部分医院的药品不良反应病例报告，一些白血病患者在使用上海华联制药厂生产的甲氨蝶呤注射液后出现行走困难等神经损害症状。7 月 30 日，上海华联制药厂 070405B、070502B 两个批号注射用甲氨蝶呤（5mg）被暂停用于鞘内注射。药品检测机构同时对甲氨蝶呤注射液展开分析检验。但不良事件进一步恶化。8 月，北京、安徽、河北、河南等地医院有关使用上海华联药品发生不良事件的报告陆续上报到国家药品不良反应监测中心。此时，发生不良事件的药品已涉及上海华联甲氨蝶呤、盐酸阿糖胞苷两种注射剂。8 月 30 日，国家食品药品监督管理局和卫生部决定，暂停上海医药（集团）有限公司华联制药厂生产的注射用甲氨蝶呤和注射用盐酸阿糖胞苷用于鞘内注射，被禁范围进一步扩大。9 月 5 日，为防止不良事件的进一步扩大，国家食品药品监督管理局和卫生部决定，暂停上海华联制药厂注射用甲氨蝶呤和注射用盐酸阿糖胞苷的生产、销售和使用。9 月 14 日，药监、卫生部门的联合专家组终于查明，上海华联甲氨蝶呤、阿糖胞苷鞘内注射后引起的损害，与两种药品的部分批号产品中混入了微量硫酸长春新碱有关。

【提问】这两种注射剂如何混入了硫酸长春新碱?

【解析】两种药品混入微量硫酸长春新碱说明在药品的生产环节很可能出现了问题，导致了药品不良事件的发生。经过调查，两种药品与硫酸长春新碱在同一生产线上生产，同一批号药品均在硫酸长春新碱之后生产，生产管理不善，导致了药品的污染。

（一）药品生产管理的目的

药品生产管理的目的是将市场所需的具有规定质量的药品，在需要的时间，以适宜的价格，按照规定质量要求及需要的数量，准确、及时、经济地生产出来。具有社会性、经济性双重目的。

（二）药品生产管理的特点

药品生产属工业生产，其生产管理应遵循工业生产管理的一般规律。但是由于药品质量直接影响人的生命与健康，因此，更强调生产过程中对药品质量的保证程度。与一般生产管理相比，药品生产管理具有几个方面的特点。

1. 质量第一，预防为主　药品质量至关重要，药品生产管理的核心是确保所生产的药品质量稳定、均一，符合相关标准的要求，而实现这一目标的关键在于预防，在于使生产过程所有可能影响药品质量的因素都处于严格的受控状态，而不能仅用对成品进行检验的事后把关进行质量控制。

2. 执行强制性的质量标准　药品标准是对药品质量、规格及其检验方法所做的技术规定，其实质是药品质量特性的定量表现。药品只有达到一定的标准，才能保证其有效性和安全性，才称其为合格的药品。上述“一定的标准”实质是合格药品必须达到的最低标准，也是世界各国为保证人民用药安全、有效而通常以法律形式要求药品生产企业执行的强制性标准。

3. 实行规范化的生产　质量不仅包括活动或过程的结果，还包括使质量形成和实现的活动及过程本身。质量形成和实现通常直接关系到过程的结果，药品生产尤为如此。因此，世界上绝大多数国家都对药品生产企业及其经营活动制定一系列的法律法规、管理制度、方针政策和标准，用以控制药品的生产条件、技术水平和产品质量，实现药品生产的规范化。药品生产企业如何在国家药品宏观管理的约束下，根据自身特点制定具体的药品生产管理制度、规程、条例，提高药品生产全过程诸方面（包括人员、设备、原辅材料、工艺技术、生产环境、产品质量控制检验等）的规范化程度，以确保药品质量，是药品生产管理的核心内容。

四、药品生产管理的原则

（一）遵循管理的基本原理

管理是社会组织为了实现预期的目标，以人为中心进行的计划、组织、指挥、协调、控制活动。管理的本质是协调，使个人的努力与组织的预期目标相一致。不同的管理思想、管理制度和管理方法会产生完全不同的效果。现代的药品生产是现代化工业生产，需要由多人组成的群体和多环节的生产工艺组合相互合作与衔接。

（二）遵循基本经济规律，以生产理论作指导

药品作为一类商品，虽然有其特殊性，但也要受到市场的检验和调控。药品生产企业有着与一般工业企业相同的性质，追求经济效益同样是开办药品生产企业的主要目的之一。药品生产在要求药品的安全性、有效性的同时，同样要求其经济性。因此，有效的药品生产管理离不开生产理论和经济规律的指导。

1. 药品生产的效益追求 效益是管理的追求目标，任何组织的管理都是为了获得某种效益。效益的高低直接影响着组织的生存和发展。对效益的追求，是包括药品生产企业在内的各类组织共性的目标。效益是有效产出与其投入之间的一种比例关系。

2. 药品生产的资源配置和利用 社会的自然资源是有限的，社会资源的有限性决定了可用于药品生产资源的有限性。经济学将如何使有限的资源获得最优产出的选择问题称为“资源的最优配置”。人们对药品无限的期望和需求，同满足愿望和需求所需资源的有限性存在着矛盾。

药品生产企业只有用有限的资源生产出尽可能多的、尽可能安全和高效的药品，才能实现有限资源的优化配置和合理利用。

药品生产企业对药品生产过程中各环节的布局、衔接进行有效的安排，合理确定劳动定额及劳动岗位分配，以达到人、机、环境的高度和谐，可以有效地缩短生产周期，保持生产各阶段、各工序生产能力（如设备能力、生产速率、人员数量与工作效率等）的均衡比例，提高生产过程的均衡性、适应性和合理性。

对药品生产过程进行科学和规范化的管理，可提高药品的安全性和有效程度，进而提高药品生产的资源利用程度及其产出效率，资源的配置效率。

3. 药品生产中的计划安排 现代化的药品生产建立在严密分工的基础上，生产过程中各个环节之间一方面要相对独立地进行生产活动，另一方面要保持良好的比例关系，以实现均衡地投入产出。因此应制定生产计划，对企业生产的品种、质量、产量、进度、经济指标等进行统筹安排，确定产品的品种指标、质量指标、产量指标、产值指标，为企业生产活动和物资供应、设备维修等计划的制定提供依据。同时也为企业的利润、销售等经营计划的实施打下基础。

（三）依法管理

采用法律方法对药品生产进行管理，体现了全体人民要求确保药品质量的意志，维护人民大众用药的合法权益。世界上很多国家都采用法律方法对药品生产进行管理。违反有关法律法规的单位和个人要承担相应的法律责任。

五、我国药品生产及其管理的概况

（一）药品生产能力

1949 年中华人民共和国成立以后，我国的药品生产能力不断提高，生产范围不断扩大，形成了门类齐全的药品生产体系。可以生产化学原料药近 1500 种，总产量 43 万吨，位居世界第二，并有 60 多种原料药在国际市场上具有较强的竞争力；能生产化学药品制剂 34 个剂型，4000 多个品种；传统中药已逐步走上科学化、规范化的道路，能生产现代中药剂型 40 多种，中成药品种 8000 多种；可以生产 11000 多个

品种和规格的医疗器械。

（二）药品生产规模

我国现代药品生产始于20世纪初，1900年开始有中国人自己开办的药厂，也有世界跨国制药公司（拜耳、默沙东、武田等）办的药厂。至1949年全国有制药厂150家左右，规模都很小，共生产原料药40余种，批量也很少。当时的西药主要是靠进口，尚未形成制药工业规模。

1950年至1985年期间，我国药品生产逐渐形成规模。至1985年，全国有药品生产企业共1377家，工业总产值130.02亿元，从业人员52.26万人，化学药品总产量5.76吨，销售金额82.99亿元。人均药品消费额10.03元。

改革开放以来，医药经济一直保持着较快的发展速度，1978～2003年，我国医药工业生产连续25年保持15%以上高速增长的态势，成为国民经济中发展最快的行业之一。据有关统计资料显示，2003年全国医药工业生产按可比价格计算共完成工业总产值同比增长19.86%，全国医药工业平均产销率为94.35%，较上年提高0.18%。据南方医药经济研究所数据，2005年全年医药工业总产值（现价）为4627.71亿元，同比增长26.25%；医药工业销售收入达4372.77亿元，同比增长25.78%。相比2004年，化学原料药工业利润增长突出，中成药工业利润和生物制药工业利润增幅均有所增加，化学制剂工业利润增幅下降。

2013年上半年，全国共有药品生产许可证7232个，其中，基本药物生产许可证2635个，生产化学药企业3602家，生产中药的企业3618家。全年医药工业总产值突破2.2万亿，医药工业利润率保持在10%以上。但年销售规模在10亿元以下的企业占数量上的95.03%。

截至2020年底，全国共有原料药和制剂生产企业4460家。

（三）药品生产管理水平

制药工业的发展与变化，为改进和提高药品生产管理水平创造了条件。国际医药市场竞争的日益加剧则不断地给药品生产管理提出更高的要求。药品生产管理的相关法律法规不断建立、健全，对药品生产过程的技术与行政监督和检查不断加强。这些因素促使我国药品生产管理水平不断提高。药品生产管理在以下三个方面发生了根本性的变化。

1. 药品生产管理由粗放式、经验型转变为全方位、科学化。
2. 药品生产操作由凭经验、凭感觉转变为凭标准、凭规程。
3. 药品质量控制由只注重事后把关转变为更注重事前、事中、全过程把关。

生产管理水平的提高，使我国在药品生产环节的药品质量保障能力大大增强。

（四）药品生产存在问题

我国药品生产依然处于产业和企业的规模不够大，产品质量和品种与群众的需求存在差距，生产能力或水平有很大的提升空间。

药品生产管理的重心和核心一直集中在其社会目的方面，特别是集中在对药品质量的保证方面。国家对药品生产管理经济目的实现的关注、引导、要求与制约较少，制药企业在能耗等方面的经济技术指标明显落后于发达国家，生产率总体水平不高，制药产业提高整体经济性的空间较大。

第二节　药品生产质量管理

PPT

药品质量管理及其标准贯穿于药品生产的全过程，既是其出发点，也是归宿点。

一、质量与质量管理概念

（一）质量

质量（quality）是指一组固有特性满足要求的程度。其中特性（characteristic）是指可区分的特征；

要求（requirement）是指明示的、通常隐含的或必须履行的需求或期望。也就是说，质量是指一组固有的可区分的特征满足明示的、通常隐含的或必须履行的需求或期望的程度。

质量不仅是指产品质量，也可以是某项活动或过程的工作质量，还可以是质量管理体系运行的质量。定义中“要求”的覆盖范围扩大，对质量的要求除考虑满足顾客的需要外，还应当考虑组织自身利益，提供原材料等的供方利益等多种需求，例如需考虑安全性、环保要求、节能要求等外部强制要求。

定义提出“固有特性”概念，说明固有特性是产品、过程、体系的一部分，如药品的有效性、安全性。而人为赋予的特性，如产品的价格、产品的所有者，不是固有特性，不反映在产品质量范畴中。

（二）质量管理

质量管理（quality management，QM）是指在质量方面指挥和控制组织的协调活动。在质量方面的指挥和控制活动，通常包括制定质量方针和质量目标以及质量策划、质量控制、质量保证和质量改进。

质量管理是管理的一部分。与产品、过程或体系质量有关的活动都是质量管理的内容，它包括制定组织的质量方针，确定在质量方面所追求的目标，进行质量策划、质量控制、质量保证和质量改进。

（三）质量管理体系

质量管理体系（quality management system，QMS）是指在质量方面指挥和控制组织的管理体系。定义中的组织是指职责、职权和相互关系得到安排的一组人员及设施。如公司、集团、商行、企事业单位、研究机构、慈善机构、代理商、社团或上述组织的部分或组合。定义中管理体系是指建立方针和目标并实现这些目标的相互关联或相互作用的一组要素。

质量管理体系是建立质量方针和质量目标，并实现这些目标的一组相互关联或相互作用的要素的集合。质量管理体系也影响质量的技术、管理、人员和资源等因素。质量管理体系包括硬件和软件两部分。

（四）质量控制

质量控制（quality control，QC）是指质量管理的一部分，致力于满足质量要求。

质量控制出于组织的自身要求，是质量管理基本的作业活动。质量控制首先应明确质量要求，产品、过程和质量体系的要求，质量控制就从制定质量要求开始。一般来说，质量控制的方法偏重于技术性活动。如药品生产过程的质量控制，通常采用对原材料、中间品、产品进行检验的方法。质量控制的一般顺序是：①明确质量要求；②编制作业规范或控制计划以及判断标准；③实施规范或控制计划；④按判断标准进行监督和评价。

（五）质量保证

质量保证（quantity assurance，QA）是质量管理的一部分，致力于提供质量要求会得到满足的信任。

质量保证的关键是提供信任，即向顾客和其他相关方提供能够被确信组织有能力达到质量要求。质量保证是有计划的系统活动。一般来说，质量保证的方法有：①质量保证计划；②产品的质量审核、质量管理体系认证；③由国家认可的检测机构提供产品合格的证据；④质量控制活动的验证等。

在《药品生产质量管理规范》（2010年修订）中指出，质量保证是质量管理体系的一部分，企业必须建立质量保证体系，同时建立完整的文件体系，以保证系统有效运行。质量保证体系应当确保：①药品的设计与研发体现GMP要求；②生产管理和质量控制活动符合GMP要求；③管理职责明确；④采购和使用的原材料和包装材料正确无误；⑤中间产品得到有效控制；⑥确认、验证的实施；⑦严格按照规程进行生产、检查、检验和复合；⑧每批产品经质量授权人批准后方可放行；⑨在贮存、发运等各种操作过程中有保证药品质量的适当措施；⑩按照自检操作规程，定期检查评估质量保证系统的有效性和适用性。

（六）质量改进

质量改进（quality improvement，QI）是质量管理的一部分，致力于增强满足质量要求的能力。而要求可以是有关任何方面的，如有效性、效率或可追溯性。

质量改进贯穿于全部与质量有关的活动，与质量控制、质量保证不同之处，在于致力于增强满足要求的能力。构成满足质量要求的能力来自产品能力、组织能力、过程能力、体系能力，以及通过组织建立了体系和过程后所产生的综合能力。质量改进内容主要有：①产品改进或开发；②人员素质的提高，以减少差错，提高效益；③寻求体系所有相互关联或相互作用的要素更佳组合，以提高体系的有效性；④寻求最佳方法，充分利用资源，以优化过程。

知识拓展

质量管理的发展历程

质量管理始于20世纪初。其发展大体经历了以下三个阶段。

1. 检验质量管理　20世纪初，生产中的人员分工与操作关系日益复杂，仅凭操作者自身进行的质量控制常常造成质量标准的不一致和工作效率低下。科学管理奠基人泰罗提出了在生产中应将计划与执行、生产与检验分开的主张，把产品质量检验职能独立出来，建立检验机构，由专职的检验人员按照技术标准的规定，对成品进行全数检查，把合格品同不合格品区分开，避免不合格品进入市场。

2. 统计质量管理　二次世界大战中，为了解决军用品质量差、废品多、屡屡出现质量事故问题，美国数理统计专家休哈特等人，采用数理统计方法统计、分析、控制生产过程，制定了《战时质量管理制度》，强行推行质量统计方法。于是，不仅在国防军工部门采用统计质量管理，而且也被各类企业采用。

3. 全面质量管理　20世纪60年代初，美国的费根鲍姆（A. V. Feigenbaum）和朱兰（J. M. Juran）等质量管理专家提出全面质量管理的概念，主张质量管理应在统计质量控制（SQC）的基础上强调组织管理工作，对生产全过程进行质量管理，并且应使全体员工都承担质量责任和具有质量意识。倡导用全面质量管理（TQC）取代SQC。

二、质量管理原则

（一）质量管理的标准化

标准是指对重复性事物或概念所做的统一规定。它以科学、技术和实践经验的综合成果为基础，经有关方面协商一致，由主管机构批准，以特定形式发布，作为共同遵守的准则和依据。

标准总结了工业发达国家先进企业的质量管理的实践经验，统一了质量管理和质量保证的术语和概念，并对推动组织的质量管理，实现组织的质量目标，消除贸易壁垒，提高产品质量和顾客满意程度等产生了积极的影响，得到了世界各国的普遍关注和采用。ISO9000迄今为止，已被全世界150多个国家和地区等同采用为国家标准。

（二）国际标准化组织

标准化是指在经济、技术、科学及管理等社会实践中，对重复性事物和概念通过制定、发布和实施标准，达到统一，以获得最佳秩序和社会效益。

国际标准化组织（International Organization for Standardization，ISO），是国际标准化领域中一个十分重要的全球性非政府组织。ISO成立于1947年2月23日，总部设在瑞士的日内瓦。其组织机构包括全体大会、主要官员、成员团体、通信成员、捐助成员、政策发展委员会、理事会、ISO中央秘书处、特别咨询组、技术管理局、标样委员会、技术咨询组及技术委员会等。

我国于1978年成为ISO的正式成员。

ISO的宗旨是：在世界范围内促进标准化工作的发展，以便于国际物资交流和互助，并扩大在文化、科学、技术和经济方面的合作。其主要活动是制定ISO标准，协调世界范围内的标准化工作，报道国际化的交流情况，同其他国际性组织进行合作，共同研究有关标准化问题。

（三）ISO9000 族国际质量标准

ISO9000：2000 版国际标准具有更加广泛的通用性，适用于所有产品类别以及不同规模和各种类型的组织，更加全面地体现了当今世界范围质量管理发展的状况。其标准和文件组成见表 7－1。

ISO9000：2000 版国际标准提出了八项质量管理原则。八项质量管理原则是质量管理实践经验和理论的总结，尤其是 ISO9000 族标准实施的经验和理论研究的总结。它是质量管理最基本、最通用的一般性规律，给质量管理提供了正确的观念，使之产生正确的方法。适用于所有类型的产品和组织，是质量管理的理论基础。其内容包括以下几项。

1. 以顾客为关注焦点 组织依存于顾客。因此，组织应当理解顾客当前和未来的需求，满足顾客要求并争取超越顾客期望。顾客是组织生存和发展的基础。顾客的需求和期望是组织工作的依据和目标。顾客满意程度是组织质量管理体系业绩的一种度量。

2. 领导作用 领导者确立组织统一的宗旨及方向。他们应当创造并保持使员工能充分参与实现组织目标的内部环境。

表 7－1 ISO9000：2000 版族标准的文件组成

	编号	名称
核心标准	ISO9000	质量管理体系—基础和术语
	ISO9001	质量管理体系—要求
	ISO9004	质量管理体系—业绩改进指南
	ISO19011	质量和（或）环境管理体系审核指南
支持性标准和文件	ISO10012	测量控制系统—测量过程和测量设备要求
	ISO/TR 10006	质量管理—项目管理质量指南
	ISO/TR 10007	质量管理—技术状态管理指南
	ISO/TR 10013	质量管理体系文件指南
	ISO/TR 10014	质量经济性管理指南
	ISO/TR 10015	质量管理—培训指南
	ISO/TR 10017	统计技术指南
		质量管理原则
		选择和使用指南
		小型企业的应用

3. 全员参与 组织的生存发展需要最高管理者的正确领导，还要全体员工的积极参与。产品的质量取决于过程质量，过程的有效性取决于各级人员的意识、能力和主动精神。只有人人充分参与，充分发挥其才干及敬业、负责的精神，产品质量才会得到有效的保证，组织才会获得最大利益。

4. 过程方法 将活动和相关资源作为过程进行管理，可以更高效地得到期望的结果。过程方法是控制论在质量管理中的体现。

5. 管理的系统方法 系统是相互关联和相互作用的一组要素。管理的系统方法与过程方法紧密相关，是建立在过程方法之上的。过程方法是基于对过程或各过程之间的相互关系进行连续的控制，而管理的系统方法是基于对过程网络实施系统分析和优化，遵循整体性原则、动态性原则和有序性原则，以提高实现目标的整体有效性和效率。

6. 持续改进 持续改进是增强满足要求的能力的循环活动。社会在不断前进、发展，生产力在不断提高，社会的物质和文化生活水平在不断提高。组织应坚持持续改进，满足顾客及其他相关方日益增长和不断变化的需求和期望。

7. 基于事实的决策方法 有效决策是建立在数据和信息分析的基础上。数据和信息是客观事实的一种反映，建立在数据和信息分析基础上的决策就是基于事实的决策方法，可以防止决策失误。因此，各级领导应重视数据与信息的收据和分析，为决策提供依据。

8. 与供方互利的关系　随着工业化大协作的日益发展，组织与供方互利合作有利于双方提高对市场的快速反应能力。组织与供方是建立在平等、互相独立又互相依存、互利合作的基础之上，共同为社会服务的。建立互利的关系可以增强双方创造价值的能力，这对双方都有利。

（四）我国的质量管理标准

1988 年 12 月，我国等效采用 IS09000 族标准，发布了 GB/T 10300 和质量保证系列标准，并于 1989 年 8 月起在全国实施。为了使我国的质量管理更好地同国际接轨，我国于 1992 年 10 月由等效采用转为等同采用 IS09000 族标准，于 1994 年随 IS09000 族标准进行修订，发布了 GB/T 19000—1994 质量管理标准。随着 2000 版 IS09000 族标准的修订发布，我国又于 2000 年 12 月 28 日等同采用 IS09000：2000 标准，由国家质量技术监督局发布，2001 年 6 月实施 GB/T 19000 – 2000 等系列国家质量标准。我国采用 IS09000：2000 族标准情况见表 7 – 2。

表 7 – 2　我国采用 ISO9000：2000 族标准情况

国家标准	IS09000 族标准	采用程度
GB/T 19000 – 2000 《质量管理体系—基础和术语》	IS09000：2000 《质量管理体系—基础和术语》	≡（idt 或 IDT）
GB/T 19001 – 2000 《质量管理体系—要求》	IS09001：2000 《质量管理体系—要求》	≡（idt 或 IDT）
GB/T 19004 – 2000 《质量管理体系—业绩改进指南》	IS09004；2000 《质量管理体系—业绩改进指南》	≡（idt 或 IDT）

知识链接

生产质量管理的基本方法—PDCA 循环

PDCA 循环的概念最早是由美国质量管理专家戴明提出来的，所以又称“戴明环”。其中：

P（plan）计划，即分析现状，找出问题，分析各种影响因素或原因，找出主要影响因素，针对主要原因制定措施计划。

D（do）执行，实地去做，实现计划中的内容。

C（check）检查，检查计划执行结果，找出问题。

A（action）处理，总结成功经验，将未解决或新出现问题转入下一个 PDCA 循环。

PDCA 循环四个过程不是运行一次就完结，而是要周而复始地进行。

1. 大环带小环。如果把整个企业的工作作为一个大的 PDCA 循环，则各个部门还有各自小的 PDCA 循环，一级带一级，构成有机的运转体系。

2. 阶梯式上升。PDCA 循环不是在同一的水平上循环，每循环一次，就解决一部分问题，水平就提高一步。

三、药品的生产质量管理标准

药品生产是形成药品质量的关键环节。我国以《中华人民共和国药典》作为药品必须达到的基本质量标准，严格和规范了药品生产的出厂质量检验，使药品质量得到了基本保证。为促进药品质量管理水平的不断提高，世界各国普遍将 GMP 作为药品生产质量管理标准推行实施，使药品在生产过程中的质量有了切实的保证。

案例解析

“欣弗事件”

【案例】 2006年6、7月，青海、广西、浙江、黑龙江和山东等省、自治区陆续有部分患者使用欣弗注射液后，出现胸闷、心悸、心慌、寒战、肾区疼痛、过敏性休克、肝肾功能损害等临床症状。8月3日，卫生部连夜发出紧急通知，要求各地停用安徽华源生物药业有限公司生产的药品“欣弗”。之后，国家食品药品监督管理总局会同安徽省食品药品监督管理局对安徽华源生物药业有限公司进行现场检查。经查，该公司2006年6月至7月生产的克林霉素磷酸酯葡萄糖注射液未按批准的工艺参数灭菌，降低灭菌温度，缩短灭菌时间，增加灭菌柜装载量，影响了灭菌效果。经中国药品生物制品检定所对相关样品进行检验，结果表明，无菌检查和热原检查不符合规定。调查结果：安徽华源生物药业有限公司违反规定生产，是导致这起不良事件的主要原因。8月13日，安徽华源药业公开对“欣弗”不良反应的患者及家属深表歉意，并作出四点承诺：全力配合国家有关部门对此事件的调查；在调查结论的基础上，对相关责任人进行严肃处理；公司将采取更加切实有效的措施，尽快完成规定批次“欣弗”的召回工作；对此次事件造成的不良后果，公司将依据有关部门的医学鉴定结论，按照国家有关规定积极落实善后处理工作。

【提问】 本案反映了我国药品管理中存在哪些主要问题？政府在药品安全监管过程中负有怎样的责任？

【解析】 我国药品管理对于药品不良事件发生前的药品管理力度不足，无法使人民的用药安全得到足够的保障。政府在药品监管过程中应该承担领导、指挥、监督、协调、保障和指导等责任。

第三节 《药品生产质量管理规范》

PPT

《药品生产质量管理规范》原名为“Good Practice in the Manufacturing and Quality Control of Drugs”，简称“Good Manufacturing Practice，GMP”。GMP是在药品生产全过程实施质量管理，保证生产出优质药品的一整套系统的、科学的管理规范，是药品生产和质量管理的基本准则。

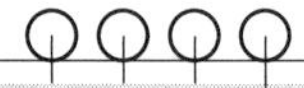

案例解析

毒胶囊事件

【案例】 2012年4月15日，央视《每周质量报告》本期节目《胶囊里的秘密》，对“非法厂商用皮革下脚料造药用胶囊”曝光。河北一些企业，用生石灰处理皮革废料，熬制成工业明胶，卖给绍兴新昌一些企业制成药用胶囊，最终流入药品企业，进入患者腹中。由于皮革在工业加工时，要使用含铬的鞣制剂，因此这样制成的胶囊，往往重金属铬超标。经检测，修正药业等9家药厂13个批次药品，所用胶囊重金属铬含量超标。针对此事件，2012年4月21日，卫生部要求毒胶囊企业所有胶囊药停用，药用胶囊接受审批检验。2012年4月22日，公安部通报，经调查，公安机关已立案7起，依法逮捕犯罪嫌疑人9名，刑事拘留45人。

2015年1月13日，山东济南警方破获一起生产、销售毒胶囊案，现场查扣涉嫌“空心毒胶囊”50万粒。警方透露，还有大约近百万粒重金属铬量超标胶囊皮，已销往重庆、黑龙江、内蒙古等10多个省区市。国家食品药品监督管理总局发出紧急通知，由于涉嫌铬超标，要求对13个药用空心胶囊产品暂停销售和使用。药物胶囊视同药品进行管理。

【提问】我国对于药用空心胶囊的质量管理有何法律依据？

【解析】2000年7月1日起，胶囊质量标准纳入《中华人民共和国药典》控制标准。2001年1月2日，国家药品监督管理局药品注册司《关于空心胶囊有关问题的批复》（药管注函〔2001〕9号）明确规定，对药用空心胶囊生产企业按药品生产企业进行管理，核发《药品生产企业许可证》。也就是说，药用空心胶囊应该按药用辅料管理。

一、GMP 概述

（一）GMP 的产生

GMP 是医药实践经验、教训的总结和人类智慧的结晶。药品生产过程质量控制和质量保证的大量实践经验，导致一套规范化管理制度的形成。最早的 GMP 是美国坦普尔大学 6 名教授提出的，仅作为 FDA 内部文件。“反应停”事件后，美国国会于1963年颁布为法令。随后在1969年，WHO（世界卫生组织）建议各成员国的药品生产采用 GMP 制度，并在“关于实施国际贸易中药品质量保证制度的指导原则”中规定：出口药品必须按照 GMP 的要求进行生产，定期监督检查及出具符合药品 GMP 要求的证明。1973年日本制药工业协会提出了行业的 GMP。1974年日本政府颁布药品 GMP，进行指导推行。1975年11月 WHO 正式颁布药品 GMP。1977年第28届世界卫生大会时 WHO 再次向成员国推荐 GMP，并确定为 WHO 的法规。WHO 提出的 GMP 制度是药品生产全面质量管理的重要组成部分，是保证药品质量，并把发生差错事故、混药等各种污染的可能性降到最低程度所规定的必要条件和最可靠的办法。目前，全世界已有100多个国家和地区推行实施 GMP。

（二）GMP 的目的和中心思想

GMP 是药品生产过程质量管理实践中总结、抽象、升华出来的规范化的条款，其目的是指导药品生产企业克服不良生产导致劣质药品产生，最大限度地避免污染或交叉污染，最大限度地降低差错。将影响质量的危险减至最低限度，把人为的误差降低到最小限度，保证优质生产合格药品。

GMP 的中心指导思想是：任何药品的质量形成是生产出来的，而不是检验出来的。因此，必须对所有影响药品生产质量的因素加强管理。

（三）GMP 的分类与特点

1. GMP 的分类

（1）从 GMP 适用范围分为三类　①国际组织制定和推荐。如 WHO 的 GMP、欧洲自由贸易联盟的 GMP、东南亚国家联盟的 GMP 等。②各国政府颁布。如中国、美国、日本等许多国家均制定颁布了本国的 GMP。③制药组织制定。如美国制药工业联合会、中国医药工业公司、瑞典工业协会等制定的 GMP。

（2）从 GMP 制度性质分为两类　①作为法律规定、具有法律效应。如美国、日本、中国等国家，由政府或立法机关颁布的 GMP。②作为建议性的规定，不具有法律效应。如我国医药工业公司于1982年制定的 GMP、联合国 WHO 的 GMP。

2. GMP 的特点

（1）原则性　GMP 条款仅指明了要求的目标，而没有列出如何达到这些目标的解决办法。达到 GMP 要求的方法和手段是多样化的，企业有自主性、选择性，不同制药企业可根据自身情况选择最适宜的方式实施 GMP 建设。

（2）时效性　GMP 条款是具有时效性的，因为其条款只能根据该国、该地区现有一般药品生产水平来制订。随着医药科技和经济贸易的发展，条款需要定期或不定期补充、修订。这和制订药品标准类似，对目前有法定效力或约束力或有效性称为现行 GMP，新版 GMP 颁布后前版即废止。

（3）基础性　GMP 是保证药品生产质量的最低标准。任何一个国家都不可能把只有少数企业做得到的生产标准作为全行业的强制性要求。在药品生产中达到了 GMP 的要求就是满足于“所有人员均须经过适当的训练，利用合适的厂房建筑及装备，使用合格的原料，采用经过批准的生产方法，而且还须有适宜的仓储、运输设备”。

（4）多样性　各个国家 GMP 在规定内容上基本相同，但在同样的内容上所要求的精度和严格程度却存在很大差异。各国的药品 GMP 条文中表现出了一定水平限度差异和各自特色，体现着各国政府特别是药品监督管理部门对本国制药工业在药品生产质量方面的要求趋向。

（四）GMP 的内容

GMP 的内容很广泛，人们从不同角度来概括其内容。

1. 从专业性管理的角度概括　从专业性管理的角度可以把 GMP 内容分为两大方面。

（1）质量控制　对原材料、中间产品、成品质量的系统控制。主要办法是对这些物质进行质量检验，并随之产生了一系列工作质量管理。

（2）质量保证　对影响药品质量的所有因素进行系统严格管理，避免和减少生产过程中易产生的人为差错和污物异物引入，以保证生产合格药品。

2. 从系统的角度概括　从系统的角度可以将 GMP 内容分为硬件系统、软件系统和人员系统。

（1）硬件系统　指药品生产的总体布局，生产环境及设备设施。良好的厂房、设备，完善的设施是生产合格药品的基础条件。在实践中硬件系统需要财物的投入，必然涉及较多的经费，涉及该国、该企业的经济能力。许多发展中国家推行 GMP 制度初期，往往采用对硬件提出最低标准要求，而侧重于抓软件的办法。

（2）软件系统　指完整的管理体系、规范企业行为的一系列标准，包括组织机构、组织工作、生产工艺、记录、制度、方法、文件化程序、培训等，可概括为以智力为主的投入产出。药品质量是设计和制造出来的，遵循标准进行操作和管理可以实现产品的质量目标。因此具有实用性、可行性的软件是产品质量的保证。软件系统反映出该国、该企业的管理和技术水平。

（3）人员系统　指从事药品生产管理、检验和各类操作的人员。人员是软、硬件系统的制定者和执行者，对于优良的设备和科学的操作规程，只有高素质的人去操作才有意义，产品质量的优劣是全体员工工作质量的反映，具有高素质的人员是实施药品 GMP 的关键。

从不同的角度讨论其内容，可以加深我们对药品 GMP 的理解。具体内容应以所执行的 GMP 条款为依据。

（五）药品生产质量管理标准和 ISO9000 族标准的比较

1. 相同点

（1）目标相同　药品 GMP 和 ISO9000 族标准的目标均是保证产品质量。强调生产全过程的质量管理，提高企业的质量管理水平。强调从事后把关变为预防为主，变管结果为管因素。

（2）理论基础相同　基本管理理论均围绕全面质量的管理（TQM）展开，通过控制产品形成过程中的各种因素，使其始终处于受控状态，从而保证产品的质量。

（3）检查方法相同　二者采用的都是第三方认证的形式对企业质量体系进行监督检查。

2. 不同点

（1）性质不同　药品 GMP 是国际药品生产质量管理的通用准则，ISO9000 是国际标准化组织颁布的关于质量管理和质量保证的标准体系。药品 GMP 是专用性、强制性标准，绝大多数国家或地区的药品 GMP 具有法律效力，它的实施具有强制性，其所规定的内容不得增删。ISO9000 的推进、贯彻、实施是建立在企业自愿基础上的，可进行选择、删除或补充某些要素。制药企业在实施 GMP 过程中可以参照 ISO9000 的质量管理体系要求。

（2）适用范围不同　药品 GMP 具有区域性，虽然世界卫生组织也有药品 GMP，但多数由各国根据本国国情制定本国的药品 GMP，仅适用于本国的药品生产行业。ISO9000 是国际性的质量标准，具有全世界通用性，不仅适用于生产行业，也适用于金融、服务、经营等行业，因而 1SO9000 族质量体系比药品 GMP 在应用上更具广泛性。

（3）侧重点不同　ISO9000 体系较注重一个企业组织机构的建立、健全，各级人员职责权限的划分，质量方针、质量目标的制订和实施以及对质量体系适用性、有效性的评审。而药品 GMP 主要侧重于生产和质量管理的要求。

（六）国外及国际组织 GMP 简介

1. 美国 FDA 发布的药品 cGMP　美国的药品生产管理规范缩写为 cGMP，全称为 Current Good Manufacture Practices，动态药品生产管理规范，也翻译为现行药品生产管理规范。cGMP 的制定原则是：通用性，即适用于一切产品；灵活性，即只提出要求达到的目标；明确性，其用语不模棱两可。美国的药品 cGMP 实施和发展一直居世界领先地位。cGMP 于 1963 年首次颁布，1979 年颁布修正版，增加了“验证”的新概念，1987 年又颁布了第三版。美国 FDA 还颁布了 10 份有关药品 GMP 的文件，其中有 3 份强制性执行的“条款”，7 份非强制性执行的准则。GMP 很重视验证，同样也注意到原料药质量对制剂生产起重要作用。1991 年美国 FDA 制订了“FDA 原料药检查准则—Guide to Inspection of Bulk Pharmaceuticals”，作为实施 GMP 的辅助准则。

2. 英国卫生与社会福利部发布的药品 GMP　英国卫生社会福利部（Department of Health and Social Security，DHSS）发布的药品 GMP 由于书面为橙色，也被称为“橙色指南”。1971 年发行第一版，1977 年发行第二版，1983 年发行第三版。

英国药品 GMP 影响面大，内容丰富齐全，共分 20 章，有许多内容已成为以后其他各国制定 GMP 及其他规范的依据。例如第七章 Verification 即为目前 Validation 的前身；第九章实验室的质量管理（Good Control Laboratory Practice）为 GLP 的创始；第十九章的药品销售管理（Good Pharmaceutical Whole selling Practice）为 GSP 的先例等。第十章无菌药品的生产和管理率先列出了基本环境标准，如无菌区、洁净区和次洁净区，并列出了洁净级别要求。

3. 日本的药品 GMP　日本于 1974 年 9 月 14 日制定药品 GMP，1976 年 4 月 1 日起实施。1987 年 7 月 1 日制定医疗器械 GMP，于 1988 年 10 月实施。1988 年 7 月制定原料药 GMP，于 1990 年 1 月实施。1993 年开始推行国际药品 GMP，对国际进出口药品遵循国与国之间相互承认的 GMP，日本 GMP 和 WHO 的 GMP 版本被认为是等效的。

日本的药品 GMP 条款书写方式与其他国家不同，将内容分为硬件、软件两大部分：其中的《关于药厂建筑物及设施条例》是 GMP 的硬件部分；《关于药品生产及质量管理条例》是 GMP 的软件部分。此外各制药厂均根据 GMP 要求，制定了本厂的质量管理、生产管理和卫生管理文件，对卫生管理给予高度重视。厚生省药务局还每年出版药品 GMP 解说，进行具体指导，并于 1987 年颁布了《医疗用汉方制剂制造管理和品质管理标准》（自主标准）。

4. WHO 的药品 GMP　WHO 的药品 GMP 属于国际性的药品生产质量管理规范。其总论指出，药品 GMP 是组成 WHO 关于国际贸易中药品质量签证体制的要素之一。是用于评价生产许可申请并作为检查生产设施的依据，也是作为政府药品监督员和生产质量管理人员的培训教材。药品 GMP 适用于药品制剂的大规模生产，包括医院中的大量加工生产、临床试验用药的制备。1992 年修改版分为三大部分：基本原理和要点、生产和质量管理、辅助补充准则（无菌药品和原料药）。所突出重点为：质量保证、自检和质量审查、人员、厂房、无菌药品和原料药等。

（七）我国药品 GMP 的发展

1982 年中国医药工业公司和中国药材公司分别制定了《药品生产管理规范（试行）》《中成药生产质量管理办法》，这是我国制药工业组织制定的药品 GMP，也是我国最早的药品 GMP。

1988 年卫生部根据《中华人民共和国药品管理法》规定，依法制定了《药品生产质量管理规范》。

1992 年卫生部修订颁布了《药品生产质量管理规范》(1992 年修订)。这是我国法定的药品 GMP。

1998 年，原国家药品监督管理局成立后，吸取 WHO、美国 FDA、欧盟、日本等实施 GMP 的经验与教训，结合我国实施药品 GMP 的实际情况，对药品 GMP 进行重新修订，并颁布了《药品生产质量管理规范》(1998 年修订) 及附录。

1999 年底，我国血液制品生产企业全部通过 GMP；2000 年底，粉针剂、大容量注射剂实现全部在符合 GMP 条件下生产的目标；2002 年底，小容量注射液全部实现 GMP 条件生产；2004 年 7 月，所有药品制剂和原料药均必须在 GMP 条件下生产。

2011 年 1 月 17 日，卫生部以 79 号令发布《药品生产质量管理规范 (2010 年修订)》，自 2011 年 3 月 1 日起实施。与之相配套的现行 GMP 附录也于 2011 年 2 月 24 日以“国家食品药品监督管理局第 16 号公告”发布。

二、我国的药品 GMP 简介

我国现行的《药品生产质量管理规范》(2010 年修订) (以下简称《规范》) 共十四章三百一十三条，包括总则、质量管理、机构与人员、厂房与设施、设备、物料与产品、确认与验证、文件管理、生产管理、质量控制与质量保证、委托生产与委托检验、产品发运与召回、自检及附则。作为现行 GMP 配套文件，“现行 GMP 附录”包括无菌药品、原料药、生物制品、血液制品及中药制剂等 5 个方面的内容。现概要介绍如下。

(一) 总则

制定本《规范》的依据是《药品管理法》《药品管理法实施细则》。药品 GMP 作为企业建立的药品质量管理体系的一部分，是药品生产和质量管理的基本要求，最大限度地降低药品生产过程中污染、交叉污染以及混淆、差错等风险，企业全部活动应当围绕确保药品质量符合预定用途。

(二) 质量风险管理

药品生产企业应当建立符合药品质量标准的质量目标，并贯彻到药品生产、控制、放行、贮存、发运全过程；企业内外与产品有关人员都要为药品质量负责；企业建立软、硬件配套的质量保证系统；企业的质量风险管理在整个产品生命周期中采用前瞻或回顾的方式，对质量风险进行评估、控制、沟通、审核的系统过程，质量风险管理过程所采用的方法、措施、形式及形成的文件应当与存在的风险级别相适应。

(三) 对机构、人员的要求

药品生产企业机构是药品生产和质量管理的组织保证，人员是药品生产和质量管理最关键、最根本的因素。《规范》对机构、人员的总体要求为：科学地设置企业机构，合理地进行部门分工及职责划分，有效地提高人员素质，以使药品生产高效率高质量运行。主要规定内容如下。

1. 药品生产企业应建立与药品生产相适应的生产和质量管理机构，并有组织机构图。各级机构和人员职责应明确。质量管理部门可以分设质量保证部门和质量控制部门，质量管理部门应当参与所有与质量有关的活动，负责审核所有与本《规范》有关的文件。

2. 企业负责人、主管药品生产管理和质量管理负责人、质量受权人等企业关键人员，应当为全职人员，应具有规定学历、经历。对有关人员的资质要求见表 7 - 3。

3. 应当制定操作规程确保质量授权人履行职责，不受企业负责人和其他人员的干扰。

4. 药品生产管理部门和质量管理部门负责人不得互相兼任。

5. 职责通常不得委托给他人。确需委托的，其职责可委托给具有相当资质的指定人员。

6. 人员卫生要求建立健康档案。直接接触药品的生产人员上岗前应当接受健康检查，以后每年至少进行一次健康检查。避免体表有伤口、患有传染病或其他可能污染药品疾病的人员从事直接接触药品的生产。操作人员避免裸手直接接触药品、与药品直接接触的包装材料和设备表面。

表7-3　药品GMP中有关人员的资质

人员类别	资质
生产管理负责人	具有药学或相关专业本科学历（或中级技术职称或执业药师资格），具有≥3年的实践经验，其中至少有1年的药品生产管理经验，接受过与所生产产品相关的专业培训
质量管理负责人	具有药学或相关专业本科学历（或中级技术职称或执业药师资格），具有≥5年的实践经验，其中至少有1年的药品质量管理经验，接受过与所生产产品相关的专业培训
质量受权人	具有药学或相关专业本科学历（或中级技术职称或执业药师资格），具有≥5年的实践经验，从事过药品生产过程质量检验工作。具有专业理论知识，并经过与产品放行有关的培训
与药品生产、质量有关所有人员	具有基础理论知识和实际操作技能，经法规、岗位职责、专业技能培训

（四）对厂房、设施、设备的要求

厂房、设施、设备为药品GMP的硬件部分，《规范》的第四章、第五章共33项条款对其进行规定。总体要求为：优选生产企业厂址，保证良好的外围环境条件；合理规划、布局厂内功能区并进行绿化、硬化，保证良好的厂区条件；科学设计、合理布局厂房功能区并进行相应的处理，设计、选择、安装符合药品生产要求的设施设备，保证良好的生产操作条件。主要规定内容如下。

1. 整体要求　药品生产企业必须有整洁的生产环境，厂区的地面、路面及运输等不应对药品的生产造成污染；生产、行政、生活和辅助区应合理布局；厂房的设计和建设应便于进行清洁、消毒工作；厂区、厂房内的人、物流走向应当合理；洁净厂房尽可能减少不必要人员的进出；应有适当的照明、温湿度和通风以及有效防虫等设施，以最大限度地避免污染、交叉污染、混淆和差错。

2. 药品生产区的要求　为降低污染和交叉污染的风险，厂房、生产设施和设备应当根据所生产药品的特性、工艺流程及相应洁净度级别要求合理设计、布局和使用，并应综合考虑药品的特性、工艺和预定用途等因素，确定厂房、生产设施和设备多产品共用的可行性，并有相应的评估报告。生产区和贮存区应当有足够的空间，确保有序地存放设备、物料、中间产品、待包装产品和成品。洁净区与非洁净区之间、不同级别洁净区之间的压差应当不低于10Pa，必要时，相同洁净度级别的不同功能区域（操作间）之间也应当保持适当的压差梯度。洁净区的内表面（墙面、地面、天棚）应当平整光滑、无裂缝、接口严密、无颗粒物脱落，避免积尘，便于有效清洁，必要时进行消毒。洁净室的要求见表7-4、7-5、7-6、7-7。

表7-4　各级别空气悬浮粒子的标准规定

洁净度级别	悬浮粒子最大允许数/m^{-3}			
	静态		动态	
	≥0.5μm	≥5.0μm	≥0.5μm	≥5.0μm
A级	3520	20	3520	20
B级	3520	29	352000	2900
C级	352000	2900	3520000	29000
D级	3520000	29000	不作规定	不作规定

表7-5　洁净区微生物监测的动态标准①

洁净度级别	浮游菌/（cfu/m^3）	沉降菌（90mm，cfu/4h②）	表面微生物	
			接触（55mm，cfu/碟）	5指手套/（cfu/手套）
A级	1	1	1	1
B级	10	5	5	5
C级	100	50	25	-
D级	200	100	50	-

注：①表中各数值均为平均值。
②单个沉降碟的暴露时间可以少于4小时，同一位置可使用多个沉降碟连续进行监测并累积计数。

表7－6　不同洁净度级别适合的生产操作示例一

洁净度级别	最终灭菌产品生产操作示例
C级背景下的局部A级	高污染风险①的产品灌装（或灌封）
C级	1. 产品灌装（或灌封）； 2. 高污染风险②产品的配制和过滤； 3. 眼用制剂、无菌软膏剂、无菌混悬剂等的配制、灌装（或灌封）； 4. 直接接触药品的包装材料和器具最终清洗后的处理
D级	1. 轧盖； 2. 灌装前物料的准备； 3. 产品配制（指浓配或采用密闭系统的配制）和过滤直接接触药品的包装材料和器具的最终清洗

注：①此处的高污染风险是指产品容易长菌、灌装速度慢、灌装用容器为广口瓶、容器须暴露数秒后方可密封等状况。
②此处的高污染风险是指产品容易长菌、配制后需等待较长时间方可灭菌或不在密闭系统中配制等状况。

表7－7　不同洁净度级别适合的生产操作示例二

洁净度级别	非最终灭菌产品的无菌生产操作示例
B级背景下的A级	1. 处于未完全密封①状态下产品的操作和转运，如产品灌装（或灌封）、分装、压塞、轧盖②等； 2. 灌装前无法除菌过滤的药液或产品的配制； 3. 直接接触药品的包装材料、器具灭菌后的装配以及处于未完全密封状态下的转运和存放； 4. 无菌原料药的粉碎、过筛、混合、分装
B级	1. 处于未完全密封①状态下的产品置于完全密封容器内的转运； 2. 直接接触药品的包装材料、器具灭菌后处于密闭容器内的转运和存放
C级	1. 灌装前可除菌过滤的药液或产品的配制； 2. 产品的过滤
D级	直接接触药品的包装材料、器具的最终清洗、装配或包装、灭菌

注：①轧盖前产品视为处于未完全密封状态。
②根据已压塞产品的密封性、轧盖设备的设计、铝盖的特性等因素，轧盖操作可选择在C级或D级背景下的A级送风环境中进行。A级送风环境应当至少符合A级区的静态要求。

3. 有关产品厂房设施规定　生产特殊性质的药品，如高致敏性药品（如青霉素）或生物制品（如卡介苗或其他用活性微生物制备而成的药品），必须采用专用和独立的厂房、生产设施和设备，青霉素类药品产尘量大的操作区域应当保持相对负压，排至室外的废气应当经过净化处理并符合要求，排风口应当远离其他空气净化系统的进风口；生产β－内酰胺结构类药品、性激素类避孕药品必须使用专用设施（如独立的空气净化系统）和设备，并与其他药品生产区分开；生产某些激素类、细胞毒性类、高活性化学药品应当使用专用设施（如独立的空气净化系统）和设备。

4. 仓储区的要求　仓储区应当有足够的空间，确保有序存放待检、合格、不合格、退货、召回的原材料、包装材料、中间产品、待包装产品和成品等各类物料和产品。设计和建造良好的仓储条件，有通风和照明设施。能够满足物料或产品的贮存条件（如温湿度、避光）和安全的要求，并进行检查和监控。高活性的物料或产品以及印刷包装材料应当贮存于安全的区域。接收、发放和发运区域应当能够保护物料、产品免受外界天气（如雨、雪）的影响。接收区的布局与设施应当能够确保到货物料在进入仓储区前可对外包装进行必要的清洁。应当有单独的物料取样区，其空气洁净度级别应当与生产相一致。

5. 质量控制区的要求　质量控制实验室通常应当与生产区分开。生物检定、微生物和放射性同位素的实验室还应当彼此分开。实验室的设计应当确保其适用于预定的用途，并能够避免混淆和交叉污染，应当有足够的区域用于样品处置、留样和稳定性考察样品的存放以及记录的保存。必要时，应当设置专门的仪器室，使灵敏度高的仪器免受静电、震动、潮湿或其他外界因素的干扰。处理生物样品或放射性样品等特殊物品的实验室应当符合国家的有关要求。实验动物房应当与其他区域严格分开，其设计、建造应当符合国家有关规定，并设有独立的空气处理设施以及动物的专有通道。

6. 设备的要求　设备的设计、选型、安装、改造和维护必须符合预定用途，应当尽可能降低产生污染、交叉污染、混淆和差错的风险，便于操作、清洁、维护，以及必要时进行的消毒或灭菌；应当设立设备使用、清洁、维护和维修的操作规程，并保存相应的操作记录；应当建立并保存设备采购、安装、确认的文件和记录。与药品直接接触的生产设备表面应当平整、光洁、易清洗或消毒、耐腐蚀，不得与药品发生化学反应、吸附药品或向药品中释放物质。生产设备应当在确认的参数范围内使用。

制药用水应当适合其用途，并符合《中国药典》的质量标准及相关要求。制药用水至少应当采用饮用水。纯化水、注射用水储罐和输送管道所用材料应当无毒、耐腐蚀；储罐的通气口应当安装不脱落纤维的疏水性除菌滤器；管道的设计和安装应当避免死角、盲管。纯化水、注射用水的制备、贮存和分配应当能够防止微生物的滋生。纯化水可采用循环，注射用水可采用70℃以上保温循环。应当对制药用水及原水的水质进行定期监测，并有相应的记录。水处理设备的运行不得超出其设计能力。

生产设备应有明显状态标志，并定期维修、保养和验证。检验设备要定期校验。设备仪器的使用、维修、保养均应作记录，并有专人管理。与设备连接的主要固定管道应标明管内物料的名称、流向。

（五）对物料与产品的要求

应当建立物料和产品的操作规程，确保物料和产品的准确接收、储存、发放、使用和发运。原辅料、与药品直接接触的包装材料应当符合相应的质量标准，进口原辅料应当符合国家相关的进口管理规定。药品商直接印字所有油墨应当符合食用标准。物料的接收应当检查，以确保与订单一致，并确认供应商已经质量管理部门批准，物料的外包装应当有标签，并注明规定的信息。每次接收均应当有记录，包括：①交货单和包装容器上所注物料的名称；②企业内部所用物料名称和代码；③接收日期；④供应商和生产商的名称；⑤供应商和生产商标识的批号；⑥接收总量和包装容器数量；⑦接收后企业指定的批号或流水号；⑧有关说明。

物料管理具体包括：原料药、辅料、包装材料、中间产品和待包装产品、产品、成品等。主要规定内容如下。

1. 原辅料　制定相应的操作规程，采取核对或检验等适当措施，确认每一包装内的原辅料准确无误。一次接收数个批次的物料，应当按批取样、检验、放行。原辅料应当按照有效期或复验期储存，只有经质量管理部门批准放行并在有效期或复验期内的原辅料方可使用，使用中应由指定人员按照操作规程进行配料。配制的每一物料及其重量或体积应当由他人独立进行复核，并有复核记录。用于同一批药品生产的所有配料集中存放，并作好标识。

2. 中间产品和待包装产品　应当在适当的体积下储存，并有明确的标识，如产品名称、批号、质量状态等信息。

3. 特殊管理的物料和产品　麻醉药品、精神药品、医疗用毒性药品、放射性药品、药品类易制毒化学品及易燃、易爆和其他危险品的验收、储存、管理应当执行国家有关规定。

4. 成品　放行前应当待验储存，储存条件应当符合药品注册批准的要求。

5. 包装材料　与药品直接接触的包装材料和印刷包装材料的管理和控制与原辅料相同。企业应当建立印刷包装材料设计、审核、批准的操作规程，确保印刷包装材料印制的内容与药品监督管理部门核准的一致，并建立专门的文档，保存经签名批准的印刷包装材料原版实样。印刷包装材料应当设置专门区域专人保管，按照操作规程和需求量发放。过期或废弃的印刷包装材料应当予以销毁并记录。

（六）对验证的要求

验证是证明任何程序、生产过程、设备、物料、活动或系统确实能达到预期结果的有文件证明的一系列活动。药品生产验证的总体要求是：用以证实在药品生产和质量控制中所用的厂房、设施、设备、原辅材料、生产工艺、质量控制方法以及其他有关的活动或系统，确实能够达到预期目的，从而保证生产状态符合药品质量要求。主要规定内容如下。

1. 药品生产验证应包括厂房、设施、设备和检验仪器，采用经过验证的生产工艺、操作规程和检验方法进行生产、操作和检验，并保持持续的验证状态。

2. 采用新的生产处方或生产工艺前，应当验证其常规生产的适用性。生产工艺在使用规定的原辅料和设备条件下，应当能够始终生产出符合预定用途和注册要求的产品。

3. 当影响产品质量的主要因素，如原辅料、与药品直接接触的包装材料、生产设备、生产环境（或厂房）、生产工艺、检验方法等发生变更时，应当进行确认或验证。必要时，还应当经药品监督管理部门批准。

4. 确认和验证不是一次性的行为。首次确认或验证后，应当根据产品质量回顾分析情况进行再确认或再验证。关键的生产工艺和操作规程应当定期进行再验证，确保其能够达到预期结果。

（七）对文件的要求

文件是指信息及其承载媒体，包括书面质量标准、生产处方和工艺规程、操作规程以及记录、报告、图样、电子数据等。文件管理是企业质量保证体系的重要部分，药品 GMP 的文件系统包括制度、标准（操作标准、技术标准）和记录三部分。其总体规定为：将管理体系中采用的全部要素、要求和规定编制成各项制度、标准程序等，形成文件体系。使企业有关员工对文件有正确一致的理解和执行。同时在实施中及时、正确地记录执行情况且保存完整的执行记录，从而保证药品生产全过程的规范化运行。

企业必须有内容正确的书面质量标准、生产处方和工艺规程、操作规程以及记录等文件。应当建立文件管理的操作规程，系统地设计、制定、审核、批准和发放文件。与本《规范》有关的文件应当经质量管理部门的审核。文件的内容应当与药品生产许可、药品注册相一致，并有助于追溯每批产品的历史情况。文件的起草、修订、审核、批准、替换或撤销、复制、保管和销毁等应当按照操作规程管理，并有相应的文件分发、撤销、复制、销毁记录。同时由适当的人员签名并注明日期。

文件应当分类存放，条理分明，便于查阅。原版文件复制时，不得产生任何差错；复制的文件应当清晰可辨。

上述所有活动均应当有记录，以保证产品生产、质量控制和质量保证等活动可以追溯。记录应当及时，内容真实，字迹清晰、易读、不易擦除。记录填写的任何更改都应当签注姓名和日期，并使原有信息仍清晰可辨。尽可能采用生产和检验设备自动打印的记录、图谱和曲线图等，并标明产品或样品的名称、批号和记录设备的信息，操作人应当签注姓名和日期。

每批药品应当有批记录，包括批生产记录、批包装记录、批检验记录和药品放行审核记录等与本批产品有关的记录。批记录应当由质量管理部门负责管理，至少保存至药品有效期后一年。质量标准、工艺规程、操作规程、稳定性考察、确认、验证、变更等其他重要文件应当长期保存。

（八）对生产管理的要求

所有药品的生产和包装均应当按照批准的工艺规程和操作规程进行操作并有相关记录，以确保药品达到规定的质量标准，并符合药品生产许可和注册批准的要求。

应当建立划分产品生产批次的操作规程，生产批次的划分应当能够确保同一批次产品质量和特性的均一性。应当建立编制药品批号和确定生产日期的操作规程。

批（batch/lot）：经一个或若干加工过程生产的、具有预期均一质量和特性的一定数量的原辅料、包装材料或成品。为完成某些生产操作步骤，可能有必要将一批产品分成若干亚批，最终合并成为一个均一的批。在连续生产情况下，批必须与生产中具有预期均一特性的确定数量的产品相对应，批量可以是固定数量或固定时间段内生产的产品量。

批号（batch number）：用于识别一个特定批的具有唯一性的数字和（或）字母的组合。用以追溯和审查该批药品的生产历史。

批的划分：以各种剂型在规定条件要求下所生产的均质产品为一批。各类药品批的划分如表 7－8 所示。

表 7-8　各类药品批的划分

药品分类		批的划分原则
无菌药品	大、小容量注射剂	以同一配液罐最终一次配制的药液所生产的均质产品为一批
	粉针剂	以一批无菌原料药在同一连续生产周期内生产的均质产品为一批
	冻干产品	以同一批药液使用同一台冻干设备，在同一生产周期内生产的均质产品为一批
	眼用制剂、软膏剂、乳剂、混悬剂	以同一配液罐最终一次配制所生产的均质产品为一批
非无菌药品	固体、半固体制剂	在成型或分装前使用同一台混合设备一次混合量所生产的均质产品为一批
	液体制剂	以灌装/灌封前经最后混合的药液所生产的均质产品为一批
原料药	连续生产的原料药	在一定时间间隔内生产的在规定限度内的均质产品为一批
	间歇生产的原料药	由一定数量的产品经最后混合所得的在规定限度内的均质产品为一批

每批药品均应当编制唯一的批号。除另有法定要求外，生产日期不得迟于产品成型或灌装（封）前经最后混合的操作开始日期，不得以产品包装日期作为生产日期。每批产品应当检查产量和物料平衡，确保物料平衡符合设定的限度。如有差异，必须查明原因，确认无潜在质量风险后，方可按照正常产品处理。

不得在同一生产操作间同时进行不同品种和规格药品的生产操作，除非没有发生混淆或交叉污染的可能。在生产的每一阶段，应当保护产品和物料免受微生物和其他污染。

在干燥物料或产品，尤其是高活性、高毒性或高致敏性物料或产品的生产过程中，应当采取特殊措施，防止粉尘的产生和扩散。

生产期间使用的所有物料、中间产品或待包装产品的容器及主要设备、必要的操作室应当贴签标识或以其他方式标明生产中的产品或物料名称、规格和批号，如有必要，还应当标明生产工序。容器、设备或设施所用标识应当清晰明了，标识的格式应当经企业相关部门批准。除在标识上使用文字说明外，还可采用不同的颜色区分被标识物的状态（如待验、合格、不合格或已清洁等）。应当检查产品从一个区域输送至另一个区域的管道和其他设备连接，确保连接正确无误。

每次生产结束后应当进行清场，确保设备和工作场所没有遗留与本次生产有关的物料、产品和文件。下次生产开始前，应当对前次清场情况进行确认。应当尽可能避免出现任何偏离工艺规程或操作规程的偏差。一旦出现偏差，应当按照偏差处理操作规程执行。

生产过程中应当尽可能采取措施，防止污染和交叉污染，如：在分隔的区域内生产不同品种的药品；采用阶段性生产方式；设置必要的气锁间和排风；空气洁净度级别不同的区域应当有压差控制；应当降低未经处理或未经充分处理的空气再次进入生产区导致污染的风险；在易产生交叉污染的生产区内，操作人员应当穿戴该区域专用的防护服；采用经过验证或已知有效的清洁和去污染操作规程进行设备清洁；必要时，应当对与物料直接接触的设备表面的残留物进行检测；采用密闭系统生产；干燥设备的进风应当有空气过滤器，排风应当有防止空气倒流装置；生产和清洁过程中应当避免使用易碎、易脱屑、易发霉器具；使用筛网时，应当有防止因筛网断裂而造成污染的措施；液体制剂的配制、过滤、灌封、灭菌等工序应当在规定时间内完成；软膏剂、乳膏剂、凝胶剂等半固体制剂以及栓剂的中间产品应当规定贮存期和贮存条件。

生产操作前，还应当核对物料或中间产品的名称、代码、批号和标识，确保生产所用物料或中间产品正确且符合要求。应当进行中间控制和必要的环境监测，并予以记录。每批药品的每一生产阶段完成后必须由生产操作人员清场，并填写清场记录。清场记录内容包括：操作间编号、产品名称、批号、生产工序、清场日期、检查项目及结果、清场负责人及复核人签名。清场记录应当纳入批生产记录。

待包装产品变成成品所需的操作步骤有分装、贴签等。但无菌生产工艺中产品的无菌灌装，以及最终灭菌产品的灌装等不视为包装。药品包装所用的材料，包括与药品直接接触的包装材料和容器、印刷包装材料，但不包括发运用的外包装材料。

包装材料应当注意以下情况发生：包装操作规程应当规定降低污染和交叉污染、混淆或差错风险的措施；包装开始前应当进行检查，确保工作场所、包装生产线、印刷机及其他设备已处于清洁或待用状态，无上批遗留的产品、文件或与本批产品包装无关的物料。检查结果应当有记录；还应当检查所领用的包装材料正确无误，核对待包装产品和所用包装材料与工艺规程相符；包装过程中，采取一切措施避免可能发生影响药品质量安全的因素；包装结束时，已打印批号的剩余包装材料应当由专人负责全部计数销毁，并有记录。如将未打印批号的印刷包装材料退库，应当按照操作规程执行。

（九）对质量控制与质量保证要求

质量控制实验室的人员、设施、设备应当与产品性质和生产规模相适应。企业通常不得进行委托检验，确需委托检验的，应当按照规定，委托外部实验室进行检验，但应当在检验报告中予以说明。

质量控制负责人应当具有足够的管理实验室的资质和经验，可以管理同一企业的一个或多个实验室。质量控制实验室应配备《中国药典》、标准图谱等必要的工具书，以及标准品或对照品等相关的标准物质。

应当分别建立物料和产品批准放行的操作规程，明确批准放行的标准、职责，并有相应的记录。GMP有相关具体规定。

持续稳定性考察的目的是在有效期内监控已上市药品的质量，以发现药品与生产相关的稳定性问题（如杂质含量或溶出度特性的变化），并确定药品能够在标示的贮存条件下，符合质量标准的各项要求。持续稳定性考察主要针对市售包装药品，但也需兼顾待包装产品。持续稳定性考察应当有考察方案，结果应当有报告。持续稳定性考察的时间应当涵盖药品有效期，考察方案包括每种规格、每个生产批量药品的考察批次数；相关的物理、化学、微生物和生物学检验方法，可考虑采用稳定性考察专属的检验方法；检验方法依据；合格标准；容器密封系统的描述；试验间隔时间（测试时间点）；贮存条件；检验项目，如检验项目少于成品质量标准所包含的项目，应当说明理由。考察批次数和检验频次应当能够获得足够的数据，以供趋势分析。通常情况下，每种规格、每种内包装形式的药品，至少每年应当考察一个批次，除非当年没有生产。某些情况下，持续稳定性考察中应当额外增加批次数，如重大变更或生产和包装有重大偏差的药品应当列入稳定性考察。关键人员，尤其是质量受权人，应当了解持续稳定性考察的结果。应当根据所获得的全部数据资料，包括考察的阶段性结论，撰写总结报告并保存。应当定期审核总结报告。

企业应当建立变更控制系统，对所有影响产品质量的变更进行评估和管理。需要经药品监督管理部门批准的变更应当在得到批准后方可实施。质量管理部门应当指定专人负责变更控制。变更都应当评估其对产品质量的潜在影响。判断变更所需的验证、额外的检验以及稳定性考察应当有科学依据。变更实施应当有相应的完整记录。质量管理部门应当保存所有变更的文件和记录。

企业应当建立偏差处理的操作规程，规定偏差的报告、记录、调查、处理以及所采取的纠正措施，并有相应的记录。任何偏差都应当评估其对产品质量的潜在影响。企业可以根据偏差的性质、范围、对产品质量潜在影响的程度将偏差分类，对重大偏差的评估还应当考虑是否需要对产品进行额外的检验以及对产品有效期的影响，必要时，应当对涉及重大偏差的产品进行稳定性考察。质量管理部门应当负责偏差的分类，保存偏差调查、处理的文件和记录。

企业应当建立纠正措施和预防措施系统，对投诉、召回、偏差、自检或外部检查结果、工艺性能和质量监测趋势等进行调查并采取纠正和预防措施。调查的深度和形式应当与风险的级别相适应。纠正措施和预防措施系统应当能够增进对产品和工艺的理解，改进产品和工艺。企业应当建立实施纠正和预防措施的操作规程。实施纠正和预防措施应当有文件记录，并由质量管理部门保存。

质量管理部门应当对所有生产用物料的供应商进行质量评估，会同有关部门对主要物料供应商（尤其是生产商）的质量体系进行现场质量审计，并对质量评估不符合要求的供应商行使否决权。企业法定代表人、企业负责人及其他部门的人员不得干扰或妨碍质量管理部门对物料供应商独立作出质量评估。质量管理部门应当指定专人负责物料供应商质量评估和现场质量审计，分发经批准的合格供应商名单。现场质量审计应当核实供应商资质证明文件和检验报告的真实性，核实是否具备检验条件。应当对其人员机构、厂房设施和设备、物料管理、生产工艺流程和生产管理、质量控制实验室的设备、仪器、文件管理等进行检查，以全面评估其质量保证系统。现场质量审计应当有报告。质量管理部门应当与主要物料供应商签订质量协议，在协议中应当明确双方所承担的质量责任。企业应当对每家物料供应商建立质量档案，档案内容应当包括供应商的资质证明文件、质量协议、质量标准、样品检验数据和报告、供应商的检验报告、现场质量审计报告、产品稳定性考察报告、定期的质量回顾分析报告等。

应当按照操作规程，每年对所有生产的药品按品种进行产品质量回顾分析，以确认工艺稳定可靠，以及原辅料、成品现行质量标准的适用性，及时发现不良趋势，确定产品及工艺改进的方向。应当考虑以往回顾分析的历史数据，还应当对产品质量回顾分析的有效性进行自检。回顾分析应当有报告。应当对回顾分析的结果进行评估，提出是否需要采取纠正和预防措施或进行再确认或再验证的评估意见及理由，并及时、有效地完成整改。

应当建立药品不良反应报告和监测管理制度，设立专门机构并配备专职人员负责管理。应当主动收集药品不良反应，对不良反应应当详细记录、评价、调查和处理，及时采取措施控制可能存在的风险，并按照要求向药品监督管理部门报告。应当建立操作规程，规定投诉登记、评价、调查和处理的程序，并规定因可能的产品缺陷发生投诉时所采取的措施，包括考虑是否有必要从市场召回药品。应当有专人及足够的辅助人员负责进行质量投诉的调查和处理，所有投诉、调查的信息应当向质量受权人通报。投诉调查和处理应当有记录，并注明所查相关批次产品的信息。企业出现生产失误、药品变质或其他重大质量问题，应当及时采取相应措施，必要时还应当向当地药品监督管理部门报告。

（十）对委托生产与委托检验的要求

委托生产或委托检验的所有活动，包括在技术或其他方面拟采取的任何变更，均应当符合药品生产许可和注册的有关要求。

委托方应当对受托方进行评估，对受托方的条件、技术水平、质量管理情况进行现场考核，确认其具有完成受托工作的能力，并能保证符合本《规范》的要求。

委托方与受托方之间签订的合同应当详细规定各自的产品生产和控制职责。合同应当详细规定质量受权人批准放行每批药品的程序。合同应当规定何方负责物料的采购、检验、放行、生产和质量控制（包括中间控制），还应当规定何方负责取样和检验。在委托检验的情况下，合同应当规定受托方是否在委托方的厂房内取样。合同应当规定由受托方保存的生产、检验和发运记录及样品，委托方应当能够随时调阅或检查；出现投诉、怀疑产品有质量缺陷或召回时，委托方应当能够方便地查阅所有与评价产品质量相关的记录。合同应当明确规定委托方可以对受托方进行检查或现场质量审计。委托检验合同应当明确受托方有义务接受药品监督管理部门检查。

（十一）对产品发运与召回的要求

企业应当建立产品召回系统，必要时可迅速、有效地从市场召回任何一批存在安全隐患的产品。因质量原因退货和召回的产品，均应当按照规定监督销毁，有证据证明退货产品质量未受影响的除外。

每批产品均应当有发运记录。根据发运记录，应当能够追查每批产品的销售情况，必要时应当能够及时全部追回，发运记录内容应当包括：产品名称、规格、批号、数量、收货单位和地址、联系方式、发货日期、运输方式等。药品发运的零头包装只限两个批号为一个合箱，合箱外应当标明全部批号，并建立合箱记录。发运记录应当至少保存至药品有效期后一年。

应当制定召回操作规程，确保召回工作的有效性。应当指定专人负责组织协调召回工作，并配备足够数量的人员。产品召回负责人应当独立于销售和市场部门；如产品召回负责人不是质量受权人，则应当向质量受权人通报召回处理情况。召回应当能够随时启动，并迅速实施。因产品存在安全隐患决定从市场召回的，应当立即向当地药品监督管理部门报告。已召回的产品应当有标识，并单独、妥善贮存，等待最终处理决定。召回的进展过程应当有记录，并有最终报告。产品发运数量、已召回数量以及数量平衡情况应当在报告中予以说明。应当定期对产品召回系统的有效性进行评估。

（十二）对自检的要求

质量管理部门应当定期组织对企业进行自检，监控本《规范》的实施情况，评估企业是否符合本

《规范》要求，并提出必要的纠正和预防措施。

自检应当有计划，对机构与人员、厂房与设施、设备、物料与产品、确认与验证、文件管理、生产管理、质量控制与质量保证、委托生产与委托检验、产品发运与召回等项目定期进行检查。应当由企业指定人员进行独立、系统、全面的自检，也可由外部人员或专家进行独立的质量审计。自检应当有记录。自检完成后应当有自检报告，内容至少包括自检过程中观察到的所有情况、评价的结论以及提出纠正和预防措施的建议。自检情况应当报告企业高层管理人员。

（十三）附则

明确《规范》中的用语：物料、批号、待检、批生产记录、物料平衡、标准操作规程、生产工艺规程、工艺用水、纯化水、洁净室（区）、验证的含义。

明确不同类别药品的生产质量管理特殊要求列入《规范》的附录。

明确《规范》的解释和施行时间。

PPT

第四节　药品生产监督管理

药品生产监督管理是指药品监督管理部门依法对药品生产条件和生产过程进行审查、许可、监督检查等管理活动。

2002 年 12 月 11 日，国家药品监督管理局发布了《药品生产监督管理办法（试行）》，对药品生产监督有关问题进行了规定。2004 年 8 月 5 日，SFDA 发布了 14 号令《药品生产监督管理办法》（以下简称《办法》），2020 年 1 月 22 日国家市场监督管理总局修订公布《药品生产监督管理办法》。共分 6 章 81 条，对生产许可、生产管理、监督检查、法律责任等进行了明确的规定。办法规定省级药品监督管理部门负责本行政区域内的药品生产监督管理工作。

一、开办药品生产企业的申请与审批

（一）开办药品生产企业的申请

从事药品生产，应当符合以下条件：有依法经过资格认定的药学技术人员、工程技术人员及相应的技术工人，法定代表人、企业负责人、生产管理负责人（以下称生产负责人）、质量管理负责人（以下称质量负责人）、质量受权人及其他相关人员符合《药品管理法》《疫苗管理法》规定的条件；有与药品生产相适应的厂房、设施、设备和卫生环境；有能对所生产药品进行质量管理和质量检验的机构、人员；有能对所生产药品进行质量管理和质量检验的必要的仪器设备；有保证药品质量的规章制度，并符合《药品生产质量管理规范》要求。从事疫苗生产活动的，还应当具备下列条件：具备适度规模和足够的产能储备；具有保证生物安全的制度和设施、设备；符合疾病预防、控制需要。

开办药品生产企业的申请人，应当向拟办企业所在地省级药品监督管理部门递交药品生产许可证申请表；并提交申请人及拟办企业的基本情况，包括企业名称、生产线、拟生产品种、剂型、工艺及生产能力（含储备产能）；企业的场地、周边环境、基础设施、设备等条件说明以及投资规模等情况说明；营业执照（申请人不需要提交，监管部门自行查询）；组织机构图（注明各部门的职责及相互关系、部门负责人）；法定代表人、企业负责人、生产负责人、质量负责人、质量受权人及部门负责人简历、学历、职称证书和身份证（护照）复印件；依法经过资格认定的药学及相关专业技术人员、工程技术人员、技术工人登记表，并标明所在部门及岗位；高级、中级、初级技术人员的比例情况表；周边环境图、总平面布置图、仓储平面布置图、质量检验场所平面布置图；生产工艺布局平面图（包括更衣室、盥洗间、人流和物流通道、气闸等，并标明人、物流向和空气洁净度等级），空气净化系统的送风、回风、排风平面布置图，工艺设备平面布置图；拟生产的范围、剂型、品种、质量标准及依据；拟生产剂型及品种的

工艺流程图，并注明主要质量控制点与项目、拟共线生产情况；空气净化系统、制水系统、主要设备确认或验证概况；生产、检验用仪器、仪表、衡器校验情况；主要生产设备及检验仪器目录；生产管理、质量管理主要文件目录；药品出厂、上市放行规程；申请材料全部内容真实性承诺书；凡申请企业申报材料时，申请人不是法定代表人或负责人本人，企业应当提交《授权委托书》。

中药饮片等参照自行生产的药品上市许可持有人申请要求提交相关资料。疫苗上市许可持有人还应当提交疫苗的储存、运输管理情况，并明确相关的单位及配送方式。申请人应当对其申请材料全部内容的真实性负责。

生产许可现场检查验收标准应当符合《中华人民共和国药品管理法》及实施条例有关规定和药品生产质量管理规范相关要求。《药品生产许可证》许可范围在正本应当载明剂型，在副本应当载明车间和生产线。

药品生产企业将部分生产车间分立，形成独立药品生产企业的，应按规定办理《药品生产许可证》。

（二）开办药品生产企业的审批

省、自治区、直辖市药品监督管理部门应当自受理之日起三十日内，作出决定。经审查符合规定的，予以批准，并自书面批准决定作出之日起十日内颁发《药品生产许可证》；不符合规定的，作出不予批准的书面决定，并说明理由。

省、自治区、直辖市药品监督管理部门按照药品生产质量管理规范等有关规定组织开展申报资料技术审查和评定、现场检查。

药品上市许可持有人为境外企业的，应当指定一家在中国境内的企业法人，履行药品上市许可持有人的义务，并负责协调配合境外检查工作。药品上市许可持有人的生产场地在境外的，配合境外检查工作。

二、《药品生产许可证》的管理

（一）《药品生产许可证》有关规定

《药品生产许可证》由国家药品监督管理局统一印制。分正本和副本，正本、副本具有同等法律效力，有效期为5年。《药品生产许可证》电子证书与纸质证书具有同等法律效力。

《药品生产许可证》应当载明许可证编号、分类码、企业名称、统一社会信用代码、住所（经营场所）、法定代表人、企业负责人、生产负责人、质量负责人、质量受权人、生产地址和生产范围、发证机关、发证日期、有效期限等项目。

企业名称、统一社会信用代码、住所（经营场所）、法定代表人等项目应当与市场监督管理部门核发的营业执照中载明的相关内容一致。

（二）《药品生产许可证》的变更管理

《药品生产许可证》的变更分为许可事项变更和登记事项变更。《药品生产许可证》变更后，原发证机关应当在《药品生产许可证》副本上记录变更的内容和时间，并按照变更后的内容重新核发《药品生产许可证》正本，收回原《药品生产许可证》正本，变更后的《药品生产许可证》有效期不变。

许可事项是指生产地址和生产范围等。

登记事项是指企业名称、住所（经营场所）、法定代表人、企业负责人、生产负责人、质量负责人、质量受权人等。

变更《药品生产许可证许》可事项的，向原发证机关提出药品生产许可证变更申请。未经批准，不得擅自变更许可事项。原发证机关应当自收到企业变更申请之日起十五日内作出是否准予变更的决定。不予变更的，应当书面说明理由，并告知申请人享有依法申请行政复议或者提起行政诉讼的权利。变更生产地址或者生产范围，药品生产企业应当按照本办法第六条的规定及相关变更技术要求，提交涉及变更内容的有关材料，并报经所在地省、自治区、直辖市药品监督管理部门审查决定。原址或者异地新建、改建、扩建车间或者生产线的，应当符合相关规定和技术要求，提交涉及变更内容的有关材料，并报经所在地省、自治区、直辖市药品监督管理部门进行药品生产质量管理规范符合性检查，检查结果应当通知企业。检查结果符合规定，产品符合放行要求的可以上市销售。有关变更情况，应当在药品生产许可证副本中载明。上述变更事项涉及药品注册证书及其附件载明内容的，由省、自治区、直辖市药品监督管理部门批准后，报国家药品监督管理局药品审评中心更新药品注册证书及其附件相关内容。

变更《药品生产许可证》登记事项的，应当在市场监督管理部门核准变更或者企业完成变更后三十日内，向原发证机关申请《药品生产许可证》变更登记。原发证机关应当自收到企业变更申请之日起十日内办理变更手续。

《药品生产许可证》变更后，原发证机关应当在药品生产许可证副本上记录变更的内容和时间，并按照变更后的内容重新核发药品生产许可证正本，收回原药品生产许可证正本，变更后的药品生产许可证终止期限不变。

（三）《药品生产许可证》的换发与缴销

1.《药品生产许可证》的换发　《药品生产许可证》有效期届满，需要继续生产药品的，药品生产企业应当在有效期届满前6个月，向原发证机关申请换发《药品生产许可证》。

原发证机关结合企业遵守药品管理法律法规、药品生产质量管理规范和质量体系运行情况，根据风险管理原则进行审查，在药品生产许可证有效期届满前作出是否准予其重新发证的决定。符合规定准予重新发证的，收回原证，重新发证；不符合规定的，作出不予重新发证的书面决定，并说明理由，同时告知申请人享有依法申请行政复议或者提起行政诉讼的权利；逾期未作出决定的，视为同意重新发证，并予补办相应手续。

《药品生产许可证》遗失的，药品上市许可持有人、药品生产企业应当向原发证机关申请补发，原发证机关按照原核准事项在十日内补发药品生产许可证。许可证编号、有效期等与原许可证一致。

2.《药品生产许可证》的缴销　有下列情形之一的，《药品生产许可证》由原发证机关注销，并予以公告：主动申请注销《药品生产许可证》的；《药品生产许可证》有效期届满未重新发证的；营业执照依法被吊销或者注销的；《药品生产许可证》依法被吊销或者撤销的；法律、法规规定应当注销行政许可的其他情形。

三、药品委托生产的管理

药品委托生产，是指已经取得药品注册证书的药品上市许可持有人，委托其他药品生产企业生产该药品品种的行为。药品上市许可持有人应当对受托药品生产企业、药品经营企业的质量管理体系进行定期审核，监督其持续具备质量保证和控制能力。委托生产的药品，其批准文号不变，质量责任仍由委托方承担，受托方只负责按照委托方要求的标准生产药品。血液制品、麻醉药品、精神药品、医疗用毒性药品、药品类易制毒化学品一般不得委托生产。

（一）委托生产的管理监管部门

国务院药品监督管理部门制定药品委托生产质量协议指南，指导、监督药品上市许可持有人和受托生产企业履行药品质量保证义务。

药品上市许可持有人委托符合条件的药品生产企业生产药品的，应当对受托方的质量保证能力和风险管理能力进行评估，根据国家药品监督管理局制定的药品委托生产质量协议指南要求，与其签订质量协议以及委托协议，监督受托方履行有关协议约定的义务。

受托方不得将接受委托生产的药品再次委托第三方生产。经批准或者通过关联审评审批的原料药应当自行生产，不得再行委托他人生产。

药品上市许可持有人和受托生产企业不在同一省、自治区、直辖市的，由药品上市许可持有人所在地省、自治区、直辖市药品监督管理部门负责对药品上市许可持有人的监督管理，受托生产企业所在地省、自治区、直辖市药品监督管理部门负责对受托生产企业的监督管理。省、自治区、直辖市药品监督管理部门应当加强监督检查信息互相通报，及时将监督检查信息更新到药品安全信用档案中，可以根据通报情况和药品安全信用档案中监管信息更新情况开展调查，对药品上市许可持有人或者受托生产企业依法作出行政处理，必要时可以开展联合检查。

（二）委托生产的审批管理

1. 国内企业间委托　生产委托方应向国务院药品监督管理部门或者省级药品监督管理部门提出申请，并提交相应的申请材料。经审批符合规定的予以批准，发放《药品委托生产批件》。

《药品委托生产批件》有效期不得超过 2 年，且不得超过该药品批准证明文件规定的有效期限。有效期届满需要继续委托生产的，委托方应当在有效期届满 30 日前，办理延期手续。

2. 跨国企业间委托加工　药品生产企业接受境外制药厂商的委托在中国境内加工药品的，应当在签署委托生产合同后 30 日内向所在地省级药品监督管理部门备案。所加工的药品不得以任何形式在中国境内销售、使用。省级药品监督管理部门应当将药品委托生产的批准、备案情况报国务院药品监督管理部门。

（三）对委托双方的要求

1. 委托生产药品的双方应当签署合同，内容应当包括双方的权利与义务，并具体规定双方在药品委托生产技术、质量控制等方面的权利与义务，且应当符合国家有关药品管理的法律法规。

2. 药品委托生产的委托方负责委托生产药品的质量和销售，委托方应当是取得该药品批准文号的药品生产企业，要向受托方提供委托生产药品的技术和质量文件，并应对受托方的生产条件、生产技术水平和质量管理状况进行详细考查，对其生产全过程进行指导和监督。委托方应当向受托方提供所有必要的资料，以使受托方能够按照药品注册和其他法定要求正确实施所委托的操作。委托方应当使受托方充分了解与产品或操作相关的各种问题，包括产品或操作对受托方的环境、厂房、设备、人员及其他物料或产品可能造成的危害。委托方应当对受托生产或检验的全过程进行监督。委托方应当确保物料和产品符合相应的质量标准。

3. 药品委托生产的受托方应当按照 GMP 进行生产，并按照规定保存所有受托生产文件和记录。受托方必须具备足够的厂房、设备、知识和经验以及人员，满足委托方所委托的生产或检验工作的要求。受托方应当确保所收到委托方提供的物料、中间产品和待包装产品适用于预定用途。受托方不得从事对委托生产或检验的产品质量有不利影响的活动。

（四）对委托产品的管理

委托生产药品的质量标准应当执行国家药品质量标准，其处方、生产工艺、包装规格、标签、使用说明书、批准文号等应当与原批准的内容相同。在委托生产的药品包装、标签和说明书上标明委托方企业名称和注册地址、受托方企业名称和生产地址。

四、供应商审核、药品放行和药品追溯要求

（一）供应商审核

从事药品生产活动，应当对使用的原料药、辅料、直接接触药品的包装材料和容器等相关物料供应商或者生产企业进行审核，保证购进使用符合法规要求生产药品所需的原料、辅料，应当符合药用要求以及相应的生产质量管理规范的有关要求。直接接触药品的包装材料和容器，应当符合药用要求，符合保障人体健康、安全的标准。经批准或者通过关联审评审批的原料药、辅料、直接接触药品的包装材料和容器的生产企业，应当遵守国家药品监督管理局制定的质量管理规范以及关联审评审批有关要求，确保质量保证体系持续合规，接受药品上市许可持有人的质量审核，接受药品监督管理部门的监督检查或者延伸检查。

（二）药品放行和药品追溯要求

1. 药品放行　药品上市许可持有人应当建立药品质量保证体系，履行药品上市放行责任，对其取得

药品注册证书的药品质量负责。中药饮片生产企业应当履行药品上市许可持有人的相关义务，确保中药饮片生产过程持续符合法定要求。原料药生产企业应当按照核准的生产工艺组织生产，严格遵守药品生产质量管理规范，确保生产过程持续符合法定要求。经关联审评的辅料、直接接触药品的包装材料和容器的生产企业以及其他从事与药品相关生产活动的单位和个人依法承担相应责任。药品生产企业应当建立药品出厂放行规程，明确出厂放行的标准、条件，并对药品质量检验结果、关键生产记录和偏差控制情况进行审核，对药品进行质量检验，符合标准、条件的，经质量受权人签字后方可出厂放行。药品上市许可持有人应当建立药品上市放行规程，对药品生产企业出厂放行的药品检验结果和放行文件进行审核，经质量受权人签字后方可上市放行。中药饮片符合国家药品标准或者省、自治区、直辖市药品监督管理部门制定的炮制规范的，方可出厂、销售。

2. 药品追溯　药品上市许可持有人、药品生产企业应当建立并实施药品追溯制度，按照规定赋予药品各级销售包装单元追溯标识，通过信息化手段实施药品追溯、及时准确记录保存药品追溯数据，并向药品追溯协同服务平台提供追溯信息。

五、监督检查

国务院药品监督管理部门对药品生产企业进行监督检查，省、自治区、直辖市药品监督管理部门负责对本行政区域内药品上市许可持有人，制剂、化学原料药、中药饮片生产企业的监督管理。省、自治区、直辖市药品监督管理部门应当对原料、辅料、直接接触药品的包装材料和容器等供应商、生产企业开展日常监督检查，必要时开展延伸检查。

药品监督管理部门建立职业化、专业化检查员制度，明确检查员的资格标准、检查职责、分级管理、能力培训、行为规范、绩效评价和退出程序等规定。对疫苗等高风险药品生产企业，配备相应数量的具有疫苗等高风险药品检查技能和经验的药品检查员。

1. 省、自治区、直辖市药品监督管理部门根据监管需要，对持有《药品生产许可证》的药品上市许可申请人及其受托生产企业，按以下要求进行上市前的药品生产质量管理规范符合性检查。

（1）未通过与生产该药品的生产条件相适应的药品生产质量管理规范符合性检查的品种，应当进行上市前的药品生产质量管理规范符合性检查。其中，拟生产药品需要进行药品注册现场核查的，国家药品监督管理局药品审评中心通知核查中心，告知相关省、自治区、直辖市药品监督管理部门和申请人。核查中心协调相关省、自治区、直辖市药品监督管理部门，同步开展药品注册现场核查和上市前的药品生产质量管理规范符合性检查。

（2）拟生产药品不需要进行药品注册现场核查的，国家药品监督管理局药品审评中心告知生产场地所在地省、自治区、直辖市药品监督管理部门和申请人，相关省、自治区、直辖市药品监督管理部门自行开展上市前的药品生产质量管理规范符合性检查。

（3）已通过与生产该药品的生产条件相适应的药品生产质量管理规范符合性检查的品种，相关省、自治区、直辖市药品监督管理部门根据风险管理原则决定是否开展上市前的药品生产质量管理规范符合性检查。

开展上市前的药品生产质量管理规范符合性检查的，在检查结束后，将检查情况、检查结果等形成书面报告，作为对药品上市监管的重要依据。上市前的药品生产质量管理规范符合性检查涉及药品生产许可证事项变更的，由原发证的省、自治区、直辖市药品监督管理部门依变更程序作出决定。

通过上市前的药品生产质量管理规范符合性检查的商业规模批次，在取得药品注册证书后，符合产品放行要求的可以上市销售。

2. 药品生产监督检查的主要内容包括以下几项。

（1）药品上市许可持有人、药品生产企业执行有关法律、法规及实施药品生产质量管理规范、药物警戒质量管理规范以及有关技术规范等情况；

（2）药品生产活动是否与药品品种档案载明的相关内容一致；

（3）疫苗储存、运输管理规范执行情况；

（4）药品委托生产质量协议及委托协议；

（5）风险管理计划实施情况；

（6）变更管理情况。

监督检查包括许可检查、常规检查、有因检查和其他检查。

3. 省、自治区、直辖市药品监督管理部门根据药品品种、剂型、管制类别等特点，结合国家药品安全总体情况、药品安全风险警示信息、重大药品安全事件及其调查处理信息等，以及既往检查、检验、不良反应监测、投诉举报等情况确定检查频次。

（1）对麻醉药品、第一类精神药品、药品类易制毒化学品生产企业每季度检查不少于一次；

（2）对疫苗、血液制品、放射性药品、医疗用毒性药品、无菌药品等高风险药品生产企业，每年不少于一次药品生产质量管理规范符合性检查；

（3）对上述产品之外的药品生产企业，每年抽取一定比例开展监督检查，但应当在三年内对本行政区域内企业全部进行检查；

（4）对原料、辅料、直接接触药品的包装材料和容器等供应商、生产企业每年抽取一定比例开展监督检查，五年内对本行政区域内企业全部进行检查。

药品监督管理部门可以结合实际情况，调整检查频次。

国务院药品监督管理部门和省、自治区、直辖市药品监督管理部门在监督检查时，应当制定检查方案，明确检查标准，如实记录现场检查情况，需要抽样检验或者研究的，按照有关规定执行。检查结论应当清晰明确，检查发现的问题需以书面形式告知被检查单位。需要整改的，应当提出整改内容及整改期限，必要时对整改后情况实施检查。

在进行监督检查时，药品监督管理部门应当指派两名以上检查人员实施监督检查，检查人员应当向被检查单位出示执法证件。药品监督管理部门工作人员对知悉的商业秘密应当保密。

监督检查时，药品上市许可持有人和药品生产企业应当根据检查需要说明情况、提供有关材料。

4. 国务院药品监督管理部门和省、自治区、直辖市药品监督管理部门通过监督检查发现药品生产管理或者疫苗储存、运输管理存在缺陷，有证据证明可能存在安全隐患的，应当依法采取相应措施。

（1）基本符合药品生产质量管理规范要求，需要整改的，应当发出告诫信并依据风险相应采取告诫、约谈、限期整改等措施；

（2）药品存在质量问题或者其他安全隐患的，药品监督管理部门根据监督检查情况，应当发出告诫信，并依据风险相应采取暂停生产、销售、使用、进口等控制措施。

药品存在质量问题或者其他安全隐患的，药品上市许可持有人应当依法召回药品而未召回的，省、自治区、直辖市药品监督管理部门应当责令其召回。

风险消除后，采取控制措施的药品监督管理部门应当解除控制措施。

开展药品生产监督检查过程中，发现存在药品质量安全风险的，应当及时向派出单位报告。药品监督管理部门经研判属于重大药品质量安全风险的，应当及时向上一级药品监督管理部门和同级地方人民政府报告。

5. 开展药品生产监督检查过程中，发现存在涉嫌违反药品法律、法规、规章的行为，应当及时采取现场控制措施，按照规定做好证据收集工作。药品监督管理部门应当按照职责和权限依法查处，涉嫌犯罪的移送公安机关处理。

省、自治区、直辖市药品监督管理部门应当依法将本行政区域内药品上市许可持有人和药品生产企业的监管信息归入到药品安全信用档案管理，并保持相关数据的动态更新。监管信息包括药品生产许可、日常监督检查结果、违法行为查处、药品质量抽查检验、不良行为记录和投诉举报等内容。

国家药品监督管理局和省、自治区、直辖市药品监督管理部门在生产监督管理工作中，不得妨碍药品上市许可持有人、药品生产企业的正常生产活动，不得索取或者收受财物，不得谋取其他利益。

个人和组织发现药品上市许可持有人或者药品生产企业进行违法生产活动的，有权向药品监督管理部门举报，药品监督管理部门应当按照有关规定及时核实、处理。

6. 发生与药品质量有关的重大安全事件，药品上市许可持有人应当立即对有关药品及其原料、辅料以及直接接触药品的包装材料和容器、相关生产线等采取封存等控制措施，并立即报告所在地省、自治区、直辖市药品监督管理部门和有关部门，省、自治区、直辖市药品监督管理部门应当在二十四小时内报告省级人民政府，同时报告国务院药品监督管理部门。

省、自治区、直辖市药品监督管理部门对有不良信用记录的药品上市许可持有人、药品生产企业，应当增加监督检查频次，并可以按照国家规定实施联合惩戒。

六、法律责任

（一）药品上市许可持有人和药品生产企业的法律责任

未取得药品生产许可证生产药品的，责令关闭，没收违法生产的药品和违法所得，并处违法生产药品（包括已售出和未售出的药品，下同）货值金额十五倍以上三十倍以下的罚款；货值金额不足十万元的，按十万元计算。

药品上市许可持有人和药品生产企业未按规定办理登记事项变更；未按照规定每年对直接接触药品的工作人员进行健康检查并建立健康档案；未按照规定对列入国家实施停产报告的短缺药品清单的药品进行停产报告的处一万元以上三万元以下的罚款。

生产假药的，没收违法生产的药品和违法所得，责令停产整顿，吊销药品批准证明文件，并处违法生产药品货值金额十五倍以上三十倍以下的罚款；货值金额不足十万元的，按十万元计算；情节严重的，吊销药品生产许可证，十年内不受理其相应申请；药品上市许可持有人为境外企业的，十年内禁止其药品进口。

生产劣药的，没收违法生产药品和违法所得，并处违法生产药品货值金额十倍以上二十倍以下的罚款；违法生产药品货值金额不足十万元的，按十万元计算；情节严重的，责令停产整顿直至吊销药品批准证明文件、药品生产许可证。

生产假药，或者生产劣药且情节严重的，对法定代表人、主要负责人、直接负责的主管人员和其他责任人员，没收违法行为发生期间自本单位所获收入，并处所获收入百分之三十以上三倍以下的罚款，终身禁止从事药品生产经营活动，并可以由公安机关处五日以上十五日以下的拘留。

对生产者专门用于生产假药、劣药的原料、辅料、包装材料、生产设备予以没收。

生产中药饮片不符合药品标准，尚不影响安全性、有效性的，责令限期改正，给予警告；可以处十万元以上五十万元以下的罚款。

伪造、变造、出租、出借、非法买卖许可证或者药品批准证明文件的，没收违法所得，并处违法所得一倍以上五倍以下的罚款；情节严重的，并处违法所得五倍以上十五倍以下的罚款，吊销药品生产许可证或者药品批准证明文件，对法定代表人、主要负责人、直接负责的主管人员和其他责任人员，处二万元以上二十万元以下的罚款，十年内禁止从事药品生产经营活动，并可以由公安机关处五日以上十五日以下的拘留；违法所得不足十万元的，按十万元计算。

提供虚假的证明、数据、资料、样品或者采取其他手段骗取药品生产许可或者药品注册等许可的，撤销相关许可，十年内不受理其相应申请，并处五十万元以上五百万元以下的罚款；情节严重的，对法定代表人、主要负责人、直接负责的主管人员和其他责任人员，处二万元以上二十万元以下的罚款，十年内禁止从事药品生产经营活动，并可以由公安机关处五日以上十五日以下的拘留。

未取得药品批准证明文件生产药品；使用采取欺骗手段取得的药品批准证明文件生产药品；使用未经审评审批的原料药生产药品；应当检验而未经检验即销售药品；生产国务院药品监督管理部门禁止使用的药品；编造生产、检验记录；未经批准在药品生产过程中进行重大变更的：没收违法生产药品和违法所得以及专门用于违法生产的原料、辅料、包装材料和生产设备，责令停产整顿，并处违法生产药品货值金额十五倍以上三十倍以下的罚款；货值金额不足十万元的，按十万元计算；情节严重的，吊销药品批准证明文件直至吊销药品生产许可证，对法定代表人、主要负责人、直接负责的主管人员和其他责任人员，没收违法行为发生期间自本单位所获收入，并处所获收入百分之三十以上三倍以下的罚款，十年直至终身禁止从事药品生产经营活动，并可以由公安机关处五日以上十五日以下的拘留。

未经批准开展药物临床试验；使用未经审评的直接接触药品的包装材料或者容器生产药品，或者销售该类药品；使用未经核准的标签、说明书的：没收违法生产药品和违法所得以及包装材料、容器，责令停产整顿，并处五十万元以上五百万元以下的罚款；情节严重的，吊销药品批准证明文件、药品生产许可证，对法定代表人、主要负责人、直接负责的主管人员和其他责任人员处二万元以上二十万元以下的罚款，十年直至终身禁止从事药品生产经营活动。

药品上市许可持有人、药品生产企业未遵守药品生产质量管理规范，未配备专门质量负责人独立负责药品质量管理、监督质量管理规范执行；药品上市许可持有人未配备专门质量受权人履行药品上市放行责任；药品生产企业未配备专门质量受权人履行药品出厂放行责任；质量管理体系不能正常运行，药品生产过程控制、质量控制的记录和数据不真实；对已识别的风险未及时采取有效的风险控制措施，无法保证产品质量；其他严重违反的情形：责令限期改正，给予警告；逾期不改正的，处十万元以上五十万元以下的罚款；情节严重的，处五十万元以上二百万元以下的罚款，责令停产整顿直至吊销药品批准证明文件、药品生产许可证等，对法定代表人、主要负责人、直接负责的主管人员和其他责任人员，没收违法行为发生期间自本单位所获收入，并处所获收入百分之十以上百分之五十以下的罚款，十年直至终身禁止从事药品生产经营等活动。

未按照规定建立并实施药品追溯制度；未按照规定提交年度报告；未按照规定对药品生产过程中的变更进行备案或者报告；未制定药品上市后风险管理计划；未按照规定开展药品上市后研究或者上市后评价的：责令限期改正，给予警告；逾期不改正的，处十万元以上五十万元以下的罚款。

药品上市许可持有人在省、自治区、直辖市人民政府药品监督管理部门责令其召回后，拒不召回的，处应召回药品货值金额五倍以上十倍以下的罚款；货值金额不足十万元的，按十万元计算；情节严重的，吊销药品批准证明文件、药品生产许可证，对法定代表人、主要负责人、直接负责的主管人员和其他责任人员，处二万元以上二十万元以下的罚款。药品生产企业拒不配合召回的，处十万元以上五十万元以下的罚款。

药品上市许可持有人为境外企业的，其指定的在中国境内的企业法人未履行相关义务的，适用有关药品上市许可持有人法律责任的规定。

生产以孕产妇、儿童为主要使用对象的假药、劣药；生产的生物制品属于假药、劣药；生产假药、劣药，造成人身伤害后果；生产假药、劣药，经处理后再犯；拒绝、逃避监督检查，伪造、销毁、隐匿有关证据材料，或者擅自动用查封、扣押物品的，在处罚幅度内从重处罚。

药品上市许可持有人、药品生产企业违反规定聘用人员的，由药品监督管理部门或者卫生健康主管部门责令解聘，处五万元以上二十万元以下的罚款。

（二）药品监督管理部门的法律责任

药品监督管理等部门有下列行为之一的，对直接负责的主管人员和其他直接责任人员给予记过或者记大过处分；情节较重的，给予降级或者撤职处分；情节严重的，给予开除处分：瞒报、谎报、缓报、漏报药品安全事件；对发现的药品安全违法行为未及时查处；未及时发现药品安全系统性风险，或者未及时消除监督管理区域内药品安全隐患，造成严重影响；其他不履行药品监督管理职责，造成严重不良影响或者重大损失。

药品监督管理人员滥用职权、徇私舞弊、玩忽职守的，依法给予处分。查处假药、劣药违法行为有失职、渎职行为的，对药品监督管理部门直接负责的主管人员和其他直接责任人员依法从重给予处分。

知识延伸

药用辅料和药包材的生产管理

药用辅料、药包材均为药品生产的主要物料。加强药用辅料的管理是保证药品质量的重要前提。

药用辅料，是指生产药品和调配处方时所用的赋形剂和附加剂《药品管理法》第四十五条：“生产药品所需的原料、辅料，应当符合药用要求、药品生产质量管理规范的有关要求。”

药包材是直接接触药品的包装材料和容器的简称，其质量优劣对保证药品质量和保障人体用药安全亦具有重要的作用。《药品管理法》第四十六条：“直接接触药品的包装材料和容器，应当符合药用要求，符合保障人体健康、安全的标准。对不合格的直接接触药品的包装材料和容器，由药品监督管理部门责令停止使用。”

《药品管理法》第二十五条：“对申请注册的药品，国务院药品监督管理部门应当组织药学、医学和其他技术人员进行审评，对药品的安全性、有效性和质量可控性以及申请人的质量管理、风险防控和责任赔偿等能力进行审查；符合条件的，颁发药品注册证书。国务院药品监督管理部门在审批药品时，对化学原料药一并审评审批，对相关辅料、直接接触药品的包装材料和容器一并审评，对药品的质量标准、生产工艺、标签和说明书一并核准。”

药品监督管理部门有下列行为之一的，应当撤销相关许可，对直接负责的主管人员和其他直接责任人员依法给予处分：不符合条件而批准进行药物临床试验；对不符合条件的药品颁发药品注册证书；对不符合条件的单位颁发药品生产许可证。

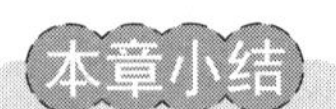

本章对药品生产企业的开办资质、药品的委托生产、药品质量控制及召回管理、现版 GMP 的主要内容、药品生产监督等作了详细介绍。

重点：我国药品生产管理概况；质量管理的概念、原则、标准；我国 GMP 的发展概况；药品生产管理的监督。

难点：开办药品生产企业须符合的条件；我国现行的《药品生产质量管理规范》（GMP）；药品委托生产的管理。

思 考 题

题库

一、选择题

1. 从事药品生产活动，应当遵守（ ）。
   A. GAP　　B. GMP
   C. GLP　　D. GSP

2. 药品生产应当具备的条件中不包括（ ）。
   A. 有依法经过资格认定的药学技术人员
   B. 有与生产相适应的厂房、设施
   C. 有新药研发的团队、仪器和设备
   D. 有能对所生产药品进行质量管理和检验的必要的仪器设备

3. 药品生产企业负责对出厂放行的药品进行审核并签字的是（　）。
   A. 企业负责人　　B. 质量发展人
   C. 上市许可持有人　　D. 质量受权人
4. 委托生产时应与符合条件的药品生产企业签订委托协议和质量协议，申请办理《药品生产许可证》，需要将相关协议和实际生产场地申请资料合并提交至（　）。
   A. 药品上市许可持有人所在地县级以上药品监督管理部门
   B. 药品上市许可持有人所在地市级（设区的市）药品监督管理部门
   C. 药品上市许可持有人所在地省级药品监督管理部门
   D. 国务院药品监督管理部门
5. 以下不符合药品放行规范的是（　）。
   A. 药品上市许可持有人应当对其取得药品注册证书的药品质量负责
   B. 中药饮片生产企业应当履行药品上市许可持有人的相关义务，确保中药饮片生产过程持续符合法定要求
   C. 药品生产企业应当建立药品出厂放行规程，对药品进行质量检验，符合标准、条件的，经质量负责人签字后方可出厂放行
   D. 中药饮片符合国家药品标准或者省级药品监督管理部门制定的炮制规范的，方可出厂、销售
6. 根据《药品生产质量管理规范》，药品生产企业中负责管理批记录的岗位是（　）。
   A. 企业负责人　　B. 生产管理负责人
   C. 销售管理部门　　D. 质量管理部门
7. 根据《药品生产质量管理规范》，必须采用专用和独立的厂房、生产设施和设备的药品种类是（　）。
   A. 含生物碱类的药品　　B. 青霉素类抗生素
   C. β - 内酰胺类药品　　D. 性激素类避孕药品
8. 关于药品追溯的说法，错误的是（　）。
   A. 药品上市许可持有人、药品生产企业应当建立并实施药品追遡制度
   B. 药品上市许可持有人、药品生产企业按照规定赋予药品各种销售包装单元追溯标识
   C. 药品上市许可持有人通过信息化手段实施药品追溯，及时准确记录、保存药品追溯数据
   D. 药品上市许可持有人建立的药品追溯体系是自身独有的信息，不向其他系统分享信息
9. 药品生产企业可以（　）。
   A. 经省级药品监督管理部门批准，接受委托生产药品
   B. 在保证出厂检验合格的前提下，自主改变药品生产工艺
   C. 在库存药品检验合格的前提下，自主延长其库存药品的有效期
   D. 经企业之间协商一致，接受委托生产药品
10. 药品上市许可持有人委托生产药品的，应当符合药品注册管理的有关规定。下列药品不得再次委托第三方生产的是（　）。
    A. 麻醉药品　　B. 精神药品
    C. 受托方接受委托生产的药品　　D. 经批准或者通过关联审评审批的原料药

二、思考题

1. 简述药品生产企业的特征、药品生产的特点。
2. 开办药品生产企业的条件有哪些?
3. 简述 GMP 的主要内容?
4. 药品委托生产的要求有哪些?
5. 简述药品生产监督检查的主要内容和方式?

（聂久胜）

微课

第八章 药品流通管理

学习导引

知识要求

1. **掌握** 药品流通监督管理相关内容；GSP对药品经营过程质量管理的相关规定；GSP对硬件、软件、人员的规定；特殊情形药品进出口管理要求。
2. **熟悉** GSP现场检查指导原则主要内容；药品进出口管理要求。
3. **了解** 药品流通的概念；我国药品流通管理体制的沿革。

能力要求

1. 熟练掌握药品流通监督管理、GSP的基本内容以及药品进出口管理的基本知识。
2. 学会应用药品流通管理的相关法规、政策，解决药品流通中实际问题的能力。

素质要求

培养学生要恪守依法经营，秉承诚信的职业道德规范，做到诚实守信，依法经营。

第一节 概　　述

PPT

流通是商品的运动过程。广义的流通是商品买卖行为以及相互联系、相互交错的各个商品形态变化所形成的循环的总过程，它使社会生产过程周而复始地运动。狭义的流通是商品从生产领域向消费领域的运动过程，它是社会再生产的前提和条件。

一、药品流通的概念

药品流通（drugs distribution），是指药品从生产者转移到消费者手中的整个过程和途径，包括药品生产企业的销售、药品经营的全过程、医疗机构的采用等。药品流通渠道是由一系列销售机构所组成，一系列销售机构通过分工协作，完成各自任务，最终在满足用户需要的同时各得其所。

药品流通渠道有四种类型：第一种是药品生产企业自己的销售体系，它们在法律上和经济上并不独立，财务和组织受企业控制，并且只能经销本企业生产的药品，不得销售其他企业的药品；第二种是独立的销售系统，它们在法律上和经济上都是独立的，是具有独立法人资格的经济组织。必须首先以自己的资金购买药品，取得药品的所有权，然后才能出售。医药批发公司和社会药房便是这种机构；第三种是没有独立法人资格，经济上由医疗机构统一管理的医疗机构药房。它们以自有资金购买药品，取得药品的所有权，然后凭医师处方分发出售给患者。例如，医院药房、初级医疗卫生保健机构的药房；第四种是受企业约束的销售系统，它们在法律上是独立的，但经济上通过合同形式受企业约束，如医药代理商。

二、药品流通过程的特点

1. 药品经营企业根据用户的需要，将来自不同地点、众多药品生产企业的药品经过组合又重新分送到其他批发企业、零售企业和医疗机构，在药品的购进、销售这个集散过程中，药品的差错和污染等情况随时有可能发生。

2. 药品在运输过程中会遇到恶劣气候和其他一些物理的因素带来的不利影响，会引起药品质量的变化。药品批发企业尽量创造适宜的条件以使不利影响减少到最低限度。

3. 药品在流通过程中均以包装的形式出现，其质量情况的识别，多数依靠外观、包装标识、文字所提示的品名、规格、有效期、序号、储存条件等作为管理的依据。

4. 药品从生产出来到使用之前，大部分时间是在仓库里存放，仓库的条件对药品质量会产生不可忽视的影响。

5. 正确合理的药学服务是流通过程确保药品质量的最后环节，是实现患者用药安全有效的重要保证。

由于有这些影响药品质量的因素存在，因此在整个流通环节必须有一套严格的管理程序来管理药品，防止流通过程中可能出现的一些不利因素，保证药品的安全性、有效性和稳定性不受影响。

三、我国药品流通管理体制的沿革

中华人民共和国成立至我国第一部《药品管理法》出台，医药流通体制基本上是集中统一管理模式。传统医药站始建于20世纪50年代初，最初设立是因为在计划经济体制下，药品紧缺，产品供不应求，国家出于宏观调控、合理分配药品资源的目的，药品供应的唯一渠道就是通过各级医药站层层下达指标、层层调拨。药品按照国家计划生产，统购统销，价格上实行统一控制，分级管理。

进入20世纪80年代，我国开始从计划经济向市场经济转换，特别是到了20世纪90年代，医药商业管理体制发生了一系列深刻的变化。购销政策放开，企业自主权扩大，逐步形成了一个开放式、多渠道、少环节和跨地区跨层次收购、供应的医药商品新流通体制。在这一时期，流通体制增强了企业活动，扩大了医药商品的流通，促进了医药经济的发展。但是，流通领域内无序竞争和过度竞争现象严重。

1998年以后，我国政府对医药行业加强了改革力度，尤其是在加入WTO之后，医药行业面临的挑战更加严峻，医药市场真正成为买方市场，医药市场化的进程加快。这一时期通过进一步深化改革，基本建立起布局合理、规模经营、服务高效、竞争有序、适应社会主义市场经济规律的医药流通体制，大大加快了医药行业的改革与发展。

2019年，国际经济环境复杂严峻，国内经济稳中有变，药品流通行业发展增速有所放缓。但随着人们生活水平不断提高，大健康理念持续增强，人口老龄化程度日益加深，药品流通市场规模持续增长。从自身角度，药品流通行业需要迅速适应流通新业态、新模式的变革，有效满足医药卫生体制改革的要求和人民群众日益增长的健康需求。我国也为了加强药品经营质量的管理，保证公众用药安全有效，出台了一系列法律、法规及政策规划来规范和监督药品流通市场。“医药分开”等政策的实施、“互联网+医药”等模式的创新以及医药健康大数据的应用，都对行业的转型升级提出了新的要求。2020年初新冠疫情发生，医药电商行业在助力抗疫中发挥了积极的作用，行业价值得到国家的进一步认可。随着医保纳入线上医疗服务，医药电商行业市场规模将进一步扩大。未来，医药流通将在国家政策指导与鼓励下逐渐趋向更加规范化的发展。

知识链接

截至2019年底，全国共有《药品经营许可证》持证企业54.4万家，其中批发企业1.4万家；零售连锁企业6701家，零售连锁企业门店29.0万家；零售药店23.4万家。2015~2018年，我国药品流通市场销售规模稳步增长。2018年全国医药商品销售总额为21586亿元，扣除不可比因素同比增长7.7%。

第二节　药品流通监督管理

PPT

《药品管理法》对药品经营活动及其监督管理作出了相应的规定。为落实《药品管理法》的要求，加强药品经营环节监管，规范药品经营活动，国家药品监督管理局整合《药品经营许可证管理办法》（原国家食品药品监督管理局第6号令）和《药品流通监督管理办法》（原国家食品药品监督管理局第26号令），形成《药品经营监督管理办法》，进一步细化明确药品经营环节监管事权、工作要求和各方责任，确保经营环节药品质量安全。

一、药品经营和许可管理

（一）药品经营方式、经营类别与经营范围

1. 药品经营方式　药品经营方式分为药品批发和药品零售，划分依据是药品销售对象，与药品具体销售数量多少无关。

（1）药品批发　药品批发是指将药品销售给符合购进药品资质的药品上市许可持有人、药品生产企业、药品经营企业和药品使用单位的药品经营方式。

（2）药品零售　药品零售是指将药品直接销售给个人消费者的药品经营方式。

2. 药品经营类别　药品经营类别是药品零售企业《药品经营许可证》载明事项之一，具体为：处方药、甲类非处方药、乙类非处方药。根据《药品经营监督管理办法》的规定，从事药品零售审批时，药品监督管理部门应当先核定经营类别，并在经营范围中予以明确。

3. 药品经营范围　药品经营范围包括：麻醉药品、第一类精神药品、第二类精神药品、药品类易制毒化学品、医疗用毒性药品、生物制品、药品类体外诊断试剂、中药饮片、中成药、化学药。其中，麻醉药品、精神药品、药品类易制毒化学品、医疗用毒性药品等经营范围的核定，按照国家有关规定执行；经营冷藏、冷冻药品或者蛋白同化制剂、肽类激素的，还应当在《药品经营许可证》经营范围项下予以明确。

麻醉药品、第一类精神药品、药品类易制毒化学品及蛋白同化制剂、胰岛素外的肽类激素等不得列入药品零售企业持有的药品经营许可证的经营范围内。

（二）药品经营许可证制度

国家对药品经营企业实行许可证制度，并对申请药品经营企业的程序作了规定，“开办药品批发企业，须经企业所在地省、自治区、直辖市人民政府药品监督管理部门批准并发给《药品经营许可证》；开办药品零售企业，须经企业所在地县级以上地方药品监督管理部门批准并发给《药品经营许可证》。无《药品经营许可证》的，不得经营药品。”

1.《药品经营许可证》核发　申领《药品经营许可证》的程序分为三个步骤。第一步申请筹建：拟开办药品批发企业向所在地的省、自治区、直辖市药品监督管理部门提出筹建申请；开办药品零售企业向所在地设区的市级药品监督管理机构或省、自治区、直辖市药品监督管理部门直接设置的县级药品监督管理机构提出筹建申请，获准后进行筹建。第二步申请验收：申办人完成筹建后，向原批准筹建的部门、机构提出验收申请，并提交规定材料。第三步受理申请：药品监督管理部门在规定的时限内组织验收，符合条件的发给《药品经营许可证》；不符合条件的，应当书面通知申办人并说明理由，同时告知申办人享有依法申请行政复议或提起诉讼的权利。

2.《药品经营许可证》管理规定　《药品经营许可证》分为正本和副本，有效期为5年。《药品经营许可证》样式由国家药品监督管理局统一制定。《药品经营许可证》电子证书与纸质证书具有同等法律效力。禁止伪造、变造、出租、出借、买卖药品经营许可证。

《药品经营许可证》应当载明许可证编号、企业名称、社会信用代码、注册地址、法定代表、主要负责人、

质量负责人、仓库地址、经营范围、经营方式、发证机关、发证日期、有效期限等内容。其中，企业名称、社会信用代码、法定代表人等项目应当与市场监督管理部门核发的营业执照中载明的相关内容一致。药品经营许可证登载事项发生变更的，由原发证机关在副本上记录变更的内容和时间，并按变更后的内容重新核发《药品经营许可证》正本，收回原《药品经营许可证》正本。新核发的《药品经营许可证》证号、有效期不变。

3.《药品经营许可证》变更　《药品经营许可证》变更分为许可事项变更和登记事项变更。许可事项变更是指注册地址、主要负责人、质量负责人、经营范围、仓库地址（包括增减仓库）的变更。登记事项变更是指企业名称、社会信用代码，法定代表人等事项的变更。

（1）许可事项变更　药品经营企业变更许可事项的，应当向原发证机关提交《药品经营许可证》变更申请及相关材料。原发证机关应当自受理企业变更申请之日起15个工作日内作出准予变更或不予变更的决定。需现场检查的，原发证机关依据检查细则相关内容组织现场检查。现场检查、企业整改的时间，不计入审批时限。未经批准，企业不得擅自变更许可事项。药品经营企业如未经原发证机关许可，擅自变更《药品经营许可证》经营范围、仓库地址（包括增加仓库）、注册地址的，依照《药品管理法》第一百一十五条给予处罚。

（2）登记事项变更　药品经营企业变更登记事项的，应当在市场监督管理部门核准变更后30日内，向原发证机关提交《药品经营许可证》变更申请。原发证机关应当自受理企业变更申请之日起10个工作日内完成变更事项。

企业分立、新设合并、改变经营方式、跨原管辖地迁移，按照新开办药品经营企业申领《药品经营许可证》。

药品零售连锁经营企业收购、兼并其他药品零售企业时，如实际经营地址、经营范围未发生变化的，可按变更《药品经营许可证》办理。

4.《药品经营许可证》　换发药品经营企业持有的《药品经营许可证》有效期届满，需要继续经营药品的，应当在有效期届满前6个月，向原发证机关申请换发《药品经营许可证》。

原发证机关按照本办法关于申请办理药品经营许可证的程序和要求进行审查，在药品经营许可证有效期届满前做出是否准予换证的决定。符合规定准予换证的，收回原证，换发新证；不符合规定的，做出不予换证的书面决定，并说明理由，同时告知申请人享有依法申请行政复议或者提起行政诉讼的权利；逾期未作出决定的，视为同意换证，并予补办相应手续。

5.《药品经营许可证》遗失补办　药品经营许可证遗失的，药品经营企业应当立即向原发证机关申请补发。原发证机关按照原核准事项在10个工作日内补发《药品经营许可证》的。

6.《药品经营许可证》注销　药品经营企业有下列情形之一的，《药品经营许可证》由原发证机关注销，并予以公告：申请人主动申请注销《药品经营许可证》的；《药品经营许可证》有效期届满未申请换证的；药品经营企业终止经营药品的；《药品经营许可证》被依法撤销或吊销的；营业执照被依法吊销或注销的；法律、法规规定的应当注销行政许可的其他情形。

二、药品经营行为管理

（一）药品上市许可持有人的经营行为管理要求

药品上市许可持有人销售药品应当建立药品质量保证体系，落实药品经营全过程质量管理责任。药品存在质量问题或者其他安全隐患的，药品上市许可持有人应当立即停止销售，及时采取召回等风险控制措施，并督促药品经营企业和药品使用单位等予以配合。在中药饮片经营活动中，中药饮片生产企业履行药品上市许可持有人的相关义务。

药品上市许可持有人可以自行销售其取得药品注册证书的药品，也可以委托药品经营企业销售。药品上市许可持有人自行批发药品时，无需申领取得《药品经营许可证》，但需具备开办药品批发企业的条件（储存、运输药品设施设备除外），销售药品行为严格执行GSP。药品上市许可持有人委托销售的，应当委托符合条件的药品经营企业。药品上市许可持有人应当与受托方签订委托协议，约定药品质量责任等内容，并对受托方进行监督。接受药品上市许可持有人委托销售的药品经营企业，其经营范围应当涵盖所受托经营的药品品种。受托药品经营企业不得再次委托销售。药品上市许可持有人开展委托销售活动前，应当向其所在地省级药品监督管理部门备案。

药品上市许可持有人零售药品时，应当具备《药品经营监督管理办法》规定开办药品零售企业的条件，并依法取得《药品经营许可证》，零售药品行为严格执行 GSP。

（二）药品批发的经营行为管理要求

药品批发企业是指依法持有《药品经营许可证》，从事将从药品上市许可持有人、药品批发企业处购进的药品，销售给药品上市许可持有人、药品生产企业、药品零售连锁总部、药品零售企业或药品使用单位等药品批发活动的专营或兼营企业。

药品批发企业购进药品，应当建立并执行进货检查验收制度，索取、查验、留存供货企业及其授权委托销售、人员有关证件资料、销售凭证，在验明药品合格证明和其他标识等证明药品合法性材料后方可购进、销售；不符合规定的，不得购进和销售。

药品批发企业应当严格审核药品购货单位资质，按照其药品生产范围、经营范围或诊疗范围向其销售药品。销售药品时，药品批发企业向购进单位提供以下资料：①药品上市许可持有人证明文件（或《药品生产许可证》《药品经营许可证》）和营业执照的复印件；②所销售药品批准证明文件和检验报告书的复印件；③企业派出销售人员授权书复印件；④标明供货单位名称、药品通用名称、上市许可持有人、生产企业、产品批号、产品规格、销售数量、销售价格、销售日期等内容的凭证；⑤销售进口药品的，按照国家有关规定提供相关证明文件。上述资料均应当加盖本企业公章，通过网络核查、电子签章等方式确认的电子版具有同等效力。

药品批发企业从事购进、储存、运输、销售药品等药品经营活动应当持续符合 GSP 的要求。

（三）药品零售的经营行为管理要求

药品零售企业是指依法持有药品经营许可证，从事将从药品上市许可持有人、药品批发企业处购进的药品，直接销售给个人消费者的专营或兼营企业。药品零售企业开展药品经营活动应当持续符合 GSP 的要求。药品零售企业应当从合法渠道购进药品，购进药品时应当索取供货单位销售发票，做到票、账、货、款一致方可购进。

经营处方药、甲类非处方药的药品零售企业应当按照规定配备执业药师或者其他依法经过资格认定的药学技术人员，负责药品管理、处方审核和调配、指导合理用药以及不良反应信息收集与报告等工作。药品零售企业营业时间内，执业药师或者其他依法经过资格认定的药学技术人员应当在职在岗；未经执业药师审核处方，不得销售处方药。

药品零售企业应当按照 GSP 的要求，以促进人体健康为中心，开展药学服务活动，实现服务的规范化、科学化、人性化，以满足个人消费者合理用药需求。

知识拓展

国家鼓励支持药品零售连锁发展

多年来，国务院和有关部委局下发了一系列文件鼓励支持药品零售连锁发展，如：新修订《药品管理法》明确指出：国家鼓励、引导药品零售连锁经营。《药品经营监督管理办法（征求意见稿）》中对鼓励支持药品零售连锁发展也做出了若干细化规定。《麻醉药品和精神药品管理条例》中规定，只有经过审批的药品零售连锁企业定点门店方可经营第二类精神药品。另外，国家还出台了《关于印发医药卫生体制改革近期重点实施方案（2009～2011）》［国发（2009）12 号］、《国务院办公厅关于进一步改革完善药品生产流通使用政策的若干意见》［国办发（2017）13 号］等。

截止 2018 年末，我国药品零售企业连锁经营率已达 52.1%。北京、天津、河北、上海、江苏、四川等多个省（自治区、直辖市）都陆续出台文件，鼓励和引导药品零售连锁的发展。

三、药品经营监督检查

1. 药品经营监督检查分类与方式　药品经营监督检查包括许可检查、常规检查和有因检查；按照药品监督检查相关规定，可采取飞行检查、延伸检查、委托检查、联合检查等方式。

2. 药品经营监督检查计划　药品监督管理部门应当根据风险研判和评估情况，制定年度监督检查计划并开展监督检查。检查计划包括检查范围、内容、方式、重点、要求、时限、承担检查的机构等。年度检查计划应当报上一级负责药品监督管理的部门备案。上一年度新开办的药品经营企业应当纳入本年度的监督检查计划，对其实施药品 GSP 情况进行检查。

3. 药品经营监督检查频次　对销售麻醉药品和第一类精神药品、药品类易制毒化学品的药品上市许可持有人、药品批发企业实施 GSP 情况至少每年监督检查 2 次；对疫苗配送企业、销售第二类精神药品或医疗用毒性药品的药品上市许可持有人、药品经营企业实施 GSP 情况至少每年监督检查 1 次；其他药品上市许可持有人、药品经营企业实施 GSP 情况至少每 3 年监督检查 1 次。

4. 监管跨区域实施　对于药品上市许可持有人、药品经营企业跨省委托销售、储存、运输的，由委托方所在地省级药品监督管理部门负责监督管理，受托方所在地省级药品监督管理部门予以配合。委托方、受托方所在地省级药品监督管理部门应当加强信息沟通，及时将备案管理和监督检查情况通报对方。

5. 检查结果处置　在监督检查过程中发现质量可疑的药品，药品监督管理部门应当根据药品监督抽样检验管理规定实施现场抽样。根据监督检查情况，有证据证明可能存在药品安全隐患的，药品监督管理部门应当依法采取发布告诫信、启动责任约谈、责令限期整改、责令暂停药品销售和使用、责令召回或者追回等风险防控措施。

知识拓展

医药代表备案制度

医药代表，是指代表药品上市许可持有人在中华人民共和国境内从事药品信息传递、沟通、反馈的专业人员。我国为了规范医药代表学术推广行为，促进医药产业健康有序发展，根据中共中央办公厅、国务院办公厅印发《关于深化审评审批制度改革鼓励药品医疗器械创新的意见》和国务院办公厅印发《关于进一步改革完善药品生产流通使用政策的若干意见》（国办发〔2017〕13 号），国家药品监督管理局组织制定了《医药代表备案管理办法（试行）》（国家药品监督管理局公告 2020 年第 105 号），该办法自 2020 年 12 月 1 日起施行。办法规定药品上市许可持有人对医药代表的备案和管理负责；药品上市许可持有人为境外企业的，由其指定的境内代理人履行相应责任。药品上市许可持有人应当与医药代表签订劳动合同或者授权书，并在国家药品监督管理局指定的备案平台备案医药代表信息。药品上市许可持有人应当按照本办法规定及时做好医药代表备案信息的维护，按要求录入、变更、确认、删除其医药代表信息。医药代表在医疗机构开展学术推广等活动应当遵守卫生健康部门的有关规定，并获得医疗机构同意。行业（学）协会等社会机构应当积极发挥行业监督和自律的作用；鼓励行业（学）协会等社会机构依据此办法制定行业规范及其行为准则，建立监督机制、信用分级管理机制和联合奖惩措施。

第三节　《药品经营质量管理规范》

PPT

《药品经营质量管理规范》（Good Supply Practice，GSP）是药品经营管理和质量控制的基本准则，其核心是约束企业的行为，对药品经营全过程进行质量控制，保证向用户提供优质的药品。

1982 年，日本药品经营企业制定的《医药品供应管理规范》被介绍到我国。

1984 年，国家医药管理局制定了《医药商品质量管理规范（试行）》，在医药行业内试行，即医药行业的 GSP。1992 年，国家医药管理局正式颁布了《医药商品质量管理规范》，这标志着我国 GSP 已经成为政府规章。1993 年国家医药管理局质量司制定《医药商品质量管理规范达标企业（批发）验收细则（试行）》，并于 1994 年在全国医药批发企业中开展 GSP 达标企业的验收试点工作，进而把医药批发、零售企业的"达标"验收及"合格"验收工作推向了全国。2000 年，原国家药品监督管理局以第 20 号局令发布了《药品经营质量管理规范》，2000 年 7 月 1 日起施行，同年 11 月，又制定了《药品经营质量管理规范实施细则》和《药品经营质量管理规范认证管理办法（试行）》。2013 年 1 月原卫生部以第 90 号卫生部令发布了新修订的《药品经营质量管理规范》。2013 年 3 月国家食品药品监督管理总局成立，于 2015 年 5 月以国家食品药品监督管理总局令第 13 号和 2016 年 6 月以国家食品药品监督管理总局令第 28 号两次对 GSP 进行了局部内容修正。

一、《药品经营质量管理规范》的基本框架

GSP 是为保证药品在流通全过程中始终符合质量标准，依据《药品管理法》等法律法规制定的针对药品采购、购进验收、存储运输、销售及售后服务等环节的质量管理规范。药品上市许可持有人、药品经营企业应当严格执行 GSP，依法从事药品经营活动，拒绝任何虚假欺骗行为，确保药品质量。

现行 GSP 吸收了许多国外药品流通管理的先进经验，促进我国药品经营质量管理与国际药品流通质量管理的逐步接轨。正文部分共四章。其基本框架包括以下几章内容。

第一章总则，阐明了 GSP 制定的目的和依据、基本要求以及适用范围。

第二章药品批发的质量管理，共 14 节，主要包括：质量管理体系、组织机构与质量管理职责、人员与培训、质量管理体系文件、设施与设备、校准与验证、计算机系统、采购、收货与验收、储存与养护、销售、出库、运输与配送、售后管理等内容。

第三章药品零售的质量管理，共 8 节，主要包括：质量管理与职责、人员管理、文件、设施与设备、采购与验收、陈列与储存、销售管理、售后管理。

第四章附则，包括用语含义、施行时间等。

二、药品批发的质量管理

（一）对质量管理体系的规定

药品批发企业（包括零售连锁企业总部，下同）应当依据有关法律法规要求建立质量管理体系，确定质量方针，制定质量管理体系文件，开展质量策划、质量控制、质量保证、质量改进和质量风险管理等活动。质量管理体系应当与其经营范围和规模相适应，包括组织机构、人员、设施设备、质量管理体系文件及相应的计算机系统等。质量方针文件应当明确企业总的质量目标和要求，并贯彻到药品经营活动的全过程。企业应当定期以及在质量管理体系关键要素发生重大变化时，组织开展内审。对内审的情况进行分析，依据分析结论制定相应的质量管理体系改进措施，不断提高质量控制水平，保证质量管理体系持续有效运行。采用前瞻或者回顾的方式，对药品流通过程中的质量风险进行评估、控制、沟通和审核。

（二）对质量管理职责的规定

应依法按照批准的经营方式和范围从事经营活动。企业负责人是药品质量的主要责任人，全面负责企业日常管理，负责提供必要的条件，保证质量管理部门和质量管理人员有效履行职责，确保企业实现质量目标。企业质量负责人应当由高层管理人员担任，全面负责药品质量管理工作，独立履行职责，在企业内部对药品质量管理具有裁决权。企业应当设立质量管理部门，有效开展质量管理工作。

质量管理部门应当履行的职责包括：督促相关部门和岗位人员执行药品管理的法律法规及本规范；

组织制订质量管理体系文件，并指导、监督文件的执行；负责对供货单位和购货单位的合法性、购进药品的合法性以及供货单位销售人员、购货单位采购人员的合法资格进行审核，并根据审核内容的变化进行动态管理；负责质量信息的收集和管理，并建立药品质量档案；负责药品的验收，指导并监督药品采购、储存、养护、销售、退货、运输等环节的质量管理工作；负责不合格药品的确认，对不合格药品的处理过程实施监督；负责药品质量投诉和质量事故的调查、处理及报告；负责假劣药品的报告；负责药品质量查询；负责指导设定计算机系统质量控制功能；负责计算机系统操作权限的审核和质量管理基础数据的建立及更新；组织验证、校准相关设施设备；负责药品召回的管理；负责药品不良反应的报告；组织质量管理体系的内审和风险评估；组织对药品供货单位及购货单位质量管理体系和服务质量的考察和评价；组织对被委托运输的承运方运输条件和质量保障能力的审查；协助开展质量管理教育和培训等。

（三）对人员与培训的要求

药品批发企业的企业负责人应当具有大学专科以上学历或者中级以上专业技术职称，经过基本的药学专业知识培训，熟悉有关药品管理的法律法规。质量负责人应当具有大学本科以上学历、执业药师资格和3年以上药品经营质量管理工作经历，在质量管理工作中具备正确判断和保障实施的能力。质量管理部门负责人应当具有执业药师资格和3年以上药品经营质量管理工作经历，能独立解决经营过程中的质量问题。

从事质量管理工作的，应当具有药学中专或者医学、生物、化学等相关专业大学专科以上学历或者具有药学初级以上专业技术职称；从事验收、养护工作的，应当具有药学或者医学、生物、化学等相关专业中专以上学历或者具有药学初级以上专业技术职称；从事中药材、中药饮片验收工作的，应当具有中药学专业中专以上学历或者具有中药学中级以上专业技术职称；从事中药材、中药饮片养护工作的，应当具有中药学专业中专以上学历或者具有中药学初级以上专业技术职称；直接收购地产中药材的，验收人员应当具有中药学中级以上专业技术职称。

企业应当按照培训管理制度制定年度培训计划并开展培训，使相关人员能正确理解并履行职责，并且做好记录、建立档案。从事特殊管理的药品和冷藏冷冻药品的储存、运输等工作的人员，应当接受相关法律法规和专业知识培训并经考核合格后方可上岗。

企业对直接接触药品的人员应当进行岗前及年度健康检查，并建立健康档案。患有传染病或者其他可能污染药品的疾病的，不得从事直接接触药品的工作。身体条件不符合相应岗位特定要求的，不得从事相关工作。

（四）对质量管理体系文件的要求

企业制定质量管理体系文件应当包括质量管理制度、部门及岗位职责、操作规程、档案、报告、记录和凭证等。企业应当保证各岗位获得与其工作内容相对应的必要文件，并严格按照规定开展工作，文件应定期审核、修订、使用的文件应当为现行有效的文本。另外，企业应当建立药品采购、验收、养护、销售、出库复核、售后退回和购进退出、运输、储运温湿度监测、不合格药品处理等相关记录，做到真实、完整、准确、有效和可追溯。记录和凭证应当至少保存5年。

（五）对设施与设备的规定

1. 仓库条件　库房的选址、设计、布局、建造、改造和维护应当符合药品储存的要求，防止药品的污染、交叉污染、混淆和差错。药品储存作业区、辅助作业区应当与办公区、生活区分开一定距离或者有隔离措施。

2. 仓库设施设备　有效调控温湿度及室内外空气交换的设备；自动监测、记录库房温湿度的设备；避光、通风、防潮、防虫、防鼠等设备；保持药品与地面距离的设施，货架防尘、防鼠、防虫、防盗、防火设施，符合储存作业要求的照明设备；经营特殊管理的药品有符合国家规定的储存设施；经营中药材、中药饮片的，应当有专用的库房和养护工作场所，直接收购地产中药材的应当设置中药样品室（柜）。

3. 冷藏冷冻药品的设施设备　储存、运输冷藏、冷冻药品的企业，应当配备以下设施设备：与其经营规模和品种相适应的冷库，储存疫苗的应当配备两个以上独立冷库；用于冷库温度自动监测、显示、记录、调控、报警的设备；冷库制冷设备的备用发电机组或者双回路供电系统；对有特殊低温要求的药品，应当配备符合其储存要求的设施设备；冷藏车及车载冷藏箱或者保温箱等设备。

4. 运输与冷链运输设施设备 运输药品应当使用封闭式货物运输工具。运输冷藏、冷冻药品的冷藏车及车载冷藏箱、保温箱应当符合药品运输过程中对温度控制的要求。冷藏车具有自动调控温度、显示温度、存储和读取温度监测数据的功能；冷藏箱及保温箱具有外部显示和采集箱体内温度数据的功能。

（六）对校准与检验的要求

企业应当按照国家有关规定，对计量器具、温湿度监测设备等定期进行校准或者检定。对冷库、储运温湿度监测系统以及冷藏运输等设施设备进行使用前验证、定期验证及停用时间超过规定时限的验证。企业应当根据相关验证管理制度，形成验证控制文件，包括验证方案、报告、评价、偏差处理和预防措施等。

（七）对计算机系统的要求

企业应当建立能够符合经营全过程管理及质量控制要求的计算机系统，实现药品质量可追溯。计算机系统应当符合以下要求：有支持系统正常运行的服务器和终端机；有安全、稳定的网络环境，有固定接入互联网的方式和安全可靠的信息平台；有实现部门之间、岗位之间信息传输和数据共享的局域网；有药品经营业务票据生成、打印和管理功能；有符合GSP要求及企业管理实际需要的应用软件和相关数据库。各类数据的录入、修改、保存等操作应当符合授权范围、操作规程和管理制度的要求，保证数据原始、真实、准确、安全和可追溯。

（八）对药品经营过程的质量管理

1. 采购管理 采购药品应按照可以保证药品质量的进货质量管理程序进行。企业的采购活动应当做到“三个确定”和“一个协议”，包括供货单位合法资格的确定、所购入药品合法性的确定、供货单位销售人员合法资格的确定以及与供货单位签订质量保证协议。

采购中涉及的首营企业、首营品种，采购部门应当填写相关申请表格，经过质量管理部门和企业质量负责人的审核批准。必要时应当组织实地考察，对供货单位质量管理体系进行评价。首营企业应当查验加盖其公章原印章的以下资料：《药品生产许可证》或《药品经营许可证》复印件；营业执照、《税务登记证》和《组织机构代码证》的复印件，以及上一年度企业年度报告公示情况；相关印章、随货同行单（票）样式，开户户名、开户银行及账号。采购首营品种应当审核药品的合法性，索取加盖供货单位公章原印章的药品生产或者进口批准证明文件复印件并予以审核，审核无误的方可采购。

2. 收货与验收 企业应当按照规定的程序和要求对到货药品逐批进行收货、验收，防止不合格药品入库。

（1）收货　药品到货时，收货人员应当核实运输方式是否符合要求，并对照随货同行单（票）和采购记录核对药品，做到票、账、货相符。冷藏、冷冻药品到货时，应当对其运输方式及运输过程的温度记录、运输时间等质量控制状况进行重点检查并记录。不符合温度要求的应当拒收。随货同行单（票）应当包括供货单位、生产厂商、药品的通用名称、剂型、规格、批号、数量、收货单位、收货地址、发货日期等内容，并加盖供货单位药品出库专用章原印章。

（2）验收　药品验收依据为法定质量标准及合同规定的质量条款。对购进的药品要求逐批验收，验收包括药品外观的性状检查和药品内外包装标识的检查。验收抽取样品应具有代表性：同一批号的药品应当至少检查一个最小包装，但生产企业有特殊质量控制要求或者打开最小包装可能影响药品质量的，可不打开最小包装；破损、污染、渗液、封条损坏等包装异常以及零货、拼箱的，应当开箱检查至最小包装；外包装及封签完整的原料药、实施批签发管理的生物制品，可不开箱检查。

验收应做好验收记录，包括药品的通用名称、剂型、规格、批准文号、批号、生产日期、有效期、生产厂商、供货单位、到货数量、到货日期、验收合格数量、验收结果等内容。中药材验收记录应当包括品名、产地、供货单位、到货数量、验收合格数量等内容。中药饮片验收记录应当包括品名、规格、批号、产地、生产日期、生产厂商、供货单位、到货数量、验收合格数量等内容，实施批准文号管理的中药饮片还应当记录批准文号。

3. 储存与养护

（1）药品分类储存　保管企业应当根据药品的质量特性对药品进行合理储存，按照包装标示的温度要求储存药品，包装上没有标示具体温度的，按照《中华人民共和国药典》规定的储藏要求进行储存，储存药品相对湿度为35% ~75%。另外，依据不同属性实行分区分类摆放，做到药品与非药品、外用药与其他药品分开存放，中药材和中药饮片分库存放；特殊管理的药品应当按照国家有关规定存放；拆除外包装的零货药品应当集中存放；药品存储作业区内不得存放与存储管理无关的物品。

（2）堆垛要求　按批号堆放，便于先进先出，垛间距不小于5cm，与库房内墙、顶、温度调控设备及管道等设施间距不小于30cm，与地面间距不小于10cm。

（3）色标管理　待验药品库（区）、退货药品库（区）为黄色；合格药品库（区）、零货称取库（区）、待发药品库（区）为绿色；不合格药品库（区）为红色。

（4）养护和检查　养护人员应当根据库房条件、外部环境、药品质量特性等对药品进行养护，主要内容有：检查并改善储存条件、防护措施、卫生环境；对库房温湿度进行有效监测、调控；按照养护计划对库存药品的外观、包装等质量状况进行检查，并建立养护记录；对储存条件有特殊要求的或者有效期较短的品种应当进行重点养护；对中药材和中药饮片应当按其特性采取有效方法进行养护并记录，所采取的养护方法不得对药品造成污染；发现有问题的药品应当及时在计算机系统中锁定和记录，并通知质量管理部门处理；定期汇总、分析养护信息。

4. 出库与运输

（1）出库管理　药品出库应当对照销售记录进行复核和质量检查。确保出库药品数量准确无误，质量完好，包装牢固、标志清楚、防止有问题药品流入市场。药品出库复核应当建立记录，包括购货单位、药品的通用名称、剂型、规格、数量、批号、有效期、生产厂商、出库日期、质量状况和复核人员等内容。特殊管理的药品出库应当按照有关规定进行复核。冷藏、冷冻药品的装箱、装车等项作业，应当由专人负责并符合以下要求：车载冷藏箱或者保温箱在使用前应当达到相应的温度要求；应当在冷藏环境下完成冷藏、冷冻药品的装箱、封箱工作；装车前应当检查冷藏车辆的启动、运行状态，达到规定温度后方可装车；启运时应当做好运输记录，内容包括运输工具和启运时间等。

（2）运输管理　做好运输发运时核对交接手续，防止错发。搬运、装卸按外包装标志进行。运输药品，应当根据药品的包装、质量特性并针对车况、道路、天气等因素，选用适宜的运输工具，采取相应措施防止出现破损、污染等问题。在冷藏、冷冻药品运输途中，应当实时监测并记录冷藏车、冷藏箱或者保温箱内的温度数据。企业委托运输药品应当与承运方签订运输协议，明确药品质量责任、遵守运输操作规程和在途时限等内容，并应当有记录，实现运输过程的质量追溯。

5. 销售与售后管理

（1）销售　企业销售药品，应当如实开具发票，做到票、账、货、款一致。销售记录应当包括药品的通用名称、规格、剂型、批号、有效期、生产厂商、购货单位、销售数量、单价、金额、销售日期等内容。中药材销售记录应当包括品名、规格、产地、购货单位、销售数量、单价、金额、销售日期等内容；中药饮片销售记录应当包括品名、规格、批号、产地、生产厂商、购货单位、销售数量、单价、金额、销售日期等内容。

（2）售后　管理企业应当加强对退货的管理，保证退货环节药品的质量和安全，防止混入假冒药品。企业应当按照质量管理制度的要求，制定投诉管理操作规程，内容包括投诉渠道及方式、档案记录、调查与评估、处理措施、反馈和事后跟踪等。企业应当协助药品生产企业履行召回义务，按照召回计划的要求及时传达、反馈药品召回信息，控制和收回存在安全隐患的药品，并建立药品召回记录。企业质量管理部门应当配备专职或者兼职人员，按照国家有关规定承担药品不良反应监测和报告工作。

三、药品零售的质量管理

（一）对管理职责的规定

药品零售企业（包括药品零售连锁企业的门店，下同）应按依法批准的经营方式和经营范围从事经营活动。企业负责人是药品质量的主要责任人。

药品零售企业应按企业规模和管理需要设置质量管理部门或者配备质量管理人员，具体负责企业质量管理工作。

企业应当设置质量管理部门或者配备质量管理人员，履行以下职责：督促相关部门和岗位人员执行药品管理的法律法规及本规范；组织制订质量管理文件，并指导、监督文件的执行；负责对供货单位及其销售人员资格证明的审核；负责对所采购药品合法性的审核；负责药品的验收，指导并监督药品采购、储存、陈列、销售等环节的质量管理工作；负责药品质量查询及质量信息管理；负责药品质量投诉和质量事故的调查、处理及报告；负责对不合格药品的确认及处理；负责假劣药品的报告；负责药品不良反应的报告；开展药品质量管理教育和培训；负责计算机系统操作权限的审核、控制及质量管理基础数据的维护；负责组织计量器具的校准及检定工作；指导并监督药学服务工作等。

（二）对人员管理的要求

GSP 对药品零售企业人员与培训的要求是：企业法定代表人或者企业负责人应当具备执业药师资格；企业应当按照国家有关规定配备执业药师，负责处方审核，指导合理用药。质量管理、验收、采购人员应当具有药学或者医学、生物、化学等相关专业学历或者具有药学专业技术职称。从事中药饮片质量管理、验收、采购人员应当具有中药学中专以上学历或者具有中药学专业初级以上专业技术职称；中药饮片调剂人员应当具有中药学中专以上学历或者具备中药调剂员资格；营业员要求高中以上文化程度或者符合省级药品监督管理部门规定的条件。

企业应当按照培训管理制度制定年度培训计划并开展培训，使相关人员能正确理解并履行职责。培训工作应当做好记录并建立档案；企业应当对直接接触药品岗位的人员进行岗前及年度健康检查，并建立健康档案。患有传染病或者其他可能污染药品的疾病的，不得从事直接接触药品的工作。

（三）对文件的要求

企业应当制定符合企业实际的质量管理文件，包括质量管理制度、岗位职责、操作规程、档案、记录和凭证等，并对质量管理文件定期审核、及时修订。企业应当建立药品采购、验收、销售、陈列检查、温湿度监测、不合格药品处理等相关记录，做到真实、完整、准确、有效和可追溯。记录及相关凭证应当至少保存 5 年。特殊管理的药品的记录及凭证按照相关规定保存。

（四）对设施与设备的规定

药品零售企业的营业场所应当与其药品经营范围、经营规模相适应，并与药品储存、办公、生活辅助及其他区域分开。营业场所应当具有相应设施或者采取其他有效措施，避免药品受室外环境的影响，并做到宽敞、明亮、整洁、卫生。

药品零售营业场所应有监测、调控温度的设备；经营中药饮片的，有存放饮片和处方调配的设备；经营冷藏药品的，有专用冷藏设备；经营第二类精神药品、毒性中药品种和罂粟壳的，有符合安全规定的专用存放设备；药品拆零销售所需的调配工具、包装用品。

企业设置库房的，应当做到库房内墙、屋顶光洁，地面平整，门窗结构严密；有可靠的安全防护、防盗等措施。并应有药品与地面之间有效隔离的设备；避光、通风、防潮、防虫、防鼠等设备；有效监测和调控温湿度的设备；符合储存作业要求的照明设备；经营冷藏药品的，有与其经营品种及经营规模相适应的专用设备。另外，企业应当建立能够符合经营和质量管理要求的计算机系统，并满足药品追溯的实施条件。

（五）对药品经营过程的质量管理

1. 药品的采购与验收 严格执行 GSP 对药品采购与验收的质量管理制度。采购与验收的质量管理参照药品批发企业的相关规定进行。对购进药品，应建立完整的购进记录。企业应当按照规定的程序和要求对到货药品逐批进行验收，查验药品检验报告书并做好验收记录。验收抽样应具有代表性。

2. 药品的陈列与储存 药品应按剂型或用途以及储存要求分类陈列，并设置醒目标志，类别标签字迹清晰、放置准确；处方药、非处方药分区陈列，并有处方药、非处方药专用标识；处方药不得采用开架自选的方式陈列和销售；外用药与其他药品分开摆放；拆零销售的药品集中存放于拆零专柜或者专区；第二类精神药品、毒性中药品种和罂粟壳不得陈列；冷藏药品放置在冷藏设备中，按规定对温度进行监测和记录，并保证存放温度符合要求；经营非药品应当设置专区，与药品区域明显隔离，并有醒目标志。中药饮片柜斗谱的书写应当正名正字；装斗前应当复核，防止错斗、串斗；应当定期清斗，防止饮片生虫、发霉、变质；不同批号的饮片装斗前应当清斗并记录。

企业应当定期对陈列、存放的药品进行检查，重点检查拆零药品和易变质、近效期、摆放时间较长的药品以及中药饮片。发现有质量疑问的药品应当及时撤柜，停止销售，由质量管理人员确认和处理，并保留相关记录。

3. 药品的销售与售后 管理企业应当在营业场所的显著位置悬挂《药品经营许可证》、营业执照、执业药师注册证等。营业人员应当佩戴有照片、姓名、岗位等内容的工作牌，是执业药师和药学技术人员的，工作牌还应当标明执业资格或者药学专业技术职称。在岗执业的执业药师应当挂牌明示。

销售药品时，处方要经执业药师审核后方可调配和销售。对处方所列药品不得擅自更改和代用。对有配伍禁忌和超剂量的处方，应当拒绝调配，但经处方医师更正或者重新签字确认的，可以调配；调配处方后经过核对方可销售；审核调配或销售人员均应在处方上签字或盖章，并按照有关规定保存处方或者其复印件；销售近效期药品应当向顾客告知有效期；销售中药饮片做到计量准确，并告知煎服方法及注意事项；提供中药饮片代煎服务，应当符合国家有关规定。企业销售药品应当开具销售凭证，内容包括药品名称、生产厂商、数量、价格、批号、规格等，并做好销售记录。

药品拆零销售应当符合以下要求：人员经过专门培训；拆零的工作台及工具保持清洁、卫生，防止交叉污染；做好拆零销售记录，内容包括拆零起始日期、药品的通用名称、规格、批号、生产厂商、有效期、销售数量、销售日期、分拆及复核人员等；拆零销售应当使用洁净、卫生的包装，包装上注明药品名称、规格、数量、用法、用量、批号、有效期以及药店名称等内容；提供药品说明书原件或者复印件；拆零销售期间，保留原包装和说明书。

除药品质量原因外，药品一经售出，不得退换。药品零售企业应当在营业场所公布药品监督管理部门的监督电话，设置顾客意见簿，及时处理顾客对药品质量的投诉。并按照有关规定收集、报告药品不良反应信息，采取措施追回有严重质量问题的药品，协助药品召回等。

四、附录文件主要内容

根据监管要求，原国家食品药品监督管理总局针对药品经营企业信息化管理、药品储运温湿度自动监测、药品验收管理、药品冷链物流管理、零售连锁管理等具体要求，发布了《冷藏、冷冻药品的储存与运输管理》《药品经营企业计算机系统》《温湿度自动监测》《药品收货与验收》与《验证管理》等五个 GSP 附录，作为正文的附加条款配套使用。附录与正文条款具有同等效力。

五、现场检查指导原则主要内容

为强化对药品经营活动的监督管理，细化分解 GSP 的具体实施要求，原国家食品药品监督管理总局制定了《药品经营质量管理规范现场检查指导原则》（以下简称指导原则），于 2014 年初以《关于印发药品经营质量管理规范现场检查指导原则的通知》［食药监药化监（2014）20 号］形式印发，指导企业实施 GSP 及各级药品监督管理部门开展检查工作。后来，随着药品电子监管实施制度的调整以及国家对疫苗流通管理的法规修订，GSP 有关条款做出了相应的修正，结合行业内对药品类体外诊断试剂管理的实际，原国家食品药品监督管理总局对指导原则进行了修订，于 2016 年末以《关于修订印发〈药品经营质量管理规范现场检查指导原则〉有关事宜的通知》［食药监药化监（2016）160 号］的形式发布。修订的指导原则修改了说明部分内容，完善了第一部分《药品批发企业》、第二部分《药品零售企业》有关条款，新增第三部分《体外诊断试剂（药品）经营企业》的内容。《药品经营监督管理办法》明确各省级药品监督管理部门应当依据指导原则，制定本行政区域检查细则，作为药品经营企业许可检查和日常监督检查的实施标准。

指导原则分为说明、第一部分药品批发企业、第二部分药品零售企业、第三部分体外诊断试剂（药品）经营企业。

PPT

第四节 药品进出口管理

一、药品进出口管理要求

进出口药品管理是依照《药品管理法》及国家其他法规，为加强对药品的监督管理，保证药品质量，保障人体用药安全，维护人民身体健康和用药合法权益，对进出口药品实施监督管理的行政行为。

我国进出口药品管理实行分类和目录管理，即将药品分为进出口麻醉药品、进出口精神药品以及进口一般药品。国务院药品监督管理部门会同国务院对外贸易主管部门对上述药品依法制定并调整管理目录，以签发许可证件的形式对其进出口加以管制。

2019 年 12 月，国家药品监督管理局发布《关于启用药品进出口准许证管理系统的通知》[药监综药管函（2019）631 号]，指出为落实《国务院关于印发优化口岸营商环境促进跨境贸易便利化工作方案的通知》[国发（2018）37 号] 和国务院关于 2019 年底前进出口环节监管证件全部实现网上申报、网上办理的要求，国家药品监督管理局与海关总署国家口岸管理办公室共同在国际贸易“单一窗口”公共平台上建设了药品进出口准许证管理系统。药品进出口准许证管理系统自 2019 年 12 月 25 日起正式启用，用于在网上全程办理蛋白同化制剂和肽类激素进出口的申请、受理、审批和联网核查等业务。药品进出口准许证管理系统已具备与海关部门共享蛋白同化制剂和肽类激素准许证信息的功能，无须再另行向海关系统上传信息。

1. 药品进出口管理的基本要求 根据《药品管理法》的有关规定，药品应当从允许药品进口的口岸进口，并由进口药品企业向口岸所在地药品监督管理部门备案，未按照规定报备的，责令改正给予警告，逾期不改正的，吊销药品注册证书。海关凭药品监督管理部门出具的进口药品通关单办理通关手续。无进口药品通关单，海关将不予放行进口。口岸所在地药品监督管理部门应当通知药品检验机构按照国家药品监督管理局的规定对进口药品进行抽查检验。允许药品进口的口岸由药品监督管理局会同海关总署提出，报国务院批准。

2. 经营单位、收货单位和报验单位的资质要求 根据《药品进口管理办法》的规定，药品进口单位包括经营单位、收货单位和报验单位，其中，收货单位和报验单位可以为同一单位。经营单位，是指对外签订并执行进出口贸易合同的中国境内企业或单位。收货单位，是指购货合同和货运发票中载明的收货人或者货主。报验单位，是指该批进口药品的实际货主或者境内经销商，并具体负责办理进口备案和口岸检验手续。报验单位应当是持有《药品经营许可证》的独立法人。药品上市许可持有人、药品生产企业进口本企业所需原料药和制剂中间体（包括境内分包装用制剂），应当持有《药品生产许可证》。

二、特殊情形药品进口管理

1. 临床急需少量药品批准进口 要求根据《药品管理法》的有关规定，医疗机构因临床急需进口少量药品的，经国家药品监督管理局或国务院授权的省级人民政府批准，可以进口。进口的药品应当在指定的医疗机构内用于特定医疗目的，不得擅自扩大使用单位或使用目的。

2. 个人自用少量药品的进出境管理 进出境人员随身携带的个人自用的少量药，应当以自用、合理数量为限，并接受海关监管。进出境人员随身携带第一类中的药品类易制毒化学品药品制剂和高锰酸钾，应当以自用且数量合理为限，并接受海关监管；进出境人员不得随身携带上述规定以外的易制毒化学品。在个人药品进出境过程中，应尽量携带好正规医疗机构出具的医疗诊断书，以证明其确因身体需要携带，方便海关凭医生有效处方原件确定携带药品的合理数量。除医生专门注明理由外，处方一般不得超过7日用量；麻醉药品与第一类精神药品注射剂处方为1次用量，其他剂型一般不超过3日用量。超过自用合理数量范围的药品应通过货物渠道进行报关处置。

根据《药品管理法》的规定，未经批准进口少量境外已合法上市的药品，且情节较轻的，可以依法减轻或免于处罚。

本章小结

本章主要包括药品流通的概念、药品经营与许可管理、药品经营行为管理、药品经营质量管理规范（GSP）的内容以及药品进出口管理等内容。

重点：药品经营与许可管理、药品经营行为管理；GSP的适用范围及相关术语；GSP现场检查指导原则主要内容；药品进出口管理要求以及特殊情形药品进出口管理。

难点：GSP对药品经营过程质量管理的相关规定；GSP对硬件、软件、人员的规定；特殊情形药品进出口管理要求。

练 习 题

题库

一、选择题

1. 根据《药品经营质量管理规范》，关于药品批发企业药品收货与验收的说法，错误的是（　）。
   A. 实施批签发管理的生物制品，抽样验收时可不开箱检查
   B. 对包装异常、零货、拼箱的药品，抽样验收时应当开箱检查至最小包装
   C. 冷藏、冷冻药品如在阴凉库待验，应尽快进行收货验收，验收合格尽快送入冷库
   D. 冷藏、冷冻药品到货时，应当查验运输方式及运输过程的温度记录、运输时间等质量控制状况，不符合温度要求的应当拒收
2. 根据《药品经营质量管理规范》，关于药品经营企业人工作业库房的药品储存和养护的说法，错误的是（　）。
   A. 待销售出库的药品，应按色标管理要求标示为绿色
   B. 储存药品按批号堆码，不同批号的药品不得混垛
   C. 对直接接触药品最小包装破损的药品应进行隔离并按色标管理要求标示为黄色
   D. 储存药品库房的相对湿度应控制在35%～75%
3. 根据《药品经营质量管理规范》，关于药品储存与养护要求的说法，正确的是（　）。
   A. 不同批号的药品必须分库存放　B. 药品与非药品必须分库存放
   C. 外用药与其他药品必须分库存放　D. 中药材与中药饮片必须分库存放
4. 某药品零售企业陈列商品的做法，错误的是（　）。
   A. 毒性中药品种在专门的橱窗陈列　B. 药品按剂型、用途及储存要求分类陈列
   C. 外用药与其他药品分开摆放　D. 拆零药品集中存放于拆零专柜或专区
5. 下列药品经营活动，符合国家相关规定的是（　）。
   A. 甲药品经营企业销售的中药材标明了产地
   B. 乙药品零售企业以“买二赠一”的方式促销甲类非处方药

C. 丙药品零售企业采购药品时索取销售凭证，销售凭证保存2年后销毁

D. 丁药品经营企业在产品订货会上，把展示的乙类非处方药以现货方式卖给参观者

6.《药品经营质量管理规范》的英文缩写是（ ）。

A. GLP B. GCP

C. GMP D. GSP

7. 根据《药品经营许可证管理办法》，由原发证机关注销《药品经营许可证》的情形不包括（ ）。

A.《药品经营许可证》被依法收回的

B.《药品经营许可证》被依法宣布无效的

C.《药品经营许可证》有效期届满未换证的

D. 药品经营企业未通过《药品经营质量管理规范》认证的

8. 根据《药品经营质量管理规范》，药品零售企业中应当具备执业药师资格的人员是（ ）。

A. 企业法定代表人或者企业负责人 B. 质量管理部门负责人

C. 质量管理人员 D. 质量验收人员

9. 处方药与非处方药应分柜摆放，处方药销售必须经执业药师等药学技术人员审核处方、调配和提供用药指导是（ ）。

A. 药品生产企业市场准入条件之一 B. 药品使用单位行为规则之一

C. 药品批发企业行为规则之一 D. 药品零售企业行为规则之一

10. 根据《药品经营质量管理规范》，药品零售企业无需分开存放的药品是（ ）。

A. 药品与非药品 B. 内服药与外用药

C. 处方药与非处方药 D. 进口药与国产药

二、思考题

1. 简述药品经营方式、经营类别与经营范围有哪些？

2. 简述《药品经营质量管理规范》（GSP）对药品“进”“存”“销”“运”的规定。

3. 简述我国对个人自用少量药品的进出境管理要求。

（张　雪）

第九章

医疗机构药事管理

学习导引

知识要求

1. **掌握** 医疗机构药事管理组织的职责；医疗机构药学部门的任务；药学部门的组织机构；调剂业务和处方管理规定；药物临床应用管理。

2. **熟悉** 静脉用药集中调配业务；医疗机构制剂管理；药品供应管理；药学保健。

3. **了解** 医疗机构药事和药事管理的概念；药学部门的人员配备及要求；抗菌药物分级管理。

能力要求

1. 熟练掌握处方调配、处方管理、药品保管养护技能。

2. 学会运用相关法律、法规及规范开展处方审核、处方点评、临床药学工作。

PPT

第一节 概 述

药品使用是药品流通的终端，是实现药品最终目的的关键环节。医疗机构是药品使用环节的主体，加强医疗机构药事管理对保证药品质量和医疗质量具有重要意义。

一、医疗机构及医疗机构药学服务

（一）医疗机构的概念

医疗机构（medical institution）是依法成立的，以救死扶伤、防病治病、保护人们健康为宗旨，从事疾病诊断、治疗活动的社会组织。

根据国务院发布施行的《医疗机构管理条例》（2016 年修订），开办医疗机构必须依照法定程序申请、审批、登记，领取《医疗机构执业许可证》方可执业。医疗机构执业，必须遵守有关法律、法规和医疗技术规范。任何单位和个人，未取得《医疗机构执业许可证》，不得开展诊疗活动，擅自执业的应承担相应的法律责任。

医疗机构的主要类别有：综合医院、中医医院、中西医结合医院、民族医医院、专科医院、康复医院；妇幼保健院；社区卫生服务中心、社区卫生服务站；中心卫生院、乡（镇）卫生院、街道卫生院；疗养院；综合门诊部、专科门诊部、中医门诊部、中西医结合门诊部、民族医门诊部；诊所、中医诊所、民族医诊所、卫生所、医务室、卫生保健所、卫生站；村卫生室（所）；急救中心、急救站；临床检验中心；专科疾病防治院、专科疾病防治所、专科疾病防治站；护理院、护理站；其他诊疗机构。

国务院卫生行政部门负责全国医疗机构的监督管理工作。据国家卫生健康委员会统计，截至 2020 年 11 月底，全国医疗卫生机构数达 103. 1 万个，其中：医院 3. 5 万个，基层医疗卫生机构 97. 8 万个，专业公共卫生机构1.6万个，其他机构0.3万个。与2019年11月底比较，全国医疗卫生机构增加17471个，其中：医院增加1140个，基层医疗卫生机构增加17965个，专业公共卫生机构减少1718个。

（二）医疗机构药学服务

药学服务（pharmaceutical care）是指药师应用药学专业技术知识直接向公众（包括医护人员、患者及家属）提供与药物应用有关的各种服务。药学服务作为医疗服务的一部分，具有重要地位。

20世纪，医院药学经历了成长、发展和变革的历史过程。20世纪50~60年代，医院药房实行“以药品为中心”的制度，服务模式以保障临床药品供应为主。主要任务由单纯的药品调剂和药品保管，扩展成调剂、制剂、质量检验、药品供应与管理四项基本任务。随着医学模式从生物医学向生物-心理-社会医学模式转化，“以患者为中心”的观念成为医院建设的指导思想。自20世纪70年代初开始，我国医院药学改革迈出了较大步伐。临床药学得到医院药学界的极大重视，城市大中型医院药剂科纷纷设立临床药学室，或者选派业务水平高、医药知识和临床经验丰富的药师到临床，参加病区查房、会诊，开展治疗药物监测（therapy drugs monitoring，TDM）和药物不良反应监测，编印药讯，承接医务人员和患者的用药咨询，协助临床医护人员指导患者合理用药。20世纪90年代，“以患者为中心”的医院药学服务模式在美国推行，这就是药学服务，也称为“药学保健”。

药学服务的主要内容包含了与患者用药相关的全部需求，即与药品相关的全部工作：建立由医师、临床药师和护士组成的治疗团队，开展临床合理用药工作；积极参与基本的预防、治疗和保健；参与临床药物治疗，协助医护人员制定和实施个体药物治疗方案；治疗药物监测；处方审核、调剂、点评；提供用药咨询，指导、帮助患者合理用药；药品不良反应监测与报告；开展药物经济学研究，推广药物利用研究；药学信息资料收集等。

当前，医药卫生体制改革不断深入，医疗机构药学服务工作面临新的任务和挑战。为适应改革要求，进一步加强药事管理，促进药学服务模式转变，原国家卫生计生委办公厅联合国家中医药管理局办公室印发了《关于加强药事管理转变药学服务模式的通知》（国卫办医发〔2017〕26号），进一步强调要转变药学服务模式：各地要结合医学模式转变，推进药学服务从以“药品为中心”转变为“以患者为中心”，从“以保障药品供应为中心”转变为“在保障药品供应的基础上，以重点加强药学专业技术服务、参与临床用药为中心”。促进药学工作更加贴近临床，努力提供优质、安全、人性化的药学专业技术服务。同时要注重药学服务范围的拓展：如在加强医疗机构药学服务的基础上，发展居家社区药学服务，同时规范“互联网+药学服务”。

二、医疗机构药事管理

（一）医疗机构药事管理的概念

医疗机构药事（institutional pharmacy affairs）泛指在以医院为代表的医疗机构中，一切与药品和药学服务有关的事务。涉及医疗机构中从药品的监督管理、采购供应、储存保管、调剂制剂、质量管理、临床应用、经济核算到临床药学、药学情报服务和科研开发；从药学部门内部的组织机构、人员配备、设施设备、规章制度到与外部的沟通联系、信息交流等方面。

医疗机构药事管理（institutional pharmacy administration），是指医疗机构以患者为中心，以临床药学为基础，对临床用药全过程进行有效的组织实施与管理，促进临床科学、合理用药的药学技术服务和相关的药品管理工作。传统医疗机构药事管理主要是对药品采购、储存、配制、检验、分发的管理及药品的经济管理，即“以药品为中心”的管理。随着我国药学事业的不断发展，医院药事管理的重心逐步转移为面向患者，即以“患者为中心”，保证患者用药安全、有效、合理的系统药事管理。

（二）医疗机构药事管理的主要内容

1. 组织机构管理 针对医疗机构药事管理组织和药学部门的组织体制、人员配备、职责范围等方面的管理。

2. 药物临床应用管理 是对医疗机构临床诊断、预防和治疗疾病用药全过程实施的监督管理。包括临床药师的临床药学服务工作，药物使用的安全性、有效性、经济学评价与管理等。

3. 药剂管理　医疗机构药剂管理包括药品供应管理（采购、储存与保管）、静脉用药集中调配、制剂管理以及处方调剂、处方管理等内容。

4. 药学专业技术人员配置与管理　主要指医疗机构药学专业技术人员的配备、资历、职责、培训等方面的管理。

第二节　医疗机构药事管理组织和药学部门

PPT

《医疗机构药事管理规定》（卫医政发〔2011〕11 号）规定：二级以上医院应当设立药事管理与药物治疗学委员会（Pharmacy Administration and Drug Therapeutics Committee）；其他医疗机构应当成立药事管理与药物治疗学组。药事管理与药物治疗学委员会（组）是医疗机构药事管理的监督机构，也是对医疗机构各项重要药事工作作出专门决定的专业技术组织。

一、药事管理与药物治疗学委员会（组）

（一）药事管理与药物治疗学委员会（组）组成

药事管理与药物治疗学委员会（组）设主任委员 1 名，由医疗机构负责人担任；设副主任委员若干，由药学和医务部门负责人担任；委员若干，由药学、临床医学、护理和医院感染管理、医疗行政管理等人员组成，其中，药事管理与药物治疗学委员会委员必须具备高级技术职务任职资格，药事管理与药物治疗学组委员必须具有中级以上专业技术职务任职资格。

（二）药事管理与药物治疗学委员会（组）的职责

1. 贯彻执行医疗卫生及药事管理等有关法律、法规、规章。审核制定本机构药事管理和药学工作规章制度，并监督实施。

2. 制定本机构药品处方集和基本用药供应目录。

3. 推动药物治疗相关临床诊疗指南和药物临床应用指导原则的制定与实施，监测、评估本机构药物使用情况，提出干预和改进措施，指导临床合理用药。

4. 分析、评估用药风险和药品不良反应、药品损害事件，并提供咨询与指导。

5. 建立药品遴选制度，审核本机构临床科室申请的新购入药品、调整药品品种或者供应企业和申报医院制剂等事宜。

6. 监督、指导麻醉药品、精神药品、医疗用毒性药品及放射性药品的临床使用与规范化管理。

7. 对医务人员进行有关药事管理法律法规、规章制度和合理用药知识教育培训；向公众宣传安全用药知识。

（三）药事管理与药物治疗学委员会（组）的主要任务及作用

1. 宏观调控　根据医药卫生工作的有关法规和方针政策制定医院用药方针政策，统一认识，协商解决用药问题。

2. 监督指导　组织监督检查全院药品的使用情况，审查和批准院内基本药品目录和处方集，对重大药疗事故组织调查和进行裁决，及时纠正药品管理失当和不合理用药现象。

3. 信息反馈　医院内部重大的药事要经过该委员会研究讨论，药学部门可以通过药事管理与药物治疗学委员会发布最新消息，各用药单位的意见能及时和准确地传达到药学部门，有利于及时发现问题和解决问题。

4. 咨询教育　汇集了医疗机构内临床医学和药学方面的专家，在药物治疗学方面具有学术权威性。在遴选新药，审定新制剂，提出淘汰疗效不确切、毒副作用大的品种，审查药学部门提出的药品消耗预算方面发挥着重要作用，并承担合理用药咨询，对合理用药产生积极影响。

二、医疗机构药学部门

《医疗机构药事管理规定》明确指出：医疗机构应当根据本机构功能、任务、规模设置相应的药学部门，配备和提供与药学部门工作任务相适应的专业技术人员、设备和设施。三级医院设置药学部，并可根据实际情况设置二级科室；二级医院设置药剂科；其他医疗机构设置药房。药学部门具体负责药品管理、药学专业技术服务和药事管理工作，开展以患者为中心，以合理用药为核心的临床药学工作，组织药师参与临床药物治疗，提供药学专业技术服务。

（一）医疗机构药学部门的性质

1. 机构事业性　药学部门不具备法人资格，不承担投资风险，列入医院整体财政预算。医疗机构药学部门与社会药房有着根本的区别。

2. 专业技术性　专业技术性是药学部门最重要的性质，药学部门必须配备依法经过资格认定的药学技术人员，非药学技术人员不得直接从事药剂工作。

3. 管理综合性　具有经济管理性，药品预算、采购、请领、分配、储备、收发、核算等经济活动频繁；还具有对药品质量检查、抽查的监督性。

（二）医疗机构药学部门的任务

1. 药品供应管理　根据医疗、教学、科研需要，采购药品，按时供应。制订药品经费预算，合理使用经费。

2. 调剂与制剂　根据医师处方、按照规定的程序和标准操作规程，及时准确地调配处方，按临床需要配制制剂及加工炮制中药材。

3. 药品质量管理　药学部门应建立健全药品质量监督和检验制度，加强药品质量管理，保证购入药品和自制制剂的质量，以确保临床用药安全有效。

4. 临床药学工作　结合临床开展用药咨询、合理用药、新药试验和药品再评价工作，开展药物不良反应监测工作，协助临床遴选药物。

5. 科研与教学　药学部门应积极创造条件，开展科研活动，不断提高专业技术水平。药学部门还应积极承担医药院校学生教学、实习及药学人员进修任务。

（三）药学部门的组织结构

药学部门根据规模可设置以下部门：调剂部门、制剂部门、药库、药品质检部门、临床药学室、教研部门、办公室等。（图 9－1）

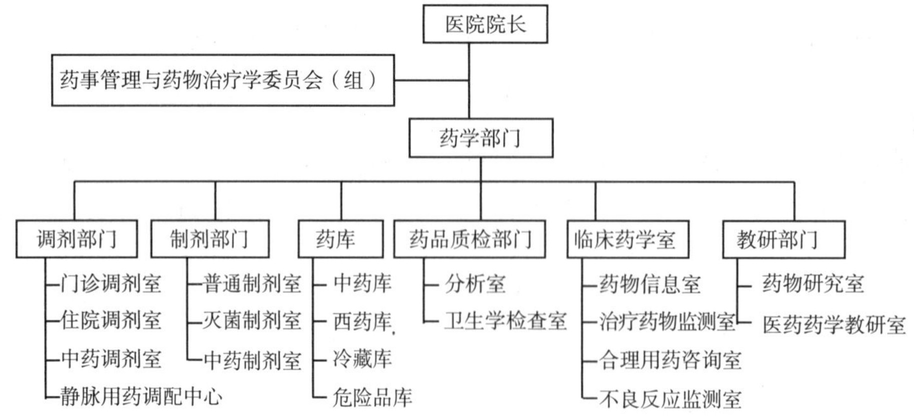

图 9－1　我国综合性医院药学部门可设置的组织机构示意图

（四）药学部门的人员配备

《药品管理法》第六十九条规定：医疗机构应当配备依法经资格认定的药师或者其他药学技术人员，负责本单位的药品管理、处方审核和调配、合理用药指导等工作。非药学技术人员不得直接从事药剂技术工作。《二、三级综合医院药学部门基本标准（试行）》（卫医政发〔2010〕99号）及《医疗机构药事管理规定》对药学部门人员岗位的设置和药学人员的配备提出要求，应当能够保障药学专业技术发挥职能，确保药师完成工作职责及任务。

1. 人员配备的基本原则

（1）功能需要原则　人员配备首先要满足药学部门需求。药学部门是多功能的组织，既有供应药品和指导临床合理用药的服务功能，也有医院制剂配制、静脉药物配置、药品质量控制、药学研究等功能，必须根据任务要求配备具有相应知识技能和工作能力的人员。

（2）能级对应原则　不同岗位赋予人员不同的权力和责任，因而对人员的要求也不尽相同。各级人员的学历、职称、工作能力都应与其职位相称。

（3）比例合理原则　为了保证药学部门工作正常开展，各类人员比例应当合理。医疗机构临床医务人员与药学人员之间的比例应合理，药学部门内部不同层次人员比例也要恰当。

（4）动态发展原则　人员配备应当随着医院药学工作的不断发展、药学业务工作技术服务含量的提高不断调整。

2. 药学部门人员配备要求

（1）药学专业技术人员数量不得少于医院卫生专业技术人员总数的8%。设置静脉用药调配中心、对静脉用药实行集中调配的药学部门，所需的人员以及药品会计、运送药品的工人，应当按照实际需要另行配备。

（2）二级综合医院药剂科药学人员中具有高等医药院校临床药学专业或者药学专业全日制本科毕业以上学历的，应当不低于药学专业技术人员的20%，药学专业技术人员中具有副高级以上药学专业技术职务任职资格的，应当不低于6%。

（3）三级综合医院药学部药学人员中具有高等医药院校临床药学专业或者药学专业全日制本科毕业以上学历的，应当不低于药学专业技术人员的30%，药学专业技术人员中具有副高级以上药学专业技术职务任职资格的，应当不低于13%，教学医院应当不低于15%。

（4）医疗机构应当根据本机构性质、任务、规模配备适当数量的临床药师，三级医院临床药师不少于5名，二级医院临床药师不少于3名。临床药师应当具有高等学校临床药学专业或者药学专业本科毕业以上学历，并应当经过规范化培训。

（5）二级以上医院药学部门负责人应当具有高等学校药学专业或者临床药学专业本科以上学历，及本专业高级技术职务任职资格；除诊所、卫生所、医务室、卫生保健所、卫生站以外的其他医疗机构药学部门负责人应当具有高等学校药学专业专科以上或者中等学校药学专业毕业学历，及药师以上专业技术职务任职资格。

医疗机构应当加强对药学专业技术人员的培养、考核和管理，制定培训计划，组织药学专业技术人员参加毕业后规范化培训和继续教育，将完成培训及取得继续教育学分情况，作为药学专业技术人员考核、晋升专业技术职务任职资格和专业岗位聘任的条件之一。

第三节　医疗机构药剂管理

PPT

医疗机构药剂管理包括采购管理、库存管理、制剂管理和使用管理，主要有：药品供应管理（采购、储存与保管）、静脉用药集中调配、制剂管理以及处方调剂、处方管理等内容。2011年，为加强医疗机构药品质量监督管理，国务院药品监督管理部门颁布了《医疗机构药品监督管理办法》（试行）。《药品管理法》也对医疗机构药剂管理作出了相应规定。目前，我国医疗机构药品采购实行以政府为主导，以省为单位的药品集中采购。购进药品必须经进货检查验收后才能入库，在库期间进行库存管理以保证药品质量，保证临床用药安全。为了满足临床用药需要，医疗机构可以申请设立制剂室配置临床需要而市场没有供应的品种。

一、药品采购管理

医疗机构药品采购管理，是指对医疗机构医疗服务所需药品的供应渠道、采购方式及程序、采购计划及采购合同的综合管理。采购合格的药品是医疗机构药剂管理的首要环节，医疗机构应当建立健全药品采购管理制度，在采购中加强计划性，确保进货渠道的合法性以及药品质量的可靠性，严格执行药品采购的相关规定。

（一）规范医疗机构用药目录

医疗机构要依据安全、有效、经济的用药原则和本机构疾病治疗特点，及时优化本机构用药目录。国家以临床用药需求为导向，动态调整国家基本药物目录。各地要加大力度促进基本药物优先配备使用，推动各级医疗机构形成以基本药物为主导的“1+X”用药模式。“1”为国家基本药物目录；“X”为非基本药物，应当经过医疗机构药事管理与药物治疗学委员会（组）充分评估论证，并优先选择国家组织集中采购和使用药品及国家医保目录药品。

（二）药品购进渠道控制

1. 药品采购部门和品种限制 医疗机构临床使用的药品应当由药学部门统一采购供应，禁止医疗机构其他科室和医务人员自行采购。医疗机构应当按照经药品监督管理部门批准并公布的药品通用名称购进药品。同一通用名称药品的品种，注射剂型和口服剂型均不得超过2种，处方组成类同的复方制剂1～2种。因特殊诊疗需要使用其他剂型和剂量规格药品的情况除外。个人设置的门诊部、诊所等医疗机构不得配备常用药品和急救药品以外的其他药品。

2. 药品购进渠道管理 《药品管理法》规定：医疗机构应当从药品上市许可持有人或者具有药品生产、经营资格的企业购进药品；但是，购进未实施审批管理的中药材和中药饮片除外。医疗机构在签订药品采购合同之前，要逐一查验供货商的许可文件和供应品种的许可文件，并核实销售人员持有的授权书原件和身份证原件，授权书原件应当载明授权销售的品种、地域、期限，注明销售人员的身份证号码，并加盖本企业原印章和企业法定代表人印章（或签名），确保进货渠道的合法性。

（三）医疗机构药品集中采购管理

医院用药具有品种多、规格全、周转快的特点，为了体现市场经济的公平竞争，在保证药品质量的前提下，获得价格合理的药品，我国推行药品集中招标采购制度。2019年9月25日国家医保局发布《国家医保局等九部门关于组织药品集中采购和使用试点扩大区域范围实施意见》（医保发〔2019〕56号）在全国范围内推广国家组织药品集中采购和使用试点集中带量采购模式。

1. 合理确定采购范围和采购量 医院按照不低于上年度药品实际使用量的80%制定采购计划，具体到通用名、剂型和规格，每种药品采购的剂型原则上不超过3种，每种剂型对应的规格原则上不超过2种。省级药品采购机构应及时汇总分析医院药品采购计划和采购预算，合理确定药品采购范围，编制公开招标采购的药品清单，落实带量采购，优先选择符合临床路径、纳入重大疾病保障、重大新药创新专项、重大公共卫生项目的药品，兼顾妇女、老年和儿童等特殊人群的用药需要，并与医保政策做好衔接。

2. 实行药品分类采购 ①招标采购药品：对临床用量大、采购金额高、多家企业生产的基本药物和非专利药品，发挥省级集中批量采购优势，由省级药品采购机构采取双信封制公开招标采购，医院作为采购主体，按中标价格采购药品。②谈判采购药品：对部分专利药品、独家生产药品，建立公开透明、多方参与的价格谈判机制。谈判结果在国家药品供应保障综合管理信息平台上公布，医院按谈判结果采购药品。③直接挂网采购药品：包括妇儿专科非专利药品、急（抢）救药品、基础输液、临床用量小的药品和常用低价药品以及暂不列入招标采购的药品，实行集中挂网，由医院直接采购。④国家定点生产、议价采购的药品：对临床必需、用量小、市场供应短缺的药品，由国家招标定点生产、议价采购。⑤特殊药品采购：麻醉药品和第一类精神药品、防治传染病和寄生虫病的免费用药、国家免疫规划疫苗、计划生育药品及中药饮片按国家现行规定采购，确保公开透明。

（四）采购药品质量管理

1. 医疗机构购进药品，应当建立并执行进货检查验收制度，验明药品合格证明和其他标识，不符合规定的，不得购进和使用；购进药品应当逐批验收，并建立真实完整的药品验收记录；验收记录必须保存至超过药品有效期1年，但不得少于3年。

2. 医疗机构购进药品应当有真实、完整的药品购进记录，药品购进记录应当注明药品的通用名称、剂型、规格、批号、有效期、上市许可持有人、生产企业、供货单位、购货数量、购进价格、购货日期及国务院药品监督管理部门规定的其他内容。

（五）药品追溯制度

《药品管理法》明确规定：医疗机构应当建立并实施药品追溯制度，按照规定提供追溯信息，保证药品可追溯。

二、药品的储存与养护

药品有不同的理化性质，在储存过程中，受内在因素和外在因素的影响，可能会产生质量变化。要做好药品储存和保管工作就应根据药品自身的性质，提供适宜的储存条件，采取有效措施以确保药品质量、降低药品耗损，最大限度地实现药品的价值。

（一）医疗机构药品储存、养护的具体要求

1. 药品储存养护制度　医疗机构应当有与所使用药品相适应的场所、设备、仓储设施和卫生环境，配备相应的药学技术人员、并设立药品质量管理机构或者配备质量管理人员，制定和执行药品保管制度。定期对库存药品进行养护与质量检查，并采取必要的冷藏、防冻、控温、防潮、避光、通风、防火、防虫、防鼠、防污染等措施，保证药品质量。

2. 药品分类储存　医疗机构储存药品，应当按照药品属性和类别分库、分区、分垛存放，并实行色标管理。药品与非药品分开存放；化学药品、生物制品、中药材、中药饮片、中成药应当分别储存，分类定位存放；过期、变质、被污染等药品应当放置在不合格库（区）；易燃、易爆、强腐蚀性等危险性药品应当另设仓库单独储存，并设必要的安全设施，制定相关的工作制度和应急预案。

3. 特殊管理药品的储存　麻醉药品、精神药品、医疗用毒性药品、放射性药品等特殊管理的药品，应当专库或专柜存放，并具有相应的安全保障措施。

4. 药品养护人员　医疗机构应当配备药品养护人员，定期对储存药品进行检查和养护，监测和记录储存区域的温湿度，维护储存设施设备，并建立相应的养护档案。

（二）有效期药品管理

药品有效期是指在一定贮藏条件下，能够保证药品质量合格的期限。《药品管理法》规定，超过有效期的药品为劣药。

1. 我国药品有效期的表示方法　《药品说明书和标签管理规定》（局令第24号）规定了药品有效期应当按年月日的顺序标注，年份用四位数字表示，月、日用两位数字表示。其具体标注格式为“有效期至××××年××月”，或者“有效期至××××年××月××日”，也可以用数字和符号表示为“有效期至××××.××”，或者“有效期至××××.××.××”。

2. 有效期药品的管理　购进药品验收时应注意该药品入库要按批号堆放或上架，出库必须贯彻“先产先出、近期先出，按批号发货”的原则。若库存药品或病区小药柜药品过期，必须按制度单独存放、销毁，绝不能发给患者使用。

（三）高警示药品的管理

1. 高警示药品的概念　曾称高危药品（high－risk medication），2001年由美国医疗安全协会（ISMP）

提出高危药品，亦称为高警讯药物（high - alert medication），指若使用不当会对患者造成严重伤害或死亡的药物。

为了切实加强高警示药品管理，中国药学会医院药学专业委员会在2015年建立并发布了《中国药学会医院药学专业委员会高警示药品推荐目录》，得到了广泛的关注和引用，2019年对该目录进行了更新。各医疗机构可参照该目录制定本医疗机构的高警示药品目录和管理办法，目录只能扩充不能减少，管理级别只能升高不能降低。并推荐了高警示药品专用标识（图9 - 2）。

知识链接

2019年最新修订的高警示药品种类：22类高警示药品和13种高警示药品。

1. 22类高警示药品 ①100ml或更大体积的灭菌注射用水（供注射、吸入或冲洗用）；②茶碱类药物，静脉途径；③肠外营养制剂；④非肠道和口服化疗药；⑤高渗葡萄糖注射液（20%或以上）；⑥抗心律失常药，静脉注射（如胺碘酮、利多卡因）；⑦抗血栓药（包括溶栓药、抗凝药、糖蛋白Ⅱb/Ⅲa抑制剂和降压药）；⑧口服降糖药；⑨氯化钠注射液（高渗，浓度>0.9%）；⑩麻醉药，普通、吸入或静脉用（如丙泊酚）；⑪强心药，静脉注射（如米力农）；⑫神经肌肉阻滞剂（如琥珀酰胆碱、罗库溴铵、维库溴铵）；⑬肾上腺素受体激动药，静脉注射（如肾上腺素）；⑭肾上腺素受体拮抗药，静脉注射（如普萘洛尔）；⑮小儿用口服的中度镇静药，（如水合氯醛）；⑯胰岛素，皮下或静脉注射；⑰硬膜外或鞘内注射药；⑱对育龄人群有生殖毒性的药品，如阿维A胶囊、异维A酸片等；⑲造影剂，静脉注射；⑳镇痛药/阿片类药物；㉑脂质体药物（如两性霉素B脂质体）和传统的同类药物；㉒中度镇静药，静脉注射（如咪哒唑仑）。

2. 13种高警示药品 阿片酊、阿托品注射液（规格>5mg/支）、高锰酸钾外用制剂、加压素、甲氨蝶呤（口服，非肿瘤用途）、硫酸镁注射液、浓氯化钾注射液、凝血酶冻干粉、肾上腺素（皮下注射）、缩宫素（静脉注射）、硝普钠注射液、异丙嗪（静脉注射）、注射用三氧化二砷。

图9 - 2 高警示药品专用标识

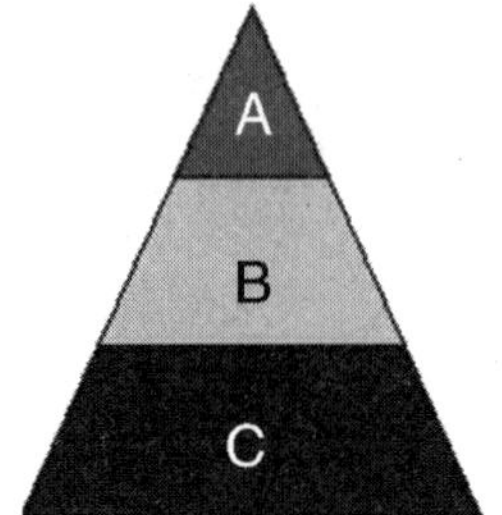

图9 - 3 高警示药品“金字塔式”的分级管理模式图

2. 高警示药品的管理 高警示药品的管理可以采用“金字塔式”的分级管理模式。（图9 - 3）

A级高警示药品是高警示药品管理的最高级别，是使用频率高，一旦用药错误，患者死亡风险最高的高警示药品，必须重点管理和监护；

B级高警示药品是高警示药品管理的第二层，包含的高警示药品使用频率较高，一旦用药错误，会给患者造成严重伤害，但给患者造成伤害的风险等级较A级低；

C级高警示药品是高警示药品管理的第三层，包含的高警示药品使用频率较高，一旦用药错误，会给患者造成伤害，但给患者造成伤害的风险等级较B级低。

知识拓展

高警示药品分级管理的管理措施

1. A级高警示药品管理措施

（1）专用药柜或专区贮存，储存处有明显专用标识。

（2）病区药房发放时须使用高警示药品专用袋，药品核发人、领用人须在专用领单上签字。

（3）护理人员执行A级高警示药品医嘱时应注明高危，双人核对后给药。

（4）应严格按照法定给药途径和标准给药浓度给药。超出标准给药浓度的医嘱医生须加签字。

（5）医生、护士和药师工作站在处置A级高警示药品时应有明显的警示信息。

2. B级高危药品管理措施

（1）储存处有明显专用标识。

（2）护理人员执行B级高警示药品医嘱时应注明高危，双人核对后给药。

（3）应严格按照法定给药途径和标准给药浓度给药。超出标准给药浓度的医嘱医生须加签字。

（4）医生、护士和药师工作站在处置B级高警示药品时应有明显的警示信息。

3. C级高危药品管理措施

（1）医生、护士和药师工作站在处置C级高警示药品时应有明显的警示信息。

（2）门诊药房药师和治疗班护士核发C级高警示药品应进行专门的用药交代。

三、处方与调剂管理

微课

（一）处方和处方管理

1. 处方　指由注册的执业医师和执业助理医师在诊疗活动中为患者开具的、由取得药学专业技术职务任职资格的药学专业技术人员审核、调配、核对，并作为患者用药凭证的医疗文书。

处方既是医生为预防和治疗疾病而为患者开具的取药凭证，也是药师为患者调配和发放药品的依据，还是患者进行药物治疗和药品流向的原始记录。

在医疗工作中，处方反映了医、药、护各方在药物治疗活动中的法律权利与义务，可以作为追查医疗事故责任的依据，具有法律上的意义。处方记录了医师对患者药物治疗方案的设计和患者正确用药的指导，而且药剂人员调剂活动自始至终按照处方进行，具有技术上的意义。处方的经济意义表现在它是患者药费支出的详细清单，可以作为调剂部门统计特殊管理药品和贵重药品消耗的单据。

2. 处方的内容　处方由前记、正文和后记三部分组成。

（1）前记　包括医疗机构名称，患者姓名、性别、年龄，门诊或住院病历号，科别或病区和床位号、临床诊断、开具日期等，并可添列专科要求的项目。麻醉药品和第一类精神药品处方还应当包括患者身份证明编号，代办人姓名、身份证明编号。

（2）正文　以Rp或R标示，分列药品名称、剂型、规格、数量、用法用量。此部分是处方的核心内容，直接关系到患者用药的安全有效。

（3）后记　医师签名或加盖专用签章，药品金额以及审核、调配、核对、发药药师签名或者加盖专用签章。

3. 处方颜色　处方由各医疗机构按照规定的格式统一印制。普通处方的印刷用纸为白色；急诊处方印刷用纸为淡黄色，右上角标注“急诊”；儿科处方印刷用纸为淡绿色，右上角标注“儿科”；麻醉药品和第一类精神药品处方印刷用纸为淡红色，右上角标注“麻、精一”；第二类精神药品处方印刷用纸为白色，右上角标注“精二”。

4. 处方书写规则

（1）患者一般情况、临床诊断填写清晰、完整，并与病历记载相一致。

（2）每张处方限于一名患者的用药。

（3）字迹清楚，不得涂改；如需修改，应当在修改处签名并注明修改日期。

（4）药品名称应当使用规范的中文名称书写，没有中文名称的可以使用规范的英文名称书写；医疗机构或者医师、药师不得自行编制药品缩写名称或者使用代号；书写药品名称、剂量、规格、用法、用量要准确规范，药品用法可用规范的中文、英文、拉丁文或者缩写体书写，但不得使用"遵医嘱""自用"等含糊不清字句。

（5）患者年龄应当填写实足年龄，新生儿、婴幼儿写日、月龄，必要时要注明体重。

（6）西药和中成药可以分别开具处方，也可以开具一张处方，中药饮片应当单独开具处方。

（7）开具西药、中成药处方，每一种药品应当另起一行，每张处方不得超过 5 种药品。

（8）中药饮片处方的书写，一般应当按照"君、臣、佐、使"的顺序排列；调剂、煎煮的特殊要求注明在药品右上方，并加括号，如布包、先煎、后下等；对饮片的产地、炮制有特殊要求的，应当在药品名称之前写明。

（9）药品用法用量应当按照药品说明书规定的常规用法用量使用，特殊情况需要超剂量使用时，应当注明原因并再次签名。

（10）除特殊情况外，应当注明临床诊断。

（11）开具处方后的空白处画一斜线以示处方完毕。

（12）处方医师的签名式样和专用签章应当与院内药学部门留样备查的式样相一致，不得任意改动，否则应当重新登记留样备案。

5. 处方权限的规定

（1）经注册的执业医师在执业地点取得相应的处方权。经注册的执业助理医师在医疗机构开具的处方，应当经所在执业地点执业医师签名或加盖专用签章后方有效。

（2）经注册的执业助理医师在乡、民族乡、镇、村的医疗机构独立从事一般的执业活动，可以在注册的执业地点取得相应的处方权。

（3）医师应当在注册的医疗机构签名留样或者专用签章备案后，方可开具处方。

（4）医疗机构应当对本机构执业医师和药师进行麻醉药品和精神药品使用知识和规范化管理的培训。执业医师经考核合格后取得麻醉药品和第一类精神药品的处方权，药师经考核合格后取得麻醉药品和第一类精神药品调剂资格。

医师取得麻醉药品和第一类精神药品处方权后，方可在本机构开具麻醉药品和第一类精神药品处方，但不得为自己开具该类药品处方。药师取得麻醉药品和第一类精神药品调剂资格后，方可在本机构调剂麻醉药品和第一类精神药品。

（5）试用期人员开具处方，应当经所在医疗机构有处方权的执业医师审核、并签名或加盖专用签章后方有效。

（6）进修医师由接收进修的医疗机构对其胜任本专业工作的实际情况进行认定后授予相应的处方权。

（二）处方开具

1. 药品名称 医师开具处方应当使用经药品监督管理部门批准并公布的药品通用名称、新活性化合物的专利药品名称和复方制剂药品名称。医师开具院内制剂处方时应当使用经省级卫生行政部门审核、药品监督管理部门批准的名称。

2. 处方限量规定

（1）处方一般不得超过 7 日用量；急诊处方一般不得超过 3 日用量；对于某些慢性病、老年病或特殊情况，处方用量可适当延长，但医师应当注明理由。特殊管理药品的处方用量应当严格按照国家有关规定执行。

（2）为门（急）诊患者开具的麻醉药品注射剂，每张处方为一次常用量；控缓释制剂，每张处方不得超过7日常用量；其他剂型，每张处方不得超过3日常用量。

第一类精神药品注射剂，每张处方为一次常用量；控缓释制剂，每张处方不得超过7日常用量；其他剂型，每张处方不得超过3日常用量。哌醋甲酯用于治疗儿童多动症时，每张处方不得超过15日常用量。

第二类精神药品一般每张处方不得超过7日常用量；对于慢性病或某些特殊情况的患者，处方用量可以适当延长，医师应当注明理由。

（3）为门（急）诊癌症疼痛患者和中、重度慢性疼痛患者开具的麻醉药品、第一类精神药品注射剂，每张处方不得超过3日常用量；控缓释制剂，每张处方不得超过15日常用量；其他剂型，每张处方不得超过7日常用量。

（4）为住院患者开具的麻醉药品和第一类精神药品处方应当逐日开具，每张处方为1日常用量。

3. 利用计算机开具、传递、调剂处方的要求　医师利用计算机开具、传递普通处方时，应当同时打印纸质处方，其格式与手写处方一致；打印的纸质处方经签名或者加盖签章后有效。药师核发药品时，应当核对打印的纸质处方，无误后发放药品，并将打印的纸质处方与计算机传递处方同时收存备查。

4. 处方有效期　处方开具当日有效。特殊情况下需延长有效期的，由开具处方的医师注明有效期限，但有效期最长不得超过3天。

（三）处方调剂和审核

1. 调剂　调剂俗称配药、配方、发药，又称调配处方，是医院药学的重要工作。药品调剂工作是医院药学部门的常规业务之一，工作量占整个业务工作的50%～70%。调剂业务不仅是直接面对患者的服务窗口，也是联系病患与医护人员的重要桥梁，其最终目的是保障临床用药安全、有效。因此，调剂工作的管理对药品使用过程的质量保证、医疗质量的优劣有重要影响。

《医疗机构药事管理规定》规定：“医疗机构门急诊药品调剂室应当实行大窗口或者柜台式发药。住院（病房）药品调剂室对注射剂按日剂量配发，对口服制剂药品实行单剂量调剂配发。”“药学专业技术人员应当严格按照《药品管理法》《处方管理办法》、药品调剂质量管理规范等法律、法规、规章制度和技术操作规程，认真审核处方或者用药医嘱，经适宜性审核后调剂配发药品。”“发出药品时应当告知患者用法用量和注意事项，指导患者合理用药”。

2. 调剂流程与步骤　在处方调剂中，由药学人员完成的主要技术环节包括六个方面（图9－4）。

（1）收方　从患者处或计算机接收医师开具的处方。

（2）处方审核　处方审核是指药学专业技术人员运用专业知识与实践技能，根据相关法律法规、规章制度与技术规范等，对医师在诊疗活动中为患者开具的处方，进行合法性、规范性和适宜性审核，并作出是否同意调配发药决定的药学技术服务。审核的处方包括纸质处方、电子处方和医疗机构病区用药医嘱单。

（3）调配处方　经过处方审核后的正确处方调配药品或取出药品。

（4）包装与贴标签　正确书写药袋或粘贴标签，注明患者姓名和药品名称、用法、用量。

（5）核对处方　核对处方与调配的药品、规格、剂量、用法、用量是否一致，逐个检查药品的外观质量是否合格，有效期等均应正确无误，核对人员签字。

（6）发药与用药指导　发药时应呼唤患者全名，向患者交付药品时，按照药品说明书或者处方用法进行发药交代与用药指导，包括每种药品的用法用量、注意事项等，并答复询问。药师应当凭医师处方调剂药品，非经医师处方不得调剂。药师在完成处方调剂后，应当在处方上签名或者加盖专用签章。

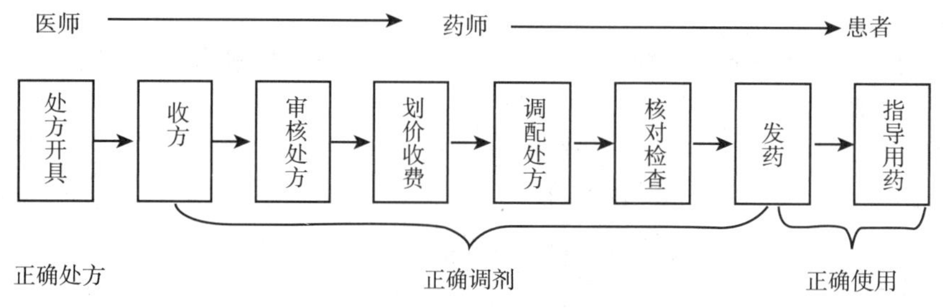

图9－4　处方调剂流程图

3. 调剂人员资格要求　医疗机构审核和调配处方的人员必须是依法经资格认定的药学技术人员。取得药学专业技术职务任职资格的人员方可从事处方调剂工作。具有药师以上专业技术职务任职资格的人员负责处方审核、评估、核对、发药以及安全用药指导；药士从事处方调配工作。

4. 处方审核　在处方调剂过程中，关键的步骤就是药师对处方的审查。《药品管理法》要求：医疗机构应当坚持安全有效、经济合理的用药原则，遵循药品临床应用指导原则、临床诊疗指南和药品说明书等合理用药，对医师处方、用药医嘱的适宜性进行审核。为规范医疗机构处方审核工作，促进临床合理用药，保障患者用药安全，国家卫生健康委员会、国家中医药管理局、中央军委后勤保障部三部门于2018年6月29日制定并发布了《医疗机构处方审核规范》（国医改办发〔2018〕14号），对处方审核的基本要求、审核依据和流程、审核内容、审核质量管理、培训等作出规定。通过规范处方审核行为，一方面提高处方审核的质量和效率，促进临床合理用药；另一方面体现药师专业技术价值，转变药学服务模式，为患者提供更加优质、人性化的药学技术服务。

处方审核内容包括合法性、规范性、适宜性审核。

（1）合法性审核　①处方开具人是否根据《执业医师法》取得医师资格，并执业注册。②处方开具时，处方医师是否根据《处方管理办法》在执业地点取得处方权。③麻醉药品、第一类精神药品、医疗用毒性药品、放射性药品、抗菌药物等药品处方，是否由具有相应处方权的医师开具。

（2）规范性审核　①处方是否符合规定的标准和格式，处方医师签名或加盖的专用签章有无备案，电子处方是否有处方医师的电子签名。②处方前记、正文和后记是否符合《处方管理办法》等有关规定，文字是否正确、清晰、完整。③条目是否规范。

（3）适宜性审核　①西药及中成药处方，应当审核以下项目：处方用药与诊断是否相符；规定必须做皮试的药品，是否注明过敏试验及结果的判定；处方剂量、用法是否正确，单次处方总量是否符合规定；选用剂型与给药途径是否适宜；是否有重复给药和相互作用情况，包括西药、中成药、中成药与西药、中成药与中药饮片之间是否存在重复给药和有临床意义的相互作用；是否存在配伍禁忌；是否有用药禁忌：儿童、老年人、孕妇及哺乳期妇女、脏器功能不全患者用药是否有禁忌使用的药物，患者用药是否有食物及药物过敏史禁忌证、诊断禁忌证、疾病史禁忌证与性别禁忌证；溶媒的选择、用法用量是否适宜，静脉输注的药品给药速度是否适宜；是否存在其他用药不适宜情况。②中药饮片处方，应当审核以下项目：中药饮片处方用药与中医诊断（病名和证型）是否相符；饮片的名称、炮制品选用是否正确，煎法、用法、脚注等是否完整、准确；毒麻贵细饮片是否按规定开方；特殊人群如儿童、老年人、孕妇及哺乳期妇女、脏器功能不全患者用药是否有禁忌使用的药物；是否存在其他用药不适宜情况。

若经审核判定为不合理处方，由药师负责联系处方医师，请其确认或重新开具处方，并再次进入处方审核流程。若经审核判定为合理处方，药师在纸质处方上手写签名（或加盖专用印章）、在电子处方上进行电子签名，处方经药师签名后进入收费和调配环节。

5. 调配处方的“四查十对”原则　《处方管理办法》规定：“药师调剂处方时必须做到‘四查十对’：查处方，对科别、姓名、年龄；查药品，对药名、剂型、规格、数量；查配伍禁忌，对药品性状、用法用量；查用药合理性，对临床诊断”。

6. 处方院外流转　除麻醉药品、精神药品、医疗用毒性药品和儿科处方外，医疗机构不得限制门诊就诊人员持处方到药品零售企业购药。

案例解析

医疗机构误用药事件

【案例】2012 年 12 月，因为呕吐症状患儿小毅随父母到某医院就医，一名进修医生因失误，误将静脉注射药物阿糖胞苷作为阿糖腺苷且注射到小毅身上。当天，另有 9 名患儿也被误用药。后经护士发现用药错误，避免了对更多患儿的伤害。

【提问】案例中承担错误用药的责任主体有哪些?

【解析】根据《处方管理办法》，①“进修医师由接收进修的医疗机构对其胜任本专业工作的实际情况进行认定后授予相应的处方权”，因此，医院和进修医师都应承担相应责任；②“药师调剂处方时必须做到‘四查十对’，药师经处方审核后，认为存在用药不适宜时，应当告知处方医师，请其确认或者重新开具处方。对有配伍禁忌或者超剂量的处方，应当拒绝调配；必要时，经处方医师更正或者重新签字，方可调配。对有严重不合理用药或者用药错误，应当拒绝调配，及时告知处方医师，并应当记录，按照有关规定上报”，药师应承担处方审核的责任。

（四）处方点评制度

处方点评是医院持续医疗质量改进和药品临床应用管理的重要组成部分，是提高临床药物治疗学水平的重要手段，是近年来在中国医院管理系统中发展起来的用药监管模式，是对临床处方进行统计分析，反映医疗机构处方工作的情况，为医疗机构管理层进行科学决策提供数据支持，以达到合理用药的目的。2010 年原卫生部制定并印发了《医院处方点评管理规范（试行）》（卫医管发〔2010〕28 号），用以规范医疗机构处方点评工作。

1. 处方点评的含义　处方点评是根据相关法规、技术规范，对处方书写的规范性及药物临床使用的适宜性（用药适应证、药物选择、给药途径、用法用量、药物相互作用、配伍禁忌等）进行评价，发现存在或潜在的问题，制定并实施干预和改进措施，促进临床药物合理应用的过程。

2. 处方点评的组织管理　医院处方点评工作在医院药事管理与药物治疗学委员会（组）和医疗质量管理委员会领导下，由医院医疗管理部门和药学部门共同组织实施。

医院应当根据本医院的性质、功能、任务、科室设置等情况，在院药事管理与药物治疗学委员会（组）下建立由医院药学、临床医学、临床微生物学、医疗管理等多学科专家组成的处方点评专家组，为处方点评工作提供专业技术咨询。

3. 处方点评的实施　医院药学部门应当会同医疗管理部门，根据医院诊疗科目、科室设置、技术水平、诊疗量等实际情况，确定具体抽样方法和抽样率，其中门急诊处方的抽样率不应少于总处方量的1‰，且每月点评处方绝对数不应少于 100 张；病房（区）医嘱单的抽样率（按出院病历数计）不应少于 1%，且每月点评出院病历绝对数不应少于 30 份。

三级以上医院应当逐步建立健全专项处方点评制度。专项处方点评是医院根据药事管理和药物临床应用管理的现状和存在的问题，确定点评的范围和内容，对特定的药物或特定疾病的药物（如国家基本药物、血液制品、中药注射剂、肠外营养制剂、抗菌药物、辅助治疗药物、激素等临床使用及超说明书用药、肿瘤患者和围手术期用药等）使用情况进行的处方点评。

4. 处方点评的结果　处方点评结果分为合理处方和不合理处方。不合理处方包括不规范处方、用药不适宜处方及超常处方（表 9－1）。

5. 处方点评结果的应用与持续改进　处方点评小组在处方点评工作过程中发现不合理处方，应当及时通知医疗管理部门和药学部门。有条件的医院应当利用信息技术建立处方点评系统，逐步实现与医院信息系统的联网与信息共享。药学部门应当会同医疗管理部门对处方点评小组提交的点评结果进行审核，定期公布处方点评结果，通报不合理处方；根据处方点评结果，对医院在药事管理、处方管理和临床用药方面存在的问题，进行汇总和综合分析评价，提出质量改进建议，并向医院药物与治疗学委员会（组）和医疗质量管理委员会报告；发现可能造成患者损害的，应当及时采取措施，防止损害发生。

医院药物与治疗学委员会（组）和医疗质量管理委员会应当根据药学部门会同医疗管理部门提交的质量改进建议，研究制定有针对性的临床用药质量管理和药事管理改进措施，并责成相关部门和科室落实质量改进措施，提高合理用药水平，保证患者用药安全。

表 9-1　不合理处方判定标准

不合理处方	判定标准
不规范处方	1. 处方的前记、正文、后记内容缺项，书写不规范或者字迹难以辨认的； 2. 医师签名、签章不规范或者与签名、签章的留样不一致的； 3. 药师未对处方进行适宜性审核的（处方后记的审核、调配、核对、发药栏目无审核调配药师及核对发药药师签名，或者单人值班调剂未执行双签名规定）； 4. 新生儿、婴幼儿处方未写明日、月龄的； 5. 西药、中成药与中药饮片未分别开具处方的； 6. 未使用药品规范名称开具处方的； 7. 药品的剂量、规格、数量、单位等书写不规范或不清楚的； 8. 用法、用量使用“遵医嘱”“自用”等含糊不清字句的； 9. 处方修改未签名并注明修改日期，或药品超剂量使用未注明原因和再次签名的； 10. 开具处方未写临床诊断或临床诊断书写不全的； 11. 单张门急诊处方超过 5 种药品的； 12. 无特殊情况下，门诊处方超过 7 日用量，急诊处方超过 3 日用量，慢性病、老年病或特殊情况下需要适当延长处方用量未注明理由的； 13. 开具麻醉药品、精神药品、医疗用毒性药品、放射性药品等特殊管理药品处方未执行国家有关规定的； 14. 医师未按照抗菌药物临床应用管理规定开具抗菌药物处方的； 15. 中药饮片处方药物未按照“君、臣、佐、使”的顺序排列，或未按要求标注药物调剂、煎煮等特殊要求的
用药不适宜处方	1. 适应证不适宜的； 2. 遴选的药品不适宜的； 3. 药品剂型或给药途径不适宜的； 4. 无正当理由不首选国家基本药物的； 5. 用法、用量不适宜的； 6. 联合用药不适宜的； 7. 重复给药的； 8. 有配伍禁忌或者不良相互作用的； 9. 其他用药不适宜情况的
超常处方	1. 无适应证用药； 2. 无正当理由开具高价药的； 3. 无正当理由超说明书用药的； 4. 无正当理由为同一患者同时开具 2 种以上药理作用相同药物的

（五）处方保管与销毁

处方由调剂处方药品的医疗机构妥善保存。普通处方、急诊处方、儿科处方保存期限为 1 年，医疗用毒性药品、第二类精神药品处方保存期限为 2 年，麻醉药品和第一类精神药品处方保存期限为 3 年。

处方保存期满后，经医疗机构主要负责人批准、登记备案，方可销毁。

四、临床静脉用药集中调配的管理

静脉用药集中调配，是指医疗机构药学部门根据医师处方或用药医嘱，经药师进行适宜性审核，由药学专业技术人员按照无菌操作要求，在洁净环境下对静脉用药物进行加药混合调配，使其成为可供临床直接静脉输注使用的成品输液操作过程。

医疗机构采用集中调配和供应静脉用药的，应当设置静脉用药调配中心（Pharmacy Intravenous Admixture Service，PIVAS）。肠外营养液和危害药品静脉用药应当实行集中调配与供应。

1969 年，世界上第一所 PIVAS 建立于美国俄亥俄州州立大学医院。该尝试开启了人类静脉用药物安全保障的新纪元。自此以后，静脉用药集中调配的服务在全世界范围内逐渐开展起来，主要发达国家和地区更是建立起了相对完善的规章制度、法律法规和相关设施。至 1999 年，美国 79% 的非政府医院和 90% 以上的政府医院均开展了静脉用药的集中调配；澳大利亚 80% 以上的公立及大学附属医院开展静脉用药集中调配；在日本的部分政府医院中，也已实现了区域性集中配置。

我国第一个 PIVAS 于 1999 年在上海市静安区中心医院建立。在充分参考了国外实践经验和国内的客观现状下，进一步强调我国药学专业人员在静脉用药过程中的重要价值。此后，广东、上海、江苏、山东等地也相继建立 PIVAS，目前全国已建立 PIVAS 千家以上。2010 年颁布《静脉用药集中调配质量管理规范》和《静脉用药集中调配操作规程》，以规范我国静脉用药的调配业务。

（一）人员基本要求

1. 静脉用药调配中心（室）负责人，应当具有药学专业本科以上学历，本专业中级以上专业技术职务任职资格，有较丰富的实际工作经验，责任心强，有一定管理能力。

2. 负责静脉用药医嘱或处方适宜性审核的人员，应当具有药学专业本科以上学历、5 年以上临床用药或调剂工作经验、药师以上专业技术职务任职资格。

3. 负责摆药、加药混合调配、成品输液核对的人员，应当具有药士以上专业技术职务任职资格。

4. 从事静脉用药集中调配工作的药学专业技术人员，应当接受岗位专业知识培训并经考核合格，定期接受药学专业继续教育。

5. 与静脉用药调配工作相关的人员，每年至少进行一次健康检查，建立健康档案。对患有传染病或者其他可能污染药品的疾病，或患有精神病等其他不宜从事药品调剂工作的，应当调离工作岗位。

（二）房屋、设施和布局基本要求

1. 静脉用药调配中心（室）总体区域设计布局、功能室的设置和面积应当与工作量相适应，并能保证洁净区、辅助工作区和生活区的划分，不同区域之间的人流和物流出入走向合理，不同洁净级别区域间应当有防止交叉污染的相应设施。

2. 静脉用药调配中心（室）应当设于人员流动少的安静区域，且便于与医护人员沟通和成品的运送。设置地点应远离各种污染源，禁止设置于地下室或半地下室，周围的环境、路面、植被等不会对静脉用药调配过程造成污染。洁净区采风口应当设置在周围 30 米内环境清洁、无污染地区，离地面高度不低于 3 米。

3. 静脉用药调配中心（室）的洁净区、辅助工作区应当有适宜的空间摆放相应的设施与设备；洁净区应当含一次更衣、二次更衣及调配操作间；辅助工作区应当含有与之相适应的药品与物料贮存、审方打印、摆药准备、成品核查、包装和普通更衣等功能室。

4. 静脉用药调配中心（室）室内应当有足够的照明度，墙壁颜色应当适合人的视觉；顶棚、墙壁、地面应当平整、光洁、防滑，便于清洁，不得有脱落物；洁净区房间内顶棚、墙壁、地面不得有裂缝，能耐受清洗和消毒，交界处应当成弧形，接口严密；所使用的建筑材料应当符合环保要求。

5. 静脉用药调配中心（室）洁净区应当设有温度、湿度、气压等监测设备和通风换气设施，保持静脉用药调配室温度 18～26℃，相对湿度 40%～65%，保持一定量新风的送入。

6. 静脉用药调配中心（室）洁净区的洁净标准应当符合国家相关规定，经法定检测部门检测合格后方可投入使用。

各功能室的洁净级别要求：一次更衣室、洗衣洁具间为十万级；二次更衣室、加药混合调配操作间为万级；层流操作台为百级。其他功能室应当作为控制区域加强管理，禁止非本室人员进出。洁净区应当持续送入新风，并维持正压差；抗生素类、危害药品静脉用药调配的洁净区和二次更衣室之间应当呈 5～10Pa 负压差。

（三）调配程序及工作流程

临床医师开具静脉输液治疗处方或用药医嘱后，应按《静脉用药集中调配操作规程》进行，主要有：

①药师通过计算机信息网络接收医嘱，进行处方审核，审核合格的处方，确认医嘱；②打印标签、集中摆药，将标签贴于输液袋上；③将准确无误的药品进行混合调配，复核、签字；④成品输液核对、质量检查；⑤将质量合格的成品输液打包按病区分置于密闭容器中，加锁或封条；⑥由工人送至病区，由病区药疗护士开锁（或开封）核对签收；⑦给患者用药前护士应当再次与病历用药医嘱核对，然后给患者静脉输注用药。(图9-5)

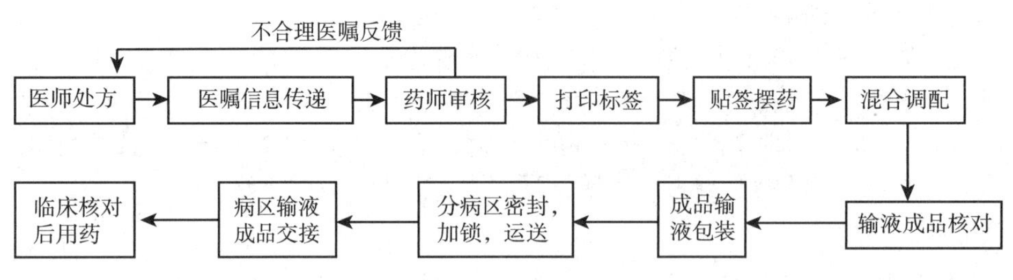

图9-5 静脉用药集中调配流程图

（四）质量保证

建立输液调配质量管理规范和相关文件，如质量管理文件、人员管理文件、药物领用流程、配药工作流程、设备管理文件、安全和环保措施、质量控制总则等。用一系列的规章制度规范和约束静脉用药集中调配中心（室）人员行为，确保调配工作质量。

知识链接

药品单剂量调配系统

药品单剂量调配系统（the Unit Dose Dispensing System，UDDS）是一种医疗机构药房协调调配和控制药品的方法；又称单位剂量系统（unit dose system），即基于单位剂量包装的发药制度。20世纪60~70年代开始出现单剂量包装，美国医疗机构药房首创单位剂量发药制度，并很快在全美推广。目前，美国、日本、荷兰、西班牙、英国等国家已广泛采用，我国很多医院正在实行该制度。

1. 单位剂量系统虽然可因医院的具体情况而异，但有几点是共同的：①药物按单位剂量包装；②用已包装好的现成包装进行分发；③大部分药物不超过患者1日（24小时）的剂量，可在任何时间分配或使用于药房。

2. UDDS的优势：①减少差错发生；②降低与药品活动有关费用；③使药学和护理人员有更多时间照顾患者；④促进全面的药品控制和用药监督；⑤患者服用药品更准确；⑥药师可更好地控制药房工作负荷；⑦减少病房药品贮存量；⑧更适用于计算机化和自动化。

五、医疗机构制剂管理

（一）医疗机构制剂的定义、产生与发展

医疗机构制剂，是指医疗机构根据本单位临床需要经过批准而配制、自用的固定处方制剂。几十年来，医疗机构自配制剂在一定程度上缓解了某些药品的市场供应短缺问题，取得了良好的社会效益和经济效益，主要体现在：①医疗机构制剂是医药市场的重要补充，各医院结合临床科研实际情况，利用其灵活性和实用性强的特点酌情生产，既满足临床需要又避免浪费；②医疗机构制剂能降低医疗费用和成本，直接面向患者，方便和服务病患，有利于构建和谐的医患关系；③医疗机构制剂为新药开发筛选提供了有力的物质基础，缩短了药品的开发周期，在新药研发方面发挥着不可替代的独特作用。

医疗机构制剂不同于临时配方，属于药品生产范畴，加上医疗机构制剂存在小批量、多品种、配制环境及设施设备差、质量检验机构不健全、质检不严格等缺陷，由此引发许多质量问题。因此，国内外药品监督管理部门普遍重视对医院制剂质量的监督管理。

为了保证患者所用医疗机构制剂的安全性和有效性，《药品管理法》规定了对配制医疗机构制剂实行制剂许可证制度，对部分品种规定了审批程序，并组织编写出版了《医院制剂规范》《中国人民解放军药品制剂规范》，建立了对医院制剂的法制化管理制度体系。原国家食品药品监督管理局颁布的《医疗机构制剂配制质量管理规范》的施行，使医疗机构制剂与上市药品之间的质量差别越来越小。

（二）医疗机构制剂管理的相关法律规定

1. 实行《医疗机构制剂许可证》制度　《药品管理法》规定："医疗机构配制制剂，应当经所在地省、自治区、直辖市人民政府药品监督管理部门批准，取得《医疗机构制剂许可证》。无《医疗机构制剂许可证》的，不得配制制剂。"

2. 医疗机构制剂注册管理制度　医疗机构配制的制剂，应当是本单位临床需要而市场上没有供应的品种；医疗机构配制制剂，必须按照国务院药品监督管理部门的规定报送有关资料和样品，经所在地省、自治区、直辖市人民政府药品监督管理部门批准，并发给制剂批准文号后，方可配制。

2005 年颁布的《医疗机构制剂注册管理办法（试行）》对制剂范围做了进一步规定。有下列情形之一者，不得作为医疗机构制剂申请注册：①市场上已有供应的品种；②含有未经国家药品监督管理局批准的活性成分的品种；③除变态反应原外的生物制品；④中药注射剂；⑤中药、化学药组成的复方制剂；⑥麻醉药品、精神药品、医疗用毒性药品、放射性药品；⑦其他不符合国家有关规定的制剂。同时，允许无制剂许可证的医疗机构申请委托配制中药制剂的注册。

医疗机构制剂的申请人，应当是持有《医疗机构执业许可证》，并取得《医疗机构制剂许可证》的医疗机构。申请时应向省级药品监督管理部门提出申请，并报送有关资料和样品。省级药品监督管理部门在完成技术审评后，作出是否许可的决定。

准予配制的医疗机构制剂应持有《医疗机构制剂批件》及制剂批准文号。医疗机构制剂批准文号的格式为：X 药制字 H（Z）+4 位年号 +4 位流水号。其中 X 是省、自治区、直辖市的简称；H 是化学制剂的代号；Z 是中药制剂的代号。

3. 医疗机构制剂检验、使用的规定　医疗机构配制的制剂，必须按照规定进行质量检验，凭执业医师处方在本医疗机构使用。医疗机构配制的制剂不得在市场销售或者变相销售，不得发布医疗机构制剂广告。特殊情况下，经国务院或者省、自治区、直辖市人民政府的药品监督管理部门批准，医疗机构配制的制剂可以在指定的医疗机构之间调剂使用。

第四节　药物临床应用管理

PPT

一、药物临床应用管理概述

药物临床应用管理是指对医疗机构临床诊断、预防和治疗疾病用药全过程实施监督管理。医疗机构应当遵循安全、有效、经济的合理用药原则，尊重患者对药品使用的知情权和隐私权。

医疗机构应当加强处方质量和药物临床应用管理，规范医师处方行为，落实处方审核、发药、核对与用药交代等相关规定；定期对医务人员进行合理用药知识培训与教育；制定并落实持续质量改进措施。

（一）临床用药管理的发展过程

1966 年，Brodie 首次将用药管理（drug use control 或 drug use management）作为药房业务的主流。把用药管理定义为一个集知识、理解、判断、操作过程、技能、管理和伦理为一体的系统，该系统的目的在于保证药物使用的安全性。药师进行临床用药管理最重要和有效的方法，就是对药品的获得、开处方、给药和使用全过程进行监测和有效管理。

20 世纪 70 年代，随着临床药学的兴起和发展，药师逐渐涉足临床用药的领域。临床药师的主要任务包括参加查房和会诊，对患者的药物治疗方案提出合理建议；对特殊药物进行治疗药物监测（TDM），确保药物使用的有效和安全；向医护人员和其他药学人员提供药物情报咨询服务；监测和报告药物不良反应和有害的药物相互作用；培训药房在职人员和实习学生等。这些任务始终贯穿于临床用药管理这个主题。

国家卫生健康委员会 2020 年 2 月印发了《关于加强医疗机构药事管理促进合理用药的意见》（国卫医发〔2020〕2 号）规定，医疗机构要依据安全、有效、经济的用药原则和本机构疾病的治疗特点，及时优化本机构用药目录。各级卫生健康行政部门要加强医疗机构药品使用监测，定期分析辖区内医疗机构药品配备使用情况，指导督促公立医疗机构不断优化用药目录，形成科学合理的用药结构。

2019 年 12 月 20 日，国家卫生健康委发布《国家卫生健康委办公厅关于做好医疗机构合理用药考核工作的通知》（国卫办医函〔2019〕903 号），要求取得《医疗机构执业许可证》，且使用药物的医疗机构均应当接受考核，合理用药考核的重点内容，应当至少包括：①麻醉药品和精神药品、放射性药品、医疗用毒性药品、药品类易制毒化学品、含兴奋剂药品等特殊管理药品的使用和管理情况；②抗菌药物、抗肿瘤药物、重点监控药物的使用和管理情况；③公立医疗机构国家基本药物配备使用情况；④公立医疗机构国家组织药品集中采购中选品种配备使用情况；⑤医保定点医疗机构国家医保谈判准入药品配备使用情况。

（二）临床用药管理的核心是合理用药

临床用药管理的基本出发点是合理用药。合理用药最基本的要求是：将适当的药物，以适当的剂量，在适当的时间，经适当的途径，给适当的患者使用适当的疗程，达到适当的治疗目标。

合理用药应当包括安全、有效、经济三大因素。安全、有效强调以最小的治疗风险获得尽可能大的治疗效益；而经济则强调以尽可能低的治疗成本取得尽可能好的治疗效果，合理使用有限的医疗卫生资源，减轻患者及社会的经济负担。临床合理用药涉及医疗卫生大环境的综合治理，依赖于国家相关方针政策的制定和调整，受到与用药有关各方面人员的道德情操、行为动机、心理因素等的影响。

二、药物临床应用管理规定

（一）加强医疗机构药品安全管理

医疗机构应当建立覆盖药品采购、贮存、发放、调配、使用等全过程的监测系统，加强药品使用情况动态监测分析，对药品使用数量进行科学预估，并实现药品来源、去向可追溯。

（二）提高医师临床合理用药水平

医师要遵循合理用药原则，能口服不肌注，能肌注不输液，依据相关疾病诊疗规范、用药指南和临床路径合理开具处方，优先选用国家基本药物、国家组织集中采购和使用药品及国家医保目录药品。各级卫生健康行政部门要将药品合理使用培训作为继续教育重要内容，将药物临床应用指南、处方集纳入继续医学教育项目，重点加强对基本药物临床合理使用的培训，实现医疗机构医师药师培训全覆盖。

（三）建立专业临床治疗团队

医疗机构应当建立由医师、临床药师和护士组成的临床治疗团队，开展临床合理用药工作。临床药师应当全职参与临床药物治疗工作，对患者进行用药教育，指导患者安全用药。临床药师应当具有高等学校临床药学专业或者药学专业本科毕业以上学历，并应当经过规范化培训。

（四）建立临床用药监测、评价和超常预警制度

医疗机构应当建立临床用药监测、评价和超常预警制度，对药物临床使用安全性、有效性和经济性进行监测、分析、评估，实施处方和用药医嘱点评与干预。

（五）建立药品不良反应、用药错误和药品损害事件监测报告制度

医疗机构应当建立药品不良反应、用药错误和药品损害事件监测报告制度。医疗机构临床科室发现药品不良反应、用药错误和药品损害事件后，应当积极救治患者，立即向药学部门报告，并做好观察与记录。医疗机构应当按照国家有关规定向相关部门报告药品不良反应，用药错误和药品损害事件应当立即向所在地县级以上卫生行政部门报告。

三、抗菌药物临床应用管理

抗菌药物的应用涉及临床各科室，合理应用抗菌药物是提高疗效、降低不良反应发生率以及减少或延缓细菌耐药发生的关键。

为了加强对医疗机构抗菌药物临床应用的管理、提高抗菌药物的临床应用水平，原卫生部于2012年4月发布了《抗菌药物临床应用管理办法》（卫生部令第84号），实施对抗菌药物的临床应用分级管理。2017年3月，原国家卫生计生委发布《关于进一步加强抗菌药物临床应用管理、遏制细菌耐药的通知》（国卫办医发〔2017〕10号）对进一步加强抗菌药物临床应用管理、遏制细菌耐药提出新要求。2018年5月和2019年3月，国家卫生健康委相继发布了《关于持续做好抗菌药物临床应用管理有关工作的通知》（国卫办医发〔2018〕9号）和（国卫办医发〔2019〕12号），要求继续加强抗菌药物临床应用重点环节管理，提出优化抗菌药物管理模式与提高抗菌药物合理应用能力，提升抗菌药物管理水平。通过科学化、规范化、常态化的管理，促进抗菌药物合理使用，减少和遏制细菌耐药，安全、有效、经济地治疗患者。

（一）医疗机构建立抗菌药物临床应用管理体系

各级医疗机构应建立抗菌药物临床应用管理体系，制定符合本机构实际情况的抗菌药物临床合理应用的管理制度。制度应明确医疗机构负责人和各临床科室负责人在抗菌药物临床应用管理的责任，并将其作为医院评审、科室管理和医疗质量评估的考核指标，确保抗菌药物临床应用管理得到有效的行政支持。

1. 设立抗菌药物管理工作组 医疗机构应由医务、感染、药学、临床微生物、医院感染管理、信息、质量控制、护理等多学科专家组成抗菌药物管理工作组，多部门、多学科共同合作，各部门职责、分工明确，并明确管理工作的牵头单位。

2. 建设抗菌药物临床应用管理专业技术团队 医疗机构应建立包括感染性疾病、药学（尤其临床药学）、临床微生物、医院感染管理等相关专业人员组成的专业技术团队，为抗菌药物临床应用管理提供专业技术支持，对临床科室抗菌药物临床应用进行技术指导和咨询，为医务人员和下级医疗机构提供抗菌药物临床应用相关专业培训。不具备条件的医疗机构应与邻近医院合作，通过聘请兼职感染科医师、临床药师，共享微生物诊断平台等措施，弥补抗菌药物临床应用管理专业技术力量的不足。

3. 制定抗菌药物供应目录和处方集 医疗机构应按照《抗菌药物临床应用管理办法》的要求，严格控制抗菌药物供应目录的品种、品规数量。抗菌药物购用品种遴选应以“优化结构、确保临床合理需要”为目标，保证抗菌药物类别多元化，在同类产品中择优选择抗菌活性强、药动学特性好、不良反应少、性价比优、循证医学证据多和权威指南推荐的品种。同时应建立对抗菌药物供应目录定期评估、调整制度，及时清退存在安全隐患、疗效不确定、耐药严重、性价比差和频发违规使用的抗菌药物品种或品规。临时采购抗菌药物供应目录之外品种应有充分理由，并按相关制度和程序备案。

4. 制订感染性疾病诊治指南 根据《抗菌药物临床应用指导原则（2015年版）》，各临床科室应结合本地区、本医疗机构病原构成及细菌耐药监测数据，制定或选用适合本机构感染性疾病诊治与抗菌药物应用指南，并定期更新，科学引导抗菌药物临床合理应用。

5. 抗菌药物临床应用监测

（1）抗菌药物临床应用基本情况调查。医疗机构应每月对院、科两级抗菌药物临床应用情况开展调查。项目包括：①住院患者抗菌药物使用率、使用强度和特殊使用级抗菌药物使用率、使用强度；

②Ⅰ类切口手术抗菌药物预防使用率和品种选择，给药时机和使用疗程合理率；③门诊抗菌药物处方比例、急诊抗菌药物处方比例；④抗菌药物联合应用情况；⑤感染患者微生物标本送检率；⑥抗菌药物品种、剂型、规格、使用量、使用金额，抗菌药物占药品总费用的比例；⑦分级管理制度的执行情况；⑧其他反映抗菌药物使用情况的指标；⑨临床医师抗菌药物使用合理性评价。

（2）医疗机构应按国家卫生健康委员会抗菌药物临床应用监测技术方案，定期向全国抗菌药物临床应用监测网报送本机构相关抗菌药物临床应用数据信息。

6. 信息化管理 医疗机构应当充分利用信息化管理手段，通过信息技术实施抗菌药物临床应用管理，抗菌药物临床应用的信息化管理体现在以下几方面：①抗菌药物管理制度、各类临床指南、监测数据等相关信息的发布；②抗菌药物合理应用与管理的网络培训与考核；③实现医师抗菌药物处方权限和药师抗菌药物处方调剂资格管理；④对处方者提供科学的实时更新的药品信息；⑤通过实施电子处方系统，整合患者病史、临床微生物检查报告、肝肾功能检查结果、药物处方信息和临床诊治指南等形成电子化抗菌药物处方系统，根据条件自动过滤出不合理使用的处方、医嘱；辅助药师按照《处方管理办法》进行处方、医嘱的审核，促进合理用药；⑥加强医嘱管理，实现抗菌药物临床应用全过程控制；⑦实现院、科两级抗菌药物使用率、使用强度等指标信息化手段实时统计、分析、评估和预警。

（二）抗菌药物临床应用的分级管理

抗菌药物临床应用的分级管理是抗菌药物管理的核心策略，有助于减少抗菌药物过度使用，降低抗菌药物选择性压力，延缓细菌耐药性上升趋势。医疗机构应当建立健全抗菌药物临床应用分级管理制度，按照“非限制使用级”“限制使用级”和“特殊使用级”的分级原则，明确各级抗菌药物临床应用的指征，落实各级医师使用抗菌药物的处方权限。

1. 抗菌药物分级原则 根据安全性、疗效、细菌耐药性、价格等因素，将抗菌药物分为三级。

（1）非限制使用级 经长期临床应用证明安全、有效，对病原菌耐药性影响较小，价格相对较低的抗菌药物。应是已列入基本药物目录，《国家处方集》和《国家基本医疗保险、工伤保险和生育保险药品目录》收录的抗菌药物品种。

（2）限制使用级 经长期临床应用证明安全、有效，对病原菌耐药性影响较大，或者价格相对较高的抗菌药物。

（3）特殊使用级 具有明显或者严重不良反应，不宜随意使用；抗菌作用较强、抗菌谱广，经常或过度使用会使病原菌过快产生耐药的；疗效、安全性方面的临床资料较少，不优于现用药物的；新上市的，在适应证、疗效或安全性方面尚需进一步考证的、价格昂贵的抗菌药物。

2. 抗菌药物分级管理目录的制定 由于不同地区社会经济状况、疾病谱、细菌耐药性的差异，各省级卫生行政主管部门制定抗菌药物分级管理目录时，应结合本地区实际状况，在三级医院和二级医院的抗菌药物分级管理上应有所区别。各级、各类医疗机构应结合本机构的情况，根据省级卫生行政主管部门制定的抗菌药物分级管理目录，制定本机构抗菌药物供应目录，并向核发其《医疗机构执业许可证》的卫生行政主管部门备案。

（三）处方权限与临床应用

1. 根据《抗菌药物临床应用管理办法》规定，二级以上医院按年度对医师和药师进行抗菌药物临床应用知识和规范化管理的培训，按专业技术职称授予医师相应处方权和药师抗菌药物处方调剂资格。

2. 临床应用抗菌药物应遵循《抗菌药物临床应用指导原则（2015 年版）》，根据感染部位、严重程度、致病菌种类以及细菌耐药情况、患者病理生理特点、药物价格等因素综合考虑，参照“各类细菌性感染的治疗原则及病原治疗”，对轻度与局部感染患者应首先选用非限制使用级抗菌药物进行治疗；严重感染、免疫功能低下者合并感染或病原菌只对限制使用级或特殊使用级抗菌药物敏感时，可选用限制使用级或特殊使用级抗菌药物治疗。

3. 特殊使用级抗菌药物的选用应从严控制。临床应用特殊使用级抗菌药物应当严格掌握用药指征，经抗菌药物管理工作机构指定的专业技术人员会诊同意后，按程序由具有相应处方权医师开具处方。

①特殊使用级抗菌药物会诊人员应由医疗机构内部授权，具有抗菌药物临床应用经验的感染性疾病科、呼吸科、重症医学科、微生物检验科、药学部门等具有高级专业技术职务任职资格的医师和抗菌药物等相关专业临床药师担任。②特殊使用级抗菌药物不得在门诊使用。③有下列情况之一可考虑越级应用特殊使用级抗菌药物：感染病情严重者；免疫功能低下患者发生感染时；已有证据表明病原菌只对特殊使用级抗菌药物敏感的感染。使用时间限定在 24 小时之内，其后需要补办审办手续并由具有处方权限的医师完善处方手续。

四、药学保健

1989 年，美国佛罗里达大学药学院教授 Helper 提出了药学保健（pharmaceutical care，PC）的概念，也称“药学监护”或“药学服务”。是药师的工作以保障供应药品为主向临床的延伸，“以药品为中心”向“以患者为中心”的转移。

（一）药学保健的定义

美国药剂师协会（American Pharmacists Association，APhA）对药学保健的定义是：药学保健是直接、负责地提供与药物治疗相关的服务，其目的是达到获得患者生命质量的确切效果。药师的任务是提供药学保健。这表明，药学保健囊括了药师与患者和其他卫生专业人员协作设计、实施、监测药物治疗计划的过程，从而为患者创造特定的治疗结果。这一过程依次包括三项主要功能：①确认潜在或实际存在的与药物治疗相关的问题；②解决实际存在的与药物治疗相关的问题；③预防潜在的与药物治疗相关的问题。

（二）药学保健的职能及方法

1. 收集和整理患者的相关信息　建立有关患者信息的数据库，从而有效地发现、防止和解决与药物治疗相关的问题，这是使患者得到最佳药物治疗结果的基础。这些信息应当包括：①患者的人口学资料，如姓名、地址、出生日期、性别、宗教信仰、职业等；②患者管理资料，如医生和处方者、药房、科/床号、知情同意形式、患者识别号等；③医学资料，身高、体重、急性和慢性健康问题、当前体征、生命迹象、各项检测项目的结果、过敏和耐药性、既往病史、诊断和外科手术史等；④药物治疗资料，处方药、非处方药、入院前服用的药物、家庭用药及使用的其他卫生保健产品、药物治疗方案、患者对治疗的依从性、药物过敏和耐药性、患者对治疗的担心和疑问等；⑤患者行为及生活方式资料，饮食、锻炼、娱乐、香烟（酒精、咖啡因）的使用、有无滥用的其他物质、性格类型、性生活、日常起居活动等；⑥患者社会状况及经济情况。

2. 确定存在的药物治疗问题　药师应将药物、疾病、实验室检查及具体患者的信息进行综合，进而得出结论。并对患者的资料进行评估，从而找出任何与药物治疗有关的问题，而这些问题的相对重要性则需要在具体患者或药物的基础上进行评估。

3. 概括患者的卫生保健需要　在确定与药物治疗相关的保健要素时，应考虑患者总体的需要和期望的结果，以及其他卫生人员的评估、目标和治疗计划，以期改善或阻止患者健康的恶化。

4. 明确药物治疗目标　药物治疗目标是对药物、疾病、实验室检查以及具体患者信息的综合考虑，同时，要考虑到伦理和生命质量。药物治疗目标应切实可行，能得到明确的与药物相关的治疗结果，并能提高患者的生命质量。

5. 设计药物治疗方案　治疗方案应适合前述的药物治疗目标，还应遵循药物经济学原则，遵守卫生系统中的药品政策，如临床保健计划和疾病管理计划等。方案设计还应能从卫生系统和患者的承受能力及财政来源两方面实现最佳的药物使用。

6. 设计药物治疗方案的监测计划　监测计划应能有效地评价患者是否达到药物治疗目标，发现该药物治疗方案实际存在的潜在的不良反应。对药物治疗方案的每一目标均应确定可测量和可观察的参数，监测计划应给出判断达到药物治疗目标的终点标志。应当注意的是患者的医疗保健需要、药物的特性、其他卫生人员的需要以及政府的卫生保健政策和程序都会影响监测计划的制定。

7. 制定药物治疗方案及相应的监测计划 在药师与患者和其他卫生专业人员的合作之下，不断发展和修正药物治疗方案和监测计划，使其趋向系统化和逻辑化，并应代表患者、处方者、药师的一致意见。治疗方案和监测计划应记录在患者的健康档案中，从而确保所有卫生保健组织的成员都能了解这些信息。

8. 开始实施药物治疗方案 依据药物治疗方案和监测计划，药师可以适时地实施全部或部分药物治疗方案。有关药物治疗、实验室检查及其他措施的医嘱均应清楚、准确。与药物治疗有关的所有活动都要记录在患者的健康档案中。

9. 监测药物治疗方案的结果 根据监测计划，所收集的数据应充分、可靠和有效，这样才能对药物治疗的结果做出判断。药师应对监测计划中每一参数与预期的终点之间的差距进行评估，并得出药物治疗目标是否实现的结论。在调整药物治疗方案之前，药师应明确未达到药物治疗目标的原因。

10. 修订药物治疗方案和监测计划 药师应根据患者的治疗结果调整治疗方案和监测计划。如果临床条件允许，药师可以一次调整治疗方案的一个方面，并对此重新评估。药师应以一致的态度记录最初的建议和调整后的建议。

药学保健模式中的一个重要因素是药师对患者的治疗结果负有责任。药师无论是设计还是执行患者的药物治疗方案和监测计划，都应履行相同的义务。实施药学保健要求药师监测药物治疗方案，根据患者情况的变化修正治疗方案、记录结果，并对药物治疗结果负责。

实施药学保健并不否认药学部门的其他工作，它们可以共存于医疗机构药学部门的工作中，并共同发挥作用。实践证明，医疗机构药学部门的工作模式本身处于不断的演变和进化之中，如调剂工作模式、发药工作模式、药物情报工作模式、临床药学工作模式、药学保健工作模式等。有学者指出，这些工作模式应当更好地综合起来，构成一个全面药学服务模式。

本章小结

医疗机构药事管理活动与医药企业相比有很大的区别。本章从四个方面介绍了医疗机构药事管理。首先介绍了医疗机构及医疗机构药事管理的概念；其次介绍了医疗机构药事管理组织和药学部门；接着重点阐述了医疗机构药品管理，包括药品采购、储存养护、处方调配、制剂管理等；最后介绍了药物临床应用管理。

重点：药事管理与药物治疗学委员会（组）职责和作用；医疗机构内的药品采购、保管、处方调配、制剂管理的相关内容。

难点：处方管理制度，处方审核，处方点评，处方调配和药学服务；抗菌药物临床应用分级管理分级的划分标准。

练习题

题库

一、选择题

1. 开办医疗机构必须依法取得（　）。
   A.《医疗机构执业许可证》　B.《医疗机构许可证》
   C.《医疗机构准许证》　D.《医疗机构制剂许可证》
2. 哪级以上医院应成立药事管理与药物治疗学委员会（　）。
   A. 一级　B. 二级
   C. 三级　D. 特级
3. 医疗机构药学专业技术人员不得少于本机构卫生专业技术人员的（　）。
   A. 15%　B. 10%

C. 8%　　D. 5%

4. 三级医院临床药师不少于（　）。

A. 5 名　　B. 3 名

C. 2 名　　D. 1 名

5. 三级医院药学部主任应由（　）。

A. 硕士学位并是执业药师的人担任　　B. 药学专业专科以上学历，并具有高级职称

C. 药学博士学位并是执业药师　　D. 药学学士学位并具有高级职称

6. 处方前记应标明的是（　）。

A. 药品金额　　B. 临床诊断

C. 药品名称　　D. 用法用量

7. 处方格式由三部分组成，其中正文部分包括（　）。

A. 以 Rp 或 R 标示，分列药品名称、组分、数量、用法

B. 临床诊断，以 Rp 或 R 标示，分列药品名称、数量、用法

C. 处方编号，以 Rp 或 R 标示，临床诊断，分列药品名称、规格、用量

D. 以 Rp 或 R 标示，分列药品名称、规格、数量、用法用量

8. 不符合处方书写规则的是（　）。

A. 西药、中药饮片、中成药可以分别开具处方，也可以开具一张处方

B. 每张处方不得超过 5 种药品

C. 中药饮片处方的书写，一般应当按照“君、臣、佐、使”的顺序排列

D. 中药饮片处方调剂、煎煮的特殊要求注明在药品右上方，并加括号

9. 保存期满的处方销毁须（　）。

A. 经县级以上卫生行政部门批准、登记备案

B. 经县级以上药品监督管理部门批准、登记备案

C. 经医疗机构主要负责人批准、登记备案

D. 经医疗机构的药学部门批准、登记备案

10. 可以确定为超常处方的情形有（　）。

A. 适应证不适宜的　　B. 无正当理由开具高价药的

C. 重复给药的　　D. 有配伍禁忌或者不良相互作用的

二、思考题

1. 什么是医疗机构？它分为哪些类型？

2. 简述药事管理与药物治疗学委员会的职责及医疗机构药学部门的任务。

3. 什么是处方？其由哪几部分组成？简述处方书写的规定。处方审核的内容有哪些？审核结论有哪几种？调配处方时的“四查十对”是指什么？处方点评结果有哪些？

（孟祥丽）

微课

第十章 特殊管理的药品

学习导引

知识要求

1. **掌握** 麻醉药品、精神药品、医疗用毒性药品的概念、品种及生产、经营、使用的管理要点。

2. **熟悉** 麻醉药品、精神药品、医疗用毒性药品的科研、储备、运输的相关管理规定；疫苗的相关管理规定。

3. **了解** 放射性药品、易制毒化学品、兴奋剂、生物制品批签发的相关管理规定；违反特殊管理药品的相关管理规定应承担的法律责任。

能力要求

1. 熟练掌握麻醉药品、精神药品的生产、经营、使用的管理技能。

2. 学会应用本章所学知识解决麻醉药品、精神药品的生产、经营、使用中发生的有关管理方面的问题。

第一节 概　　述

PPT

一、特殊管理药品的概况

《药品管理法》第六十一条第二款规定，疫苗、血液制品、麻醉药品、精神药品、医疗用毒性药品、放射性药品、药品类易制毒化学品等国家实行特殊管理的药品不得在网络上销售；第一百一十二条规定，国务院对麻醉药品、精神药品、医疗用毒性药品、放射性药品、药品类易制毒化学品等有其他特殊管理规定的，依照其规定。由此可知，特殊管理药品，一般指根据国家现行法律法规，对其种植、研制、生产、经营、使用、储存或运输等活动，实行比其他药品更为严格监督管理的药品。目前，我国实行特殊管理的药品主要包括麻醉药品、精神药品、医疗用毒性药品、放射性药品、药品类易制毒化学品、兴奋剂、戒毒药品、疫苗和部分有特殊要求的生物制品。

特殊管理药品本身具有极其重要的医疗价值，在防病、治病及维护公众健康等方面有着积极的作用，但是此类药品除具有药品一般属性外，同时还具有不易掌控的毒副作用，如果管理、使用不当或流入非法渠道将会导致药品重大安全事件，对公众身心健康和生命安全以及社会稳定带来严重危害。因此，国家出台了一系列相应的管理办法和措施，对这些特殊管理的药品进行严格的管制。

二、其他相关术语

（一）毒品

《中华人民共和国刑法》（2020 年 12 月 26 日第十一修正版）第三百五十七条规定，毒品（drug）指鸦片、海洛因、甲基苯丙胺（冰毒）、吗啡、大麻、可卡因以及国家规定管制的其他能够使人形成瘾癖的麻醉药品和精神药品。因此，当不以医疗为目的，非法使用或滥用的麻醉药品或精神药品等，即可视为毒品。毒品的基本特征是具有依赖性、非法性和危害性。毒品的危害可以概括为“毁灭自己，祸及家庭，危害社会”十二个字。

（二）药物滥用

药物滥用（drug abuse），指反复、大量地使用具有依赖性或潜在依赖性的药品。其特征有：一是非医疗目的反复、无节制地用药；二是对用药的个体造成的精神和身体危害大；三是引发严重的公共卫生问题和社会危害。“药物滥用”是20世纪60年代中期国际上开始采用的专用词汇，与药物不合理使用（drug misuse）即通常所说“滥用抗生素”“滥用激素”的滥用概念截然不同，药物滥用严重危害人类健康、社会安定和经济发展，成为重大社会问题之一。

国际公约中确定的药物滥用的范围主要有：①麻醉药品，阿片类、可卡因类、大麻类；②精神药品，镇静催眠药、抗焦虑药、中枢兴奋药、致幻剂；③其他，挥发性有机溶剂、烟草、酒精。

（三）药物耐受性

药物耐受性（drug tolerance），指人体在重复用药情况下形成的一种对药物的反应性逐渐减弱、药学效价降低的状态。

（四）药物依赖性

药物依赖性（drug dependence），又称药物成瘾性，是指带有强制性的渴求、追求与不间断地使用某种或某些药物或物质，使机体形成一种特殊的精神状态和特殊的身体状态。WHO将药物依赖性分为精神依赖性和身体依赖性。

三、国际上特殊管理药品的管理概况

国际上专门组建了特殊管理药品管制机构和组织，对世界范围内的麻醉药品和精神药品等特殊管理的药品进行全面监管，主要包括设立于联合国的麻醉药品委员会（CND）、国际麻醉品管制局（INCB）、联合国国际药物管制规划署（UNDCP），设立于世界卫生组织的世界卫生组织药物依赖专家委员会（EC-DD）、药物制剂规范专家委员会（ECSPP）以及国际刑警组织（ICPO）、国际药物监督局（DSB）、常设中央鸦片委员会等国际联盟。与特殊管理药品有关的主要国际公约有3个，具体如表10－1所示。

表10－1　特殊管理药品国际公约

时间	地点	名称	条款	主要内容
1961.03	纽约	《麻醉品单一公约》	51条	规定麻醉药品的品种范围、实行麻醉药品需要量的估计制度和使用量的统计制度、防止麻醉药品滥用的措施、惩罚等
1971.02	维也纳	《精神药物公约》	33条	规定精神药品的范围、管制措施、罚则等
1988.12	维也纳	《禁止非法贩运麻醉药品和精神药物公约》	34条	规定公约的范围、犯罪和制裁、各缔约国的管辖权，缔约国应通过没收犯罪收益、引渡、法律协助、执法合作、支援过境国、管制特定化学品、根除非法种植和非法需求等方面的合作，打击贩毒犯罪等

四、我国特殊管理药品的管理概况

我国特殊管理药品的监管历史可以追溯到19世纪中叶，西方殖民主义者强行向中国输入鸦片，晚清、民国开展了历次禁毒运动。中华人民共和国成立后，政府不仅一直积极参与国际药品管制事务，分别于1985年9月21日和11月20日成为《麻醉品单一公约》和《精神药物公约》的缔约国，而且国内出台了一系列政策措施、法律法规，用来规范特殊管理药品。中国管制特殊管理药品的主要法律法规见表10－2。

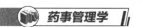

表 10-2　中国管制特殊管理药品的主要法律法规

时间	名称	机构	主要内容
1988.12	《医疗用毒性药品管理办法》	国务院	明确医疗用毒性药品的品种、生产、供应、使用、包装标签等管理
1989.01	《放射性药品管理办法》	国务院	规定了放射性药品的研制、生产、经营、进出口、运输、使用、包装等管理
1997.03	《中华人民共和国刑法》（修订）	全国人民代表大会	规定了走私、贩卖、运输、制造毒品罪的刑事责任
2003.12	《反兴奋剂条例》（2011 年修订）	国务院	规定了兴奋剂管理、检查检验及反兴奋剂义务
2005.08	《麻醉药品和精神药品管理条例》（2016 年修行）	国务院	明确品种范围，对研制、生产、供应、进出口、运输、使用、包装标签等管理的规定
2005.08	《易制毒化学品管理条例》	国务院	规定了易制毒化学品的生产、经营、购买、运输和进出口管理
2010.02	《药品类易制毒化学品管理办法》	国家卫生部	规定了药品类易制毒化学品的生产、经营、购买、购销、监督管理
2014.12	《戒毒药物维持治疗工作管理办法》	国家卫生计生委	规范戒毒药物维持治疗的监督管理
2019.06	《中华人民共和国疫苗管理法》	全国人大常务委员会	规定了疫苗研制、生产、流通和预防接种及其监督的管理制度
2019.12	《中华人民共和国药品管理法》（修订）	全国人大常务委员会	确定对麻醉药品、精神药品、医疗用毒性药品、放射性药品、药品类易制毒化学品等有其他特殊管理规定
2020.12	《生物制品批签发管理办法》	国家市场监督管理总局	规定了生物制品批签发机构，并明确了批签发的申请、审核、检验、检查与签发、复核等管理

第二节　麻醉药品和精神药品的管理

PPT

一、麻醉药品和精神药品概况

（一）麻醉药品的概念及分类

麻醉药品（narcotic drugs）是指连续使用后易产生生理依赖性、能成瘾癖的药品。包括阿片类、可卡因类、可待因类、大麻类药品、药用原植物及其制剂等。此类药品具有显著的镇痛作用，是临床治疗必不可少的药品，但是易产生药品滥用或用于满足非医疗目的，造成危害。

医疗上用于全身或局部麻醉的麻醉药（anesthetics）与上述麻醉药品不同，是指能够使整个机体或机体局部暂时、可逆性失去知觉及痛觉的药品，如丁卡因、利多卡因、硫喷妥钠、普鲁卡因等。此类药品虽然会使机体失去痛觉，但不会形成瘾癖。

（二）精神药品的概念及分类

精神药品（psychotropic substances）是指直接作用于中枢神经系统，使之兴奋或抑制，连续使用能产生依赖性的药品。包括兴奋剂、致幻剂、镇静催眠剂等。根据精神药品对人体产生依赖性和危害性的程度不同，分为第一类精神药品和第二类精神药品。第一类精神药品具有比第二类精神药品更强的依赖性、成瘾性或毒副作用，因此实行更为严格的监督管理。

临床上使用的某些中枢兴奋药或抑制药，因不具有依赖性，未被列入精神药品管制范围，如尼可刹米、盐酸二甲弗林、洛贝林、氯丙嗪、异丙嗪等。

（三）麻醉药品和精神药品的品种

为加强麻醉药品和精神药品的管理，保证麻醉药品和精神药品的合法、安全、合理使用，防止流入非法渠道，于2014年1月1日起施行《麻醉药品品种目录（2013年版）》和《精神药品品种目录（2013年版）》。

根据《麻醉药品品种目录（2013年版）》，麻醉药品共121个品种，其中我国生产及使用的品种及包括的制剂、提取物、提取物粉共有27个品种。

根据《精神药品品种目录（2013年版）》，精神药品共149种，其中第一类精神药品有68个品种，第二类精神药品有81个品种。我国生产和使用的第一类精神药品有7种，第二类精神药品有29个品种，具体品种见表10－3。

表10－3　我国生产和使用的麻醉药品和精神药品目录

分类	数量（个）	品种名称
麻醉药品	27	可卡因、罂粟秆浓缩物（包括罂粟果提取物、罂粟果提取物粉）、二氢埃托啡、地芬诺酯、芬太尼、氢可酮、氢吗啡酮、美沙酮、吗啡（包括吗啡阿托品注射液）、阿片（包括复方樟脑酊、阿桔片）、羟考酮、哌替啶、瑞芬太尼、舒芬太尼、蒂巴因、可待因、右丙氧芬、双氢可待因、乙基吗啡、福尔可定、布桂嗪、罂粟壳
第一类精神药品	7	哌醋甲酯、司可巴比妥、丁丙诺啡、γ－羟丁酸、氯胺酮、马吲哚、三唑仑
第二类精神药品	29	异戊巴比妥、格鲁米特、喷他佐辛、戊巴比妥、阿普唑仑、巴比妥、氯氮䓬、氯硝西泮、地西泮、艾司唑仑、氟西泮、劳拉西泮、甲丙氨酯、咪达唑仑、硝西泮、奥沙西泮、匹莫林、苯巴比妥、唑吡坦、丁丙诺啡透皮贴剂、布托啡诺及其注射剂、咖啡因、安钠咖、地佐辛及其注射剂、麦角胺咖啡因片、氨酚氢可酮片、曲马多、扎来普隆、佐匹克隆

案例解析

【案例】 2009年7月，河南省周口市公安局沙南分局侦破了一起特大贩毒案件，共拘捕贩毒分子9人。周口市公安局沙南分局禁毒大队接到群众举报：在市区一些医院附近有20余人常常持购药卡，大量购买哌替啶等被严格管制的麻醉药品，形迹可疑。缉毒民警快速出击，当场抓获黄守敬等9名犯罪嫌疑人。该团伙20余人从2008年7月至案发时，与周口保健院医生岳某、齐某勾结，在该院院长王某"只需有购药卡就卖药"的默许下，屡次利用伪造的身份证和虚假的医生诊断证明骗取购药卡，购买大量麻醉药品，有时一次就购买数盒到外地转卖。引起9000支哌替啶流入毒贩之手，造成了严重后果，社会影响极其恶劣。周口市妇幼保健院院长王某，以及涉嫌与犯罪分子勾结作案的该院医生岳某、齐某被刑事拘留。

【提问】 麻醉药品的危害有哪些？麻醉药品管理有哪些相关规定？

【解析】《麻醉药品和精神药品管理条例》和《中华人民共和国药品管理法》等相关法规均规定：哌替啶等严格管制的麻醉药品在生产、经营、使用等方面均有严格规定，医疗机构使用麻醉药品时对其适应证、处方权、处方限量、处方的开具、调剂、使用均有严格的限制，上述案件主要违反了医疗机构使用麻精药品的相关规定，造成严重社会危害，有关责任人需要承担相应的法律责任。

二、麻醉药品和精神药品监督管理部门及职责

根据《麻醉药品和精神药品管理条例》（国务院令第442号，2016年2月6日第二次修订）（下述简称《条例》），麻醉药品和精神药品的监督管理部门及其职责如表10－4所示。

表 10－4　麻醉药品和精神药品监督管理部门及其职责

监管部门	职责
国务院药品监督管理部门	负责全国麻醉药品和精神药品的监督管理工作，并会同国务院农业主管部门对麻醉药品药用原植物实施监督管理，根据麻醉药品年度生产计划制定麻醉药品药用原植物年度种植计划
国务院农业主管部门	会同国务院药品监督管理部门对麻醉药品药用原植物实施监督管理
国务院公安部门	负责对造成麻醉药品药用原植物、麻醉药品和精神药品流入非法渠道的行为进行查处
国务院其他有关部门	在各自职责范围内负责与麻醉药品和精神药品有关的管理工作
省级药品监督管理部门	负责本行政区域内麻醉药品和精神药品的监督管理工作
县级以上地方公安机关	负责对本行政区域内造成麻醉药品和精神药品流入非法渠道的行为进行查处
县级以上地方人民政府其他有关主管部门	在各自职责范围内负责与麻醉药品和精神药品有关的管理工作

在各级管理机构严格履行监督管理的同时，麻醉药品和精神药品生产、经营企业和使用单位可以依法参加行业协会，行业协会应当加强行业自律管理。

三、麻醉药品和精神药品的种植和生产管理

国家根据麻醉药品和精神药品的医疗、国家储备和企业生产所需原料的需要确定需求总量，对麻醉药品药用原植物的种植、麻醉药品和精神药品的生产实行总量控制。

（一）麻醉药品药用原植物的种植管理

国务院药品监督管理部门和国务院农业主管部门根据麻醉药品年度生产计划，制定麻醉药品药用原植物年度种植计划。麻醉药品药用原植物种植企业应当根据年度种植计划，种植麻醉药品药用原植物，并向国务院药品监督管理部门和国务院农业主管部门定期报告种植情况。麻醉药品药用原植物种植企业由国务院药品监督管理部门和国务院农业主管部门共同确定，其他单位和个人不得种植麻醉药品药用原植物。

（二）麻醉药品和精神药品的生产管理

1. 定点生产制度　麻醉药品和精神药品实行定点生产制度。国务院药品监督管理部门按照合理布局、总量控制的原则，根据麻醉药品和精神药品的需求总量，制定年度生产计划，确定麻醉药品和精神药品定点生产企业的数量和布局，并进行调整、公布。定点生产企业应当严格按照麻醉药品和精神药品年度生产计划安排生产，并依照规定向所在地省、自治区、直辖市人民政府药品监督管理部门报告生产情况。经批准定点生产的麻醉药品、第一类精神药品和第二类精神药品原料药不得委托加工；第二类精神药品制剂可以委托加工，具体按照药品委托加工有关规定办理。

2. 定点企业的审批　从事麻醉药品、第一类精神药品生产以及第二类精神药品原料药生产的企业，应当经所在地省级药品监督管理部门初步审查，由国务院药品监督管理部门批准；从事第二类精神药品制剂生产的企业，应当经所在地省级药品监督管理部门批准。定点生产企业生产麻醉药品和精神药品，应当依照药品管理法的规定取得药品批准文号。未取得药品批准文号的，不得生产麻醉药品和精神药品。

麻醉药品和精神药品的定点生产企业应当具备下列条件：①有药品生产许可证；②有麻醉药品和精神药品实验研究批准文件；③有符合规定的麻醉药品和精神药品生产设施、储存条件和相应的安全管理设施；④有通过网络实施企业安全生产管理和向药品监督管理部门报告生产信息的能力；⑤有保证麻醉药品和精神药品安全生产的管理制度；⑥有与麻醉药品、精神药品安全生产要求相适应的管理水平和经营规模；⑦麻醉药品和精神药品生产管理、质量管理部门的人员应当熟悉麻醉药品和精神药品管理以及有关禁毒的法律、行政法规；⑧没有生产、销售假药、劣药或者违反有关禁毒的法律、行政法规规定的行为；⑨符合国务院药品监督管理部门公布的麻醉药品和精神药品定点生产企业数量和布局的要求。

3. 生产管理　国务院药品监督管理部门通过组织医学、药学、社会学、伦理学和禁毒等方面的专家成立专家组，对申请首次上市的麻醉药品和精神药品的社会危害性和被滥用的可能性进行评价，并提出

是否批准的建议。

定点生产企业生产麻醉药品和精神药品，应当依照《药品管理法》的规定取得药品批准文号。未取得药品批准文号的，不得生产麻醉药品和精神药品。定点生产企业必须严格按照麻醉药品和精神药品年度生产计划安排生产，并按照规定向所在地省级药品监督管理部门报告生产情况。定点生产企业只能将麻醉药品和精神药品销售给具有麻醉药品和精神药品经营资格的企业或者经批准的其他单位。

4. 生产企业的销售管理　定点生产企业生产的麻醉药品和第一类精神药品原料药只能按照计划销售给制剂生产企业和经批准购用的其他单位，小包装原料药可以销售给全国性批发企业和区域性批发企业。

定点生产的麻醉药品和第一类精神药品制剂只能销售给定点全国性批发企业、区域性批发企业以及经批准购用的其他单位。定点区域性批发企业从定点生产企业购进麻醉药品和第一类精神药品制剂，须经所在地省级药品监督管理部门批准。

定点生产的第二类精神药品原料药只能销售给定点全国性批发企业、区域性批发企业、专门从事第二类精神药品批发业务的企业、第二类精神药品制剂生产企业以及经备案的其他需用第二类精神药品原料药的企业，并应当按照备案的需用计划销售。

定点生产的第二类精神药品制剂只能销售给全国性批发企业、区域性批发企业、专门从事第二类精神药品批发业务的企业、第二类精神药品零售连锁企业、医疗机构或经批准购用的其他单位。

麻醉药品和精神药品定点生产企业必须建立购买方的销售档案。麻醉药品和精神药品定点生产企业销售麻醉药品和精神药品不得使用现金交易。

5. 专有标志管理　麻醉药品和精神药品的标签应当印有国务院药品监督管理部门规定的标志，麻醉药品专用标志（颜色：天蓝色与白色相间），精神药品专用标志（颜色：绿色与白色相间）。如图 10－1 所示。

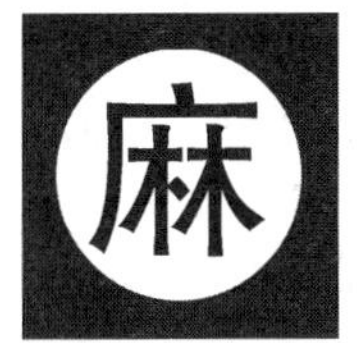

麻醉药品专用标志

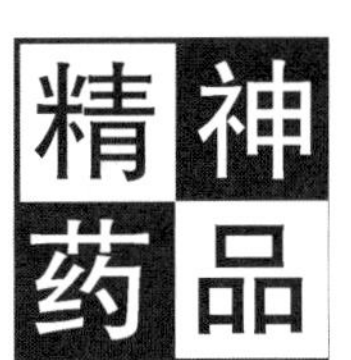

精神药品专用标志

图 10－1　麻醉药品和精神药品专用标志

四、麻醉药品和精神药品的经营管理

（一）经营制度

国家对麻醉药品和精神药品实行定点经营制度。国务院药品监督管理部门根据麻醉药品和第一类精神药品的需求总量，确定麻醉药品和第一类精神药品的定点批发企业（以下称全国性批发企业）布局；各省根据麻醉药品和第一类精神药品的需求总量，确定在该行政区域内从事麻醉药品和第一类精神药品批发业务的企业（以下称区域性批发企业）布局。国务院药品监督管理部门根据年度需求总量对全国性批发企业和区域性批发企业的布局进行调整、公布。

药品经营企业不得经营麻醉药品原料药和第一类精神药品原料药。但是，供医疗、科学研究、教学使用的小包装的上述药品可以由国务院药品监督管理部门规定的药品批发企业经营。

（二）定点经营企业的审批

全国性批发企业应当经国务院药品监督管理部门批准；区域性批发企业应当经所在地省级药品监督管理部门批准；专门从事第二类精神药品批发业务的企业，应当经所在地省级药品监督管理部门批准；第二类精神药品的药品零售连锁企业，应当经所在地设区的市级药品监督管理机构批准。国务院药品监督管理部门在批准全国性批发企业以及省、自治区、直辖市药品监督管理部门在批准区域性批发企业时，应当综合各地区人口数量、交通、经济发展水平、医疗服务情况等因素，确定其所承担供药责任的区域。

从事麻醉药品和第一类精神药品批发业务的全国性批发企业和区域性批发企业可以从事第二类精神药品批发业务。

麻醉药品和精神药品定点批发企业除应当具备《药品管理法》第十五条规定的药品经营企业的开办条件外，还应当具备下列条件：①有符合《条例》规定的麻醉药品和精神药品储存条件；②有通过网络实施企业安全管理和向药品监督管理部门报告经营信息的能力；③单位及其工作人员 2 年内没有违反有关禁毒的法律、行政法规规定的行为；④符合国务院药品监督管理部门公布的定点批发企业布局。

麻醉药品和第一类精神药品的定点批发企业，还应当具有保证供应责任区域内医疗机构所需麻醉药品和第一类精神药品的能力，并具有保证麻醉药品和第一类精神药品安全经营的管理制度。

（三）购销管理

1. 麻醉药品和第一类精神药品的购销 全国性批发企业应当从定点生产企业购进麻醉药品和第一类精神药品。区域性批发企业可以从全国性批发企业购进麻醉药品和第一类精神药品；经所在地省级药品监督管理部门批准，也可以从定点生产企业购进麻醉药品和第一类精神药品。

全国性批发企业可以向区域性批发企业，或者经省级药品监督管理部门批准可以向取得麻醉药品和第一类精神药品使用资格的医疗机构以及经批准的其他单位销售麻醉药品和第一类精神药品。区域性批发企业可以向本省、自治区、直辖市行政区域内取得麻醉药品和第一类精神药品使用资格的医疗机构销售麻醉药品和第一类精神药品。

2. 第二类精神药品的购销 从事第二类精神药品批发业务的企业可以从第二类精神药品定点生产企业、全国性批发企业、区域性批发企业、其他专门从事第二类精神药品批发业务的企业购进第二类精神药品。

从事第二类精神药品批发业务的企业可以将第二类精神药品销售给医疗机构、全国性批发企业、区域性批发企业、其他专门从事第二类精神药品批发业务的企业、医疗机构和从事第二类精神药品零售的药品零售连锁企业。

第二类精神药品零售企业应当凭执业医师出具的处方，按规定剂量销售第二类精神药品，并将处方保存 2 年备查；零售第二类精神药品时，处方应经执业药师或其他依法经过资格认定的药学技术人员复核，禁止超剂量或者无处方销售第二类精神药品；不得向未成年人销售第二类精神药品。

3. 其他销售规定 禁止使用现金进行麻醉药品和精神药品交易，个人合法购买麻醉药品和精神药品的除外。

全国性批发企业和区域性批发企业向医疗机构销售麻醉药品和第一类精神药品，应当将药品送至医疗机构，医疗机构不得自行提货。

麻醉药品和精神药品实行政府定价，在制定出厂和批发价格的基础上，逐步实行全国统一零售价格。具体办法由国务院价格主管部门制定。

五、麻醉药品和精神药品的使用管理

（一）购用管理

1. 药品生产企业 药品生产企业需要以麻醉药品和第一类精神药品为原料生产普通药品的，应当向所在地省、自治区、直辖市药品监督管理部门报送年度需求计划，由省级药品监督管理部门汇总报国务院药品监督管理部门批准后，向定点生产企业购买。

药品生产企业需要以第二类精神药品为原料生产普通药品的，应当将年度需求计划报所在地省级药品监督管理部门，并向定点批发企业或者定点生产企业购买。

2. 科学研究 教学单位需要使用麻醉药品和精神药品开展实验、教学活动的，应当经所在地省级药品监督管理部门批准，向定点批发企业或者定点生产企业购买。需要使用麻醉药品和精神药品的标准品、对照品的，应当经所在地省、自治区、直辖市人民政府药品监督管理部门批准，向国务院药品监督管理部门批准的单位购买。

开展麻醉药品和精神药品实验研究活动应当具备下列条件，并经国务院药品监督管理部门批准：①以医疗、科学研究或者教学为目的；②有保证实验所需麻醉药品和精神药品安全的措施和管理制度；③单位及其工作人员2年内没有违反有关禁毒的法律、行政法规规定的行为。

申请人开展麻醉药品和精神药品实验研究应当填写《麻醉药品和精神药品实验研究立项申请表》，连同相关资料报所在地省级药品监督管理部门。省级药品监督管理部门对申请人实验研究条件进行现场检查，出具审查意见，连同申报材料报送国家药品监督管理局进行全面审查，符合条件和规定的，发给《麻醉药品和精神药品实验研究立项批件》。该立项批件不得转让。麻醉药品和第一类精神药品的临床试验，不得以健康人为受试对象。

3. 医疗机构　医疗机构需要使用麻醉药品和第一类精神药品的，应当经所在地设区的市级卫生行政部门批准，取得《麻醉药品、第一类精神药品购用印鉴卡》（以下简称《印鉴卡》）。医疗机构应当凭印鉴卡向本省、自治区、直辖市行政区域内的定点批发企业购买麻醉药品和第一类精神药品。省、自治区、直辖市人民政府卫生主管部门应当将取得印鉴卡的医疗机构名单向本行政区域内的定点批发企业通报。对于首次申请《印鉴卡》的医疗机构，市级卫生行政部门在作出是否批准的决定前，还应当组织现场检查，并留存现场检查记录。《印鉴卡》有效期为3年。《印鉴卡》有效期满前3个月，医疗机构应当向市级卫生行政部门重新提出申请。

医疗机构取得《印鉴卡》应当具备下列条件：①有专职的麻醉药品和第一类精神药品管理人员；②有获得麻醉药品和第一类精神药品处方资格的执业医师；③有保证麻醉药品和第一类精神药品安全储存的设施和管理制度。

（二）医疗机构使用管理

课堂互动

某日，某药师独自在医院住院药房值夜班，患者家属持红色处方来取药，处方开具药物：哌替啶注射液100mg×2支，用法：im qd。请问该药师是否发药？上述情况是否符合规定？应该如何处理？

1. 处方权管理　医疗机构对本单位执业医师进行有关麻醉药品和精神药品使用知识的培训、考核，经考核合格的，授予麻醉药品和第一类精神药品处方资格。执业医师取得麻醉药品和第一类精神药品的处方资格后，方可在本医疗机构开具麻醉药品和第一类精神药品处方，但不得为自己开具该种处方。具有麻醉药品和第一类精神药品处方资格的执业医师，根据临床应用指导原则，对确需使用麻醉药品或者第一类精神药品的患者，应当满足其合理用药需求。

处方管理：执业医师应当使用专用处方开具麻醉药品和精神药品。麻醉药品和第一类精神药品处方的印刷用纸为淡红色，处方右上角分别标注“麻”“精一”；第二类精神药品处方的印刷用纸为白色，处方右上角标注“精二”。

处方限量规定：单张处方的最大用量应当符合《处方管理办法》（2007年2月14日卫生部第53号令）的规定。第二类精神药品一般每张处方不得超过7日常用量，对于慢性病或某些特殊情况的患者，处方用量可以适当延长，医师应当注明理由。麻醉药品、第一类精神药品单张处方的最大用量规定见表10－5。

表 10－5 麻醉药品、第一类精神药品单张处方的最大用量规定

剂型	门（急）诊患者	门（急）诊癌症疼痛患者	门（急）诊中、重度慢性疼痛患者	住院患者
注射剂	1 次	3 日	3 日	
缓控释制剂	7 日	15 日	15 日	1 日，逐日开具
其他剂型	3 日	7 日	7 日	
特别加强管制麻醉药品	盐酸二氢埃托啡：1 次常用量，仅限于二级以上医院内使用 盐酸哌替啶：1 次常用量，仅限于医疗机构内使用			
第一类精神药品用于特殊病症	哌醋甲酯用于治疗儿童多动症，每张处方不得超过 15 日常用量			

医疗机构应当对麻醉药品和精神药品处方进行专册登记，麻醉药品和第一类精神药品处方至少保存 3 年，第二类精神药品处方至少保存 2 年。处方保存期满后，经医疗机构主要负责人批准、登记备案，方可销毁。

3. 处方调剂 调剂麻醉药品和第一类精神药品处方时，处方的调配人、核对人应当仔细核对，签署姓名，并予以登记；对不符合规定的，应当拒绝发药。

知识链接

医疗机构麻精药品三级、五专管理程序

医疗机构麻精药品实行三级管理程序：药库入库验收及出库管理、药房请领及发放管理、病区基数管理。

药库入库验收及出库管理 ①麻醉药品、第一类精神药品入库验收管理：定点批发企业双人配送麻精药品，到货后由药品保管员双人按照验收、核对程序进行验收；双人签字做好相关登记后入库；药品保管员严格按照麻精药品“专柜加锁”（保险柜，双人双锁）管理原则保管储存。②麻醉药品、第一类精神药品出库管理：各药房麻醉药品、第一类精神药品实行基数管理；药房凭请领单同时附上与请领单内容相符的麻醉药品、第一类精神药品处方，按照相关管理规定到药库领取药品。

药房请领及发放管理 ①各药房建立基数，经药剂科同意后按基数至药库请领麻精药品；②各病区向住院药房传送患者用药信息，工作人员持医师开具的规范的麻精药品专用处方与药房打印的麻精药品发药单到住院药房领取；药师按规定审核领药单及处方，无误后回收注射剂空安瓿和废贴；③门（急）诊癌症疼痛患者和中、重度慢性疼痛患者需长期使用麻醉药品和第一类精神药品的，首诊医师应当亲自诊查患者，建立相应的病历，要求其签署《知情同意书》；病历中应当留存下列材料复印件：二级以上医院开具的诊断证明、患者户口本、身份证或者其他相关有效身份证明文件、为患者代办人员身份证明文件。凭二级以上医院医疗诊断证明书和本人户口本到卫生局办理“癌症病人麻醉药品使用卡”；患者凭麻醉药品处方和“使用卡”取药；医生应在登记卡上详细填写各项目；使用卡有效期为二个月，期满后凭旧卡换卡，患者死亡后，应立即收缴“使用卡”。

病区基数管理 ①病区根据实际使用情况提交书面申请，报药剂科和院医务科审批同意，建立病区基数；病区人员持基数表至药房，由药房负责人确认后发药并记录；②麻精药品放入病区麻精药品专柜（保险柜，双人双锁），由专人负责，医师开具专用处方取药，并专册登记；③药剂科定期到病区检查麻精药品的使用登记情况。

医疗机构麻精药品实行五专管理 专人管理、专柜加锁、专用账册、专用处方、专册登记。

六、麻醉药品和精神药品的储存、运输和邮寄管理

（一）储存管理

麻醉药品药用原植物种植企业、定点生产企业、全国性批发企业和区域性批发企业以及国家设立的麻醉药品储存单位应设置储存麻醉药品和第一类精神药品的专库，严格执行专库储存管理规定；麻醉药品和第一类精神药品的使用单位应设置专库或专柜储存麻醉药品和第一类精神药品。专库应当：①安装专用防盗门，实行双人双锁管理；②具有相应的防火设施；③具有监控设施和报警装置，报警装置应与公安机关报警系统联网。专柜应当使用保险柜，实行双人双锁管理，并配备专人负责管理工作，建立储存麻醉药品和第一类精神药品的专用账册。药品入库双人验收，出库双人复核，做到账物相符。专用账册的保存期限应当自药品有效期期满之日起不少于5年。

第二类精神药品经营企业应当在药品库房中设立独立的专库或者专柜储存第二类精神药品，并建立专用账册，实行专人管理。专用账册的保存期限应当自药品有效期期满之日起不少于5年。

（二）运输管理

托运或自行运输麻醉药品和第一类精神药品的单位，应当向所在地省级药品监督管理部门申请领取《麻醉药品、第一类精神药品运输证明》（简称为《运输证明》）。《运输证明》有效期为1年，应当由专人保管，不得涂改、转让、转借。办理运输手续时，应将《运输证明》副本交付承运人。承运单位应当查验、收存《运输证明》副本，并检查货物包装。没有《运输证明》或者货物包装不符合规定的，承运人不得承运。《运输证明》副本应随货同行以备查验。托运、承运和自行运输麻醉药品和精神药品必须采取安全保障措施，防止麻醉药品和精神药品在运输过程中被盗、被抢和丢失。

通过铁路运输麻醉药品和第一类精神药品的，应当使用集装箱或者铁路行李车运输；没有铁路需要通过公路或者水路运输麻醉药品和第一类精神药品的，应当由专人负责押运。

定点生产企业、全国性批发企业和区域性批发企业之间运输麻醉药品、第一类精神药品，发货单位在发货前应当向所在地省级药品监督管理部门报送本次运输的相关信息。属于跨省、自治区、直辖市运输的，发货单位所在地药品监督管理部门应当向收货人所在地的省级药品监督管理部门通报；属于在本省、自治区、直辖市行政区域内运输的，发货单位所在地药品监督管理部门应当向收货人所在地设区的市级药品监督管理部门通报。

（三）邮寄管理

邮寄麻醉药品和精神药品，寄件人应当提交所在地省级药品监督管理部门出具的准予邮寄证明。邮政营业机构应当查验、收存准予邮寄证明并与详情单相关联一并存档；没有准予邮寄证明的，邮政营业机构不得收寄。邮寄证明保存1年备查。

七、法律责任

根据《麻醉药品和精神药品管理条例》（以下简称为《条例》），相关的责任人若有违法行为应当承担相应的法律责任。

（一）对药品监督管理部门、卫生主管部门违反《条例》规定的处罚

药品监督管理部门、卫生主管部门违反《条例》规定，有以下情形之一的，由其上级行政机关或者监察机关责令改正；情节严重的，对直接负责的主管人员依法予以行政处分；构成犯罪的，依法追究刑事责任。

1. 对不符合条件的申请人准予行政许可或者超越法定职权作出准予行政许可决定的；
2. 未到场监督销毁过期、损坏的麻醉药品和精神药品的；
3. 未依法履行监督检查职责，应当发现而未发现违法行为、发现违法行为不及时查处，或未依照本条例规定的程序实施监督检查的；
4. 违反本条例规定的其他失职、渎职行为。

（二）麻醉药品药用原植物种植企业违反《条例》规定的处罚

麻醉药品药用原植物种植企业违反规定，有以下情形之一的，由药品监督管理部门责令限期改正，给予警告；逾期不改正的，处5万元以上10万元以下的罚款；情节严重的，取消其种植资格。

1. 未依照麻醉药品药用原植物年度种植计划进行种植的；
2. 未依照规定报告种植情况的；
3. 未依照规定储存麻醉药品的。

（三）对定点生产企业违反《条例》的处罚

定点生产企业违反规定，有以下情形之一的，由药品监督管理部门责令限期改正，给予警告，并没收违法所得和违法销售的药品；逾期不改正的，责令停产，并处5万元以上10万元以下的罚款；情节严重的，取消其定点生产资格。

1. 未按照麻醉药品和精神药品年度生产计划安排生产的；
2. 未依照规定向药品监督管理部门报告生产情况的；
3. 未依照规定储存麻醉药品和精神药品，或者未依照规定建立、保存专用账册的；
4. 未依照规定销售麻醉药品和精神药品的；
5. 未依照规定销毁麻醉药品和精神药品的。

（四）定点批发企业违反《条例》规定的处罚

定点批发企业违反规定销售麻醉药品和精神药品，或者违反规定经营麻醉药品原料药和第一类精神药品原料药的，由药品监督管理部门责令限期改正，给予警告，并没收违法所得和违法销售的药品；逾期不改正的，责令停业，并处违法销售药品货值金额2倍以上5倍以下的罚款；情节严重的，取消其定点批发资格。

定点批发企业违反规定，有下列情形之一的，由药品监督管理部门责令限期改正，给予警告，并没收违法所得和违法销售的药品；逾期不改正的，责令停业，并处2万元以上5万元以下的罚款；情节严重的，取消其定点批发资格。

1. 未依照规定购进麻醉药品和第一类精神药品的；
2. 未保证供药责任区域内的麻醉药品和第一类精神药品的供应的；
3. 未对医疗机构履行送货义务的；
4. 未依照规定报告麻醉药品和精神药品的进货、销售、库存数量以及流向的；
5. 未依照规定储存麻醉药品和精神药品，或者未依照规定建立、保存专用账册的；
6. 未依照规定销毁麻醉药品和精神药品的；
7. 区域性批发企业之间违反本条例的规定调剂麻醉药品和第一类精神药品，或者因特殊情况调剂麻醉药品和第一类精神药品后未依照规定备案。

（五）第二类精神药品零售企业违反《条例》规定的处罚

第二类精神药品零售企业违反规定储存、销售或者销毁第二类精神药品的，由药品监督管理部门责令限期改正，给予警告，并没收违法所得和违法销售的药品；逾期不改正的，责令停业，并处5000元以上2万元以下的罚款；情节严重的，取消其第二类精神药品零售资格。

（六）取得《印鉴卡》的医疗机构违反《条例》规定的处罚

取得《印鉴卡》的医疗机构违反本《条例》的规定，有以下情形之一的，由设区的市级人民政府卫生主管部门责令限期改正，给予警告；逾期不改正的，处5000元以上1万元以下的罚款；情节严重的，吊销其《印鉴卡》；对直接负责的主管人员和其他直接负责人员，依法给予降级、撤职、开除的处分。

1. 未依照规定购买、储存麻醉药品和第一类精神药品的；
2. 未依照规定保存麻醉药品和精神药品专用处方，或未依照规定进行处方专册登记的；
3. 未依照规定报告麻醉药品和精神药品的进货、库存、使用数量的；

4. 紧急借用麻醉药品和第一类精神药品后未备案的；
5. 未依照规定销毁麻醉药品和精神药品的。

（七）处方的开具人、调配人、核对人违反《条例》规定的处罚

具有麻醉药品和第一类精神药品处方资格的执业医师，违反本条例的规定开具麻醉药品和第一类精神药品处方，或者未按照临床应用指导原则的要求使用麻醉药品和第一类精神药品，由其所在医疗机构取消其麻醉药品和第一类精神药品处方资格；造成严重后果的，由原发证部门吊销其执业证书；执业医师未按照临床应用指导原则的要求使用第二类精神药品或者未使用专用处方开具第二类精神药品，造成严重后果的，由原发证部门吊销其执业证书；未取得麻醉药品和第一类精神药品处方资格的执业医师擅自开具麻醉药品和第一类精神药品处方，由县级以上人民政府卫生主管部门给予警告，暂停其执业活动；造成严重后果的，吊销其执业证书；构成犯罪的，依法追究刑事责任。处方的调配人、核对人违反规定未对麻醉药品和第一类精神药品处方进行核对，造成严重后果的，由原发证部门吊销其执业证书。

（八）采取不当手段取得实验研究、生产、经营、使用资格的处罚

提供虚假材料、隐瞒有关情况，或者采取其他欺骗手段取得麻醉药品和精神药品的实验研究、生产、经营、使用资格的，由原审批部门撤销其已取得的资格，5 年内不得提出有关申请；情节严重的，处 1 万元以上 3 万元以下的罚款，有药品生产许可证、药品经营许可证、医疗机构执业许可证的，依法吊销其许可证明文件。

（九）对运输、邮寄过程中违反本条例规定的处罚

运输、邮寄麻醉药品和精神药品环节违反本条例规定的处罚具体见表 10－6。

表 10－6 运输、邮寄环节违反本条例规定的处罚

违反本条例的情形	处罚规定
违反本条例的规定运输麻醉药品和精神药品	药品监督管理部门和运输管理部门依照各自职责，责令改正，给予警告，处 2 万元以上 5 万元以下的罚款
收寄麻醉药品、精神药品的邮政营业机构未依照本条例的规定办理邮寄手续	由邮政主管部门责令改正，给予警告；造成麻醉药品、精神药品邮件丢失的，依照邮政法律、行政法规的规定处理

（十）对实验研究环节违反本条例规定的处罚

药品研究单位在普通药品的实验研究和研制过程中，产生本条例规定管制的麻醉药品和精神药品，未依照本条例的规定报告的，由药品监督管理部门责令改正，给予警告，没收违法药品；拒不改正的，责令停止实验研究和研制活动。

（十一）对致使麻醉药品和精神药品流入非法渠道造成危害的处罚

违反本条例的规定，致使麻醉药品和精神药品流入非法渠道造成危害，构成犯罪的，依法追究刑事责任；尚不构成犯罪的，由县级以上公安机关处 5 万元以上 10 万元以下的罚款；有违法所得，没收违法所得；情节严重的，处违法所得 2 倍以上 5 倍以下的罚款；由原发证部门吊销其药品生产、经营和使用许可证明文件。

知识拓展

麻醉药品、第一类精神药品使用知情同意书（样章）

根据《中华人民共和国药品管理法》及《麻醉药品和精神药品管理条例》，为提高急慢性中重度疼痛及相关疾病患者的生存质量，方便患者领用麻醉药品和第一类精神药品（以下简称麻醉和精神药品），有效防止药品流失，在首次建立门诊病历前，请您认真阅读以下内容。

患者所拥有的权利

1. 有在医师、药师指导下获得药品的权利；

2. 有从医师、药师、护师处获得麻醉和精神药品正确、安全、有效使用和保存常识的权利；

3. 有委托亲属或者监护人代领麻醉药品的权利；

4. 权利受侵害时向有关部门投诉的权利。

受理投诉卫生行政主管部门：　　　　　　　　　　　电话：

患者及其亲属或者监护人的义务

1. 遵守相关法律、法规及有关规定；

2. 如实说明病情及是否有药物依赖或药物滥用史；

3. 患者不再使用麻醉和精神药品时，立即停止取药并将剩余的药品无偿交回建立门诊病历的医院；

4. 不向他人转让或者贩卖麻醉和精神药品。

重要提示：

1. 麻醉和精神药品仅供患者因疾病需要而使用，其他一切挪作他用或者非法持有的行为，都可能导致你触犯刑律或其他法律、法规，要承担相应法律责任。

2. 违反有关规定时，患者或者代办人要承担相应法律责任。

以上内容本人已经详细阅读，同意在享有上述权利的同时，履行相应的义务。

医疗机构（章）：　　　　　　　　　　　　患者（家属）签名：

经办人签名：

年　　月　　日　　　　　　　　　　　　年　　月　　日

第三节　医疗用毒性药品和放射性药品的管理

PPT

一、医疗用毒性药品的概况

（一）医疗用毒性药品的概念

医疗用毒性药品（medicinal toxic drug）（以下简称毒性药品），系指毒性剧烈、治疗剂量与中毒剂量相近，使用不当会致人中毒或死亡的药品。

（二）医疗用毒性药品的分类及品种

根据我国《医疗用毒性药品管理办法》（国务院令第23号，于1988年11月15日施行）规定，医疗用毒性药品分为毒性中药和毒性化学药两大类。

1. 毒性中药品种（包括原药材和饮片）　砒石（红砒、白砒）、砒霜、水银、生马钱子、生川乌、生草乌、生白附子、生附子、生半夏、生南星、生巴豆、斑蝥、青娘虫、红娘虫、生甘遂、生狼毒、生藤黄、生千金子、生天仙子、闹羊花、雪上一枝蒿、白降丹、蟾酥、洋金花、红粉、轻粉、雄黄。

2. 毒性化学药品种　去乙酰毛花苷丙、阿托品、洋地黄毒苷、氢溴酸后马托品、三氧化二砷、毛果芸香碱、升汞、水杨酸毒扁豆碱、亚砷酸钾、氢溴酸东莨菪碱、士的宁、亚砷酸注射液、A型肉毒毒素及其制剂。（其中除亚砷酸注射液、A型肉毒毒素制剂外，其余品种仅指原料药，不包括制剂）

二、医疗用毒性药品的管理

（一）生产管理

毒性药品的生产由药品监督管理部门指定的药品生产企业承担，未取得毒性药品生产许可的企业，不得生产毒性药品。毒性药品年度生产、收购、供应和配制计划，由所在地省级药品监督管理部门根据医疗需要制定，并下达给指定的毒性药品生产、收购、供应企业，并抄报国家药品监督管理局和国家中医药管理局。生产毒性药品及其制剂的生产企业不得擅自改变生产计划自行销售。

毒性药品生产企业必须由医药专业人员负责生产、配制和质量检验，并建立严格的管理制度，严防与其他药品混杂。每次配料，必须经 2 人以上复核无误，并详细记录每次生产所用原料和成品数。经手人要签字备查。生产中所有工具、容器要处理干净，以防污染其他药品。标示量要准确无误，包装容器要有医疗用毒性药品专用标志。必须严格执行生产工艺操作规程，在本单位药品检验人员的监督下准确投料，并建立完整的生产记录，保存 5 年备查。生产毒性药品过程中产生的废弃物，必须妥善处理，不得污染环境。

凡加工炮制毒性中药，必须按照《中华人民共和国药典》或者省级药品监督管理部门制定的《炮制规范》的规定进行。药材符合药用要求，方可供应、配方和用于中成药生产。

医疗用毒性药品的包装必须印有专用标识。见图 10－2。

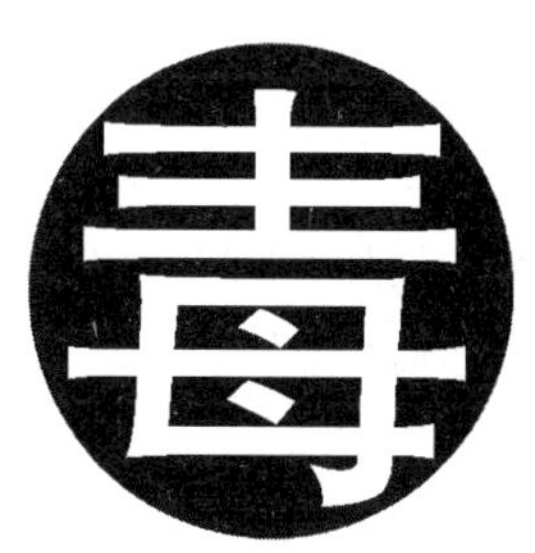

颜色：黑白相间，黑底白字

图 10－2　医疗用毒性药品标志

（二）经营管理

毒性药品的收购、经营，由各级药品监督管理部门指定的药品经营单位负责；其他任何单位或者个人均不得从事毒性药品的收购、经营和配方业务。

收购、经营、加工、使用毒性药品的单位必须建立健全保管、验收、领发、核对等制度；严防收假、发错，严禁与其他药品混杂。储存毒性药品的专库或专柜，其条件要求与储存麻醉药品的专库条件相同，专库或专柜加锁并由专人保管，双人双锁管理，专账记录。

毒性药品的包装容器上必须印有毒药标志，在运输毒性药品的过程中，应当采取有效措施，防止发生事故。

（三）使用管理

医疗单位供应和调配毒性药品，必须凭执业医师签名的正式处方；零售药店供应和调配毒性药品，应凭盖有执业医师所在的医疗机构公章的正式处方。每次处方剂量不得超过 2 日极量。调配处方时必须认真负责，计量准确，按医嘱注明要求，并由配方人员及具有药师以上技术职称的复核人员签名盖章后方可发出。对处方未注明“生用”的毒性中药，应当付炮制品。如发现处方有疑问时，须经原处方医生重新审定后再行调配。处方一次有效，取药后处方保存 2 年备查。

科研和教学单位所需的毒性药品，必须持本单位的证明信，经单位所在地县级以上药品监督管理机构批准后，供应单位方能发售。

（四）法律责任

对违反《医疗用毒性药品管理办法》的规定，擅自生产、收购、经营毒性药品的单位或者个人，由县级以上药品监督管理机构没收其全部毒性药品，并处以警告或按非法所得的5～10倍罚款。情节严重、致人伤残或死亡，构成犯罪的，由司法机关依法追究其刑事责任。

三、放射性药品的概况

（一）放射性药品的概念

放射性药品（radioactive pharmaceuticals）是指用于临床诊断或治疗的放射性核素制剂或其标记药物，包括裂变制品、堆照制品、加速器制品、放射性同位素发生器及其配套药盒、放射免疫分析药盒等。放射性药品的国家标准，由国家药典委员会负责制定和修订；放射性药品的检验由国家药品生物制品检定所或指定的药品检验所承担。国家药品监督管理部门与核工业主管部门共同负责全国放射性药品的研制、生产、流通、使用和监督管理工作。

（二）放射性药品品种

1. 含锝［$^{99m}T_C$］放射性药品 高锝［$^{99m}T_C$］酸钠注射液，锝［$^{99m}T_C$］亚甲基二膦酸盐注射液，锝［^{99m}Tc］依替菲宁注射液，锝［^{99m}Tc］焦磷酸盐注射液，锝［^{99m}Tc］喷替酸盐注射液，锝［^{99m}Tc］植酸盐注射液，锝［^{99m}Tc］聚合白蛋白注射液。

2. 含碘［^{131}I］放射性药品 邻碘［^{131}I］马尿酸钠注射液，碘［^{131}I］化钠口服溶液，碘［^{131}I］化钠胶囊。

3. 含磷［^{32}P］放射性药品 磷［^{32}P］酸钠口服溶液，磷［^{32}P］酸钠注射液，胶体磷［^{32}P］酸铬注射液。

4. 其他 含氙［^{133}Xe］注射液，枸橼酸稼［^{67}Ga］注射液，铬［^{51}Gr］酸钠注射液，氯化亚铊［^{201}Ti］注射液。

四、放射性药品的管理

（一）放射性药品研制、临床试验和审批管理

放射性新药是指我国首次生产的放射性药品。放射性新药的年度研究计划须报送国家核工业主管部门备案，经所在地省级药品监督管理部门汇总后报国务院药品监督管理部门备案。

申请人体内放射性药物实验研究的单位必须具备的条件：①具有核物理、放射化学、药学及相关专业技术人员；②具有与其研究领域相适应的工作场所、仪器设备及相应的规章制度；③具有确保产生的放射性废气、废液、固体废物达到标准排放的处理措施；④具有环境保护主管部门出具的辐射安全证明文件。

放射性新药的研制内容，包括工艺路线、质量标准、临床前药理及临床研究。研制单位在制订新药工艺路线的同时，必须研究该药的理化性能、纯度（包括核素纯度）及检验方法、药理、毒理、动物药代动力学、放射性比活度、剂量、剂型、稳定性等。研制单位对放射免疫分析药盒必须进行可测限度、范围、特异性、准确度、精密度、稳定性等方法学的研究。

放射性新药进行临床试验或者验证前，应当向国务院药品监督管理部门提出申请，按新药审批办法的规定报送资料及样品，经国务院药品监督管理部门审批同意后，在国务院药品监督管理部门指定的医院进行临床研究。临床研究结束后，向国务院药品监督管理部门提出申请，经审核批准，发给新药证书。

（二）放射性药品生产和经营管理

国家对放射性药品实行合理布局定点生产。开办放射性药品生产、经营企业，必须具备《药品管理法》规定的生产、经营条件，符合国家的放射卫生防护基本标准，并履行环境影响报告的审批手续，经有关部门审查同意，药监部门审核批准后，由所在地省级药品监督管理部门发给《放射性药品生产许可

证》《放射性药品经营许可证》，其有效期均为5年。无许可证的生产、经营企业，一律不准生产、销售放射性药品。

放射性药品年度生产、经营计划须报送核工业主管部门。生产已有国家标准的放射性药品，须经国家药品监督管理部门征求核工业主管部门意见后审批下达，并发给批准文号。

放射性药品生产、经营企业，必须配备与生产、经营放射性药品相适应的专业技术人员，具有安全、防护和废气、废物、废水处理等设施，并建立严格的质量管理制度；建立质量检验机构，严格实行生产全过程的质量控制和检验。产品出厂前，须经质量检验。符合国家药品标准的产品方可出厂，不符合标准的产品一律不准出厂。

（三）放射性药品的使用管理

医疗单位使用放射性药品，必须符合国家放射性同位素卫生防护管理的有关规定。所在地的省、自治区、直辖市的公安、环保和药品监督管理部门，应当根据医疗单位核医疗技术人员的水平、设备条件，核发相应等级的《放射性药品使用许可证》，无许可证的医疗单位不得临床使用放射性药品。《放射性药品使用许可证》有效期为5年，期满前6个月，医疗单位应当向原发证的行政部门重新提出申请，经审核批准后，换发新证。

医疗单位设置核医学科、室（同位素室），必须配备与其医疗任务相适应的并经核医学技术培训的技术人员。非核医学专业技术人员未经培训，不得从事放射性药品使用工作。

持有《放射性药品使用许可证》的医疗单位，必须负责对使用的放射性药品进行临床质量检验，收集药品不良反应等工作，并定期报告。放射性药品使用后的废物（包括患者排出物），必须按国家有关规定妥善处置。

（四）放射性药品的包装和运输管理

放射性药品的包装必须安全、实用，符合放射性药品包装质量要求，具有与放射性剂量相适应的防护装置。包装必须分内包装和外包装两部分，外包装必须贴有商标、标签、说明书和放射性药品标志，内包装必须贴有标签。标签必须注明药品品名、放射性比活度、装量等。说明书除注明前款内容外，还需注明生产企业、标准文号、批号、主要成分、出厂日期、放射性同位素半衰期、适应证、用法用量、禁忌证、有效期和注意事项等。

放射性药品的运输，按国家运输、邮政等部门制定的有关规定执行。任何单位和个人不得携带放射性药品乘坐公共交通运输工具。

第四节　其他特殊管理药品的管理

PPT

一、疫苗的管理

疫苗是关系人民群众特别是儿童健康的特殊药品，也是现代医学预防和控制传染病最经济、最有效的公共卫生干预措施。为了加强疫苗管理，保证疫苗质量和供应，规范预防接种，促进疫苗行业发展，保障公众健康，维护公共卫生安全，《中华人民共和国疫苗管理法》（主席令第30号）（以下简称《疫苗管理法》）自2019年12月1日起施行，对在中华人民共和国境内从事疫苗研制、生产、流通、预防接种及其监督管理等方面进行详细的规定。

（一）疫苗的概述

1. 疫苗的概念　疫苗是指为预防、控制疾病的发生、流行，用于人体免疫接种的预防性生物制品。

2. 疫苗的分类　根据《疫苗管理法》的规定，疫苗可分为免疫规划疫苗和非免疫规划疫苗。

免疫规划疫苗：是指居民应当按照政府的规定接种的疫苗，包括国家免疫规划确定的疫苗，省、自治区、直辖市人民政府在执行国家免疫规划时增加的疫苗，以及县级以上人民政府或者其卫生健康主管部门组织的应急接种或者群体性预防接种所使用的疫苗。

非免疫规划疫苗：是指由居民自愿接种的其他疫苗。

3. 免疫规划疫苗的品种 现行国家免疫规划疫苗包括11种儿童常规接种疫苗和3种重点人群接种疫苗（表10－7）。通过接种上述疫苗，在适龄人群中预防乙型肝炎、结核病、脊髓灰质炎、百日咳、白喉、破伤风、麻疹、甲型肝炎、流行性脑脊髓膜炎、流行性乙型脑炎、风疹、流行性腮腺炎、流行性出血热、炭疽和钩端螺旋体病，共15种传染病。

表10－7 国家免疫规划疫苗品种

接种人群	数量/个	品种
儿童	11种	重组乙型肝炎疫苗（HepB）、皮内注射用卡介苗（BCG）、口服脊髓灰质炎减毒活疫苗（OPV）、吸附无细胞百日咳－白喉－破伤风联合疫苗（DTaP）、吸附白喉－破伤风联合疫苗（DT）、麻疹－风疹联合减毒活疫苗（MR）、麻疹－流行性腮腺炎－风疹联合减毒活疫苗（MMR）、甲型肝炎疫苗（HepA）、流行性乙型脑炎疫苗（JEV）、A群脑膜炎球菌多糖疫苗（MPSV－A）、A＋C群脑膜炎球菌多糖疫苗（MPSV－AC）
重点人群	3种	双价肾综合征出血热灭活疫苗、皮上划痕人用炭疽活疫苗、钩体疫苗

4. 疫苗接种制度 国家实行免疫规划制度。居住在中国境内的居民，依法享有接种免疫规划疫苗的权利，履行接种免疫规划疫苗的义务。政府免费向居民提供免疫规划疫苗。县级以上人民政府及其有关部门应当保障适龄儿童接种免疫规划疫苗。监护人应当依法保证适龄儿童按时接种免疫规划疫苗。

国务院卫生健康主管部门制定国家免疫规划；国家免疫规划疫苗种类由国务院卫生健康主管部门会同国务院财政部门拟订，报国务院批准后公布。国务院卫生健康主管部门建立国家免疫规划专家咨询委员会，并会同国务院财政部门建立国家免疫规划疫苗种类动态调整机制。省、自治区、直辖市人民政府在执行国家免疫规划时，可以根据本行政区域疾病预防、控制需要，增加免疫规划疫苗种类，报国务院卫生健康主管部门备案并公布。

5. 疫苗追溯制度 国家实行疫苗全程电子追溯制度。国务院药品监督管理部门会同国务院卫生健康主管部门制定统一的疫苗追溯标准和规范，建立全国疫苗电子追溯协同平台，整合疫苗生产、流通和预防接种全过程追溯信息，实现疫苗可追溯。

疫苗上市许可持有人应当建立疫苗电子追溯系统，与全国疫苗电子追溯协同平台相衔接，实现生产、流通和预防接种全过程最小包装单位疫苗可追溯、可核查。

疾病预防控制机构、接种单位应当依法如实记录疫苗流通、预防接种等情况，并按照规定向全国疫苗电子追溯协同平台提供追溯信息。

（二）疫苗监督管理的部门及其职责

根据《疫苗管理法》，疫苗的监督管理部门及其职责如表10－8所列。

表10－8 疫苗的监督管理部门及其职责

监管部门	职责
国务院药品监督管理部门	负责全国疫苗监督管理工作
国务院卫生健康主管部门	负责全国预防接种监督管理工作
国务院其他有关部门	在各自职责范围内负责与疫苗有关的监督管理工作
省级药品监督管理部门	负责本行政区域疫苗监督管理工作
设区的市级、县级药品监督管理部门	负责本行政区域疫苗监督管理工作
县级以上地方人民政府卫生健康主管部门	负责本行政区域预防接种监督管理工作
县级以上地方人民政府其他有关部门	在各自职责范围内负责与疫苗有关的监督管理工作

（三）疫苗的研制和注册管理

国家根据疾病流行情况、人群免疫状况等因素，制定相关研制规划，安排必要资金，支持多联多价等新型疫苗的研制。同时，国家组织疫苗上市许可持有人、科研单位、医疗卫生机构联合攻关，研制疾病预防、控制急需的疫苗。

在中国境内上市的疫苗应当经国务院药品监督管理部门批准，取得药品注册证书。疫苗注册可特殊处理的情况有以下几种。

1. 对疾病预防、控制急需的疫苗和创新疫苗，国务院药品监督管理部门应当予以优先审评审批。

2. 应对重大突发公共卫生事件急需的疫苗或者国务院卫生健康主管部门认定急需的其他疫苗，经评估获益大于风险的，国务院药品监督管理部门可以附条件批准疫苗注册申请。

3. 出现特别重大突发公共卫生事件或者其他严重威胁公众健康的紧急事件，国务院卫生健康主管部门根据传染病预防、控制需要提出紧急使用疫苗的建议，经国务院药品监督管理部门组织论证同意后可以在一定范围和期限内紧急使用。

课堂互动

2019 年底，新型冠状病毒席卷全球。2020 年 12 月 31 日，国务院联防联控机制发布，国药集团中国生物北京生物制品研究所有限责任公司的新冠灭活疫苗已获得国家药监局批准附条件上市，该疫苗是首个获批的国产新冠病毒灭活疫苗。你知道接种疫苗的注意事项吗?

（四）疫苗生产和批签发管理

1. 疫苗生产准入制度　国家对疫苗生产实行严格准入制度。从事疫苗生产活动，应当经省级以上人民政府药品监督管理部门批准，取得药品生产许可证。

2. 疫苗生产活动条件　从事疫苗生产活动，除符合《中华人民共和国药品管理法》规定的从事药品生产活动的条件外，还应当具备下列条件。

（1）具备适度规模和足够的产能储备；

（2）具有保证生物安全的制度和设施、设备；

（3）符合疾病预防、控制需要。

3. 疫苗上市许可持有人条件　疫苗上市许可持有人应当具备疫苗生产能力；疫苗上市许可持有人的法定代表人、主要负责人应当具有良好的信用记录，生产管理负责人、质量管理负责人、质量受权人等关键岗位人员应当具有相关专业背景和从业经历，并加强对上述人员的培训和考核，及时将其任职和变更情况向省、自治区、直辖市人民政府药品监督管理部门报告；疫苗上市许可持有人应当按照规定对疫苗生产全过程和疫苗质量进行审核、检验；疫苗上市许可持有人应当建立完整的生产质量管理体系，持续加强偏差管理，采用信息化手段如实记录生产、检验过程中形成的所有数据，确保生产全过程持续符合法定要求。

4. 疫苗批签发制度　国家实行疫苗批签发制度。每批疫苗销售前或者进口时，应当经国务院药品监督管理部门指定的批签发机构按照相关技术要求进行审核、检验。符合要求的，发给批签发证明。不予批签发的疫苗不得销售，并应当由省、自治区、直辖市人民政府药品监督管理部门监督销毁；不予批签发的进口疫苗应当由口岸所在地药品监督管理部门监督销毁或者依法进行其他处理。疫苗批签发应当逐批进行资料审核和抽样检验。疫苗批签发检验项目和检验频次应当根据疫苗质量风险评估情况进行动态调整。

国务院药品监督管理部门、批签发机构应当及时公布上市疫苗批签发结果，供公众查询。

（五）疫苗流通管理

1. 疫苗的采购　国家免疫规划疫苗由国务院卫生健康主管部门会同国务院财政部门等组织集中招标或者统一谈判，形成并公布中标价格或者成交价格，各省、自治区、直辖市实行统一采购。国家免疫规划疫苗以外的其他免疫规划疫苗、非免疫规划疫苗由各省、自治区、直辖市通过省级公共资源交易平台组织采购。

省级疾病预防控制机构应当根据国家免疫规划和本行政区域疾病预防、控制需要，制定本行政区域免疫规划疫苗使用计划，并按照国家有关规定向组织采购疫苗的部门报告，同时报省、自治区、直辖市人民政府卫生健康主管部门备案。

2. 疫苗的供应及配送 疫苗上市许可持有人应当按照采购合同约定，向疾病预防控制机构供应疫苗。疾病预防控制机构应当按照规定向接种单位供应疫苗。疾病预防控制机构以外的单位和个人不得向接种单位供应疫苗，接种单位不得接收该疫苗。疫苗上市许可持有人应当按照采购合同约定配送疫苗，具备疫苗冷链储存、运输条件，遵守疫苗储存、运输管理规范，保证疫苗质量。

3. 疫苗销售证明文件及记录文件 疫苗上市许可持有人在销售疫苗时，应当提供加盖其印章的批签发证明复印件或者电子文件；销售进口疫苗的，还应当提供加盖其印章的进口药品通关单复印件或者电子文件。疾病预防控制机构、接种单位在接收或者购进疫苗时，应当索取上述证明文件，并保存至疫苗有效期满后不少于五年备查。

疫苗上市许可持有人应当建立真实、准确、完整的销售记录，并保存至疫苗有效期满后不少于五年备查。疾病预防控制机构、接种单位、疫苗配送单位应当建立真实、准确、完整的接收、购进、储存、配送、供应记录，并保存至疫苗有效期满后不少于五年备查。

疾病预防控制机构、接种单位接收或者购进疫苗时，应当索取本次运输、储存全过程温度监测记录，并保存至疫苗有效期满后不少于五年备查；对不能提供本次运输、储存全过程温度监测记录或者温度控制不符合要求的，不得接收或者购进，并应当立即向县级以上地方人民政府药品监督管理部门、卫生健康主管部门报告。

4. 疫苗定期检查制度 疾病预防控制机构、接种单位应当建立疫苗定期检查制度，对存在包装无法识别、储存温度不符合要求、超过有效期等问题的疫苗，采取隔离存放、设置警示标志等措施，并按照国务院药品监督管理部门、卫生健康主管部门、生态环境主管部门的规定处置。疾病预防控制机构、接种单位应当如实记录处置情况，处置记录应当保存至疫苗有效期满后不少于五年备查。

（六）疫苗预防接种及异常反应监测

1. 接种单位要求 县级以上地方人民政府卫生健康主管部门指定符合条件的医疗机构承担责任区域内免疫规划疫苗接种工作。符合条件的医疗机构可以承担非免疫规划疫苗接种工作，并应当报颁发其医疗机构执业许可证的卫生健康主管部门备案。

接种单位应当具备下列条件。

（1）取得医疗机构执业许可证；

（2）具有经过县级人民政府卫生健康主管部门组织的预防接种专业培训并考核合格的医师、护士或者乡村医生；

（3）具有符合疫苗储存、运输管理规范的冷藏设施、设备和冷藏保管制度。

2. 医疗卫生人员实施接种要求 在实施接种前，医疗卫生人员应当按照预防接种工作规范的要求，检查受种者健康状况、核查接种禁忌，查对预防接种证，检查疫苗、注射器的外观、批号、有效期，核对受种者的姓名、年龄和疫苗的品名、规格、剂量、接种部位、接种途径，做到受种者、预防接种证和疫苗信息相一致，确认无误后方可实施接种。

医疗卫生人员实施接种，应当告知受种者或者其监护人所接种疫苗的品种、作用、禁忌、不良反应以及现场留观等注意事项，询问受种者的健康状况以及是否有接种禁忌等情况，并如实记录告知和询问情况。有接种禁忌不能接种的，医疗卫生人员应当向受种者或者其监护人提出医学建议，并如实记录提出医学建议情况。

医疗卫生人员应当对符合接种条件的受种者实施接种。受种者在现场留观期间出现不良反应的，医疗卫生人员应当按照预防接种工作规范的要求，及时采取救治等措施。

医疗卫生人员应当按照国务院卫生健康主管部门的规定，真实、准确、完整记录疫苗的品种、上市许可持有人、最小包装单位的识别信息、有效期、接种时间、实施接种的医疗卫生人员、受种者等接种信息，确保接种信息可追溯、可查询。接种记录应当保存至疫苗有效期满后不少于五年备查。

3. 群体性预防接种　县级以上地方人民政府卫生健康主管部门根据传染病监测和预警信息，为预防、控制传染病暴发、流行，报经本级人民政府决定，并报省级以上人民政府卫生健康主管部门备案，可以在本行政区域进行群体性预防接种。需要在全国范围或者跨省、自治区、直辖市范围内进行群体性预防接种的，应当由国务院卫生健康主管部门决定。任何单位和个人不得擅自进行群体性预防接种。

4. 预防接种异常反应监测及处理　预防接种异常反应，是指合格的疫苗在实施规范接种过程中或者实施规范接种后造成受种者机体组织器官、功能损害，相关各方均无过错的药品不良反应。

对疑似预防接种异常反应，疾病预防控制机构应当按照规定及时报告，组织调查、诊断，并将调查、诊断结论告知受种者或者其监护人。对调查、诊断结论有争议的，可以根据国务院卫生健康主管部门制定的鉴定办法申请鉴定。

因预防接种导致受种者死亡、严重残疾，或者群体性疑似预防接种异常反应等对社会有重大影响的疑似预防接种异常反应，由设区的市级以上人民政府卫生健康主管部门、药品监督管理部门按照各自职责组织调查、处理。

5. 异常反应补偿制度　国家实行预防接种异常反应补偿制度。实施接种过程中或者实施接种后出现受种者死亡、严重残疾、器官组织损伤等损害，属于预防接种异常反应或者不能排除的，应当给予补偿。补偿范围实行目录管理，并根据实际情况进行动态调整。

（七）疫苗上市后管理

1. 疫苗上市许可持有人承担的疫苗上市后管理　疫苗上市许可持有人应当建立健全疫苗全生命周期质量管理体系，制定并实施疫苗上市后风险管理计划，开展疫苗上市后研究；应当对疫苗进行质量跟踪分析，持续提升质量控制标准，改进生产工艺，提高生产工艺稳定性；应当根据疫苗上市后研究、预防接种异常反应等情况持续更新说明书、标签，并按照规定申请核准或者备案；应当建立疫苗质量回顾分析和风险报告制度，每年将疫苗生产流通、上市后研究、风险管理等情况按照规定如实向国务院药品监督管理部门报告。

2. 药品监督管理部门承担的疫苗上市后管理　国务院药品监督管理部门可以根据疾病预防、控制需要和疫苗行业发展情况，组织对疫苗品种开展上市后评价，发现该疫苗品种的产品设计、生产工艺、安全性、有效性或者质量可控性明显劣于预防、控制同种疾病的其他疫苗品种的，应当注销该品种所有疫苗的药品注册证书并废止相应的国家药品标准。对预防接种异常反应严重或者其他原因危害人体健康的疫苗，国务院药品监督管理部门应当注销该疫苗的药品注册证书。

（八）保障措施管理

1. 疫苗战略物资储备　国家将疫苗纳入战略物资储备，实行中央和省级两级储备。国务院工业和信息化主管部门、财政部门会同国务院卫生健康主管部门、公安部门、市场监督管理部门和药品监督管理部门，根据疾病预防、控制和公共卫生应急准备的需要，加强储备疫苗的产能、产品管理，建立动态调整机制。

2. 经费保障　县级以上人民政府应当将疫苗安全工作、购买免疫规划疫苗和预防接种工作以及信息化建设等所需经费纳入本级政府预算，保证免疫规划制度的实施。县级人民政府按照国家有关规定对从事预防接种工作的乡村医生和其他基层医疗卫生人员给予补助。此外，国家根据需要对经济欠发达地区的预防接种工作给予支持。省、自治区、直辖市人民政府和设区的市级人民政府应当对经济欠发达地区的县级人民政府开展与预防接种相关的工作给予必要的经费补助。

各级财政安排用于预防接种的经费应当专款专用，任何单位和个人不得挪用、挤占。有关单位和个人使用预防接种的经费应当依法接受审计机关的审计监督。

3. 疫苗责任强制保险制度　国家实行疫苗责任强制保险制度。疫苗上市许可持有人应当按照规定投保疫苗责任强制保险。因疫苗质量问题造成受种者损害的，保险公司在承保的责任限额内予以赔付。

二、易制毒化学品的管理

（一）易制毒化学品的概况

1. 易制毒化学品 指国家规定管制的可用于制造毒品的前体、原料和化学助剂等物质。制毒化学品本身并不是毒品，但其具有双重性，既是一般医药、化工的工业原料，又是生产、制造或合成毒品必不可少的化学品。

2. 易制毒化学品的分类 易制毒化学品分为三类。第一类是可以用于制毒的主要原料；第二类、第三类是可以用于制毒的化学配剂。具体分类和品种见表10－9。

表10－9 易制毒化学品的分类和品种

分类	数量/个	品种名称
第一类	15	1－苯基－2－丙酮、3，4－亚甲基二氧苯基－2－丙酮、胡椒醛、黄樟素、黄樟油、异黄樟素、*N*－乙酰邻氨基苯酸、邻氨基苯甲酸、麦角酸*、麦角胺*、麦角新碱*、麻黄素类物质*（麻黄素、伪麻黄素、消旋麻黄素、去甲麻黄素、甲基麻黄素、麻黄浸膏、麻黄浸膏粉）、4－苯胺基－*N*－苯乙基哌啶、*N*－苯乙基－4－哌啶酮、*N*－甲基－1－苯基－1－氯－2－丙胺
第二类	7	苯乙酸、醋酸酐、三氯甲烷、乙醚、哌啶、溴素、1－苯基－1－丙酮
第三类	6	甲苯、丙酮、甲基乙基酮、高锰酸钾、硫酸、盐酸

注：1. 第一类、第二类所列物质可能存在的盐类，也纳入管制；
2. 带有*标记的品种为第一类中的药品类易制毒化学品，且包括原料药及其单方制剂。

（二）药品类易制毒化学品的管理

药品类易制毒化学品是指《易制毒化学品管理条例》（国务院令第445号）中所确定的麦角酸、麻黄素等物质。《药品类易制毒化学品管理办法》（卫生部令第72号）于2010年5月1日起施行，对药品类易制毒化学品的生产、经营、购买、安全以及监督管理做了详细的规定。药品类易制毒化学品的使用（处方类型、处方用量等）和安全管理要求与麻醉药品和第一类精神药品管理要求基本相同。

1. 生产、经营管理 生产、经营药品类易制毒化学品的企业，应当依照有关规定取得药品类易制毒化学品生产、经营许可。申请经营药品类易制毒化学品原料药的药品经营企业，应具有麻醉药品和第一类精神药品定点经营资格或者第二类精神药品定点经营资格。

药品类易制毒化学品单方制剂及小包装麻黄素，纳入麻醉药品销售渠道经营，仅能由麻醉药品全国性批发企业和区域性批发企业经销，不得零售。

未实行药品批准文号管理的药品类易制毒化学品品种，纳入药品类易制毒化学品原料药渠道经营。

2. 购销管理 国家对药品类易制毒化学品实行购买许可制度。购买药品类易制毒化学品的，应当办理《药品类易制毒化学品购用证明》（以下简称《购用证明》），符合豁免办理《购用证明》情形（详见《药品类易制毒化学品管理办法》第二十一条）的除外。具有药品类易制毒化学品的生产、经营、使用相应资质的单位，方有申请《购用证明》的资格。《购用证明》由国务院药品监督管理部门统一印制，有效期为3个月。购买药品类易制毒化学品时必须使用《购用证明》原件，《购用证明》不得转借、转让。

药品类易制毒化学品禁止使用现金或者实物进行交易。药品类易制毒化学品生产企业、经营企业销售药品类易制毒化学品，应当逐一建立购买方档案，并在销售时应当核查采购人员身份证明和相关购买许可证明，经核查无误后方可销售，并保存核查记录。

3. 购销要求 药品类易制毒化学品单方制剂和小包装麻黄素的购销要求：药品类易制毒化学品生产企业应当将药品类易制毒化学品单方制剂（如盐酸麻黄碱片、盐酸麻黄碱注射液、盐酸麻黄碱滴鼻液等）和小包装麻黄素销售给麻醉药品全国性批发企业。

麻醉药品全国性批发企业、区域性批发企业应当按照《麻醉药品和精神药品管理条例》第三章规定的渠道销售药品类易制毒化学品单方制剂和小包装麻黄素。

麻醉药品区域性批发企业之间不得购销药品类易制毒化学品单方制剂和小包装麻黄素。

4. 安全管理　药品类易制毒化学品生产企业、经营企业、使用药品类易制毒化学品的药品生产企业和教学科研单位，应当按规定配备相应仓储安全管理设施，制定相应的安全管理制度。建立药品类易制毒化学品专用账册。专用账册保存期限应当自药品类易制毒化学品有效期期满之日起不少于2年。

存放药品类易制毒化学品的专库或专柜实行双人双锁管理，药品类易制毒化学品入库应当双人验收，出库应当双人复核，做到账物相符。

三、兴奋剂的管理

（一）兴奋剂概述

兴奋剂（stimulant）泛指所有在体育竞赛中禁用的药品。兴奋剂违背了公平竞争的体育精神，严重破坏竞技体育训练的基本原则，危害运动员的身心健康，严重损害国家荣誉，因此应严格管理。

《反兴奋剂条例》（国务院令第398）号于2004年1月31日施行，并于2011年1月8日根据《国务院关于废止和修改部分行政法规的决定》修订。

（二）管制的兴奋剂类别和品种

我国《2020年兴奋剂目录》将兴奋剂品种分为七大类，共计349个品种，其中蛋白同化制剂品种87个，肽类激素品种65个，麻醉药品品种14个，刺激剂（含精神药品）品种75个，药品类易制毒化学品品种3个，医疗用毒性药品品种1个，其他品种104个；目录所列物质包括其可能存在的盐及光学异构体，所列蛋白同化制剂品种包括其可能存在的盐、酯、醚及光学异构体；所列物质中属于药品的，还包括其原料药及单方制剂。

（三）兴奋剂的生产经营监督管理

1. 兴奋剂管理层次　依照《反兴奋剂条例》规定，我国对含兴奋剂药品的管理可体现为三个层次：兴奋剂目录所列禁用物质属于麻醉药品、精神药品、医疗用毒性药品和药品类易制毒化学品的，依照相关规定实施特殊管理；兴奋剂目录所列禁用物质属于我国未实施特殊管理的蛋白同化制剂、肽类激素依照相关规定实施严格管理；除实施特殊管理及严格管理的品种外，兴奋剂目录所列的其他禁用物质，实施处方药管理。

2. 含兴奋剂药品标签和说明书管理　《反兴奋剂条例》规定：药品中含有兴奋剂目录所列禁用物质的，生产企业应当在包装标识或产品说明书上注明“运动员慎用”字样。未按规定标注的不得销售。

3. 蛋白同化制剂、肽类激素的管理相关规定　生产企业在取得《药品生产许可证》和药品批准文号后，才可生产蛋白同化制剂、肽类激素；药品批发企业经省级药品监督管理部门批准后，方可从事蛋白同化制剂、肽类激素的批发业务。

药品生产企业、药品批发企业在销售蛋白同化制剂、肽类激素时，必须严格按规定渠道销售；应建立客户档案，认真核实购买方资质证明材料、采购人员身份证明等情况，确认无误后方可销售；跟踪核实药品到货情况；销售情况及核实记录保存至药品有限期2年后备查。

药品零售企业不得销售除胰岛素以外的蛋白同化制剂、肽类激素；对列入兴奋剂目录管理的药品单方制剂，必须严格凭处方销售；对含兴奋剂药品的复方制剂，应按照现行药品分类管理规定执行。

四、生物制品批签发的管理

（一）生物制品批签发的概念

生物制品批签发，是指国务院药品监督管理部门对获得上市许可的疫苗类制品、血液制品、用于血源筛查的体外诊断试剂以及规定的其他生物制品，在每批产品上市销售前或者进口时，指定药品检验机构进行资料审核、现场核实、样品检验的监督管理行为。

（二）实施国家批签发的生物制品品种

需要进行批签发管理的生物制品品种包括：①疫苗制品共49个品种，其中细菌类疫苗18个品种，病毒类疫苗31个品种；②血液制品4个品种；③体外诊断试剂9个品种。

（三）生物制品批签发的管理

1. 批签发的申请 凡是需要按照批签发管理的生物制品在生产、检验完成后，批签发申请人应当填写《生物制品批签发申请表》，并提交以下资料及样品：①生物制品批签发申请表；②药品批准证明文件；③合法生产的证明性文件；④上市后变更的批准证明性文件；⑤药品生产企业质量受权人签字并加盖企业公章的批生产及检定记录摘要；⑥数量满足相应品种批签发检验要求的同批号产品，必要时提供与检验相关的中间产品、标准物质、试剂等材料；⑦质量受权人等关键人员变动情况的说明；⑧与产品质量相关的其他资料。

2. 批签发审核、检验、检查与签发 批签发可以采取资料审核的方式，也可以采取资料审核和样品检验相结合的方式进行，并可根据需要进行现场核实。对不同品种所采用的批签发方式及检验项目和检验比例，由中检院负责组织论证，各批签发机构按照确定的批签发方式和检验要求进行检验。

批签发机构根据资料审核、样品检验或者现场检查等结果作出批签发结论。符合要求的，签发生物制品批签发证明，加盖批签发专用章，发给批签发申请人。

按照批签发管理的生物制品在销售时，应当出具该批产品的生物制品批签发证明复印件并加盖企业公章。

批签发机构应当在本办法规定的工作时限内完成批签发工作。疫苗类产品应当在60日内完成批签发，血液制品和用于血源筛查的体外诊断试剂应当在35日内完成批签发。

3. 批签发复审 批签发申请人对生物制品批签发通知书有异议的，可以自收到生物制品批签发通知书之日起7日内，向原批签发机构或者直接向中检院提出复审申请。

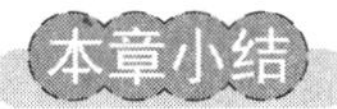

本章内容为特殊管理的药品，主要介绍了麻醉药品、精神药品、医疗用毒性药品的概念、分类、主要品种及涉及以上药物的生产、经营、使用等环节管理方面的有关规定，简要介绍了放射性药品、疫苗、生物制品批签发、易制毒化学品及兴奋剂管理。

重点：麻醉药品、精神药品、医疗用毒性药品的概念、分类和品种分类。

难点：以上三类特殊药品的生产、经营及使用管理。

思 考 题

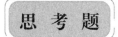

题库

一、选择题

（一）单选题

1. 根据《医疗用毒性药品管理办法》及相关规定，关于医疗用毒性药品生产、经营管理的说法，正确的是（ ）。
   A. 生产企业生产毒性药品每次配料必须经两人以上复核无误，并详细记录每次生产所用原料和成品数
   B. 生产企业生产毒性药品的生产记录应保存2年备查
   C. 医疗机构供应和调配毒性药品，必须凭执业医师签名的正式处方且每次处方剂量不得超过三日极量
   D. 调配处方时，对处方未注明“生用”的毒性中药，可以付炮制品或生药材

2. 哌醋甲酯用于治疗儿童多动症时，每张处方剂量不得超过（　）。

A. 15 日　　B. 7 日

C. 3 日　　D. 1 日

3. 调配盐酸氯胺酮注射液应用（　）。

A. 右上角标注“麻、精一”处方　　B. 右上角标注“精二”处方

C. 右上角标注“儿科”处方　　D. 右上角标注“急诊”处方

4. 调配艾司唑仑片应用（　）。

A. 右上角标注“麻、精一”处方　　B. 右上角标注“精二”处方

C. 右上角标注“儿科”处方　　D. 右上角标注“急诊”处方

5. A 型肉毒毒素及其制剂属于（　）。

A. 麻醉药品　　B. 医疗用毒性药品

C. 精神药品　　D. 药品类易制毒化学品

6.《麻醉药品、第一类精神药品购用印鉴卡》的有效期为（　）。

A. 1 年　　B. 2 年

C. 3 年　　D. 5 年

7. 精神药品分为第一类和第二类是根据药品（　）。

A. 依赖性　　B. 有效性

C. 经济性　　D. 稳定性

8. 符合麻醉药品和精神药品管理规定的是（　）。

A. 麻醉药品和精神药品的原料药和制剂生产企业均由国家药监部门批准

B. 第二类精神药品可以在各类零售药店零售，但不得向未成年人销售

C. 第二类精神药品和医疗用毒性药品处方应保存 3 年

D. 麻醉药品注射剂仅只限于医疗机构内使用

（二）多选题

1. 某药品零售连锁企业未按照相关规定销售第二类精神药品安定片，使得一些群众未经医师处方购得该药品，导致个别未成年人因超剂量服用而中毒。关于该药品零售企业销售第二类精神药品的说法，正确的有（　）。

A. 该药品零售企业不得向未成年人销售第二类精神药品

B. 对该药品零售企业的行为应按照销售假药进行处罚

C. 由设区的市级卫生主管部门给予处罚

D. 该药品零售企业应经设区的市级药品监督管理部门批准后方可从事该药品的零售业务

E. 应由该药品零售企业的驻店执业药师判断是否销售第二类精神药品

2. 关于麻黄碱复方制剂管理的说法，正确的是（　）。

A. 药品零售企业销售含麻黄碱复方制剂，除处方药按处方制剂销售外，一次销售不得超过 5 个最小包装

B. 药品零售企业不得开架销售含麻黄碱复方制剂，应设专柜由专人管理

C. 从事含麻黄碱复方制剂批发业务的药品经营企业，应具有蛋白同化制剂、肽类激素的经营资质

D. 药品零售企业销售含麻黄碱复方制剂，应查验购买者的身份证件并进行登记

E. 药品零售企业应由专柜储存，并双人双锁管理麻黄碱复方制剂

3. 同属于第一类精神药品的有（　）。

A. 巴比妥　　B. 地西泮

C. 司可巴比妥　　D. 氯胺酮

E. 哌醋甲酯

4. 下列必须使用白色，右上角标注“精二”处方的有（　）。

A. 巴比妥　　B. 曲马多

C. 苯巴比妥　　D. 阿普唑仑

E. 可卡因

5. 下列关于医疗用毒性药品说法正确的是（　）。

A. 治疗剂量和中毒剂量不一定相近

B. 包括中药品种和西药品种

C. 生产中每次配料必须经 2 人以上复核

D. 医疗用毒性药品处方保存 1 年备查

E. 严禁与其他药品混杂

6. 为门诊一般患者开具下列制剂，每张处方剂量不得超过 7 日用量的是（　）。

A. 芬太尼透皮贴剂　　B. 盐酸羟考酮控释片

C. 艾司唑仑片　　D. 硫酸吗啡缓释片

E. 盐酸曲马多片

7. 配制下列哪些制剂时，处方右上角标注“麻、精一”的是（　）。

A. 吗啡注射液　　B. 盐酸哌替啶片

C. 艾司唑仑片　　D. 酒石酸布托啡诺注射液

E. 哌替啶

二、思考题

1. 什么是特殊管理药品？为什么要对其进行特殊管理？

2. 简述麻醉药品、精神药品的生产、经营和使用的管理规定。

3. 简述疫苗的国家免疫制度。

（李　婷）

微课

第十一章

药品信息管理

学习导引

知识要求

1. **掌握** 药品信息的定义和特征；药品说明书和标签的定义、分类、书写要求和管理规定；药品广告管理要点；互联网药品信息服务定义和交易模式。

2. **熟悉** 有关国家药品说明书和标签的法律法规；药品广告的定义和作用；互联网药品信息服务管理办法。

3. **了解** 医疗机构及药店的药品信息管理系统。

能力要求

1. **熟练** 掌握药品说明书和标签、药品广告，以及互联网药品信息服务管理要点和运用相关法律法规的技能。

2. **学会** 应用说明书和标签、药品广告和互联网药品信息服务管理等法律法规，解决相关违法违规问题。

第一节 概　　述

PPT

一、药品信息的基本概况

药品是指用于预防、治疗、诊断人的疾病，有目的地调节人的生理机能并规定有适应证或者功能主治、用法和用量的物质，包括中药材、中药饮片、中成药、化学原料药及其制剂、抗生素、生化药品、放射性药品、血清、疫苗、血液制品和诊断药品等。而药品信息则反映出药品的特征和特性，是临床合理用药的依据。

（一）药品信息的概念

药品信息（drug information，DI）是指有关药品和药品活动的特征和变化，包括以下内容。

1. 有关药品特征、特性和变化的方面的信息，例如药品的理化性质，药品的安全性、有效性等方面的药品信息。

2. 有关药品活动方面的信息，包括技术信息（如药品的研发、生产、经营、使用）和商业活动信息（如价格、广告、互联网活动信息）的监督管理，以及药物教育等方面的药品信息。

（二）药品信息的来源

1. 药事法律法规 要符合《中华人民共和国药品管理法》《中华人民共和国药品管理法实施条例》和《药品政府定价办法》等法律法规；也可通过药品信息的证明文件获取药品信息，如《药品注册证》

和《产品专利证书》等证明文件。

2. 国内外期刊、图书和索引

（1）国内医药卫生期刊（包括内部交流的刊物）据初步统计有500种以上，其中药学期刊有60多种。国外有关药学期刊的数目就更多了。

（2）国内外与医院药学有关的主要期刊。

（3）图书提供的资料比较全面系统，但从时间上来看，它报道的内容比期刊要晚。科技图书的范围很广，除专著外，还包括教科书、科普读物、手册、年鉴、指南等工具书，以及各种官方文件及其汇编等。

3. 权威的参考书籍 如药典和处方集，《中华人民共和国药典》《英国药典》（BP）、《英国副药典》（BPC）、《英国国家处方集》（BNF）以及《澳大利亚药物处方集》（APF）等。

4. 药品企业提供的药品信息 如药品介绍、说明书等是由药厂编写的，但其内容则需经药政部门标准，可作为药品情报的来源。有的国家还定期把说明书汇编成册，如美国的《医师案头参考》（physician's desk reference，PDR），每年综合汇编一次，介绍市场上的新药，内容比较全面，并且还有补充本，用途较广。

5. 参加学术会议、继续教育和药学实践 药学工作者通过上述活动进行实践和交流，便于了解专业领域的前沿发展，收集到其他药学工作者掌握的部分药品信息。

6. 利用计算机系统建立咨询服务体系 随着药物信息量日趋增加，为及时向临床医生提供国内外药学发展状况和有关信息，可以利用计算机网络系统，开设“药物信息服务”（drug information service，DIS），定期向全院临床医护人员传送药物信息，及时传递药学方面的有关信息。

二、医疗机构及药店的药品信息管理系统

随着计算机技术的飞速发展，计算机在系统管理中的应用越来越普及，利用计算机实现各个系统的管理显得越来越重要。对于一些大中型管理部门来说，利用计算机高效率完成管理的日常事务，是适应现代管理制度要求，推动管理走向科学化、规范化的必要条件；而药品管理是一项琐碎、复杂而又十分细致的工作，庞大的药品数量、变化的单价、不同的进货厂商，一般不允许出错，如果实行手工操作，每天进货的情况以及进货时间等须手工填制大量的表格，这就会耗费药品管理工作人员大量的时间和精力，如果利用计算机进行这些管理工作，不仅能保证各种核算准确无误、快速记录，而且还可以利用计算机对有关的各种信息进行统计，服务于财务部门其他方面的核算和财务处理，同时计算机具有手工管理所无法比拟的优点，例如：检索速度快、查找方便、可靠性高、存储量大、保密性好、寿命长、成本低等。这些优点能够极大地提高管理的效率，使管理行业更加科学化、正规化，也是与世界接轨的重要条件。

目前这一领域以良好的发展态势不断进步和完善，大致形成了医疗机构及药店的药品管理系统（图11-1）：药品进、销、存等业务，以及入库、出库和库存管理，药品管理主要管理药库中所有药品的进出和内部统计计算，为药品会计提供基础数据，以及包括有效期的报警和下限报警。

三、药品信息评价与监督

药品信息评价必须要弄清信息来源和目的，药品信息的评价必须客观、真实和准确，通常用实验度量标准反映某物质真实状况的程度，同时药品信息的评价必须全面，包括不同的信息资源。

药品信息的监督管理内容包括以下几项。

1. 国家组织制定颁布药品标准；
2. 通过立法程序制定发布有关药品信息管理的法规；
3. 通过药学行业组织制定药师职业道德标准规范；
4. 通过药学教育改革培养临床药师、情报药师；
5. 建立药品监督计算机信息系统。

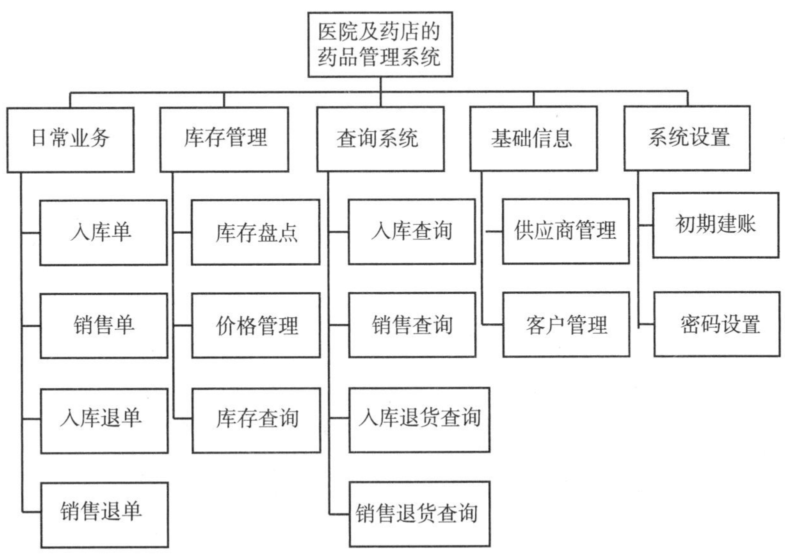

图 11－1　医疗机构及药店的药品管理系统

第二节　药品说明书和标签管理

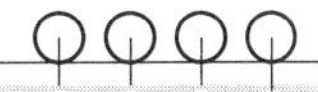

案例解析

药品标签警示不足致伤案

【案例】2000 年 8 月，美国佛蒙特州吉他手戴安娜·莱文因严重头痛合并恶心、脱水症状到社区卫生诊所求治，医生为其注射惠氏公司药物“非那根”时，并未采取药品标签建议的肌内注射，而是采取了静脉注射，理由是静脉注射对改善严重的偏头痛效果较佳。由于医生注射不当造成部分药剂注入动脉，导致莱文右手和右前臂坏死被迫截肢。在对这起医疗事故起诉诊所获得医疗事故赔偿金后，莱文在佛蒙特州法院控告惠氏，认为药厂应该修订 FDA 批准的标签，标明该药严禁推注。

【提问】这一案件中应由谁承担主要责任?

【解析】这一起法律纠纷主要来自标签或说明书缺陷，以及标签和说明书外用药的风险。美国最高法院的裁定表明，企业作为产品的第一责任人，应对因标签或说明书缺陷产生的风险承担责任。我国《药品说明书和标签管理规定》对企业在说明书上标示药品不良反应信息方面也有相似规定：“药品生产企业未根据药品上市后的安全性、有效性情况及时修改说明书或者未将药品不良反应在说明书中充分说明的，由此引起的不良后果由该生产企业承担”。

药品标识物作为整体商品的药品的重要组成部分，是药品外在质量的主要体现，也是医师和药师决定用药和指导消费者购买选择的重要药品信息来源之一。药品标识物包括药品的包装（package）、标签（labeling）和说明书（package insert）。

一、药品说明书和标签概述

药品说明书是指药品生产企业印制并提供的，包含药理学、毒理学、药效学、医学等药品安全性、有效性的重要科学数据和结论，用以指导临床正确使用药品的技术资料。药品说明书既是指导医患选择药品的主要依据，又是合理、正确使用药品的指示说明。因此，加强对药品说明书的管理具有重要意义。

药品标签是指药品包装上印有或贴有的文字内容。药品包装必须按照规定印有或贴有标签。药品标签应当以说明书为依据，其内容不得超出说明书的范围，不得印有暗示疗效、误导使用和不适当宣传产品的文字和标识。药品包装不得夹带其他任何介绍或宣传产品、企业的文字、音像及其他资料。药品标签既能为消费者提供药品信息，又是产品本身的外观形象，故药品标签应当简洁明了、通俗易懂，不产生误导，能指导医患规范、正确地用药。

药品标签分为内标签和外标签。内标签指直接接触药品包装的标签；外标签是指内包装以外的其他包装的标签，包括零售标签、原料药标签和用于运输、储藏的包装标签。标签的主要内容将在药品标签的管理规定部分详细介绍。

二、药品说明书和标签的管理规定

国家食品药品监督管理局令（第24号）《药品说明书和标签管理规定》自2006年6月1日起施行。2020年5月15日，国家药品监督管理局（2018年4月原“国家食品药品监督管理总局”正式变更为“国家药品监督管理局”）发布《药品说明书和标签管理规定（修订稿）》。以下将以局24号令《药品说明书和标签管理规定》为基础，结合现行《药品管理法》和《药品说明书和标签管理规定（修订稿）》，介绍药品说明书和标签的管理（表11－1）。

表11－1　我国有关药品说明书和标签管理的最新法律法规

专门规章	颁发机构	时间
《药品说明书和标签管理规定》	国家食品药品监督管理局	2006
《化学药品和治疗用生物制品说明书规范细则》	国家食品药品监督管理局	2006
《中华人民共和国药品管理法》最新修订	国家药品监督管理局	2019
《药品说明书和标签管理规定（修订稿）》	国家药品监督管理局	2020
《化学药品和治疗用生物制品说明书规范细则（修订稿）》	国家药品监督管理局	2020
《预防用生物制品说明书细则 》征求意见稿	国家药品监督管理局	2020

（一）新旧版《药品说明书和标签管理规定》章节对照

新版《药品说明书和标签管理规定》共七章40条，新增了15条款，修订了8条款，删除了3条款，17条款保持不变。增加了按假劣药罚则、强化持有人是药品说明书和标签的责任主体，负责药品说明书和标签的制定、修订和维护（表11－2）。

（二）药品说明书和标签管理的原则

药品的说明书和标签是介绍药品特性、指导合理用药和普及医药知识，告知正确贮存、保管和运输药品的重要媒介，起着信息准确传递的作用。因此，在中华人民共和国境内上市销售的药品，其说明书和标签必须由国务院药品监督管理部门予以核准，不得擅自增加或删改原批准内容。

《药品管理法》第四十九条对药品包装标签、说明书管理作出规定：“药品包装必须按照规定印有或贴有标签并附有说明书。标签或者说明书应当注明药品的通用名称、成分、规格、上市许可持有人及其地址、生产企业及其地址、批准文号、产品批号、生产日期、有效期、适应证或者功能主治、用法、用量、禁忌、不良反应和注意事项。标签、说明书中的文字应当清晰，生产日期、有效期等事项应当显著标注，容易辨识。麻醉药品、精神药品、医疗用毒性药品、放射性药品、外用药品和非处方药的标签、说明书，应当印有规定的标志。”

表 11－2　新旧版《药品说明书和标签管理规定》章节对照表

《说明书和标签管理规定》 国家食品药品监督管理局令第 24 号 （2006 年）	条款数	《说明书和标签管理规定》 国家药品监督管理局 2020 征求意见稿	条款数
第一章总则 1～8 条	31	第一章总则 新 1～8 条，有新增内容、文字调整	40
第二章药品说明书 9～15 条		第二章新药说明书动态管理 新 9～18 条，有删除内容、新增内容、文字调整	
		第三章仿制药说明书管理 新 19～22 条，新增内容	
第三章药品的标签 16～23 条		第四章药品的标签 新 23～30 条，内容未变动	
第四章药品名称和注册商标的使用 24～27 条		第五章药品名称和注册商标的使用 新 31～34 条内容未变动	
第五章其他规定 28～29 条		第六章有关专用标识药品、中药材等的规定 新 35～36 条，内容无变动	
第六章附则 30～31 条		第七章罚则 新 37～40 条有新增内容、删除内容	

2020 年 5 月 15 日国家药品监督管理局发布《药品说明书和标签管理规定（修订稿）》，有关药品说明书和标签管理规定总则如下。

（1）为加强药品说明书和标签的全生命周期动态管理，构建药品说明书和标签统一管理体系，根据《中华人民共和国药品管理法》和《中华人民共和国药品管理法实施条例》制定本规定。

（2）在中华人民共和国境内上市销售的药品，其说明书和标签应当符合本规定的要求。

（3）申请人/药品上市许可持有人为药品说明书和标签的责任主体，负责药品说明书和标签的制定、修订和维护。

（4）国家药品监督管理局负责药品说明书和标签的核准与监管，成立专职部门统一负责说明书和标签的技术审评和管理工作。

（5）药品的标签应当以说明书为依据，其内容不得超出说明书的范围，不得印有暗示疗效、误导使用和不适当宣传产品的文字和标识。

（6）药品包装必须按照规定印有或者贴有标签，不得夹带其他任何介绍或者宣传产品、企业的文字、音像及其他资料。

（7）药品生产企业生产供上市销售的最小包装必须附有说明书。

（8）药品说明书和标签的文字表述应当科学、规范、准确，文字清晰易辨，标识清楚醒目，不得有印字脱落、涂改等现象。

（9）药品说明书和标签应当使用国家语言文字工作委员会公布的规范化字，增加其他文字对照的，应当以汉字表述为准。

（10）本规定适用于化学药品、治疗用生物制品中成药。预防用生物制品、细胞治疗用品和诊断试剂等也可参考使用。

三、药品说明书书写要求与管理规定

（一）药品说明书的具体格式要求

药品说明书应依照国家要求的格式及批准的内容，由生产厂家制定。为了公众的利益，药品说明书必须规范化，说明书应包含有关药品的安全性、有效性等基本科学信息，内容应尽可能准确并定时修订。2020 年 5 月，国家药品监督管理局在《化学药品和治疗用生物制品说明书规范细则（修订稿）》中规定了说明书各项内容书写要求。

1. 药品说明书一般格式 详见图11－2。

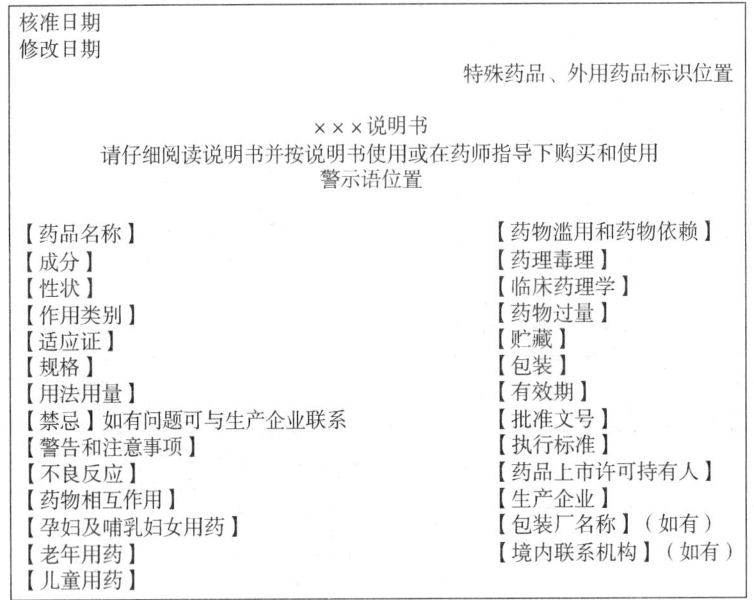

核准日期
修改日期

特殊药品、外用药品标识位置

×××说明书
请仔细阅读说明书并按说明书使用或在药师指导下购买和使用
警示语位置

【药品名称】
【成分】
【性状】
【作用类别】
【适应证】
【规格】
【用法用量】
【禁忌】如有问题可与生产企业联系
【警告和注意事项】
【不良反应】
【药物相互作用】
【孕妇及哺乳妇女用药】
【老年用药】
【儿童用药】
【药物滥用和药物依赖】
【药理毒理】
【临床药理学】
【药物过量】
【贮藏】
【包装】
【有效期】
【批准文号】
【执行标准】
【药品上市许可持有人】
【生产企业】
【包装厂名称】（如有）
【境内联系机构】（如有）

图11－2　药品说明书一般格式和主要内容

2. 说明书各项内容书写要求

（1）“核准和修改日期”　核准日期为国家药品监督管理局批准该药品注册的时间。修改日期为此后历次修改的时间。核准和修改日期应当印制在说明书首页左上角。修改日期位于核准日期下方，按时间顺序逐行书写。

（2）“特殊药品、外用药品标识”　麻醉药品、精神药品、医疗用毒性药品、放射性药品和外用药品等专用标识在说明书首页右上方标注。

（3）“说明书标题”　“XXX说明书”中的“XXX”是指该药品的通用名称。

（4）“请仔细阅读说明书并在医师指导下使用”　该内容必须标注，并印制在说明书标题下方。

（5）“警示语”　是指对药品严重不良反应及其潜在的安全性问题的警告，还可以包括药品禁忌、注意事项及剂量过量等需提示用药人群特别注意的事项。有该方面内容的，应当在说明书标题下以醒目的黑体字注明。无该方面内容的，不列该项。

（6）药品名称　按下列顺序列出。

①通用名称　《中国药典》收载的品种，其通用名称应当与药典一致；药典未收载的品种，其名称应当符合药品通用名称命名原则。

②商品名称　未批准使用商品名称的药品不列该项。

③英文名称　无英文名称的药品不列该项。

④汉语拼音　略。

（7）成分

①列出活性成分的化学名称、化学结构式、分子式、分子量。并按下列方式书写：化学名称，化学结构式，分子式，分子量。

②复方制剂可以不列出每个活性成分化学名称、化学结构式、分子式、分子量内容。本项可以表达为“本品为复方制剂，其组分为：××”。组分按一个制剂单位（如每片、粒、支、瓶等）分别列出所含的全部活性成分及其量。

③多组分或者化学结构尚不明确的化学药品或者治疗用生物制品，应当列出主要成分名称，简述活性成分来源。

④辅料：处方中含有可能引起严重不良反应的辅料的，该项下应当列出该辅料名称。

⑤注射剂应当列出全部辅料名称。

⑥冻干制品的溶媒。

（8）性状　包括药品的外观、臭、味、溶解度以及物理常数等。

（9）规格　指每支、每片或其他每一单位制剂中含有主药（或效价）的重量或含量或装量。生物制品应标明每支（瓶）有效成分的效价（或含量及效价）及装量（或冻干制剂的复溶后体积）。表示方法一般按照《中国药典》要求规范书写，有两种以上规格的应当分别列出。

（10）适应证　应当根据该药品的用途，采用准确的表述方式，明确用于预防、治疗、诊断、缓解或者辅助治疗某种疾病（状态）或者症状。

（11）用法用量　应当包括用法和用量两部分。需按疗程用药或者规定用药期限的，必须注明疗程、期限。应当详细列出该药品的用药方法，准确列出用药的剂量、计量方法、用药次数以及疗程期限，并应当特别注意与规格的关系。用法上有特殊要求的，应当按实际情况详细说明。

（12）禁忌　应当列出禁止应用该药品的人群或者疾病情况。

①必须包括对整个说明书中最有临床意义安全性问题的简要总结，这些信息会影响是否处方给药的决定、为确保安全使用药物对患者进行监测的建议，以及可采取的预防或减轻损害的措施。

②应将每个项风险以警示符号标出，每个风险都需包含完整的信息（例如，风险的识别确认，预防或减轻损害的建议等），应体现最重要的临床安全性担忧，反映安全性风险的性质和严重程度。例如：输液反应：已有严重输液反应的报道。发生严重不良反应时应停止用药；对于发生较轻反应者，在后续用药时考虑给予预处理。应避免使用含糊不清、不详细的信息（例如谨慎使用）和描述禁忌证的术语（例如“不要使用......”）。

③应列出使用时必须注意的问题，包括需要慎用的情况（如肝、肾功能的问题），影响药物疗效的因素（如食物、烟、酒），用药过程中需观察的情况（如过敏反应，定期检查血象、肝功、肾功）及用药对于临床检验的影响等。

④滥用或者药物依赖性内容可以在该项目下列出。

（13）不良反应　应当实事求是地详细列出该药品不良反应。并按不良反应的严重程度、发生的频率或症状的系统性列出。

（14）药物相互作用　列出与该药物产生相互作用的药物或者药物类别，并说明相互作用的结果及合并用药的注意事项。可简单描述无相互作用的研究药物。未进行药物相互作用研究且无可靠参考文献的，应当在该部分予以说明。

（15）孕妇及哺乳期妇女用药　着重说明该药品对妊娠、分娩及哺乳期母婴的影响，并写明可否应用本品及用药注意事项。未进行该项实验且无可靠参考文献的，应当在该项下予以说明。

（16）儿童用药　主要包括儿童由于生长发育的关系而对于该药品在药理、毒理或药代动力学方面与成人的差异，并写明可否应用本品及用药注意事项。未进行该项实验且无可靠参考文献的，应当在该项下予以说明。

（17）老年用药　主要包括老年人由于机体各种功能衰退的关系而对于该药品在药理、毒理或药代动力学方面与成人的差异，并写明可否应用本品及用药注意事项。

（18）未进行该项实验且无可靠参考文献的，应当在该项下予以说明。

（19）药物过量　详细列出过量应用该药品可能发生的毒性反应、剂量及处理方法。未进行该项实验且无可靠参考文献的，应当在该项下予以说明。

（20）临床药理学

①药效动力学（PD）　须描述与临床效应或不良事件相关的药物或活性代谢产物的生物化学或生理学效应。该部分应包括关于药物及其代谢产物对PD生物标志物或其他临床相关参数影响的描述。如果无相关PD数据或PD效应未知，须说明缺乏该部分信息。

②药物对QT间期的影响　也应包括在药效动力学部分。

③药代动力学（PK） 应包括药物在体内吸收、分布、代谢和排泄的全过程及其主要的药代动力学参数或特征，以及特殊人群的药代动力学参数或特征。说明药物是否通过乳汁分泌、是否通过胎盘屏障及血脑屏障等。应以人体临床试验结果为主，如缺乏人体临床试验结果，可列出非临床试验的结果，并加以说明。未进行药代动力学研究且无可靠参考文献的，应当在该部分予以说明。

④遗传药理学 应包括影响药物体内过程以及治疗相关的基因变异相关数据或信息。

（21）药理毒理

①药理作用 重点阐述药物与临床适应证相关已明确的药理作用，包括药物类别、作用机制、药理活性等；复方制剂的药理作用可以为每一组成成分的药理作用。如果药物获准用于不同适应证的作用机制不同，需对其用于不同适应证的作用机制进行阐述。如果的作用机制尚不明确，需明确说明。对于抗微生物药物，应阐明药物的微生物学特征，包括抗病毒/抗菌活性/药物敏感性、耐药性等。

②毒理研究 与临床应用有关、有助于判断药物临床安全性的非临床毒理研究结果，一般包括遗传毒性、生殖毒性、致癌性等特殊毒理学试验信息，必要时包括一般毒理学试验中或其他毒理学试验中提示的需重点关注的信息。应当描述动物种属类型，给药方法（剂量、给药周期、给药途径）和主要毒性表现等重要信息。复方制剂的毒理研究内容应当尽量包括复方给药的毒理研究结果，若无该信息，应当写入单药的相关毒理内容。若有幼龄动物毒性研究资料，且已批准药品用于儿科人群，应阐明有关动物毒性研究内容。

未进行该项实验且无可靠参考文献的，应当在该项下予以说明。

（22）临床试验 新药说明书中的新药临床试验概述，应当准确、客观地描述临床试验的设计、给药方法、研究对象、主要观察指标、临床试验的结果包括不良反应等。

通过一致性评价的仿制药，临床试验项的内容与原研新药一致。

（23）贮藏 具体条件的表示方法按《中国药典》要求书写，并注明具体温度。如：阴凉处（不超过20℃）保存。生物制品应当同时注明制品保存和运输的环境条件，特别应明确具体温度。

（24）包装 包括直接接触药品的包装材料和容器及包装规格，并按该顺序表述。

（25）有效期 以月为单位表述。

（26）执行标准 列出执行标准的名称、版本，如《中国药典》2020年版二部。

（27）批准文号 指该药品的药品批准文号、进口药品注册证号或者医药产品注册证号。麻醉药品、精神药品、蛋白同化制剂和肽类激素还需注明药品准许证号。

（28）药品上市许可持有人 增加药品上市许可持有人的有关信息。

（29）生产企业 国产药品该项内容应当与《药品生产许可证》载明的内容一致，进口药品应当与提供的政府证明文件一致。

（30）包装厂名称 对于境外进口药品，根据情况，增加包装厂名称的信息。

（31）境内联系机构 对于境外进口药品，根据情况，增加境内联系机构的信息。

（二）新药说明书动态管理

1. 药品说明书是基于科学研究数据总结形成的包含药品安全性和有效性等重要信息的法定技术文件，是指导医药专业人员和患者安全、合理用药的重要依据。药品说明书的具体格式、内容和书写要求由国家药品监督管理局制定并发布。

药品说明书应包含安全有效使用药品所必需的科学信息，内容必须详实，具有知识性、真实性和准确性，在任何项目中不得使用宣传性语言，不可包含虚假和误导性信息。不可夸大有效性，也不能回避不利信息。

2. 药品说明书对疾病名称、药学专业名词、药品名称、临床检验名称和结果的表述，应当采用国家统一颁布或规范的专用词汇，度量衡单位应当符合国家标准的规定。

3. 申请人负责药品说明书撰写工作。在提交新药上市申请时，申请人根据前期支持性研究数据撰写说明书，国家药品监督管理局药品审评机构负责说明书技术审核，将申报与审评两方讨论形成的说明书终稿报国家药品监督管理局发布。

4. 新药上市许可持有人负责药品说明书修订和维护在药品上市后的全生命周期内，新药上市许可持有人应主动收集药品的安全性、有效性信息，包括个例不良反应报告、药品定期安全性修订报告、有关药物不良反应的文献，以及上市后研究数据等，对新药的安全性、有效性信息进行汇总分析，及时/定期进行获益/风险评估。当明确新药存在新的安全性风险，或已有数据提示现行版说明书不准确、虚假或有误导性时，及时修订说明书安全性和有效性信息，并报国家药品监督管理局药品审评机构审核确认。

对于发现新的严重用药风险，涉及说明书中禁忌证、特殊警告和使用注意事项、剂量和用药方法以及其他可能显著影响患者药品使用获益/风险比的信息，上市许可持有人应尽快（最长时限不得超过3个月）提交修订药品说明书的申请。对于新发现的非严重不良反应或风险，应在3~6个月内提交修订说明书的申请。对于进口药品，上市许可持有人应基于其核心数据库和安全性问题评估，及时修订说明书。对于影响药物安全性与有效性的内容，在其他国际监管机构修订说明书3个月内，上市许可持有人必须告知我国药品监管部门并提出国内说明书修改意见。

5. 基于收集到的药品不良反应报告及分析结果，药品监管部门可要求药品上市许可持有人对药品说明书进行修订。对监管部门提出的更改要求，药品上市许可持有人应在一个月内做出回应。

6. 出于保护公众健康和指导正确合理用药的目的，药品上市许可持有人可以主动提出在药品说明书或者标签上加注警示语，国家药品监督管理局也可以要求药品上市许可持有人在说明书上加注警示语。

7. 药品说明书获准修改后，药品上市许可持有人应当将修改的内容立即通知相关药品经营企业、使用单位及其他部门，并按要求及时使用修改后的说明书。

8. 在申请再注册时，药品上市许可持有人须提供药品在上市期间的临床应用情况，包括药品有效性、安全性总结报告、定期安全性修订报告。如发现新的安全性问题，需提供其分析评估报告，必要时对药品说明书中的安全性内容进行补充修订。

9. 对于改良型新药，应在原研药（被改新药）说明书的基础上，根据改良型新药的特点，如结构、剂型、处方工艺的优化，改变给药途径，修改适应证等，起草制定药品说明书，允许说明书上存在某些差异。

10. 国家药品监督管理局将在官方网站公开新药说明书审核和修订情况以及批准的新药说明书，供公众查询。

（三）仿制药说明书管理

1. 仿制药说明书应参考被仿新药/或参比制剂说明书制定。除适应证需经国务院药品监督管理部门审核批准，以及与仿制药公司有关的一些信息外，说明书主要内容须与国务院药品监督管理部门指定的参比制剂说明书一致。不同公司/厂家仿制的同一药品的药品说明书，主体内容应完全一致。通用名相同而规格不同的品种，指定的参比制剂有可能不同，但说明书应尽量统一。

2. 仿制药上市许可持有人应主动/定期查阅作为参比制剂新药的药品说明书，在参比制剂说明书有效性、安全性信息有所修订时，应及时对仿制药说明书予以修订。

3. 对于原研或参比制剂由于非疗效/安全性原因撤市者，国务院药品监督管理部门将重新指定参比制剂。如参比制剂已在中国上市，上市许可持有人应负责药品说明书的修订、维护工作。如参比制剂未在中国上市，将指定一家（如首家）仿制药上市许可持有人承担药品说明书的修订、维护工作。

对于具有系统完整的临床研究数据，视同通过一致性评价的非参比制剂，根据其具体情况，药品说明书的某项内容可以与参比制剂说明书有所不同。

4. 生物类似药的药品说明书，应基于原研新药说明书和类似药的研究数据，参考《生物类似药研究和评价技术指导原则》相关要求进行制定。

四、药品标签管理规定

（一）药品标签

药品标签的主要内容具体见表11－3。

表 11－3　药品标签的主要内容

药品标签	标签主要内容
内标签	药品通用名称、适应证或者功能主治、规格、用法用量、生产日期、产品批号、有效期、生产企业等
内标签（包装尺寸过小）	药品通用名称、规格、产品批号、有效期等
外标签	药品通用名称、成分、性状、适应证或者功能主治、规格、用法用量、不良反应、禁忌、注意事项、贮藏、生产日期、产品批号、有效期、批准文号、生产企业等
原料药标签	药品名称、贮藏、生产日期、产品批号、有效期、执行标准、批准文号、生产企业，同时还需注明包装数量以及运输注意事项等
运输、储藏包装标签	药品通用名称、规格、贮藏、生产日期、产品批号、有效期、批准文号、生产企业，也可以根据需要注明包装数量、运输注意事项或者其他标记等

（二）药品标签管理内容

1. 药品的标签是指药品包装上印有或者贴有的内容，分为内标签和外标签。药品内标签指直接接触药品的包装的标签，外标签指内标签以外的其他包装的标签。

2. 药品的内标签应当包含药品通用名称、适应证或者功能主治、规格、用法用量、生产日期、产品批号、有效期、生产企业等内容。包装尺寸过小无法全部标明上述内容的，至少应当标注药品通用名称、规格、产品批号、有效期等内容。

3. 药品外标签应当注明药品通用名称、成分、性状、适应证或者功能主治、规格、用法用量、不良反应、禁忌、注意事项、贮藏、生产日期、产品批号、有效期、批准文号、生产企业等内容。适应证或者功能主治、用法用量、不良反应、禁忌、注意事项不能全部注明的，应当标出主要内容并注明“详见说明书”字样。

4. 用于运输、储藏的包装的标签，至少应当注明药品通用名称、规格、贮藏、生产日期、产品批号、有效期、批准文号、生产企业，也可以根据需要注明包装数量、运输注意事项或者其他标记等必要内容。

5. 原料药的标签应当注明药品名称、贮藏、生产日期、产品批号、有效期、执行标准、批准文号、生产企业，同时还需注明包装数量以及运输注意事项等必要内容。

6. 同一药品生产企业生产的同一药品，药品规格和包装规格均相同的，其标签的内容、格式及颜色必须一致；药品规格或者包装规格不同的，其标签应当明显区别或者规格项明显标注。同一药品生产企业生产的同一药品，分别按处方药与非处方药管理的，两者的包装颜色应当明显区别。

7. 对贮藏有特殊要求的药品，应当在标签的醒目位置注明。

8. 药品标签中的有效期应当按照年、月、日的顺序标注，年份用四位数字表示，月、日用两位数表示。其具体标注格式为“有效期至 XXXX 年 XX 月”或者“有效期至 XXXX 年 XX 月 XX 日”；也可以用数字和其他符号表示为“有效期至 XXXX. XX.”或者“有效期至 XXXX/XX/XX”等。

9. 预防用生物制品有效期的标注按照国务院药品监督管理部门批准的注册标准执行，治疗用生物制品有效期的标注自分装日期计算，其他药品有效期的标注自生产日期计算。有效期若标注到日，应当为起算日期对应年月日的前一天，若标注到月，应当为起算月份对应年月的前一月。

（三）药品名称和注册商标的使用

1. 药品说明书和标签中标注的药品名称必须符合国务院药品监督管理部门公布的药品通用名称和商品名称的命名原则，并与药品批准证明文件的相应内容一致。

2. 药品通用名称应当显著、突出，其字体、字号和颜色必须一致，并符合以下要求。

（1）对于横版标签，必须在上三分之一范围内显著位置标出；对于竖版标签，必须在右三分之一范围内显著位置标出；

（2）不得选用草书、篆书等不易识别的字体，不得使用斜体、中空、阴影等形式对字体进行修饰；

（3）字体颜色应当使用黑色或者白色，与相应的浅色或者深色背景形成强烈反差；

（4）除因包装尺寸的限制而无法同行书写的，不得分行书写。

3. 药品商品名称不得与通用名称同行书写，其字体和颜色不得比通用名称更突出和显著，其字体以单字面积计不得大于通用名称所用字体的二分之一。

4. 药品说明书和标签中禁止使用未经注册的商标以及其他未经国务院药品监督管理部门批准的药品名称。药品标签使用注册商标的，应当印刷在药品标签的边角，含文字的，其字体以单字面积计不得大于通用名称所用字体的四分之一。

（四）有关专用标识药品、中药材等的规定

1. 麻醉药品、精神药品、医疗用毒性药品、放射性药品、外用药品和非处方药品等国家规定有专用标识的，其说明书和标签必须印有规定的标识。（图 11－3）

2. 国家对药品说明书和标签有特殊规定的，从其规定。

3. 中药材、中药饮片的标签管理规定由国务院药品监督管理部门另行制定。

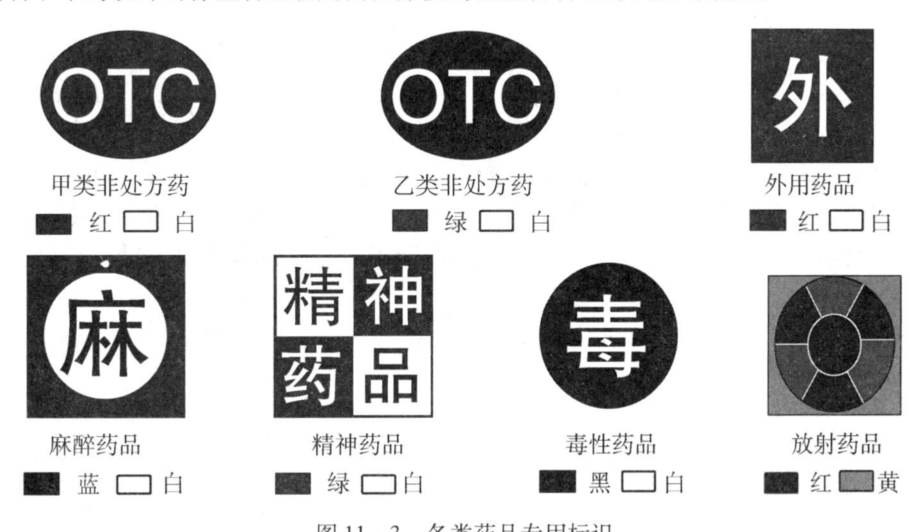

图 11－3　各类药品专用标识

PPT

第三节　药品广告管理

课堂互动

如何通过药品广告正确购买药品?

1. 了解不得发布广告的药品　国家规定麻醉药品、精神药品、医疗用毒性药品、放射性药品、医疗机构配制的制剂、军队特需药品、治疗肿瘤、艾滋病及性功能障碍药品、计划生育用药和防疫用药等不准发布广告。

2. 看清药品广告发布的媒体　处方药可以在国家卫生部门和国务院药品监督管理部门共同指定的医学、药学专业刊物上发布广告，但不得在大众传播媒介发布广告或者以其他方式进行以公众为对象的广告宣传。非处方药可以在大众传播媒介发布广告或者以其他方式进行以公众为对象的广告宣传。但马路上散发的、家门口或信箱粘贴的药品广告，绝大多数都未经审查，是非法的。

3. 核查有无药品批准文号或广告批准文号　药品批准文号格式为“国药准字＋1 位字母＋8 位数字”，药品广告批准文号格式为“X 药广审（视，声、文）第 0000000000 号”。

一、药品广告的基本概况

（一）药品广告的定义

根据《中华人民共和国广告法》，广告是指商品经营者或服务提供者承担费用，通过一定的媒介和形式直接或间接地介绍自己所推销的商品或所提供的服务的商业广告。药品广告（advertisement of drug）属于广告的一种，是药品生产经营者通过一定的媒介和形式介绍具体药品品种，直接或间接地进行以药品宣传为目的的商业广告。凡是利用各种媒介和形式发布药品广告，包括药品生产、经营企业的产品宣传资料，均属于药品广告。

（二）广告法中涉及到的法律主体

广告法中涉及到的法律主体有广告主、广告经营者和广告发布者。

1. 广告主　指为推销商品或者提供服务，自行或者委托他人设计、制作、发布广告的法人及其他经济组织或个人。《药品广告审查管理办法》规定，发布药品广告的广告主必须是具有合法资格的药品生产企业或药品经营企业。

2. 广告经营者　指受委托提供广告设计、制作、代理服务的法人，其他经济组织或者个人。

3. 广告发布者　指为广告主或广告主委托的广告经营者发布广告的法人或者其他经济组织。

2020 年 3 月《药品、医疗器械、保健食品、特殊医学用途配方食品广告审查管理暂行办法》中第二十条提出：广告主、广告经营者、广告发布者应当严格按照审查通过的内容发布药品、医疗器械、保健食品和特殊医学用途配方食品广告，不得进行剪辑、拼接、修改。已经审查通过的广告内容需要改动的，应当重新申请广告审查。

（三）药品广告的作用

广告在商品经济中，具有不可忽视的沟通产销的媒介作用。20 世纪 50 年代后，随着新药不断上市，药品生产规模不断扩大，生产者和处方医师、患者日益隔离。在现代药品市场营销中，广告已成为药品促销的必要手段。药品广告的作用主要体现在以下几点。

1. 提供药品信息　药品广告能经济、迅速和有效地传递药品信息，使医师、药师、患者了解有关药品的性能、成分、用途和特点，以及适应证、作用机制、注意事项等，有助于医师或患者根据广告信息进行用药选择。

2. 促进药品销售　通过药品广告诱导消费者兴趣，激发购买欲望，促使医师处方或患者购买广告药品。对于产品的潜在顾客，以及新产品的推广，广告具有刺激、鼓励人们作第一次购买的作用，通过试用则可能成为合理选用该药品的顾客，对扩大销售量和开发新产品具有重要意义。

3. 树立或加深企业形象，增强企业竞争力　同品种同规格的药品很多，药品商标和商品名是药品生产企业的重要标志。因此，药品商标和商品名是否赢得顾客的信赖，直接影响着企业产品的销售量。广告是树立或加深药品商标或商品名形象，进而提升企业信誉的重要途径。另外，由于广告能广泛、经常地接近顾客，使顾客经常感觉和认识该药品的存在，因此，也是医药产品进行市场渗透，保护和扩大市场占有率的有力武器。

二、药品广告的管理

药品是关系人们健康、生命的特殊商品，受各国法律的严格控制，尤其是药品广告的内容、媒体选择、审批机关和程序等，进行严格的管理。虚假或误导的广告会延误疾病的治疗，甚至威胁人们的生命安全。

现行《药品管理法》对药品广告的审批和内容作出了明确规定。此外，《药品、医疗器械、保健食品、特殊医学用途配方食品广告审查管理暂行办法》已于 2019 年 12 月 13 日经国家市场监督管理总局 2019 年第 16 次局务会议审议通过、公布，自 2020 年 3 月 1 日起施行。同时废止的相关规定包括：1996 年 12 月 30 日原国家工商行政管理局令第 72 号公布的《食品广告发布暂行规定》；2007 年 3 月 3 日原国家工商行政管理总局、原国家食品药品监督管理局令第27号公布的《药品广告审查发布标准》；2007年3月13日原国家食品药品监督管理局、原国家工商行政管理总局令第27号发布的《药品广告审查办法》；2009年4月7日原卫生部、原国家工商行政管理总局、原国家食品药品监督管理局令第65号发布的《医疗器械广告审查办法》；2009年4月28日原国家工商行政管理总局、原卫生部、原国家食品药品监督管理局令第40号公布的《医疗器械广告审查发布标准》。

（一）药品广告的审批

国家市场监督管理总局令第21号提出：国家市场监督管理总局负责组织指导药品、医疗器械、保健食品和特殊医学用途配方食品广告审查工作。各省、自治区、直辖市市场监督管理部门、药品监督管理部门（以下称广告审查机关）负责药品、医疗器械、保健食品和特殊医学用途配方食品广告审查，依法可以委托其他行政机关具体实施广告审查。未经审查不得发布药品、医疗器械、保健食品和特殊医学用途配方食品广告。

1. 药品广告审查申请　药品、医疗器械、保健食品和特殊医学用途配方食品注册证明文件或者备案凭证持有人及其授权同意的生产、经营企业为广告申请人（以下简称申请人）。申请人可以委托代理人办理药品、医疗器械、保健食品和特殊医学用途配方食品广告审查申请。

药品、特殊医学用途配方食品广告审查申请应当依法向生产企业或者进口代理人等广告主所在地广告审查机关提出。医疗器械、保健食品广告审查申请应当依法向生产企业或者进口代理人所在地广告审查机关提出。

申请药品、医疗器械、保健食品、特殊医学用途配方食品广告审查，应当依法提交《广告审查表》、与发布内容一致的广告样件，以及下列合法有效的材料。

（1）申请人的主体资格相关材料，或者合法有效的登记文件。

（2）产品注册证明文件或者备案凭证、注册或者备案的产品标签和说明书，以及生产许可文件。

（3）广告中涉及的知识产权相关有效证明材料。经授权同意作为申请人的生产、经营企业，还应当提交合法的授权文件；委托代理人进行申请的，还应当提交委托书和代理人的主体资格相关材料。

申请人可以到广告审查机关受理窗口提出申请，也可以通过信函、传真、电子邮件或者电子政务平台提交药品、医疗器械、保健食品和特殊医学用途配方食品广告申请。广告审查机关收到申请人提交的申请后，应当在五个工作日内作出受理或者不予受理决定。申请材料齐全、符合法定形式的，应当予以受理，出具《广告审查受理通知书》。申请材料不齐全、不符合法定形式的，应当一次性告知申请人需要补正的全部内容。

2. 药品广告的审查　广告审查机关应当对申请人提交的材料进行审查，自受理之日起十个工作日内完成审查工作。经审查，对符合法律、行政法规和本办法规定的广告，应当作出审查批准的决定，编发广告批准文号。对不符合法律、行政法规和本办法规定的广告，应当作出不予批准的决定，送达申请人并说明理由，同时告知其享有依法申请行政复议或者提起行政诉讼的权利。

经审查批准的药品、医疗器械、保健食品和特殊医学用途配方食品广告，广告审查机关应当通过本部门网站以及其他方便公众查询的方式，在十个工作日内向社会公开。公开的信息应当包括广告批准文号、申请人名称、广告发布内容、广告批准文号有效期、广告类别、产品名称、产品注册证明文件或者备案凭证编号等内容。

申请人有下列情形的，不得继续发布审查批准的广告，并应当主动申请注销药品、医疗器械、保健食品和特殊医学用途配方食品广告批准文号：①主体资格证照被吊销、撤销、注销的；②产品注册证明文件、备案凭证或者生产许可文件被撤销、注销的；③法律、行政法规规定应当注销的其他情形。广告审查机关发现申请人有前款情形的，应当依法注销其药品、医疗器械、保健食品和特殊医学用途配方食品广告批准文号。

3. 药品广告批准文号　广告审查机关自受理之日起10个工作日内作出是否核发药品批准文号的决定。审查合格，发给药品广告批准文号，加盖药品广告审查专用章。审查不合格，提出书面审查意见。药品广告批准文号格式为“X药广审（视、声、文）第0000000000号”。其中“X”为各省、自治区、直辖市的简称。“0”为由十位数字组成，前六位代表审查年月，后4位代表广告批准序号。“视”“声”“文”代表用于广告媒介形式的分类代号。

药品、医疗器械、保健食品和特殊医学用途配方食品广告批准文号的有效期与产品注册证明文件、备案凭证或者生产许可文件最短的有效期一致。产品注册证明文件、备案凭证或者生产许可文件未规定有效期的，广告批准文号有效期为两年。

4. 药品广告的备案 2020年版《药品、医疗器械、保健食品、特殊医学用途配方食品广告审查管理办法》中明示：广告审查机关将审查通过的药品广告向社会公开，方便社会各界查询，以此方式取代“异地发布药品广告备案”制度，不再需要异地备案。

（二）药品广告的发布

发布药品广告，应当遵守《广告法》《药品管理法》和《药品管理法实施条例》《反不正当竞争法》等国家有关法规。

《药品管理法》规定，药品广告应当经广告主所在地省、自治区、直辖市人民政府确定的广告审查机关批准；未经批准的，不得发布。药品广告的内容应当真实、合法，以国务院药品监督管理部门核准的药品说明书为准，不得含有虚假的内容。药品广告不得含有表示功效、安全性的断言或者保证；不得利用国家机关、科研单位、学术机构、行业协会或者专家、学者、医师、药师、患者等的名义或者形象作推荐、证明。非药品广告不得有涉及药品的宣传。

1. 不得发布广告的药品

（1）麻醉药品、精神药品、医疗用毒性药品、放射性药品、药品类易制毒化学品，以及戒毒治疗的药品、医疗器械；

（2）军队特需药品、军队医疗机构配制的制剂；

（3）医疗机构配制的制剂；

（4）依法停止或者禁止生产、销售或者使用的药品、医疗器械、保健食品和特殊医学用途配方食品；

（5）法律、行政法规禁止发布广告的情形。

2. 广告发布媒体的限制 上述规定以外的处方药和特殊医学用途配方食品中的特定全营养配方食品广告只能在国务院卫生行政部门和国务院药品监督管理部门共同指定的医学、药学专业刊物上发布。不得利用处方药或者特定全营养配方食品的名称为各种活动冠名进行广告宣传。不得使用与处方药名称或者特定全营养配方食品名称相同的商标、企业字号在医学、药学专业刊物以外的媒介变相发布广告，也不得利用该商标、企业字号为各种活动冠名进行广告宣传。特殊医学用途婴儿配方食品广告不得在大众传播媒介或者公共场所发布。

（三）药品广告的内容

1. 药品广告内容的原则性规定 药品广告的内容应当以国务院药品监督管理部门核准的说明书为准。药品广告涉及药品名称、药品适应证或者功能主治、药理作用等内容的，不得超出说明书范围。药品广告应当显著标明禁忌、不良反应，处方药广告还应当显著标明“本广告仅供医学药学专业人士阅读”，非处方药广告还应当显著标明非处方药标识（OTC）和“请按药品说明书或者在药师指导下购买和使用”。

药品、医疗器械、保健食品和特殊医学用途配方食品广告应当显著标明广告批准文号。

药品、医疗器械、保健食品和特殊医学用途配方食品广告中应当显著标明的内容，其字体和颜色必须清晰可见、易于辨认，在视频广告中应当持续显示。

2. 药品广告禁止内容 药品、医疗器械、保健食品和特殊医学用途配方食品广告不得违反《中华人民共和国广告法》的规定，不得包含下列情形。

（1）使用或者变相使用国家机关、国家机关工作人员、军队单位或者军队人员的名义或者形象，或者利用军队装备、设施等从事广告宣传；

（2）使用科研单位、学术机构、行业协会或者专家、学者、医师、药师、临床营养师、患者等的名义或者形象作推荐、证明；

（3）违反科学规律，明示或者暗示可以治疗所有疾病、适应所有症状、适应所有人群，或者正常生活和治疗病症所必需等内容；

（4）引起公众对所处健康状况和所患疾病产生不必要的担忧和恐惧，或者使公众误解不使用该产品会患某种疾病或者加重病情的内容；

（5）含有“安全”“安全无毒副作用”“毒副作用小”；明示或者暗示成分为“天然”，因而安全性有保证等内容；

（6）含有“热销、抢购、试用”“家庭必备、免费治疗、免费赠送”等诱导性内容，“评比、排序、推荐、指定、选用、获奖”等综合性评价内容，“无效退款、保险公司保险”等保证性内容，怂恿消费者任意、过量使用药品、保健食品和特殊医学用途配方食品的内容；

（7）含有医疗机构的名称、地址、联系方式、诊疗项目、诊疗方法以及有关义诊、医疗咨询电话、开设特约门诊等医疗服务的内容；

（8）法律、行政法规规定不得含有的其他内容。

（四）药品广告的监督处理

《中华人民共和国广告法》（2018 年修正版）第一章第六条提出：国务院市场监督管理部门主管全国的广告监督管理工作，国务院有关部门在各自的职责范围内负责广告管理相关工作。县级以上地方市场监督管理部门主管本行政区域的广告监督管理工作，县级以上地方人民政府有关部门在各自的职责范围内负责广告管理相关工作。

1. 有下列情形之一的，按照《广告法》第五十八条处罚：①未经审查发布药品、医疗器械、保健食品和特殊医学用途配方食品广告；②广告批准文号已超过有效期，仍继续发布药品、医疗器械、保健食品和特殊医学用途配方食品广告；③未按照审查通过的内容发布药品、医疗器械、保健食品和特殊医学用途配方食品广告。

2. 违反《药品、医疗器械、保健食品、特殊医学用途配方食品广告审查管理暂行办法》第十一条第六项至第八项规定，发布药品、医疗器械、保健食品和特殊医学用途配方食品广告的，《广告法》及其他法律法规有规定的，依照相关规定处罚，没有规定的，由县级以上市场监督管理部门责令改正；对负有责任的广告主、广告经营者、广告发布者处以违法所得三倍以下罚款，但最高不超过三万元；没有违法所得的，可处一万元以下罚款。

3. 违反《药品、医疗器械、保健食品、特殊医学用途配方食品广告审查管理暂行办法》第十一条第一项、第二十一条、第二十二条规定的，按照《广告法》第五十七条处罚。

4. 有下列情形之一的，按照《广告法》第六十五条处罚：①隐瞒真实情况或者提供虚假材料申请药品、医疗器械、保健食品和特殊医学用途配方食品广告审查的；②以欺骗、贿赂等不正当手段取得药品、医疗器械、保健食品和特殊医学用途配方食品广告批准文号的。

第四节　互联网药品信息服务管理

PPT

互联网药品信息服务，是指通过互联网向上网用户提供药品（含医疗器械）信息的服务活动。互联网药品信息服务分为经营性和非经营性两类。经营性互联网药品信息服务是指通过互联网向上网用户有偿提供药品信息等服务的活动。非经营性互联网药品信息服务是指通过互联网向上网用户无偿提供公开的、共享性药品信息等服务的活动。

一、互联网药品交易服务模式

互联网药品交易服务模式分为以下三类。

第一类是为药品生产企业、药品经营企业和医疗机构之间的互联网药品交易提供的服务；此类型属于第三方交易平台。

第二类为药品生产企业、药品批发企业通过自身网站与本企业成员之外的其他企业进行的互联网药品交易。

第三类为药品连锁零售企业向个人消费者提供的互联网药品交易服务。

二、互联网药品信息服务管理办法

《互联网药品信息服务管理办法》于2004年7月8日以国家食品药品监督管理局令第9号公布，根据2017年11月17日国家食品药品监督管理总局令第37号《国家食品药品监督管理总局关于修改部分规章的决定》修正。该《办法》共29条，由国家药品监督管理部门负责解释，自公布之日起施行。

（一）互联网药品信息服务活动网站的监督和管理

1. 国务院药品监督管理部门对全国提供互联网药品信息服务活动的网站实施监督管理。省、自治区、直辖市药品监督管理部门对本行政区域内提供互联网药品信息服务活动的网站实施监督管理。

2. 拟提供互联网药品信息服务的网站，应当在向国务院信息产业主管部门或者省级电信管理机构申请办理经营许可证或者办理备案手续之前，按照属地监督管理的原则，向该网站主办单位所在地省、自治区、直辖市药品监督管理部门提出申请，经审核同意后取得提供互联网药品信息服务的资格。

3. 各省、自治区、直辖市药品监督管理部门对本辖区内申请提供互联网药品信息服务的互联网站进行审核，符合条件的核发《互联网药品信息服务资格证书》。

4. 《互联网药品信息服务资格证书》的格式由国务院药品监督管理部门统一制定。

5. 提供互联网药品信息服务的网站，应当在其网站主页显著位置标注《互联网药品信息服务资格证书》的证书编号。

6. 提供互联网药品信息服务网站所登载的药品信息必须科学、准确，必须符合国家的法律、法规和国家有关药品、医疗器械管理的相关规定：提供互联网药品信息服务的网站不得发布麻醉药品、精神药品、医疗用毒性药品、放射性药品、戒毒药品和医疗机构制剂的产品信息。

7. 提供互联网药品信息服务的网站发布的药品（含医疗器械）广告，必须经过药品监督管理部门审查批准：提供互联网药品信息服务的网站发布的药品（含医疗器械）广告要注明广告审查批准文号。

8. 申请提供互联网药品信息服务，除应当符合《互联网信息服务管理办法》规定的要求外，还应当具备下列条件。

（1）互联网药品信息服务的提供者应当为依法设立的企事业单位或者其他组织；

（2）具有与开展互联网药品信息服务活动相适应的专业人员、设施及相关制度；

（3）有两名以上熟悉药品、医疗器械管理法律、法规和药品、医疗器械专业知识，或者依法经资格认定的药学、医疗器械技术人员。

（二）互联网药品信息服务的申请与审查

1. 提供互联网药品信息服务的申请应当以一个网站为基本单元。

2. 申请提供互联网药品信息服务，应当填写国务院药品监督管理部门统一制发的《互联网药品信息服务申请表》，向网站主办单位所在地省、自治区、直辖市药品监督管理部门提出申请，同时提交以下材料。

（1）企业营业执照复印件。

（2）网站域名注册的相关证书或者证明文件。从事互联网药品信息服务网站的中文名称，除与主办单位名称相同的以外，不得以“中国”“中华”“全国”等冠名；除取得药品招标代理机构资格证书的单位开办的互联网站外，其他提供互联网药品信息服务的网站名称中不得出现“电子商务”“药品招商”“药品招标”等内容。

（3）网站栏目设置说明（申请经营性互联网药品信息服务的网站需提供收费栏目及收费方式的说明）。

（4）网站对历史发布信息进行备份和查阅的相关管理制度及执行情况说明。

（5）药品监督管理部门在线浏览网站上所有栏目、内容的方法及操作说明。

（6）药品及医疗器械相关专业技术人员学历证明或者其专业技术资格证书复印件、网站负责人身份证复印件及简历。

（7）健全的网络与信息安全保障措施，包括网站安全保障措施、信息安全保密管理制度、用户信息安全管理制度。

（8）保证药品信息来源合法、真实、安全的管理措施、情况说明及相关证明。

3. 省、自治区、直辖市药品监督管理部门在收到申请材料之日起5日内做出受理与否的决定，受理的，发给受理通知书；不受理的，书面通知申请人并说明理由，同时告知申请人享有依法申请行政复议或者提起行政诉讼的权利。

4. 对于申请材料不规范、不完整的，省、自治区、直辖市药品监督管理部门自申请之日起5日内一次告知申请人需要补正的全部内容；逾期不告知的，自收到材料之日起即为受理。

5. 省、自治区、直辖市药品监督管理部门自受理之日起20日内对申请提供互联网药品信息服务的材料进行审核，并作出同意或者不同意的决定。同意的，由省、自治区、直辖市药品监督管理部门核发《互联网药品信息服务资格证书》，同时报国务院药品监督管理部门备案并发布公告；不同意的，应当书面通知申请人并说明理由，同时告知申请人享有依法申请行政复议或者提起行政诉讼的权利。

国务院药品监督管理部门对各省、自治区、直辖市药品监督管理部门的审核工作进行监督。

6.《互联网药品信息服务资格证书》有效期为5年。有效期届满，需要继续提供互联网药品信息服务的，持证单位应当在有效期届满前6个月内，向原发证机关申请换发《互联网药品信息服务资格证书》。原发证机关进行审核后，认为符合条件的，予以换发新证；认为不符合条件的，发给不予换发新证的通知并说明理由，原《互联网药品信息服务资格证书》由原发证机关收回并公告注销。

省、自治区、直辖市药品监督管理部门根据申请人的申请，应当在《互联网药品信息服务资格证书》有效期届满前作出是否准予其换证的决定。逾期未作出决定的，视为准予换证。

7.《互联网药品信息服务资格证书》可以根据互联网药品信息服务提供者的书面申请，由原发证机关收回，原发证机关应当报国务院药品监督管理部门备案并发布公告。被收回《互联网药品信息服务资格证书》的网站不得继续从事互联网药品信息服务。

8. 互联网药品信息服务提供者变更下列事项之一的，应当向原发证机关申请办理变更手续，填写《互联网药品信息服务项目变更申请表》，同时提供下列相关证明文件。

（1）《互联网药品信息服务资格证书》中审核批准的项目（互联网药品信息服务提供者单位名称、网站名称、IP地址等）；

（2）互联网药品信息服务提供者的基本项目（地址、法定代表人、企业负责人等）；

（3）网站提供互联网药品信息服务的基本情况（服务方式、服务项目等）。

9. 省、自治区、直辖市药品监督管理部门自受理变更申请之日起20个工作日内作出是否同意变更的审核决定。同意变更的，将变更结果予以公告并报国务院药品监督管理部门备案；不同意变更的，以书面形式通知申请人并说明理由。

10. 省、自治区、直辖市药品监督管理部门对申请人的申请进行审查时，应当公示审批过程和审批结果。申请人和利害关系人可以对直接关系其重大利益的事项提交书面意见进行陈述和申辩。依法应当听证的，按照法定程序举行听证。

（三）互联网药品信息服务违规处罚

1. 未取得或者超出有效期使用《互联网药品信息服务资格证书》从事互联网药品信息服务的，由国务院药品监督管理部门或者省、自治区、直辖市药品监督管理部门给予警告，并责令其停止从事互联网药品信息服务；情节严重的，移送相关部门，依照有关法律、法规给予处罚。

2. 提供互联网药品信息服务的网站不在其网站主页的显著位置标注《互联网药品信息服务资格证书》的证书编号的，国务院药品监督管理部门或者省、自治区、直辖市药品监督管理部门给予警告，责令限期改正；在限定期限内拒不改正的，对提供非经营性互联网药品信息服务的网站处以500元以下罚款，对提供经营性互联网药品信息服务的网站处以5000元以上1万元以下罚款。

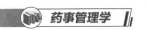

3. 互联网药品信息服务提供者违反本办法，有下列情形之一的，由国务院药品监督管理部门或者省、自治区、直辖市药品监督管理部门给予警告，责令限期改正；情节严重的，对提供非经营性互联网药品信息服务的网站处以1000元以下罚款，对提供经营性互联网药品信息服务的网站处以1万元以上3万元以下罚款；构成犯罪的，移送司法部门追究刑事责任。

（1）已经获得《互联网药品信息服务资格证书》，但提供的药品信息直接撮合药品网上交易的；

（2）已经获得《互联网药品信息服务资格证书》，但超出审核同意的范围提供互联网药品信息服务的；

（3）提供不真实互联网药品信息服务并造成不良社会影响的；

（4）擅自变更互联网药品信息服务项目的。

4. 互联网药品信息服务提供者在其业务活动中，违法使用《互联网药品信息服务资格证书》的，由国务院药品监督管理部门或者省、自治区、直辖市监督管理部门依照有关法律、法规的规定处罚。

5. 省、自治区、直辖市药品监督管理部门违法对互联网药品信息服务申请作出审核批准的，原发证机关应当撤销原批准的《互联网药品信息服务资格证书》，由此给申请人的合法权益造成损害的，由原发证机关依照国家赔偿法的规定给予赔偿；对直接负责的主管人员和其他直接责任人员，由其所在单位或者上级机关依法给予行政处分。

6. 省、自治区、直辖市药品监督管理部门应当对提供互联网药品信息服务的网站进行监督检查，并将检查情况向社会公告。

7. 本办法由国务院药品监督管理部门负责解释。

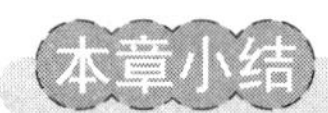

本章小结

本章主要讲授药品信息管理、药品标签和说明书管理要点、药品广告管理、互联网药品信息服务管理的相关内容。

重点：药品标签和说明书管理、药品广告的管理和互联网药品信息服务管理。药品说明书是指药品生产企业印制并提供的，包含药理学、毒理学、药效学医学等药品安全性、有效性的重要科学数据和结论，用以指导临床正确使用药品的技术资料。药品说明书内容、书写格式与要求应符合药品说明书相关管理规定。药品标签是指药品包装上印有或贴有的文字内容。药品标签分为内标签、外标签、运输和储藏标签、原料药标签4种。药品标签书写印制应符合药品标签的相关管理规定。药品广告是药品生产经营者通过一定的媒介和形式介绍具体药品品种，直接或间接地进行以药品宣传为目的的商业广告。药品广告的审批、发布、内容以及监督管理必须符合相关要求与规定。互联网药品信息服务，是指通过互联网向上网用户提供药品（含医疗器械）信息的服务活动。互联网药品信息服务分为经营性和非经营性两类。

难点：我国《药品说明书和标签管理法规》（最新修订）的运用和互联网药品信息服务管理。

练习题

题库

一、选择题

1. 以下对药品说明书的描述不正确的是（　）。

A. 是具有法律意义的重要文件　　B. 是药品信息最基本最重要的来源

C. 指导医生用药的唯一依据　　D. 可指导人们正确储藏和保管药品

2. 药品的标签是指（　）。
   A. 药品包装上印有或者贴有的内容　B. 药品内包装上印有或者贴有的内容
   C. 直接接触药品的包装的标签　D. 药品说明书上印有或贴有的内容
3. 有关药品广告说法正确的是（　）。
   A. 跨省发布药品广告应取得发布地药品监督管理部门核发的广告批准文号
   B. 药品广告可以含有保证功效、承诺无效退款的内容
   C. 药品广告可以直接引用药品说明书中适应证的内容
   D. 可以在地方日报上宣传取得药品广告批准文号的处方药
4.《互联网药品信息资格服务证书》的格式，由（　）统一制定。
   A. 中国互联网信息中心　B. 中华人民共和国工业和信息化部
   C. 所在地省级药品监督管理局　D. 国家药品监督管理局
5. 下列选项中那一项不符合《药品管理法》关于药品广告的规定（　）。
   A. 药品广告不得含有表示功效、安全性的断言或者保证
   B. 非药品广告不得有涉及药品的宣传
   C. 药品广告可以利用患者的名义或者形象作推荐和证明
   D. 药品广告内容应以国务院药品监督管理部门核准的药品说明书为准
6. 药品广告的内容应当真实、合法，以（　）为准。
   A. 国务院药品监督管理部门核准的药品说明书
   B. 产品的商业预期
   C. 国务院药品监督管理部门批准的生产工艺
   D. 医药专业人员的认知层次
7. 药品说明书的具体格式、内容、书写要求由（　）部门负责颁布。
   A. 卫生与计划生育委员会
   B. 国家质量监督检验检疫总局
   C. 国家药品监督管理局
   D. 国家市场监督管理总局
8. 根据《药品说明书和标签管理规定》规定，下列说法不正确的是（　）。
   A. 药品包装必须按照规定印有或者贴有标签
   B. 药品说明书和标签的文字表述应当科学、规范、准确
   C. 药品说明书和标签中的文字应当清晰易辨，标识应当清楚醒目，不得有印字脱落或者粘贴不牢等现象，不得以粘贴、剪切、涂改等方式进行修改或者补充
   D. 可夹带其他介绍或者宣传产品、企业的文字、音像及其他资料
9. 互联网药品信息服务是指（　）。
   A. 通过互联网向上网用户提供药品（含医疗器械）信息的服务活动
   B. 通过互联网向上网用户有偿提供药品信息等服务的活动
   C. 通过互联网向上网用户无偿提供药品信息等服务的活动
   D. 通过互联网向上网用户无偿提供公开的、共享性药品信息等服务的活动
10. 根据《药品管理法》的规定，药品广告内容的依据是（　）。
   A. 药品的标签　B. 药品的说明书
   C. 药品的包装　D. 药品的宣传材料

二、思考题

1. 我国对药品标签和说明书有哪些具体的管理规定？
2. 药品广告有哪些作用？药品广告的发布有哪些限制？
3. 互联网药品信息服务申请与审查规定有哪些？

（王　韵）

第十二章

中药管理

学习导引

知识要求

1. **掌握** 中药、中药材、中药饮片、中成药、道地中药材、中药配方颗粒的概念；野生药材资源的分级保护原则；中药饮片生产、经营、使用管理要求；中药品种保护的分级与管理。

2. **熟悉** 中药管理的相关法律法规、政策文件；中药配方颗粒的质量管理；中药材生产质量管理。

3. **了解** 中药材专业市场管理；野生药材资源保护的分级；中药注射剂管理的要求。

能力要求

1. **熟练** 掌握中药管理的相关法律法规知识，能胜任中药材采购、野生药材资源保护、中药饮片的生产、经营、使用等工作岗位，掌握中药调剂工作流程，中药品种保护的分级与保护措施。

2. **学会** 应用中药管理的相关法律知识解决工作中的实际问题。

素质要求

从中药在维护人民身体健康方面发挥的重要作用，培养家国情怀，由衷地热爱中医药，增强中医药文化自信。

中医药是我国独特的卫生资源、潜力巨大的经济资源、具有原创优势的科技资源、优秀的文化资源和重要的生态资源，在经济社会发展和维护人民群众身体健康中发挥着重要作用。

习近平总书记对中医药工作作出了一系列重要指示："中医药学包含着中华民族几千年的健康养生理念及其实践经验，是中华文明的一个瑰宝，凝聚着中国人民和中华民族的博大智慧。""要遵循中医药发展规律，传承精华，守正创新，加快推进中医药现代化、产业化。""推动中医药事业和产业高质量发展，推动中医药走向世界，充分发挥中医药防病治病的独特优势和作用，为建设健康中国、实现中华民族伟大复兴的中国梦贡献力量。"

2017 年 7 月 1 日，我国首部为振兴传统中医药事业而制定的《中华人民共和国中医药法》（以下简称《中医药法》）正式施行。其中明确指出，"中医药是包括汉族和少数民族医药在内的各民族医药的统称"。根据《中华人民共和国药品管理法》（2019 修订）"国家发展现代药和传统药，充分发挥其在预防、医疗和保健中的作用。国家保护野生药材资源，鼓励培育中药材。"

在中药管理上，我们既要保护好野生药材资源、保障中药的质量安全有效，更要遵循中医药规律，从改革完善中药审评审批机制入手，建立符合中医药特点的管理制度，守正创新，充分发挥中医药在我国医药卫生事业中的作用。

第一节　概　述

PPT

微课

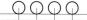

案例解析

"共和国勋章"获得者屠呦呦——与青蒿结缘 用中医药造福世界

【案例】 屠呦呦，中国中医科学院终身研究员、国家最高科学技术奖获得者、2015 年诺贝尔生理学或医学奖获得者。

20 世纪 60 年代，在氯喹抗疟失效、人类饱受疟疾之害的情况下，在中医研究院中药研究所任研究实习员的屠呦呦于 1969 年接受了国家疟疾防治项目"523"办公室艰巨的抗疟研究任务。

屠呦呦和她带领的团队通过整理中医药典籍、走访名老中医，汇集了 640 余种治疗疟疾的中药单秘验方，并从中筛选出了中药青蒿作为抗疟药。但青蒿提取物实验药效并不稳定，屠呦呦团队又从东晋葛洪所著《肘后备急方》中对青蒿截疟的记载："青蒿一握，以水二升渍，绞取汁，尽服之"得到了新的灵感，最终于 1972 年发现了青蒿素。

据世卫组织不完全统计，在过去的 20 年里，青蒿素作为一线抗疟药物，在全世界已挽救数百万人生命，每年治疗患者数亿人。"中国医药学是一个伟大宝库，青蒿素正是从这一宝库中发掘出来的。未来我们要把青蒿素研发做透，把论文变成药，让药治得了病，让青蒿素更好地造福人类。"屠呦呦说。

【提问】 1. 你认为青蒿素是中药还是现代药？

2. 从屠呦呦的成功案例，深刻理解中药的传承与创新关系。

【解析】 屠呦呦和她带领的团队从收集大量治疗疟疾的中药单秘验方入手，并从中筛选出中药青蒿，再到受葛洪《肘后备急方》的启发，最后从青蒿中成功提取出青蒿素，说明我国中医药宝库中蕴藏着大量有待挖掘的宝藏，我们要按照习近平总书记的指示，把中医药继承好、发展好、利用好，推动中医药事业和产业高质量发展，推动中医药走向世界。

一、中药的概念与分类

中药和民族药都是传统药的重要组成部分。中药的概念有广义的与狭义的区分。根据《中医药法》关于中医药的界定，广义的中药包括汉族使用的中药和少数民族使用的民族药。狭义的中药是指用中医药学术语表述药物的性能、功效，并在中医理论指导下应用的药物，包括中药材、中药饮片和中成药。

1. 中药材指药用植物、动物、矿物的药用部分采收后经产地初加工形成的原料药材。

2. 中药饮片指中药材经过炮制后可直接用于中医临床或制剂生产使用的处方药品。此外，中药配方颗粒的质量监管纳入中药饮片管理范畴。

3. 中成药是以中药材为原料，根据疗效确切、应用范围广泛的处方、验方和秘方，具备一定质量规格，批量生产供应的药品。

从上述定义可以看出，中药材是生产中药饮片和中成药的原料，是中药产业的基础，因此中药材的质量将直接影响到中药饮片和中成药的质量优劣，最终关系到中医临床效果。

民族药是指我国的各少数民族经过长期的医疗实践积累，用少数民族文字记载并应用的药品，在使用上具有一定的地域性。如：藏药、蒙药、维药、壮药等。

课堂互动

1. 你如何看待中药质量与中医疗效的关系？
2. 草药是否属于中药范畴？

二、中药管理的法律政策体系

党和政府高度重视中医药工作，特别是党的十八大以来，以习近平同志为核心的党中央把中医药工作摆在了更加突出的位置，我国中医药事业取得显著成就，为增进人民健康作出了重要贡献。同时也存在着一些亟待解决的问题：遵循中医药规律的治理体系亟待健全，中医药发展基础和人才建设还比较薄弱，中药材质量良莠不齐，中医药传承不足、创新不够、作用发挥不充分，迫切需要深入实施《中医药法》，采取有效措施予以解决，切实把中医药这一祖先留给我们的宝贵财富继承好、发展好、利用好。

为此，我国制定了一系列法律法规和政策文件。

（一）法律法规

1.《宪法》（2018 年修正案） 1982 年 12 月 4 日第五届全国人民代表大会第五次会议通过，自 1982 年 12 月 4 日施行，最近一次修正的时间是 2018 年 3 月 11 日。根据《宪法》第二十一条，国家发展医疗卫生事业，发展现代医药和我国传统医药，保护人民健康。

2.《中医药法》 2016 年 12 月 25 日第十二届全国人民代表大会常务委员会第二十五次会议通过，自 2017 年 7 月 1 日起施行。《中医药法》是一部中医药事业的促进法，旨在继承和弘扬中医药，保障和促进中医药事业发展，保护人民健康。

3.《药品管理法》 其中关于中药管理的规定主要是："国家鼓励运用现代科学技术和传统中药研究方法开展中药科学技术研究和药物开发，建立和完善符合中药特点的技术评价体系，促进中药传承创新"。"在中国境内上市的药品，应当经国务院药品监督管理部门批准，取得药品注册证书；但是，未实施审批管理的中药材和中药饮片除外。实施审批管理的中药材、中药饮片品种目录由国务院药品监督管理部门会同国务院中医药主管部门制定。""中药饮片生产企业履行药品上市许可持有人的相关义务，对中药饮片生产、销售实行全过程管理，建立中药饮片追溯体系，保证中药饮片安全、有效、可追溯。"

4.《野生药材资源保护管理条例》 1987 年 10 月 30 日由国务院发布，自 1987 年 12 月 1 日起施行。旨在保护和合理利用野生药材资源，适应人民医疗保健事业的需要。

5.《中药品种保护条例》 1992 年 10 月 14 日中华人民共和国国务院令第 106 号发布，根据 2018 年 9 月 18 日《国务院关于修改部分行政法规的决定》进行修订，自 1993 年 1 月 1 日起施行。旨在提高中药品种的质量，保护中药生产企业的合法权益，促进中药事业的发展。

（二）部门规章、政策文件

1.《中药材生产质量管理规范》 在 2002 年 3 月 18 日，国家药品监督管理局令第 32 号公布《中药材生产质量管理规范》（Good Agricultural Practice for Chinese Crude Drugs，GAP），自 2002 年 6 月 1 日起施行。旨在规范中药材生产，保证中药材质量，促进中药标准化、现代化。2022 年 3 月 17 日，新修订的《中药材生产质量管理规范》由国家药品监督管理局、农业农村部、国家林草局、国家中医药管理局联合发布实施。

2.《进口药材管理办法》 2019 年 5 月 16 日，国家市场监督管理总局令第 9 号公布，自 2020 年 1 月 1 日起施行。旨在加强进口药材监督管理，保证进口药材质量。

3. 其他部门规章 《药品注册管理办法》《药品生产监督管理办法》《药品经营质量管理规范》《药品经营监督管理办法》等均有涉及中药管理的内容。

4. 中药传承创新发展政策文件 主要包括国家科技部等八部委联合制定的《中药现代化发展纲要》（2002～2010 年）；科技部、原国家食品药品监督管理局等 16 个部门联合发布的《中医药创新发展规划纲要（2006～2020 年）》；2012 年 07 月 10 日，国家中医药管理局发布《中医药事业发展"十二五"规划》；2015 年 4 月，工信部、中医药局等 12 个部委联合发布《中药材保护和发展规划》（2015～2020 年）；2016 年 2 月 22 日，《中医药发展战略规划纲要（2016～2030 年）》发布；2019 年 10 月 20 日，《中共中央、国务院关于促进中医药传承创新发展的意见》更是把传承创新发展中医药作为新时代中国特色社会主义事业的重要内容。以上这些政策文件为我国的中药现代化、中医药的传承与创新发展指明了路径和方向。

知识拓展

《中医药发展战略规划纲要（2016～2030 年）》（国发〔2016〕15 号），提出了到 2030 年，中药领域的重点任务如下。

1. 着力推进中医药创新。①加强中医药科学研究。探索适合中药特点的新药开发新模式，推动重大新药创制。鼓励基于经典名方、医疗机构中药制剂等的中药新药研发。针对疾病新的药物靶标，在中药资源中寻找新的候选药物。②完善中医药科研评价体系。建立和完善符合中医药特点的科研评价标准和体系，研究完善有利于中医药创新的激励政策。

2. 全面提升中药产业发展水平。包括：加强中药资源保护利用；推进中药材规范化种植养殖；促进中药工业转型升级；构建现代中药材流通体系。

3. 积极推动中医药海外发展。扶持中药材海外资源开拓，加强海外中药材生产流通质量管理。鼓励中医药企业走出去，加快打造全产业链服务的跨国公司和知名国际品牌。

第二节　野生药材资源保护管理

PPT

微课

一、野生药材资源保护

1. 野生药材　指产在自然分布区、自然生长的药材品种。

2. 国家重点保护的野生药材物种及其分级　根据《野生药材资源保护管理条例》，国家重点保护的野生药材物种共 76 种，中药材 42 种，分为三级管理，见表 12－1。

表 12－1　国家重点保护的野生药材分级管理情况

分级	概念	野生药材物种数	中药材品种数	中药材名称
一级	濒临灭绝状态的稀有珍贵野生药材物种	4	4	虎骨、豹骨、羚羊角、鹿茸（梅花鹿）
二级	分布区域缩小、资源处于衰竭状态的重要野生药材物种	27	17	马鹿茸、麝香、熊胆、穿山甲片、蟾酥、蛤蟆油、金钱白花蛇、乌梢蛇、蕲蛇、蛤蚧、甘草、黄连、人参、杜仲、厚朴、黄柏、血竭
三级	资源严重减少的主要常用野生药材物种	45	21	川（伊）贝母、刺五加、黄芩、天冬、猪苓、龙胆（草）、防风、远志、胡黄连、肉苁蓉、秦艽、细辛、紫草、五味子、蔓荆子、诃子、山茱萸、阿魏、连翘、羌活、石斛

注：虎骨、豹骨已禁止入药。

3. 野生药材的分级管理 一级保护的野生药材物种禁止采猎；二、三级保护的野生药材的采猎需凭计划执行，采猎者需持有采药证及采伐证或狩猎证采猎，禁止在禁猎区、禁止采猎期内采猎，并不得使用禁用工具；一级保护的野生药材物种属于自然淘汰的，其药用部分由各级药材公司负责经营管理，不得出口；二、三级保护的野生药材物种由中国药材公司统一经营管理；保护品种之外的野生药材应凭计划收购。收购计划由县及以上医药管理部门（含当地人民政府授权管理该项工作的有关部门）会同同级野生动物、植物管理部门制定，报上一级医药管理部门批准。

二、我国野生药材资源情况及可持续利用

1. 我国的野生药材资源情况 中药资源是我国大众防治疾病的重要物质基础，是祖国医药学宝库的重要组成部分。全国性的中药资源普查工作共开展过四次。2011～2020 年，国家中医药管理局组织开展了第四次全国中药资源普查，通过对全国31 个省近2800 个县开展的中药资源调查，获取了200 多万条调查记录，汇总了1.3 万多种中药资源的种类和分布等信息，其中有上千种为中国特有品种。目前已构建了由1 个中心平台、28 个省级中药原料质量监测技术服务中心和66 个县级监测站组成的中药资源动态监测体系，可实时掌握中药材的产量、流通量、价格和质量等信息；建设了28 个中药材种子种苗繁育基地和2 个中药材种质资源库，形成了中药资源保护和可持续利用的长效机制。

虽然我国野生药材资源丰富，但是近20 年来，天然植物药的需求翻了三番，加上经济利益的驱动，肆意采挖野生药材、破坏野生药材资源的情形依然存在，使野生药材品种萎缩、资源减少。

2. 野生药材资源的可持续利用 为更好地保护野生药用动植物资源，必须坚持合理开发，有效利用的原则，最大限度地提高资源利用率，满足需求。根据《中医药法》第二十五条，国家保护药用野生动植物资源，具体途径如下。

（1）对药用野生动植物资源实行动态监测和定期普查；

（2）建立药用野生动植物资源种质基因库；

（3）鼓励发展人工种植养殖；

（4）支持依法开展珍贵、濒危药用野生动植物的保护、繁育及其相关研究。

第三节　中药材生产经营质量管理

PPT

微课

一、中药材生产经营概述

（一）相关法律法规

《药品管理法》明确："国家保护野生药材资源，鼓励培育中药材。""生产新药或者已有国家标准的药品的，须经国务院药品监督管理部门批准，并发给药品批准文号；但是，生产没有实施批准文号管理的中药材除外。""实施批准文号管理的中药材品种目录由国务院药品监督管理部门会同国务院中医药管理部门制定。"

《中医药法》强调："国家制定中药材种植养殖、采集、贮存和初加工的技术规范、标准，加强对中药材生产流通全过程的质量监督管理，保障中药材质量安全。""国家鼓励发展中药材规范化种植养殖，严格管理农药、肥料等农业投入品的使用，禁止在中药材种植过程中使用剧毒、高毒农药，支持中药材良种繁育，提高中药材质量。""国务院药品监督管理部门应当组织并加强对中药材质量的监测，定期向社会公布监测结果。国务院有关部门应当协助做好中药材质量监测有关工作。采集、贮存中药材以及对中药材进行初加工，应当符合国家有关技术规范、标准和管理规定。国家鼓励发展中药材现代流通体系，提高中药材包装、仓储等技术水平，建立中药材流通追溯体系。药品生产企业购进中药材应当建立进货查验记录制度。中药材经营者应当建立进货查验和购销记录制度，并标明中药材产地。""在村医疗机构

执业的中医医师、具备中药材知识和识别能力的乡村医生，按照国家有关规定可以自种、自采地产中药材并在其执业活动中使用。”

《药品管理法实施条例》第四十条：“国家鼓励培育中药材。对集中规模化栽培养殖、质量可以控制并符合国务院药品监督管理部门规定条件的中药材品种，实行批准文号管理。”

（二）中药材与道地中药材

如前所述，中药材是中药产业的基础。中药材最初主要来源于野生的动、植物，现在中药材多为人工种（养）植。

其中，道地中药材是指经过中医临床长期应用优选出来的，产在特定地域，与其他地区所产同种中药材相比，品质和疗效更好，且质量稳定，具有较高知名度的中药材（《中医药法》）。如浙江的浙贝母，甘肃的当归，宁夏的枸杞，四川的黄连、附子，内蒙古的甘草，吉林的人参，山西的黄芪、党参，河南怀庆的牛膝、地黄、山药、菊花，江苏的苍术，云南的茯苓、三七，广东的地龙、金钱白花蛇等。

根据《中医药法》，国家采取以下措施保护道地中药材：建立道地中药材评价体系，支持道地中药材品种选育，扶持道地中药材生产基地建设，加强道地中药材生产基地生态环境保护，鼓励采取地理标志产品保护等。

二、《中药材生产质量管理规范》

GAP 的作用在于指导中药材的生产和监督。对于中药材生产企业，GAP 是规范化生产的技术指导原则；对于中药生产企业，GAP 是供应商质量审核标准；对于药品监管部门，GAP 是延伸检查的技术依据。

（一）制定的目的、依据

为落实《中共中央国务院关于促进中医药传承创新发展的意见》，推进中药材规范化生产，保证中药材质量，促进中药高质量发展，依据《中华人民共和国药品管理法》《中华人民共和国中医药法》，制定《中药材生产质量管理规范》。

（二）适用范围及要求

GAP 是中药材规范化生产和质量管理的基本要求，适用于中药材生产企业采用种植（含生态种植、野生抚育和仿野生栽培）、养殖方式规范生产中药材的全过程管理，野生中药材的采收加工亦可参考。

GAP 中涉及的中药材是指来源于药用植物、药用动物等资源，经规范化的种植（含生态种植、野生抚育和仿野生栽培）、养殖、采收和产地加工后，用于生产中药饮片、中药制剂的药用原料。中药材生产企业包括具有企业性质的种植、养殖专业合作社或联合社。

实施规范化生产的企业应当按照本规范要求组织中药材生产，保护野生中药材资源和生态环境，促进中药材资源的可持续发展。

中药材生产企业应当坚持诚实守信，禁止任何虚假、欺骗行为。

（三）GAP 的主要内容

GAP 分为十四章 144 条，内容涵盖了中药材生产企业规范生产中药材的全过程管理，其基本框架为：

第一章　总则	第二章　质量管理
第三章　机构与人员	第四章　设施、设备与工具
第五章　基地选址	第六章　种子种苗或其它繁殖材料
第七章　种植与养殖	第八章　采收与产地加工
第九章　包装、放行与储运	第十章　文件
第十一章　质量检验	第十二章　内审
第十三章　投诉、退货与召回	第十四章　附则

1. 质量管理　要求中药材生产企业应当根据中药材生产特点，明确影响中药材质量的关键环节，开

展质量风险评估，制定有效的生产管理与质量控制、预防措施；对基地生产单元主体应当建立有效的监督管理机制，实现关键环节的现场指导、监督和记录；应当配备与生产基地规模相适应的人员、设施、设备等，确保生产和质量管理措施顺利实施；应当明确中药材生产批次，保证每批中药材质量的一致性和可追溯；应当建立中药材生产质量追溯体系，鼓励企业运用现代信息技术建设追溯体系；应当按照要求，结合生产实践和科学研究情况，制定主要环节的生产技术规程；应当制定中药材质量标准，中药材种子种苗或其他繁殖材料的标准，标准不能低于现行法定标准。

2. 机构与人员 中药材生产企业可采取农场、林场、公司+农户或者合作社等组织方式建设中药材生产基地；应当建立相应的生产和质量管理部门，并配备能够行使质量保证和控制职能的条件。

中药材生产企业负责人对中药材质量负责；企业应当配备足够数量并具有和岗位职责相对应资质的生产和质量管理人员；对生产、质量的管理负责人的学历、实践经验和责任提出了相关要求。中药材生产企业应当开展人员培训和健康管理工作。

3. 设施、设备与工具 对中药材生产企业应当建设必要的设施和条件提出了要求，包括种植或者养殖设施、产地加工设施、中药材贮存仓库、包装设施等。质量检验室功能布局应当满足中药材的检验条件要求，应当设置检验、仪器、标本、留样等工作室（柜）。生产设备、工具的选用与配置应当符合预定用途，便于操作、清洁、维护。

4. 生产基地 生产基地选址和建设应当符合国家和地方生态环境保护要求；应当根据种植或养殖中药材的生长发育习性和对环境条件的要求，制定产地和种植地块或者养殖场所的选址标准。对产地的选择、地块的选择、生产基地周围环境及种植历史等各项提出了相应要求。

中药材生产企业应当按照生产基地选址标准进行环境评估，确定产地，明确生产基地规模、种植地块或者养殖场所布局；生产基地应当规模化，鼓励集约化生产；产地地址应当明确至乡级行政区划；种植地块或者养殖场所可在生产基地选址范围内更换、扩大或者缩小规模。

5. 种子种苗或其他繁殖材料 应当明确使用种子种苗或其他繁殖材料的基原及种质，包括种、亚种、变种或者变型、农家品种或者选育品种；鼓励企业开展中药材优良品种选育，但禁用人工干预产生的多倍体或者单倍体品种、种间杂交品种和转基因品种。中药材种子种苗或其他繁殖材料应当符合国家、行业或者地方标准；没有标准的，鼓励企业制定标准；应当建立良种繁育规程；应当确定种子种苗运输、长期或者短期保存的适宜条件。

中药材生产企业在一个中药材生产基地应当只使用一种经鉴定符合要求的物种，防止与其他种质混杂；鼓励企业提纯复壮种质，加强中药材种质鉴定、种子产地、基地规模和种子质量、种子检疫、种子存放等方面工作。

6. 种植与养殖 根据药用植物生长发育习性和对环境条件的要求等制定种植技术规程；根据种植中药材营养需求特性和土壤肥力，科学制定肥料使用技术规程；防治病虫害等应当遵循“预防为主、综合防治”原则；根据种植的中药材实际情况，结合基地的管理模式，明确农药使用要求；按野生抚育和仿野生栽培方式生产中药材，制定野生抚育和仿野生栽培技术规程。

中药材生产企业应当按照制定的技术规程有序开展中药材种植；配套完善灌溉、排水、遮阴等田间基础设施；对田地整理和清理、投入品的使用、灌溉水的污染、科学施肥灌溉、田间病虫草害防治、农药使用、邻近地块农药影响、突发性灾害处理等提出要求。坚持“保护优先、遵循自然”原则，按技术规程管理野生抚育和仿野生栽培中药材。

中药材生产企业根据药用动物生长发育习性和对环境条件的要求等制定养殖技术规程，根据药用动物生长、疾病发生等情况，及时实施养殖措施。

7. 采收与产地加工 中药材生产企业应当制定种植、养殖、野生抚育或仿野生栽培中药材的采收与产地加工技术规程，明确采收的部位、采收过程中需除去的部分、采收规格等质量要求；明确采收期、采收方法、干燥方法、鲜中药材保鲜方法、特殊加工要求的中药材的加工技术规程。毒性、易制毒、按麻醉药品管理中药材的采收和产地加工，应当符合国家有关规定。

根据中药材生长情况、采收时气候情况等，按照技术规程要求进行采收；对采收天气、净选、直接按照统一的产地加工技术规程开展产地加工管理，保证加工过程方法的一致性。

8. 包装、放行与储运　中药材生产企业应当制定包装、放行和储运技术规程；包装材料应当符合国家相关标准和药材特点，能够保持中药材质量；采用可较好保持中药材质量稳定的包装方法，鼓励采用现代包装方法和器具；要求确定中药材贮藏条件、贮藏方法和养护要求。按照制定的包装技术规程，选用包装材料，进行规范包装。对包装操作、包装材料、包装袋、包装标示内容提出了具体要求。

应当执行中药材放行制度，对每批药材进行质量评价，审核生产、检验等相关记录；由质量管理负责人签名批准放行。

应当分区存放中药材，建立中药材贮存定期检查制度，按技术规程要求开展养护、装卸和运输工作，应当有产品发运的记录。

9. 文件　中药材生产企业应当建立文件管理系统，全过程关键环节记录完整。文件包括管理制度、标准、技术规程、记录、标准操作规程等。规范文件过程管理，明确记录原则与要求，明确生产记录要求。另外要制定有培训记录、检验记录和标准操作规程。

10. 质量检验　中药材生产企业应当建立质量控制系统，包括相应的组织机构、文件系统以及取样、检验等，确保中药材质量符合要求。检验可以自行检验，也可以委托第三方或中药材使用单位检验。委托检验时，委托方应当对受托方进行检查或现场质量审计，调阅或者检查记录和样品。

11. 内审　要求定期组织对本规范实施情况的内审，对影响中药材质量的关键数据定期进行趋势分析和风险评估，确认是否符合本规范要求，采取必要改进措施；制定内审计划，定期审计，并有记录和内审报告。

12. 投诉、退货与召回　中药材生产企业应当建立投诉处理、退货处理和召回制度。

三、中药材经营管理

（一）中药材经营场所

中药材经营场所有 2 个，即：中药材专业市场和城乡集贸市场。

中药材专业市场可以出售中药材。但禁止出售国家规定限制销售的中药材，以及中成药、中药饮片、化学药品和生物制品。

在中药材专业市场国家禁止销售的中药材包括：罂粟壳、27 种毒性中药材品种、国家重点保护的 42 种野生药材品种。

（二）销售中药材的要求

销售中药材要有包装，包装上应标明品名、产地、日期、调出单位，并附有质量合格的标志。

（三）中药材专业市场管理

中药材专业市场是指经国家中医药管理局、原卫生部和原国家工商行政管理局检查验收批准，并在工商行政管理部门核准登记的专门经营中药材的集贸市场。

目前经批准而开设的中药材专业市场有 17 家，它们是：安徽亳州中药材市场、河北安国中药材市场、河南禹州中药材市场、江西樟树中药材市场、重庆解放路中药材市场、山东鄄城县舜王城药材市场、广州清平中药材市场、甘肃陇西中药材市场、广西玉林中药材市场、湖北省蕲州中药材专业市场、湖南岳阳花板桥中药材市场、湖南省邵东县药材专业市场、广东省普宁中药材专业市场、昆明菊花园中药材专业市场、成都市荷花池药材专业市场、西安万寿路中药材专业市场、兰州市黄河中药材专业市场。

其中安徽亳州中药材专业市场、河北安国中药材专业市场、河南禹州中药材专业市场、江西樟树中药材专业市场 4 家中药材专业市场，因有着悠久的历史，被称为“四大药都”。

（四）国家对中药材进口的管理规定

根据《进口药材管理办法》（国家市场监督管理总局令第 9 号，自 2020 年 1 月 1 日起施行），中药材进口的有关要求如下。

1. 国家对进口药材实行申请与审批程序。

2. 国家药品监督管理局主管全国进口药材监督管理工作。国家药品监督管理局委托省级药品监督管理部门实施首次进口药材审批，并对委托实施首次进口药材审批的行为进行监督指导。

3. 药材进口单位，应当是中国境内的中成药上市许可持有人、中药生产企业，以及具有中药材或者中药饮片经营范围的药品经营企业。

4. 首次进口药材，应当按规定在取得进口药材批件后，向口岸药品监督管理部门办理备案。非首次进口药材，应当直接向口岸药品监督管理部门办理备案。国家对非首次进口药材实行目录管理。

首次进口药材，是指非同一国家（地区）、非同一申请人、非同一药材基原的进口药材。

5.《进口药材批件》为一次性有效批件，有效期为1年。申请人若要变更《进口药材批件》批准事项的可以提出补充申请，对符合要求的，由省级药品监督管理部门发给进口药材补充申请批件。

进口药材批件编号格式为：（省、自治区、直辖市简称）药材进字+4位年号+4位顺序号。

6. 首次进口药材申请人应当在取得进口药材批件后1年内，从进口药材批件注明的到货口岸组织药材进口。

（五）国家对中药材出口的管理规定

1. 贯彻“先国内，后国外”的原则。对国内供应不足的品种，应减少甚至停止出口。对国内有剩余的，应争取多出口。

2. 出口中药材需要到国家商务部办理“出口中药材许可证”后，方可办理中药材出口手续。

3. 目前国家对35种中药材出口实行审批，它们是：人参、鹿茸、当归、蜂王浆、三七、麝香、甘草、杜仲、厚朴、黄芪、党参、黄连、半夏、茯苓、菊花、枸杞、山药、川芎、生地、贝母、银花、白芍、白术、麦冬、天麻、大黄、冬虫夏草、丹皮、桔梗、元胡、牛膝、连翘、罗汉果、牛黄。

知识拓展

《中共中央国务院关于促进中医药传承创新发展的意见》强调，要加强中药材质量控制。

（1）强化中药材道地产区环境保护，修订中药材生产质量管理规范，推行中药材生态种植、野生抚育和仿生栽培。

（2）加强珍稀濒危野生药用动植物保护，支持珍稀濒危中药材替代品的研究和开发利用。

（3）严格农药、化肥、植物生长调节剂等使用管理，分区域、分品种完善中药材农药残留、重金属限量标准。

（4）制定中药材种子种苗管理办法。

（5）规划道地药材基地建设，引导资源要素向道地产区汇集，推进规模化、规范化种植。

（6）探索制定实施中药材生产质量管理规范的激励政策。

（7）倡导中医药企业自建或以订单形式联建稳定的中药材生产基地，评定一批国家、省级道地药材良种繁育和生态种植基地。

（8）健全中药材第三方质量检测体系。

（9）加强中药材交易市场监管。

（10）深入实施中药材产业扶贫行动。

（11）到2022年，基本建立道地药材生产技术标准体系、等级评价制度。

第四节　中药饮片管理

PPT

微课

一、中药饮片生产、经营、使用管理概述

（一）基本概念

中药饮片是指中药材经过炮制后可以直接用于中医临床或制剂生产的处方药品。

根据《药品管理法》，按是否实施审批管理，中药饮片分为取得药品注册证书的中药饮片和未取得药品注册证书中药饮片两大类。其中，实施审批管理的中药饮片品种目录由国务院药品监督管理部门会同国务院中医药主管部门制定。

2021 年 2 月 10 日，国家药监局、国家中医药局、国家卫生健康委、国家医保局共同发布了《关于结束中药配方颗粒试点工作的公告》，明确了中药配方颗粒的质量监管纳入中药饮片管理范畴。

（二）相关法规、政策文件

《中医药法》强调："国家保护中药饮片传统炮制技术和工艺，支持应用传统工艺炮制中药饮片，鼓励运用现代科学技术开展中药饮片炮制技术研究"。"医疗机构炮制中药饮片，应当向所在地设区的市级人民政府药品监督管理部门备案。"并对医疗机构炮制中药饮片做出了具体规定。

《药品管理法》规定："中药饮片应当按照国家药品标准炮制；国家药品标准没有规定的，应当按照省、自治区、直辖市人民政府药品监督管理部门制定的炮制规范炮制。省、自治区、直辖市人民政府药品监督管理部门制定的炮制规范应当报国务院药品监督管理部门备案。不符合国家药品标准或者不按照省、自治区、直辖市人民政府药品监督管理部门制定的炮制规范炮制的，不得出厂、销售。""生产新药或者已有国家标准的药品的，须经国务院药品监督管理部门批准，并发给药品批准文号；但是，生产没有实施批准文号管理的中药饮片除外。""实施批准文号管理的中药饮片品种目录由国务院药品监督管理部门会同国务院中医药管理部门制定。"

《药品管理法实施条例》规定："生产中药饮片，应当选用与药品性质相适应的包装材料和容器；包装不符合规定的中药饮片，不得销售。""中药饮片包装必须印有或者贴有标签。中药饮片的标签必须注明品名、规格、产地、生产企业、产品批号、生产日期，实施批准文号管理的中药饮片还必须注明药品批准文号。"

《药品经营质量管理规范》对药品批发企业、零售企业从事中药饮片相关工作的人员条件、设施与设备、验收、销售等均作出了明确的规定。

根据《关于加强中药饮片监督管理的通知》（2011 年 1 月），中药饮片的生产经营企业必须依法取得《药品生产许可证》《药品经营许可证》，并符合《药品生产质量管理规范》《药品经营质量管理规范》的要求，按照规定开展生产经营活动。各省级药品监督管理、卫生行政和中医药管理部门应加强中药饮片生产、经营及使用环节的监督和现场检查。

知识拓展

《中共中央国务院关于促进中医药传承创新发展的意见》指出：

（1）要促进中药饮片质量提升。加快修订《中华人民共和国药典》中药标准（一部），由国务院药品监督管理部门会同中医药主管部门组织专家承担有关工作，建立最严谨标准。健全中药饮片标准体系，制定实施全国中药饮片炮制规范。改善市场竞争环境，促进中药饮片优质优价。

（2）要加强中药质量安全监管。以中药饮片监管为抓手，向上下游延伸，落实中药生产企业主体责任。建立多部门协同监管机制，探索建立中药材、中药饮片、中成药生产流通使用全过程追溯体系。

二、中药饮片的生产管理

（一）中药饮片的生产

国务院药品监督管理部门规定：生产中药饮片，必须持有《药品生产许可证》。

《药品管理法》也规定，“中药饮片生产企业履行药品上市许可持有人的相关义务，对中药饮片生产、销售实行全过程管理，建立中药饮片追溯体系，保证中药饮片安全、有效、可追溯。”

中药饮片的生产应做到：①必须以中药材为起始原料，使用符合药用标准的中药材，并应尽量固定药材产地；②必须严格执行国家药品标准和地方中药饮片炮制规范、工艺规程；③必须在符合药品 GMP 条件下组织生产，出厂的中药饮片应检验合格，并随货附纸质或电子版的检验报告书。

严禁生产企业外购中药饮片半成品或成品进行分包装或改换包装标签等行为。严禁经营企业从事饮片分包装、改换标签等活动；严禁从中药材市场或其他不具备饮片生产经营资质的单位或个人采购中药饮片。

（二）医疗机构中药饮片的炮制

国家对医疗机构炮制中药饮片实行备案管理。具体说来，即医疗机构应当向所在地设区的市级人民政府药品监督管理部门备案。

具体要求：对市场上没有供应的中药饮片，医疗机构可以根据本医疗机构医师处方的需要，在本医疗机构内炮制、使用。医疗机构炮制中药饮片，应当遵守中药饮片炮制的有关规定，对其质量负责，保证药品安全。根据临床用药需要，医疗机构可以凭本医疗机构医师的处方对中药饮片进行再加工。

三、中药饮片的经营与使用管理

中药饮片属于处方药，应严格凭处方调配。销售时应标明产地。

中药调剂，即中药饮片的调剂，系指按照医师临床处方所开列的药物，准确地配制药剂的操作技术。

（一）中药饮片的经营与使用管理

根据《药品经营监督管理办法》，批发零售中药饮片必须持有《药品经营许可证》，必须从合法的生产企业或经营企业采购。批发企业销售给医疗机构、药品零售企业和使用单位的中药饮片，应随货附加盖单位公章的生产、经营企业资质证书及检验报告书（复印件）。

《药品经营质量管理规范》对中药饮片的经营做出了具体要求。

1. 人员条件 从事中药饮片质量管理、验收、养护、采购人员应当具有中药学中专以上学历或者具有中药学专业初级以上专业技术职称，直接收购地产中药材的，验收人员应当具有中药学中级以上专业技术职称；从事中药饮片调剂的人员应当具有中药学中专以上学历或者具备中药调剂员资格，其中负责审方与调配处方的人员应当是经过资格认定的中药学专业技术人员，即必须是中药师及以上技术人员或执业药师（中药类）。

2. 设施与设备 批发企业经营中药饮片的，应当有专用的库房和养护工作场所。零售企业经营中药饮片的，应当有存放饮片和处方调配的设备。医疗机构的中药饮片调剂室应当有与调剂量相适应的面积，要有通风、调温、调湿、防潮、防虫、防鼠、除尘的设施；工作场地、操作台面应当保持清洁卫生。

3. 验收 应验明供货单位的资质证明文件、质量检验报告书以及饮片的包装、标签、品名、数量、规格、产地、生产企业、产品批号、生产日期、供货单位、到货数量等，实施批准文号管理的中药饮片还应验明药品批准文号。

4. 保管与养护

（1）中药饮片要求专库存放　中药饮片应存放在独立的库房中。库房的一般要求是：干燥通风，避免日光直射，室内温度不超过20℃（阴凉库），相对湿度35%～75%，饮片含水量控制一般在13%以下。

（2）中药饮片应采取适宜的养护方法　应按中药饮片的特性不同采用不同的养护方法，并做好记录。如石灰干燥法、酒精防虫法、化学药品灭虫法、气调法、对抗贮藏法和冷藏法等。所采取的养护方法不得对药品造成污染。

（3）加强毒性中药饮片管理　毒性中药饮片必须按照国家有关规定，实行专人、专库、专账、专用衡器、双人双锁保管，做到账、货、卡相符。

5. 陈列　零售企业中药饮片柜斗谱上应当书写正名正字；装斗前应当复核，防止错斗、串斗；应当定期清斗，防止饮片生虫、发霉、变质；不同批号的饮片装斗前应当清斗并记录。

6. 销售管理　中药饮片销售记录应当包括品名、规格、批号、产地、生产厂商、购货单位、销售数量、单价、金额、销售日期等内容。销售中药饮片要做到计量准确，并告知煎服方法及注意事项。提供中药饮片代煎服务的，应当符合国家有关规定。

（二）中药调剂工作流程

中药调剂工作流程分为审方、处方调配、复核、发药四个环节。

1. 审方与处方调配　调剂人员在调配处方时，应当按照《处方管理办法》和中药饮片调剂规程进行审方和调剂。对存在“十八反”“十九畏”、妊娠禁忌、超剂量等可能引起用药安全问题的处方，应由处方医生签字或重新开具处方后方可调配。

调配含有毒性中药饮片的处方，需凭医生签名的正式处方。每次处方剂量不得超过 2 日极量。对处方未注明“生用”的，应给付炮制品。如在审方时对处方有疑问，必须经处方医生重新审定后方可调配。且规定含有毒性中药饮片的处方需保存两年备查。

罂粟壳不得单方发药，必须凭有麻醉药处方权的执业医师签名的淡红色处方方可调配，每张处方不得超过 3 日用量，连续使用不得超过 7 天，成人一次的常用量为每天 3 ~ 6g。处方保存三年备查。

中药饮片调配每剂重量误差应当控制在 ±5% 以内。

2. 复核与发药　处方调配后，须经中药房其他技术人员复核无误后方可发出。完成处方调剂后，调配人员和复核人员应当在处方上签名或者加盖专用签章。总之，保管与养护中药饮片，以保证质量为核心；调剂中药饮片要求准确无误，做到安全合理用药。

知识链接

常用中药饮片的储存

由于中药饮片来源广泛、品种繁多、性质各异、成分复杂，易受到受各种因素影响，应选择适宜的储存方式。

（1）对含淀粉多的中药饮片炮制后要及时干燥，储存在通风、干燥、阴凉处，防虫蛀、防潮。

（2）对含挥发油多的中药饮片，应置阴凉干燥处保存，否则易散失香气或泛油、吸湿霉变和虫蛀。

（3）对含糖分及黏液质较多的饮片，不易干燥，在温度高湿度大的环境里极易变软发黏，易被污染，应防霉、防虫蛀，置通风干燥处储存。

（4）种子类药材，应储存在缸、罐中并封闭保管，防虫防鼠。

（5）酒炙饮片、醋制饮片均应储存于密闭容器中，放置阴凉处。

（6）盐炙的饮片很容易吸湿受潮变软。故应储存于通风干燥处以防受潮。

（7）蜜炙的饮片因糖分大，较难干燥，特别容易受潮且易被污染、虫蛀、霉变，应贮于密闭容器内以免吸潮，再置通风干燥处。

（8）某些矿物类饮片如硼砂、芒硝等，在干燥空气中容易失去结晶水而风化，故应储存于密封的缸、罐中，置于阴凉处。

四、中药配方颗粒的生产、经营、使用管理

中药配方颗粒在我国的试点工作始于 1993 年。经历近 20 年的研究、试点生产、使用，中药配方颗粒在中医临床中供中医生和患者选择使用，发挥了一定的积极作用。在国家药监局等四部委共同发布的

《关于结束中药配方颗粒试点工作的公告》中明确了中药配方颗粒生产、经营质量管理的要求，有关临床使用方面政策，也将由相关部门另行研究制定或明确。

（一）基本概念

中药配方颗粒是由单味中药饮片经水提、分离、浓缩、干燥、制粒而成的颗粒，在中医药理论指导下，按照中医临床处方调配后，供患者冲服使用。中药配方颗粒的质量监管纳入中药饮片管理范畴。

（二）管理细则

1. 生产质量管理

（1）备案管理　中药配方颗粒品种实施备案管理，不实施批准文号管理，在上市前由生产企业报所在地省级药品监督管理部门备案。

（2）生产条件　生产中药配方颗粒的中药生产企业应当取得《药品生产许可证》，并同时具有中药饮片和颗粒剂生产范围。中药配方颗粒生产企业应当具备中药炮制、提取、分离、浓缩、干燥、制粒等完整的生产能力，并具备与其生产、销售的品种数量相应的生产规模。生产企业应当自行炮制用于中药配方颗粒生产的中药饮片。

（3）生产企业主体责任　中药配方颗粒生产企业应当履行药品全生命周期的主体责任和相关义务，实施生产全过程管理，建立追溯体系，逐步实现来源可查、去向可追，加强风险管理。中药饮片炮制、水提、分离、浓缩、干燥、制粒等中药配方颗粒的生产过程应当符合《药品生产质量管理规范》（GMP）相关要求。生产中药配方颗粒所需中药材，能人工种植养殖的，应当优先使用来源于符合《中药材生产质量管理规范》要求的中药材种植养殖基地的中药材。提倡使用道地药材。

（4）生产工艺与药品标准　中药配方颗粒应当按照备案的生产工艺进行生产，并符合国家药品标准。国家药品标准没有规定的，应当符合省级药品监督管理部门制定的标准。省级药品监督管理部门应当将其制定的中药配方颗粒标准，在标准发布后30日内报国家药典委员会备案。不具有国家药品标准或省级药品监督管理部门制定标准的中药配方颗粒不得上市销售。

国家药典委员会结合试点工作经验组织审定中药配方颗粒的国家药品标准，分批公布。省级药品监督管理部门制定的标准应当符合《中药配方颗粒质量控制与标准制定技术要求》的规定。中药配方颗粒国家药品标准颁布实施后，省级药品监督管理部门制定的相应标准即行废止。

（5）包装与标签　直接接触中药配方颗粒包装的标签至少应当标注备案号、名称、中药饮片执行标准、中药配方颗粒执行标准、规格、生产日期、产品批号、保质期、贮藏、生产企业、生产地址、联系方式等内容。

3. 经营与使用管理

（1）跨省销售使用需备案　跨省销售使用中药配方颗粒的，生产企业应当报使用地省级药品监督管理部门备案。无国家药品标准的中药配方颗粒跨省使用的，应当符合使用地省级药品监督管理部门制定的标准。

（2）不得在市场销售　中药配方颗粒不得在医疗机构以外销售。医疗机构使用的中药配方颗粒应当通过省级药品集中采购平台阳光采购、网上交易。由生产企业直接配送，或者由生产企业委托具备储存、运输条件的药品经营企业配送。接受配送中药配方颗粒的企业不得委托配送。医疗机构应当与生产企业签订质量保证协议。

（3）设备与软件　中药配方颗粒调剂设备应当符合中医临床用药习惯，应当有效防止差错、污染及交叉污染，直接接触中药配方颗粒的材料应当符合药用要求。使用的调剂软件应对调剂过程实现可追溯。

（4）报销政策　中药饮片品种已纳入医保支付范围的，各省级医保部门可综合考虑临床需要、基金支付能力和价格等因素，经专家评审后将与中药饮片对应的中药配方颗粒纳入支付范围，并参照乙类管理。

4. 强调属地责任

（1）省级药品监督管理部门会同省级中医药主管部门应当结合国家及地方产业政策的有关规定以及临床实际需求制定相应的管理细则，坚持中药饮片的主体地位，确保辖区内中药配方颗粒的平稳有序发展及合理规范使用。

（2）省级药品监督管理部门应当夯实属地监管职责。承担行政区域内中药配方颗粒的备案工作。强化事中事后管理，加强检查、抽检和监测，对中药材规范化种植养殖基地实施延伸检查，对违法违规行为进行处理。

第五节　中药品种保护

PPT

微课

一、中药品种保护的目的和意义

实施中药品种保护，是保护中药知识产权的重大举措。为了提高中药品种质量，维护中药生产企业的合法权益，促进中药事业的发展，国务院颁布了《中药品种保护条例》（中华人民共和国国务院令第106号，1993年1月1日起施行），根据2018年9月18日《国务院关于修改部分行政法规的决定》，《中药品种保护条例》进行了部分条款的修订；为了加强中药品种保护的监督管理，原国家食品药品监督管理局颁布了《关于中药品种保护有关事宜的通知》（2006年2月6日），制定了《中药品种保护指导原则》（2009年2月12日），进一步规范了中药品种保护受理审批程序。

《中药品种保护条例》适用于中国境内生产制造的中药品种，包括中成药、天然药物的提取物及其制剂和中药人工制成品。其中，申请专利的中药品种，依照专利法的规定办理，不适用本条例。

国务院药品监督管理部门负责全国中药品种保护的监督管理工作。

二、中药品种保护的分级、保护期限与保护措施

（一）中药保护品种的等级划分

受保护的中药品种，必须是列入国家药品标准的品种。经国务院药品监督管理部门认定，列为省、自治区、直辖市药品标准的品种，也可以申请保护。受保护的中药品种分为一、二级。

1. 申请中药一级保护品种应具备的条件　符合下列条件之一的中药品种，可以申请一级保护（《中药品种保护条例》第六条）。

（1）对特定疾病有特殊疗效的；

（2）相当于国家一级保护野生药材物种的人工制成品；

（3）用于预防和治疗特殊疾病的。

其中，条件（1）所指：对特定疾病有特殊疗效，是指对某一疾病在治疗效果上能取得重大突破性进展。例如，对常见病、多发病等疾病有特殊疗效；对既往无有效治疗方法的疾病能取得明显疗效；或者对改善重大疑难疾病、危急重症或罕见疾病的终点结局（病死率、致残率等）取得重大进展。

条件（2）所指：相当于国家一级保护野生药材物种的人工制成品，是指列为国家一级保护物种药材的人工制成品；或目前虽属于二级保护物种，但其野生资源已处于濒危状态物种药材的人工制成品。

条件（3）所指：用于预防和治疗特殊疾病中的特殊疾病，是指严重危害人民群众身体健康和正常社会生活经济秩序的重大疑难疾病、危急重症、烈性传染病和罕见病。如恶性肿瘤、终末期肾病、脑卒中、急性心肌梗死、艾滋病、传染性非典型肺炎、人禽流感、苯酮尿症、地中海贫血等疾病。

用于预防和治疗重大疑难疾病、危急重症、烈性传染病的中药品种，其疗效应明显优于现有治疗方法。

2. 申请中药二级保护品种应具备的条件　符合下列条件之一的中药品种，可以申请二级保护（《中药品种保护条例》第七条）。

（1）符合一级保护申请条件的品种或者已经解除一级保护的品种；

（2）对特定疾病有显著疗效的；

（3）从天然药物中提取的有效物质及特殊制剂。

其中，条件（2）所指：对特定疾病有显著疗效，是指能突出中医辨证用药理法特色，具有显著临床应用优势，或对主治的疾病、证候或症状的疗效优于同类品种。

条件（3）所指：从天然药物中提取的有效物质及特殊制剂，是指从中药、天然药物中提取的有效成分、有效部位制成的制剂，且具有临床应用优势。

注意：凡存在专利等知识产权纠纷的品种，应解决纠纷以后再办理保护事宜。

（二）保护期限

中药一级保护品种的保护期限分别为30年、20年、10年。

中药二级保护品种的保护期限为7年。

国务院药品监督管理部门批准的新药，按照规定的保护期给予保护；其中，符合《中药品种保护条例》第六条、第七条规定的，在保护期限届满前六个月，可以重新依照《中药品种保护条例》的规定申请保护。

（三）保护措施

1. 保密责任　中药一级保护品种的处方组成、工艺制法，在保护期限内由获得《中药保护品种证书》的生产企业和有关的药品监督管理部门及有关单位和个人负责保密，不得公开。负有保密责任的有关部门、企业和单位应当按照国家有关规定，建立必要的保密制度。

2. 向国外转让　向国外转让中药一级保护品种的处方组成、工艺制法的，应当按照国家有关保密的规定办理。

3. 延长保护

（1）中药一级保护品种的延长保护　中药一级保护品种因特殊情况需要延长保护期限的，由生产企业在该品种保护期满前六个月，依照条例规定的程序申报。延长的保护期限由国务院药品监督管理部门根据国家中药品种保护审评委员会的审评结果确定；但是，每次延长的保护期限不得超过第一次批准的保护期限。

（2）中药二级保护品种的延长保护　中药二级保护品种在保护期满后可以延长七年。申请延长保护期的中药二级保护品种，应当在保护期满前六个月，由生产企业依照条例规定的程序申报。

4. 保护品种的生产　被批准保护的中药品种，在保护期内限于由获得《中药保护品种证书》的企业生产；但是，对属于《中药品种保护条例》中“临床用药紧缺的中药保护品种的仿制”除外。

5. 同一品种其他企业的管理　国务院药品监督管理部门批准保护的中药品种如果在批准前是由多家企业生产的，其中未申请《中药保护品种证书》的企业应当自公告发布之日起六个月内向国务院药品监督管理部门申报，并依照条例的规定提供有关资料，由国务院药品监督管理部门指定药品检验机构对该申报品种进行同品种的质量检验。国务院药品监督管理部门根据检验结果，可以采取以下措施。

（1）对达到国家药品标准的，补发《中药保护品种证书》。

（2）对未达到国家药品标准的，依照药品管理的法律、行政法规的规定撤销该中药品种的批准文号。

（四）中药品种保护的申请审批程序

中药品种保护申请审批程序分为申请与受理、审评、审批和公告四个阶段。

（1）申请与受理　中药生产企业对其生产的符合条例规定的中药品种，可以向所在地省、自治区、直辖市人民政府药品监督管理部门提出申请，由省、自治区、直辖市人民政府药品监督管理部门初审签署意见后，报国务院药品监督管理部门。特殊情况下，中药生产企业也可以直接向国务院药品监督管理部门提出申请。

申请中药品种保护的企业，应当按照国务院药品监督管理部门的规定，向国家中药品种保护审评委员会提交完整的资料。

（2）审评　国务院药品监督管理部门委托国家中药品种保护审评委员会负责对申请保护的中药品种进行审评。国家中药品种保护审评委员会应当自接到申请报告书之日起六个月内作出审评结论。

国务院药品监督管理部门负责组织国家中药品种保护审评委员会，委员会成员由国务院药品监督管理部门聘请中医药方面的医疗、科研、检验及经营、管理专家担任。

（3）审批　根据国家中药品种保护审评委员会的审评结论，由国务院药品监督管理部门决定是否给予保护。批准保护的中药品种，由国务院药品监督管理部门发给《中药保护品种证书》。

（4）公告　对批准保护的中药品种以及保护期满的中药品种，由国务院药品监督管理部门在指定的专业报刊上予以公告。

中药品种保护审批程序见图 12－1。

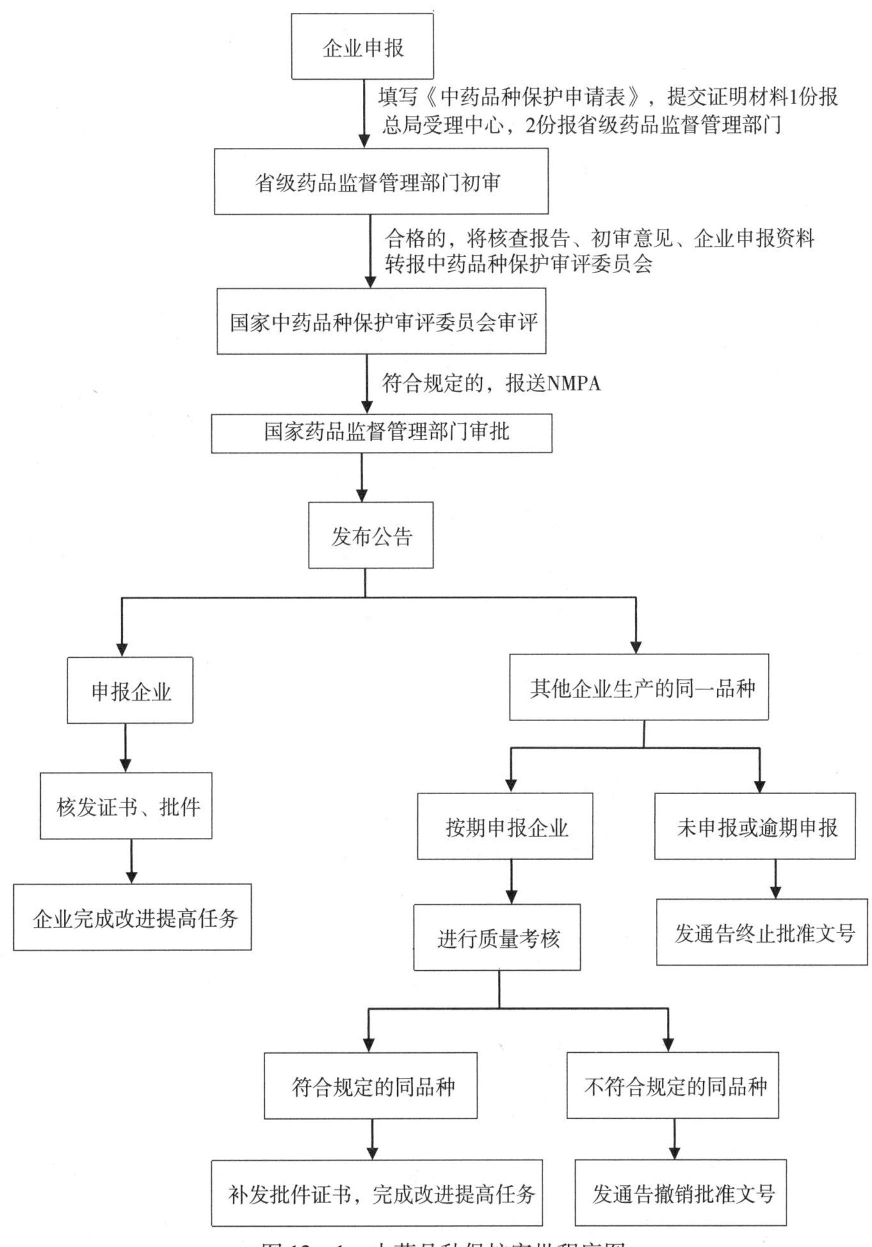

图 12－1　中药品种保护审批程序图

（五）对临床用药紧缺的中药保护品种的仿制

对临床用药紧缺的中药保护品种的仿制，须经国务院药品监督管理部门批准并发给批准文号。仿制企业应当付给持有《中药保护品种证书》并转让该中药品种的处方组成、工艺制法的企业合理的使用费，其数额由双方商定；双方不能达成协议的，由国务院药品监督管理部门裁决。

案例解析

中药保护专属权侵权及不正当竞争纠纷案

【案例】 本案为海南亨新药业有限公司诉江苏鹏鹞药业有限公司中药保护专属权侵权及不正当竞争纠纷案。原告海南亨新药业有限公司生产的“抗癌平丸”是经国家药品监督管理局批准的国家中药保护品种，取得了《中药保护品种证书》，保护期为2002年9月12日至2009年9月12日。原告发现被告江苏鹏鹞药业有限公司在国家药品监督管理局已发布该中药品种保护公告之后依然继续大量生产和低价销售同品种的抗癌平丸。鹏鹞药业有限公司辩称：“抗癌平丸”是鹏鹞公司于1974年研制，1979年首先生产，并已获得国家批准生产，依法享有在先权，不是仿制，不存在侵权。中药保护并无绝对排他权，鹏鹞公司也已按规定正在申报同品种保护。

【提问】 被告江苏鹏鹞药业有限公司是否构成侵权？

【解析】 根据《中药品种保护条例》及有关规定，该品种（抗癌平丸）在保护期内只限由获得《中药保护品种证书》的企业生产，江苏鹏鹞药业有限公司即使按规定申请了“抗癌平丸”中药保护，但在未取得《中药保护品种证书》期间亦应暂停生产。”因此后者对前者构成了侵权。

第六节　中成药管理

微课

PPT

一、概述

中药是中华民族的瑰宝，为造福人民健康作出巨大贡献。中医药事业的进步离不开传承、创新与发展。

根据《中医药法》，关于中成药管理的规定有以下几点。

（1）国家鼓励和支持中药新药的研制和生产。

（2）国家保护传统中药加工技术和工艺，支持传统剂型中成药的生产，鼓励运用现代科学技术研究开发传统中成药。

（3）生产符合国家规定条件的来源于古代经典名方的中药复方制剂，在申请药品批准文号时，可以仅提供非临床安全性研究资料。具体管理办法由国务院药品监督管理部门会同中医药主管部门制定。

知识链接

国家药品监督管理局关于促进中药传承创新发展的实施意见（国药监药注〔2020〕27号）

为深入落实中共中央、国务院《关于促进中医药传承创新发展的意见》决策部署，结合药品监管工作实际，国家药品监督管理局于2020年12月25日发布。

一、指导思想

以习近平新时代中国特色社会主义思想为指导，全面贯彻党的十九大等会议精神，坚持以人民为中心的发展思想，全面落实“四个最严”的要求，促进中药传承创新发展。深化改革，健全符合中药特点的审评审批体系。传承精华，注重整体观和中医药原创思维，促进中药守正创新。坚守底线，强化中药质量安全监管。创新发展，推进中药监管体系和监管能力现代化。

二、主要内容
1. 促进中药守正创新
2. 健全符合中药特点的审评审批体系
3. 强化中药质量安全监管
4. 注重多方协调联动
5. 推进中药监管体系和监管能力现代化

二、中药注射剂管理

中药注射剂是指从中药材中提取的有效成分，经采用现代科学技术和方法制成的可供注入体内，包括肌肉、穴位、静脉注射和静脉滴注使用的无菌溶液、混悬液，或临用前配成液体的无菌粉末等注入人体的制剂。

中药注射剂是传统医药理论与现代生产工艺相结合的产物，突破了中药传统的给药方式，是中药现代化的重要产物。与其他中药剂型相比，中药注射剂具有生物利用度高、疗效确切、作用迅速的特点。

但是，中药注射剂依然存在着一定的安全风险。这是由于中药注射剂存在着基础研究不充分、药用物质基础不明确、生产工艺比较简单、质量标准可控性较差，药品说明书对合理用药指导不足、使用环节存在不合理用药等情况。近年来，“鱼腥草注射液”“刺五加注射液”“炎毒清注射液”“复方蒲公英注射液”“鱼金注射液”等多个品种的中药注射剂因发生严重不良事件或存在严重不良反应被暂停销售使用。

（一）加强中药注射剂生产管理、不良反应监测和召回工作

针对中药注射剂临床使用中出现的问题，为保障医疗安全和患者用药安全，2008 年 12 月 24 日，原卫生部、原国家食品药品监督管理局、国家中医药管理局联合发布了《关于进一步加强中药注射剂生产和临床使用管理的通知》，并制定了《中药注射剂临床使用基本原则》，药品生产企业应加强中药注射剂生产管理、不良反应监测和召回工作。

1. 药品生产企业应严格按照《药品生产质量管理规范》组织生产，加强中药注射剂生产全过程的质量管理和检验，确保中药注射剂生产质量；应加强中药注射剂销售管理，必要时应能及时全部召回售出药品。

2. 药品生产企业要建立健全药品不良反应报告、调查、分析、评价和处理的规章制度。指定专门机构或人员负责中药注射剂不良反应报告和监测工作；对药品质量投诉和药品不良反应应详细记录，并按照有关规定及时向当地药品监督管理部门报告；对收集的信息及时进行分析、组织调查，发现存在安全隐患的，主动召回。

3. 药品生产企业应制定药品退货和召回程序。因质量原因退货和召回的中药注射剂，应按照有关规定销毁，并有记录。

（二）加强中药注射剂临床使用管理

医疗机构使用中药注射剂应遵循《中药注射剂临床使用基本原则》。

1. 中药注射剂应当在医疗机构内凭医师处方使用，医疗机构应当制定对过敏性休克等紧急情况进行抢救的规程。

2. 医疗机构要加强对中药注射剂采购、验收、储存、调剂的管理。药学部门要严格执行药品进货检查验收制度，建立真实完整的购进记录，保证药品来源可追溯，坚决杜绝不合格药品进入临床；要严格按照药品说明书中规定的药品储存条件储存药品；在发放药品时严格按照《药品管理法》《处方管理办法》进行审核。

3. 医疗机构要加强对中药注射剂临床使用的管理。要求医护人员按照《中药注射剂临床使用基本原

则》，严格按照药品说明书使用，严格掌握功能主治和禁忌证；加强用药监测，医护人员使用中药注射剂前，应严格执行用药查对制度，发现异常，立即停止使用，并按规定报告；临床药师要加强中药注射剂临床使用的指导，确保用药安全。

4. 医疗机构要加强中药注射剂不良反应（事件）的监测和报告工作。要准确掌握使用中药注射剂患者的情况，做好临床观察和病历记录，发现可疑不良事件要及时采取应对措施，对出现损害的患者及时救治，并按照规定报告；妥善保留相关药品、患者使用后的残存药液及输液器等，以备检验。

5. 各级卫生行政部门要加强对医疗机构用药安全的监管，指导医疗机构做好中药注射剂相关不良事件的监测和报告工作；各级药监部门、卫生部门、中医药部门要密切配合，及时通报和沟通相关信息，发现不良事件果断采取措施进行处理；组织有关部门对医疗机构留存的相关样品进行必要的检验。

6. 各级药监部门要加强对中药注射剂的质量监督检查；组织对医疗机构留存疑似不良反应/事件相关样品进行必要的检验；加强对中药注射剂不良反应监测工作，对监测信息及时进行研究分析，强化监测系统的应急反应功能，提高药品安全性突发事件的预警和应急处理能力，切实保障患者用药安全。

知识拓展

中药注射剂临床使用基本原则

1. 选用中药注射剂应严格掌握适应证，合理选择给药途径。能口服给药的，不选用注射给药；能肌内注射给药的，不选用静脉注射或滴注给药。必须选用静脉注射或滴注给药的应加强监测。

2. 辨证施药，严格掌握功能主治。临床使用应辨证用药，严格按照药品说明书规定的功能主治使用，禁止超功能主治用药。

3. 严格掌握用法用量及疗程。按照药品说明书推荐剂量、调配要求、给药速度、疗程使用药品。不超剂量、过快滴注和长期连续用药。

4. 严禁混合配伍，谨慎联合用药。中药注射剂应单独使用，禁忌与其他药品混合配伍使用。谨慎联合用药，如确需联合使用其他药品时，应谨慎考虑与中药注射剂的间隔时间以及药物相互作用等问题。

5. 用药前应仔细询问过敏史，对过敏体质者应慎用。

6. 对老人、儿童、肝肾功能异常患者等特殊人群和初次使用中药注射剂的患者应慎重使用，加强监测。对长期使用的在每疗程间要有一定的时间间隔。

7. 加强用药监护。用药过程中，应密切观察用药反应，特别是开始30分钟。发现异常，立即停药，采用积极救治措施，救治患者。

本章小结

本章主要介绍了中药的概念、野生药材资源保护、中药材生产质量管理、中药饮片生产经营管理、中药品种保护制度、中成药及中药注射剂管理的要求。

重点：野生药材资源的保护原则，中药饮片生产、经营、使用管理要求，中药品种的分级与管理措施。

难点：野生药材的分级，中药品种保护的分级。

题库

练 习 题

一、选择题

（一）单选题

1. 中药品种二级保护的保护期限是（　）。
   A. 3 年　　B. 5 年　　C. 7 年　　D. 10 年
2. 根据《野生药材资源保护管理条例》，我国对下列野生药材实行二级保护的是（　）。
   A. 虎骨　　B. 豹骨　　C. 人参　　D. 鹿茸（梅花鹿）
3. 负责全国中药品种保护监督管理工作的部门是（　）。
   A. 国务院卫生行政部门　　B. 国务院药品监督管理部门
   C. 国家中药生产经营主管部门　　D. 国家中医药管理部门
4. 根据《中医药法》，生产来源于古代经典名方的（　），在申请药品批准文号时，可以仅提供非临床安全性研究资料。
   A. 中药单方制剂　　B. 中药复方制剂
   C. 医疗机构中药制剂　　D. 中药经方制剂

（二）多选题

1. 广义的中药包括（　）。
   A. 中药材　　B. 中药饮片
   C. 中成药　　D. 民族药
2. 根据《中医药法》，道地中药材与其他地区同种中药材相比，具有（　）的特点。
   A. 品质更好　　B. 疗效更好
   C. 质量更稳定　　D. 具有较高知名度
3. 下列药品中，尚未实行审批管理的是（　）。
   A. 中药材　　B. 中药饮片
   C. 中成药　　D. 天然药物制剂
4. 制定《中药品种保护条例》的目的是（　）。
   A. 提高中药品种质量　　B. 增加中药品种数量
   C. 保护中药生产企业的合法权益　　D. 促进中药事业发展
5. 可申请一级保护的中药品种是（　）。
   A. 对特定疾病有特殊疗效的
   B. 对特定疾病有显著疗效的
   C. 相当于国家一级保护野生药材物种的人工制成品
   D. 用于预防和治疗特殊疾病的

二、思考题

1. 简述中药、中药材、道地中药材、中药饮片、中成药、中药配方颗粒的概念。
2. 简述制定中药材 GAP 的目的。
3. 中药饮片的生产有哪些管理要点？
4. 从中药管理的角度，谈谈中药的传承、创新与发展之间的关系。

（俞双燕　郭冬梅）

第十三章

药品上市后监督管理

学习导引

知识要求

1. **掌握** 药品上市后评价与药品风险管理的概念及主要内容；药品不良反应报告与监测、药物警戒的有关概念；药品不良反应报告与处置；药品召回的基本概念；药品召回的分类和分级。

2. **熟悉** 药品上市前研究的局限性和上市后应用的风险；药品上市后监督管理的主要措施；药品上市后评价的实施与处理方式；药品重点监测；药品生产、经营企业和使用单位在药品召回中的义务。

3. **了解** 药品上市后监督管理的现状与发展；药品上市后评价的发展概况；药品不良反应的评价与控制；药品召回的监督管理。

能力要求

1. **熟练** 掌握如何开展药品上市后评价、药品上市后风险管理、药品不良反应报告与监测及药品召回工作。

2. **学会** 应用药品上市后再评价、药品不良反应报告与监测及药品召回的基础知识分析我国目前药品上市后监督管理存在的问题。

课堂互动

拜斯亭事件的启示

德国拜耳公司于2001年8月8日向全球所有隶属医药公司发出了紧急指示：立即停止销售西立伐他汀（商品名拜斯亭），包括所有剂型。我国药品监督管理部门随后发出了关于暂停销售、使用拜斯亭的通知。由于拜斯亭与吉非贝齐药品合用有发生横纹肌溶解症不良反应的危险，为此拜耳公司采取果断措施决定主动将拜斯亭从市场上撤回。

1. 请结合拜斯亭事件思考新药上市后应用有哪些风险？
2. 在学习完本章后，试述拜斯亭事件对我国开展药品上市后监督管理工作有哪些启示？

PPT

第一节 概　述

药品是把双刃剑，在治疗疾病的同时也存在有一定的风险。百余年来，世界上屡屡发生的药害事件引起了医药工作者的密切关注，世界各国药品监督管理部门逐渐意识到加强药品上市后监督管理的必要性和紧迫性。我国不断强化药品全生命周期管理理念，从药品不良反应监测、建立国家药物警戒制度到落实药品召回主体责任，从制度层面和技术层面完善了药品上市后风险管理体系。

一、药品上市后监督管理的现状与发展

从20世纪60年代开始，世界各国纷纷建立药品上市后监督管理制度和组织机构，对上市后的药品进行再评价。目前，国际上许多国家都进一步加大了药品上市后的监督管理力度，已将或逐渐将工作重点从药品的上市前审批转移到上市后的监督管理，建立了各自药品上市后的监督管理办法和评价制度，已形成了药品上市后安全性监测和再评价的模式和标准。

当前，我国药品上市后的监督管理工作还处于起步阶段，药品上市后的监督管理和技术评价都还较薄弱。“十二五”和“十三五”时期，我国药品监管部门不断加大监管力度，建立和完善上市后药品再评价制度，完善再评价工作程序和机制，依法、科学、规范开展上市后药品安全监管工作。通过进一步加强药品不良反应监测和报告等相关监管手段，对发现安全性问题的已上市药品组织专家和相关技术单位开展风险效益评价，采取措施，加强对已上市药品的风险管理，淘汰存在严重安全隐患和风险大于效益的药品，以保障公众用药的合法权益和生命健康。在完善药品上市后监督管理的组织系统和工作机制方面，建立健全省级以下药品不良反应监测组织网络；构建报告、评价和服务三个体系；针对突发和群体性药品不良反应事件制定较为完善的工作体系。期间，我国药品不良反应监测机构建设和药物警戒体系进一步加强，同时充分发挥院校和相关研究机构的作用，有力促进了生产企业开展药品上市后研究，从而进一步完善上市后药品安全监管的技术支撑体系。

二、药品上市前研究的局限性和上市后应用的风险

新药在经过了严格的动物实验和临床研究后才被批准上市，但药品上市前的研究受到许多因素的限制，存在着局限性。主要原因有：动物实验的结果不足以用于预测人类用药的安全性；临床试验对象人数有限，试验对象年龄范围太窄，用药条件控制严格；研究时间短；试验目的单纯等，会导致一些发生频率低于1%的不良反应和一些需要较长时间应用才能发现或迟发的不良反应、药物之间相互作用等均未能被发现。而且药品上市后应用人群广泛，年龄、性别、种族、患病情况、病情和合并用药等均有较大差异，因此，每种药品获得批准上市后，并不意味着对其评价的结束，而是表明已具备在社会范围内对其更深入研究的条件。药品上市后再评价、不良反应监测管理、药物警戒和药品召回等就成为保障公众用药安全的必要环节。

药品上市后应用的风险包括自然风险和人为风险。自然风险，又称“必然风险”“固有风险”，是药品的内在属性，属于药品设计风险。药品的自然风险是客观存在的，和药品的疗效一样，是由药品本身所决定的，来源于已知或者未知的药品不良反应。而人为风险是指人为有意或无意违反法律法规而造成的药品安全风险，存在于药品的研制、生产、经营、使用各个环节。人为风险属于药品的制造风险和使用风险，主要来源于不合理用药、用药差错、药品质量问题、政策制度设计及管理导致的风险，是药品安全风险的关键因素。药品上市后的风险管理一直是各国政府部门监管的重要环节。随着民众生活质量的逐步提高，广大消费者对医药产品的需求日益增长，人们对药品潜在的风险也更加关注。我国的药品风险管理体系正在建立和完善之中。

三、药品上市后监督管理的主要措施

1. 健全药品上市后监督管理的各项法律法规　现有的药品上市后的不良反应监测，以及对存在安全隐患的药品实行召回，对已上市药品进行再评价和开展药物警戒等法律法规，是我国药品上市后监督管理的法律基础。

《国家药品安全“十三五”规划》明确提出，要建立实施药品全生命周期管理制度。建立药品档案。全面落实药物、医疗器械警戒和上市后研究的企业主体责任，生产企业对上市产品开展风险因素分析和风险效益评价。

《药品管理法》也明确提出，国家建立药物警戒制度，对药品不良反应及其他与用药有关的有害反应进行监测、识别、评估和控制。

2. 完善药品上市后监督管理的相关组织体系建设　目前国家药品监督管理局下设有药品注册管理司、药品监督管理司、总局药品评价中心（国家药品不良反应监测中心）等机构，形成了我国药品上市

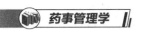

后监督管理的行政和技术支撑体系。其中NMPA药品评价中心（国家药品不良反应监测中心）和各级药品不良反应监测机构是主要的技术支撑机构，相关医药院校和科研机构及广大医药专家是重要的专业技术力量，药品上市许可持有人是工作的主体，应当制定药品上市后风险管理计划，主动开展药品上市后研究，对药品的安全性、有效性和质量可控性进行进一步确证，加强对已上市药品的持续管理。

3. 加大对上市药品的风险管理的力度 一是规范药品上市后研究，督促药品上市许可持有人（以下简称“持有人”）按照批准上市时的要求完成相关研究、履行不良反应监测以及监测期义务等；二是对一些用药量大，涉及人群广，存在安全隐患的药品，加大主动监测和评价力度，有计划、有重点地开展药品风险评价工作，不断为药品的安全监管提供依据，不断促进临床合理使用，保障用药安全有效。

4. 加强药品生产、经营和使用环节的管理 药品上市许可持有人、药品生产企业、药品经营企业和医疗机构应当经常考察本单位所生产、经营、使用的药品质量、疗效和不良反应。发现疑似不良反应的，应当及时向药品监督管理部门和卫生健康主管部门报告。药品生产企业应当依据药品上市后的临床应用安全信息及时完善、修订药品的质量标准，监管部门应当加强GMP动态监督管理；药品经营企业承担药品流通环节的风险管理责任，制定流通环节的风险管理计划，积极配合有关部门采取药品安全风险干预措施，监管部门应当加强药品流通监管，通过GSP的管理对药品流通环节进行药品安全风险控制；药品的使用是药品安全风险管理中最重要的一个环节，使用单位在临床用药过程中应当做好药品安全性事件信息的识别、报告、分析、评价工作，并积极配合有关部门的药品安全风险干预措施，包括药品不良反应监测以及药品召回等，保障用药安全。

5. 加大药品安全宣传力度 通过各种形式和方法，不断加强宣传和培训，普及药品不良反应监测和药物警戒方面的相关知识，使社会各界正确认识、科学对待药品不良反应，提高全民药品安全意识，增强药品生产经营者守法意识、责任意识和自律意识。营造良好的药品安全监管环境。

第二节 药品上市后评价与风险管理

PPT

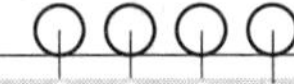

案例解析

从普纳替尼撤市再上市看药品上市后评价与风险管理

【案例】 2012年12月由ARIAD公司生产的普纳替尼在美国获得上市许可。但由于使用普纳替尼会产生严重及致死性血栓和血管狭窄性疾病，并可诱发心脏病、心肌梗死、四肢缺血甚至组织坏死等并发症。故在2013年10月31日美国FDA要求ARIAD公司暂停其白血病化疗药物普纳替尼在美国市场的销售。由于慢性粒细胞白血病患者中部分为T315I基因突变型，而T315I基因突变对一、二代酪氨酸激酶抑制剂均产生耐药性，如达沙替尼与尼洛替尼。故普纳替尼成为唯一可以治疗T315I基因突变型慢粒患者的化疗药物。因此，2013年12月20日美国FDA在对其进行了风险效益评估，限制了适应证、添加了药物警示，在安全监控下再次批准其上市。但此次再上市的前提是普纳替尼只能应用于慢性粒细胞白血病患者，且为费城染色体阳性的急性淋巴母细胞白血病和对其他酪氨酸激酶抑制剂产生抗药性的患者。

【提问】 何谓药品上市后评价？药品上市后评价和风险管理的意义何在？

【解析】 药品上市后评价是根据医药学的最新学术水平，从药理学、药剂学、临床医学、药物流行病学、药物经济学及药物政策等方面，对已经批准上市的药品在社会人群中的疗效、不良反应、用药方案、稳定性及费用等是否符合安全、有效、经济的合理用药原则做出科学评价。

药品上市后评价与风险管理工作在保障人民用药安全方面逐渐受到人们的广泛关注和重视。与药品上市前评价相比，其更利于全面评价药品的安全性及有效性，并能对药品的使用进行及时监控，在发生药品安全事故时可提供相应的技术支持。药品风险管理是包含药品全生命周期的一个持续的过程，相比药品上市前较为健全的风险研究，我国药品上市后评价与风险管理工作相对薄弱。

一、药品上市后评价的概念

药品上市后评价的法律体系是开展药品上市后再评价的依据。《药品管理法》第八十三条规定“药品上市许可持有人应当对已上市药品的安全性、有效性和质量可控性定期开展上市后评价。必要时，国务院药品监督管理部门可以责令药品上市许可持有人开展上市后评价或者直接组织开展上市后评价”。经评价，对疗效不确切、不良反应大或者因其他原因危害人体健康的药品，应当注销药品注册证书。已被注销药品注册证书的药品，不得生产或者进口、销售和使用。已被注销药品注册证书、超过有效期等的药品，应当由药品监督管理部门监督销毁或者依法采取其他无害化处理等措施。

我国的研究人员从不同的研究角度出发给予药品上市后评价如下定义：①根据医药学的最新学术水平，从药理学、药剂学、临床医学、药物流行病学、药物经济学及药物政策等方面，对已经批准上市的药品在社会人群中的疗效、不良反应、用药方案、稳定性及费用等是否符合安全、有效、经济的合理用药原则做出科学评价。②通过药品不良反应监测、药物流行病学调查和临床试验等方法，对药品在使用过程中的疗效、不良反应、相互作用以及在特殊人群的使用情况做出风险效益评价。③根据医药学的最新学术水平，运用循证原理，结合药物经济学以及国家药物政策，对上市药品做出包括药品的安全性、有效性、经济性以及是否符合合理使用原则作出综合性评价。

二、药品上市后评价与风险管理的发展概况

1. 国外药品上市后评价与风险管理概况　随着人们对药品风险认识的不断完善，世界各国如美国、日本、英国等都建立了各自的药品上市后监测的管理方法和评价指南，已经形成了较成熟的评价模式和标准。《欧盟人用药品风险管理制度指南》中指出，药品上市后研究的目的是为了确定前期未了解的安全性问题，调查可能的危险性，或确认某一药品在上市后预期会发生的安全性问题。美国联邦法第 314 章中详细规定了药品上市后的报告程序和报告要求，主要内容有：新药申请的警戒报告和年度报告、广告和说明书管理及撤销上市药品的规定。2007 年，美国颁布《食品和药品管理修正法案》（FDAAA），首次明确提出加强对药物上市后的安全监管，此举标志着 FDA 对药品上市后安全性研究的监管权力和职能正式获得了法律地位，并赋予了 FDA 更大的权力和更多的资源。2011 年 4 月又发布了《上市后研究和临床试验指南 -〈联邦食品、药品和化妆品法案〉第 505 章的实施》这一指导原则，对相关实施细则进行了解释，足见其对药品上市后研究与安全监管的重视。日本药品上市后监测的目的是收集上市药品的情报，以掌握已知的有效性和副作用，发现新的疗效、适应证和副作用等，并将最新情报迅速地提供给医务人员。日本的药品上市后监测分为三个部分：药物不良反应监测制度、再审查制度和再评价制度。英国于 1964 年成立了药品安全委员会，建立了药品上市后监测制度。1993 年，英国药品管理局制定了《英国上市后药品安全评价的指导原则》，其主要内容有：①上市后药品安全性再评价的界定；②上市后药品安全性评价研究的范围与目的；③研究设计评价。2003 年，英国组建药品和健康产品管理局（MHRA），MHRA 的药品安全委员会监督上市后药品的安全性，并在安全危害确认后采取有效的措施。

2. 我国药品上市后评价与风险管理概况　我国药品上市后评价与风险管理的相关法律法规正在逐步完善，2009 年发布的《药品上市后临床试验指导原则（草案）》，填补了药品上市后再评价我国法律依据的空白，奠定了再评价法律法规的基础。2007 年 12 月发布的《药品召回管理办法》又对药品召回具体要求作了细致的规定。这项法规的出台使我国药品召回有法可依。2011 年《药品不良反应报告和监测管理办法》的修订推动了我国药物警戒的发展和药品不良反应突发事件预警机制的建立。国家药品不良反应监测中心及各省级药品不良反应监测中心的设立，也为我国系统地开展药品上市后再评价工作奠定了坚实的基础。《国家药品安全规划（2011～2015 年）》将药品上市后再评价制度作为“十二五”时期药品

安全工作的总体目标和重点任务之一。对全面提高药品安全保障能力，降低药品安全风险提出了更高的要求；其中特别强调“完善不良反应和药物滥用监测制度，健全药品上市后再评价制度”。2019 年新修订的《药品管理法》新增了专门的章节“第七章药品上后管理”，进一步明确，药品上市许可持有人应当制定药品上市后风险管理计划，主动开展药品上市后研究，对药品的安全性、有效性和质量可控性进行进一步确证，加强对已上市药品的持续管理。

三、药品上市后评价的主要内容

药品上市后的评价是药品监督工作中的重要环节之一。研究一个创新药物需 5 ~ 10 年，且评审时有严格的标准和要求，但仍有许多问题不能完全被掌握。当前，我国创新药物的研发日益活跃，越来越多的新药逐步完成了临床研究准备进入生产上市阶段。对于上市前的研究，我国已经在法规框架之下，建立了较为完整的监管执行体系，并取得了良好的效果。上市后研究对于药品的动态评估和全生命周期管理同样起着至关重要的作用，因此有必要在药品经正式批准进入市场后，对其安全性、有效性、经济性等方面继续进行更为全面、完整的科学评价，为指导和规范临床合理用药提供建议，也为药品监督管理部门制定相关药品政策提供依据。尤其对于附条件批准注册的药品，药品上市许可持有人应当采取相应风险管理措施，并在规定期限内按照要求完成相关研究；逾期未按照要求完成研究或者不能证明其获益大于风险的，国务院药品监督管理部门应当依法处理，直至注销药品注册证书。总体来看，我国药品上市后评价的主要内容包括安全性评价、有效性评价、经济性评价及药品的质量可控性评价等。

1. 安全性评价　安全性评价即不良反应评价，是一个从实验室到临床，又从临床到实验室的多次往复过程。评价内容包括药品在广大人群中使用发生新的、严重的不良反应以及在长期使用条件下发生的不良反应，同时研究影响药品安全性的因素、不良反应的发生率以及特殊人群的用药。

2. 有效性评价　鉴于上市前研究的局限性，药品上市后在广大人群中应用的有效性、长期效应和新的适应证以及临床应用中影响药品疗效因素的研究是上市后再评价的重要内容。药品上市后的有效性评价可以充分补充上市前研究的不足，对全面认识药物的性质、掌握应用规律具有重要意义。有效性评价的内容包括对现有临床疗效的再评价、新适应证疗效的再评价，并根据具体情况采取相应措施。

3. 经济性评价　药物经济学是针对医药资源配置问题而发展起来的新兴交叉学科，其评价和研究的视角主要包括社会角度、患者角度、医疗机构角度和保险方角度。不同的研究角度需要计量的成本和收益范围是不同的。在药品上市前评审和上市后评价中，药物经济学评价均具有重要的应用意义。药品上市后经济性评价是从全社会角度出发，运用药物经济学的理论和方法，通过成本与收益来衡量效价关系，从而制定最佳医疗方案，优化药物资源配置。

4. 药品的质量可控性评价　药品的质量评价是对上市药品进行质量跟踪与比较评价，主要通过制定控制标准和检测方法来控制药品生产质量，为药品上市后合理用药提供保障。如制剂稳定性、生物利用度、生物等效性研究等。

四、药品上市后评价与风险管理的实施与处理方式

1. 药品上市后评价与风险管理的组织机构　国务院药品监督管理部门负责药品上市后评价指导工作。NMPA 药品评价中心主要负责药品试产期及上市后的再评价和药品淘汰筛选的技术业务组织工作、药品不良反应监测的技术业务组织工作等。省级药品监督管理部门协助监督管理本行政区内的药品上市后评价工作。

药品上市许可持有人是药品上市后风险管理计划制定并实施上市后评价的主体，应根据国务院药品监督管理部门的要求开展药品上市后不良反应监测，主动收集、跟踪分析疑似药品不良反应信息，对已识别风险的药品及时采取风险控制措施；药品生产企业、药品经营企业和医疗机构应当经常考察本单位所生产、经营、使用的药品质量、疗效和不良反应。发现疑似不良反应的，应当及时向药品监督管理部门和卫生健康主管部门报告。具体办法由国务院药品监督管理部门会同国务院卫生健康主管部门制定。

2. 药品上市后评价与风险管理的实施方式　药品上市后评价采取定期系统性评价和不定期的专题评

价相结合的模式。定期系统性评价是根据市场现有药品的使用情况，按药品评价指导原则有计划、按系统地组织评价。它是在相应的法律或制度的框架下，按程序由相关部门或企业组织实施的常规性评价。不定期专题评价是根据国家基本药物和OTC遴选提出的需要以及不良反应事件的因果分析等的需要进行的评价。

3. 药品上市后评价的处理方式

（1）我国药品上市后评价的处理方式　《药品管理法》规定药品上市许可持有人根据药品上市后评价结果，制订相应的风险管理计划，一般情况下，责令修改药品说明书，限制其使用范围，暂停生产、销售和使用，申请将非处方药转换为处方药等；对已确认发生严重不良反应的药品，由国务院药品监督管理部门或者省、自治区、直辖市人民政府药品监督管理部门根据实际情况采取停止生产、销售、使用等紧急控制措施，并应当在五日内组织鉴定，自鉴定结论作出之日起十五日内依法作出行政处理决定；药品存在质量问题或者其他安全隐患的，药品上市许可持有人应当立即停止销售，告知相关药品经营企业和医疗机构停止销售和使用，召回已销售的药品，及时公开召回信息，必要时应当立即停止生产，并将药品召回和处理情况向省、自治区、直辖市人民政府药品监督管理部门和卫生健康主管部门报告。药品生产企业、药品经营企业和医疗机构应当配合；经评价，对疗效不确切、不良反应大或者因其他原因危害人体健康的药品，应当注销药品注册证书。

（2）国外药品再评价的处理方式

美国　①发出临床治疗警告；②修改药品说明书，对新的警告信息用黑框标明警示；③对存在较严重安全隐患，但临床急需或没有更好的替代治疗药品，采取限制使用措施；④发布临床用药指南，特别标明严重的用药风险并告知患者应采取的避免措施；⑤药品被召回，暂停药品生产或销售；⑥药品被撤销上市权。

日本　如遇下列任何一种情况的均将撤销其生产、销售和使用资格：①有效性未得到证实的；②与有效性相比，有害作用更显著；③无使用价值的；④性状、质量明显不合格的。

第三节　药品不良反应报告与监测管理

PPT

在药物发展史上曾发生过多起重大药品安全事件，其中最令人震惊的是发生在20世纪60年代初的“反应停”（沙利度胺）事件，为此WHO于1968年制订了一项国际药物监测合作试验计划并建立了国际药品监测合作中心，简称乌普萨拉监测中心（UMC）。其作用是收集和交流药品不良反应报告，制定药品不良反应报表、药品不良反应术语、药品目录，发展计算机报告管理系统。

我国的药品不良反应监测工作始于20世纪80年代末，经过30余年的努力，在法规和监测体系建设方面取得了长足的发展。1998年3月我国正式加入WHO国际药品监测合作中心并成为第68个成员国。1999年11月，原国家药品监督管理局和卫生部正式颁布实施了《药品不良反应监测管理办法（试行）》，2001年2月修订的《药品管理法》对药品不良反应报告制度做出明确规定，这些都标志着我国药品不良反应报告和监测工作步入法制化的轨道。近年来，随着药品不良反应监测工作的不断推进，该办法已于2004年、2011年经历两次修订和完善。新修订的《药品不良反应报告和监测管理办法》（卫生部令第81号）于2011年7月1日正式实施，对于有力推动我国药品不良反应监测工作向纵深发展具有重要意义。目前我国已建立了国家药品不良反应监测中心和省级药品不良反应监测机构（包括新疆生产建设兵团中心、解放军中心、国家计生委中心），全国300多个地市都成立了药品不良反应监测机构，部分地区还成立了县级药品不良反应监测机构，已初步建成了以国家、省、地市为基础的药品不良反应监测和管理组织体系。

一、概述

WHO国际药品监测合作中心对药品不良反应的定义是：正常剂量的药品用于人体作为预防、诊断、治疗疾病或调节生理机能用途时出现的有害的和与用药目的无关的反应。该定义排除有意的或意外的过量用药及用药不当引起的反应。我国《药品不良反应报告和监测管理办法》（2011 年）对药品不良反应的定义是：合格药品在正常用法用量下出现的与用药目的无关的有害反应。该定义也排除了治疗失败、药物过量、药物滥用、不依从用药和用药差错的情况。药品不良反应报告和监测即是指药品不良反应的监测、识别、评估和控制的过程。

近年来，药品不良反应报告与监测工作越来越得到药品监督管理部门的重视，其为评价、整顿和淘汰高风险药品提供临床依据，为临床安全合理用药提供指导，是药品风险管理的重要环节。药品不良反应报告是进行药品不良反应分析评价的基础，其中新的和严重的药品不良反应事件报告数量及比例是影响药品不良反应报告系统敏感度的重要指标之一。

1. 新的药品不良反应 当不良反应的性质、严重程度、特性或结果与本持有人说明书中的术语或描述不符，应当被认为是新的不良反应（或称非预期不良反应）。持有人不能确定不良反应是新的或已知的，应当按照新的来处理。

导致死亡的不良反应应当被认为是新的不良反应，除非说明书中已明确该不良反应可能导致死亡。

同一类药品可能存在某个或某些相同的不良反应，称之为“类反应”。仅当在说明书中已有明确描述时，类反应才能认为是已知的不良反应，例如：“与同类其他药品一样，药品 XX 也会发生以下不良反应”。或“同类药品，包括药品 XX 会引起……”如果药品 XX 至今没有发生该不良反应的记录，说明书中可能出现如下描述：“已有报告同类其他药品会引起……”或“有报告同类药品会引起……，但至今尚未收到药品 XX 的报告”。在这种情况下，不应当认为该不良反应对于药品 XX 是已知的不良反应。

2. 严重药品不良反应 存在以下损害情形之一的不良反应应当被判定为严重药品不良反应：①导致死亡；②危及生命；③导致住院或住院时间延长；④导致永久或显著的残疾功能丧失；⑤先天性异常/出生缺陷；⑥导致其他重要医学事件，如不进行治疗可能出现上述所列情况的。

对于不良反应来说，“严重程度”和“严重性”并非同义词。“严重程度”一词常用于描述某一特定事件的程度（如轻度、中度或重度心肌梗死），然而事件本身可能医学意义较小（如严重头痛）；而“严重性”则不同，是以患者/事件的结局或所采取的措施为标准，该标准通常与造成危及生命或功能受损的事件有关。严重药品不良反应是指其“严重性”而非“严重程度”。

死亡病例应理解为怀疑因药品不良反应（如室颤）导致死亡的病例，而非只看病例结局本身。如果死亡病例的不良反应仅表现为轻度皮疹或腹痛，并不能导致死亡，患者死亡原因可能是原患病（如癌症）进展，则不能判定为严重药品不良反应，也不能归为死亡病例。

WHO 的《药品不良反应监测和报告指南》指出：若通过多份报告发现病例报告事件与某药品之间有必然联系，且是先前未知或未被描述过的，那么我们便获得了一个有效“信号”（signal）。可见，已知的药品不良反应报告并不是一个有效的信号，新的和严重的报告才是有效预警信号的来源。药品上市后，某些未知或严重的药品不良反应不容易被发现，其对人体生命健康的威胁更大，一旦发现这类新的和严重的药品安全隐患，便需要重新对药品的风险/效益进行综合、定性或定量评价，以确定采取何种控制措施。对上市药品采取警示、修改说明书和撤市等措施，往往都是因为在药品不良反应监测中发现了新的、严重的不良反应，因此这类报告是药品不良反应监测系统最需要关注的。

二、药品不良反应报告和处置

1. 药品不良反应报告和监测工作体系 药品不良反应报告和监测是药品上市后监督管理的重要内容，是药品监督管理部门和卫生行政部门保障公众用药安全的重要职责，是药品安全评价的重要依据。根据《药品不良反应报告和监测管理办法》（2011 年）规定，国务院药品监督管理部门主管全国药品不良反应报告和监测工作，地方各级药品监督管理部门主管本行政区域内的药品不良反应报告和监测工作。各级卫生行政部门负责本行政区域内医疗机构与实施药品不良反应报告制度有关的管理工作。地方各级药品监督管理部门应当建立健全药品不良反应监测机构。药品不良反应监测机构负责本行政区域内药品不良反应报告和监测的技术工作。

国家药品不良反应监测中心，为国务院药品监督管理局直属事业单位，在国务院药品监督管理部门的领导下，负责全国药品不良反应报告和监测的技术工作。省（区、市）药品不良反应监测机构在省级药品监督管理部门领导和国家药品不良反应监测机构的业务指导下，负责本行政区域内药品不良反应报告和监测的技术工作。设区的市级、县级药品不良反应监测机构在同级药品监督管理部门领导和上级药品不良反应监测机构的业务指导下，负责本行政区域内药品不良反应报告和监测资料的收集、核实、评价、反馈和上报；开展本行政区域内严重药品不良反应的调查和评价；协助有关部门开展药品群体不良事件调查；承担药品不良反应报告和监测的宣传、培训等工作。

目前，全国基层药品不良反应监测体系建设取得了突破性的进展，所有地市都成立了药品不良反应监测机构或指定专门机构及人员负责药品不良反应监测工作，为药品不良反应监测工作的深入开展奠定了基础。新建设的药品不良反应监测信息网络系统也在2011年开始试运行，网络直报覆盖面越来越广，在线报告单位继续增加，监测数据的总体质量和可利用性不断提高，药品不良反应监测事业保持了良好的发展态势，为公众用药安全提供了有效保障。

2. 药品不良反应的报告主体和报告范围　根据《药品管理法》《关于药品上市许可持有人直接报告不良反应事宜的公告》（国家药品监督管理局公告2018年第66号），药品上市许可持有人是药品安全责任的主体，应当指定药品不良反应监测负责人，设立专门机构，配备专职人员，建立健全相关管理制度，直接报告药品不良反应，持续开展药品风险获益评估，采取有效的风险控制措施。持有人委托其他公司或者机构开展药品不良反应监测工作，双方应当签订委托协议。持有人应当配备专职人员做好对受托方的监督和管理等工作，相应法律责任由持有人承担。进口药品持有人应当指定在我国境内设立的代表机构或者指定我国境内企业法人作为代理人，具体承担进口药品不良反应监测、评价、风险控制等工作。持有人及其代理人应当接受药品监督管理部门的监督检查。

报告范围：患者使用药品发生与用药目的无关的有害反应，当无法排除反应与药品存在的相关性，均应按照“可疑即报”的原则报告。报告范围包括药品在正常用法用量下出现的不良反应，也包括在超说明书用药情况下发生的有害反应，如超适应证用药、超剂量用药、禁忌证用药等，以及怀疑因药品质量问题引起的有害反应等。持有人应当报告获知的所有不良反应。

3. 个例药品不良反应的报告和处置　个例药品不良反应是指单个患者使用药品发生的不良反应。个例药品不良反应的收集和报告是药品不良反应监测工作的基础，也是持有人应履行的基本法律责任。为规范药品上市许可持有人药品上市后不良反应监测与报告工作，落实持有人直接报告药品不良反应主体责任，遵循国际人用药品注册技术协调会（ICH）指导原则相关规定，NMPA制定了《个例药品不良反应收集和报告指导原则》。

持有人应建立面向医生、药师、患者等的有效信息途径，主动收集临床使用、临床研究、市场项目、学术文献以及持有人相关网站或论坛涉及的不良反应信息。医疗机构及个人保持原途径报告不良反应，也可向持有人直接报告；药品经营企业直接向持有人报告。国家药品不良反应监测系统将及时向持有人反馈收集到的药品不良反应信息，持有人应当对反馈的药品不良反应信息进行分析评价，并按个例不良反应的报告范围和时限上报。

境内发生的严重不良反应应当自严重不良反应发现或获知之日起15日内报告，死亡病例及药品群体不良事件应当立即报告，其他不良反应应当在30日内报告。持有人应当对严重不良反应报告中缺失的信息进行随访，对死亡病例开展调查并按要求提交调查报告。境外发生的严重不良反应应当自持有人发现或获知严重不良反应之日起15日内报告，其他不良反应纳入药品定期安全性更新报告中。

设区的市级、县级药品不良反应监测机构应当对收到的药品不良反应报告的真实性、完整性和准确性进行审核。严重药品不良反应报告的审核和评价应当自收到报告之日起3个工作日内完成，其他报告的审核和评价应当在15个工作日内完成。对死亡病例，自收到报告之日起15个工作日内完成调查报告，报同级药品监督管理部门和卫生行政部门，以及上一级药品不良反应监测机构。

省级药品不良反应监测机构对严重药品不良反应报告应在7个工作日内完成评价工作。对死亡病例，事件发生地和药品生产企业所在地的省级药品不良反应监测机构均应及时根据调查报告进行分析、评价，必要时进行现场调查，并将评价结果报省级药品监督管理部门和卫生行政部门，以及国家药品不良反应监测中心。

国家药品不良反应监测中心应当及时对死亡病例进行分析、评价，并将评价结果报国务院药品监督管理部门和卫生行政管理部门。

4. 药品群体不良事件的报告和处置 药品群体不良事件是指同一药品在使用过程中，在相对集中的时间、区域内，对一定数量人群的身体健康或者生命安全造成损害或者威胁，需要予以紧急处置的事件。同一药品是指同一生产企业生产的同一药品名称、同一剂型、同一规格的药品。

持有人获知或者发现药品群体不良事件后，应当立即通过电话或者传真等方式报所在地的县级药品监督管理部门、卫生行政管理部门和药品不良反应监测机构，必要时可以越级报告。

省级药品监督管理部门与同级卫生行政部门联合对设区的市级、县级的调查进行督促、指导，对药品群体不良事件进行分析、评价，对本行政区域内发生的影响较大的药品群体不良事件，还应当组织现场调查，评价和调查结果应当及时报国务院药品监督管理部门和卫生行政管理部门。

国务院药品监督管理部门应当与卫生行政管理部门联合开展全国范围内影响较大并造成严重后果的药品群体不良事件的相关调查工作。药品监督管理部门可以采取暂停生产、销售、使用或者召回药品等控制措施。卫生行政管理部门应当采取措施积极组织救治患者。

5. 定期安全性更新报告 持有人应对药品的不良反应报告和监测资料进行定期汇总分析，汇总国内外安全性信息，进行风险和效益评估，撰写定期安全性更新报告。

设立新药监测期的国产药品，应当自取得批准证明文件之日起每满1年提交一次定期安全性更新报告，直至首次再注册，之后每5年报告一次；其他国产药品，每5年报告一次。首次进口的药品，自取得进口药品批准证明文件之日起每满一年提交一次定期安全性更新报告，直至首次再注册，之后每5年报告一次。

国产药品的定期安全性更新报告向持有人所在地省级药品不良反应监测机构提交。进口药品（包括进口分包装药品）的定期安全性更新报告向国家药品不良反应监测中心提交。

省级药品不良反应监测机构应当对收到的定期安全性更新报告进行汇总、分析和评价，于每年4月1日前将上一年度定期安全性更新报告统计情况和分析评价结果报省级药品监督管理部门和国家药品不良反应监测中心。

国家药品不良反应监测中心应当对收到的定期安全性更新报告进行汇总、分析和评价，于每年7月1日前将上一年度国产药品和进口药品的定期安全性更新报告统计情况和分析评价结果报国务院药品监督管理部门和卫生行政管理部门。

三、药品重点监测

药品重点监测是指为进一步了解药品的临床使用和不良反应发生情况，研究不良反应的发生特征、严重程度和发生率等，开展的药品安全性监测活动。

药品上市许可持有人是药品重点监测中的主体和实施单位。其应对新药监测期内的药品和首次进口5年内的药品，应当开展重点监测，并按要求对监测数据进行汇总、分析、评价和报告；对本企业生产的其他药品，应当根据安全性情况主动开展重点监测。省级以上药品监督管理部门根据药品临床使用和不良反应监测情况，可以要求药品生产企业对特定药品进行重点监测；必要时，也可以直接组织药品不良反应监测机构、医疗机构和科研单位开展药品重点监测。

省级以上药品不良反应监测机构负责对药品生产企业开展的重点监测进行监督、检查，并对监测报告进行技术评价。省级以上药品监督管理部门可以联合同级卫生行政部门指定医疗机构作为监测点，承担药品重点监测工作。

药品重点监测主要是观察上市后药品在广泛人群使用情况下的不良反应，具体内容包括：①研究已知不良反应的发生率。②观察新的不良反应的发生情况。③研究靶向不良反应/事件的关联性、发生率、严重程度、风险因素等。靶向不良反应/事件包括：a）临床前研究、临床研究、常规监测中发现的药品安全性信号；b）严重不良反应，其严重程度、发生率、风险因素等仍不明确的；c）同类产品（相同活性成分/组方、相同作用机理）存在的严重类反应，且重点监测药品也可能存在的；d）省以上药监部门或药品生产企业关注的其他不良反应/事件。④特殊人群用药的不良反应发生情况。特殊人群包括孕妇、儿童、老年人、肝肾功能损害患者、特殊种族/有基因倾向或某种合并症的患者，以及上市前临床试验缺乏安全性数据的其他人群。⑤观察到的可能与药品使用、包装、质量等相关的其他安全性问题。⑥对于药品监督管理部门要求开展的重点监测，药品生产企业应针对管理部门提出的要求来确定重点监测的具体内容。

四、药品不良反应的评价与控制

1. 个例药品不良反应的评价　持有人应当及时对发现或者获知的个例药品不良反应进行评价，定期对药品不良反应监测数据、临床研究、文献等资料进行评价；发现新的且严重不良反应、报告数量异常增长或者出现批号聚集性趋势等，应当予以重点关注；定期全面评价药品的安全性，识别药品潜在风险，研究风险发生机制和原因，主动开展上市后研究，持续评估药品的风险和获益。

持有人应当汇总年度情况，包括企业年度药品不良反应监测体系运行情况、不良反应报告情况、风险识别与控制情况、上市后研究情况等信息，并于每年 3 月 31 日前向省级药品不良反应监测机构提交上一年度总结报告。此外，持有人应当按规定要求做好药品定期安全性更新报告的撰写及上报工作。

2. 个例药品不良反应报告的质量控制　持有人应确保报告内容真实、完整、准确。持有人应真实记录所获知的个例药品不良反应，不篡改、不主观臆测，严禁虚假报告。要求尽量获取药品不良反应的详细信息，个例报告表中各项目尽可能填写完整。

药品不良反应过程描述应包括患者特征、疾病和病史、治疗经过、临床过程和诊断，以及不良反应相关信息，如处理、转归、实验室证据，包括支持或不支持其为不良反应的其他信息。描述应有合理的时间顺序，最好按患者经历的时间顺序，而非收到信息的时间顺序。在随访报告中，应当明确指出哪些是新的信息。除了实验室检查数据外，尽量避免使用缩略语或英文首字母缩写。报告中应当包括补充材料中的关键信息，在描述中应当提及这些材料的可用性并根据要求提供。在描述中也应当概述任何有关的尸体解剖或尸检发现。

药品名称、疾病名称、不良反应名称、单位名称应规范填写。药品通用名称和商品名称应准确填写，避免混淆颠倒。不良反应名称和疾病、诊断、症状名称应参照《WHO 药品不良反应术语集》（WHO-ART）或《ICH 监管活动医学词典》（MedDRA）及其配套指南，如《MedDRA 术语选择：考虑要点》来确定。体征指标、实验室检查结果应与原始记录无偏差。

对于文献报道中每一位身份可识别的患者都应该填写个例报告表上报，因此，如果一篇文献中涉及多名可识别的患者，应填写相应数量的报告表。文献的过程描述部分也应尽量包括患者特征、疾病和病史、治疗经过、临床过程、诊断以及不良反应相关信息。

3. 药品不良反应/事件因果关系判定　因果关系的判定又称关联性评价，是评价怀疑药品与患者发生的不良反应/事件之间的相关性。根据世界卫生组织（WHO）相关指导原则，关联性评价分为肯定、很可能、可能、可能无关、待评价、无法评价 6 级，参考标准如下。（表 13－1）

（1）肯定　用药与不良反应的发生存在合理的时间关系；停药后反应消失或迅速减轻及好转（即去激发阳性）；再次用药不良反应再次出现（即再激发阳性），并可能明显加重；同时有说明书或文献资料佐证；并已排除原患疾病等其他混杂因素影响。

（2）很可能　无重复用药史，余同“肯定”，或虽然有合并用药，但基本可排除合并用药导致不良反应发生的可能性。

（3）可能　用药与反应发生时间关系密切，同时有文献资料佐证；但引发不良反应的药品不止一种，或不能排除原患疾病病情进展因素。

（4）可能无关　不良反应与用药时间相关性不密切，临床表现与该药已知的不良反应不相吻合，原患疾病发展同样可能有类似的临床表现。

（5）待评价　报表内容填写不齐全，等待补充后再评价，或因果关系难以定论，缺乏文献资料佐证。

（6）无法评价　报表缺项太多，因果关系难以定论，资料又无法获得。

表 13-1 药品不良反应/事件关联性评价分级

关联性评价	时间相关性	是否已知	去激发	再激发	其他解释
肯定	+	+	+	+	-
很可能	+	+	+	?	-
可能	+	±	±?	?	±?
可能无关	-	-	±?	?	±?
待评价	需要补充材料才能评价				
无法评价	评价的必须资料无法获得				

备注：1. +表示肯定或阳性；-表示否定或阴性；±表示难以判断；? 表示不明。
2. 时间相关性：用药与不良反应的出现有无合理的时间关系。
3. 是否已知：不良反应是否符合该药已知的不良反应类型。
4. 去激发：停药或减量后，不良反应是否消失或减轻。
5. 再激发：再次使用可疑药品是否再次出现同样的不良反应。
6. 其他解释：不良反应是否可用并用药品的作用、患者病情的进展、其他治疗的影响来解释。

初始报告人（如报告的医生、药师）可能对报告进行了关联性评价，原则上持有人评价意见不应低于初始报告人。持有人与初始报告人评价意见不一致的，可在备注中说明。多种因素可能会干扰因果关系判断，如原患疾病、并用药品或药品存在可疑的质量问题等，评价人员应科学评估，不能盲目将这些因素作为排除药品与不良反应关联性的理由，从而不予上报。

4. 药品不良反应监测机构对药品不良反应的评价与控制 省级药品不良反应监测机构应当每季度对收到的药品不良反应报告进行综合分析，提取需要关注的安全性信息，并进行评价，提出风险管理建议，及时报省级药品监督管理部门、卫生行政部门和国家药品不良反应监测中心。省级以上药品不良反应监测机构根据分析评价工作需要，可以要求持有人及相关单位提供相关资料，相关单位应当积极配合。省级药品监督管理部门根据分析评价结果，可以采取暂停生产、销售、使用和召回药品等措施，并监督检查，同时将采取的措施通报同级卫生行政部门。

国家药品不良反应监测中心应当每季度对收到的严重药品不良反应报告进行综合分析，提取需要关注的安全性信息，并进行评价，提出风险管理建议，及时报国务院药品监督管理部门和卫生行政管理部门。国务院药品监督管理部门根据药品分析评价结果，可以要求企业开展药品安全性、有效性相关研究。必要时，应当采取责令修改药品说明书，暂停生产、销售、使用和召回药品等措施，对不良反应大的药品，应当撤销药品批准证明文件，并将有关措施及时通报卫生部。

五、药物警戒

药物警戒概念的首次提出是1974年，随后药物警戒的学术理念不断深入发展。世界卫生组织于2003年将药物警戒定义为“发现、评估、理解和预防药品不良反应或其他任何与药品相关问题的科学和活动”，该定义一直沿用至今。随着国际人用药品注册技术协调会（ICH）的成立，药物警戒的理念和方法被引入国家药品管理的制度层面。NMPA也组织开展了药物警戒法律制度比较等方面研究，在充分对比了欧美日药物警戒相关法规体系的基础上，提出我国建立药物警戒制度的可行性。

药物警戒最初的范畴以药品不良反应为主的不良事件监测。ADR是药物警戒的重要内容，但是药物警戒又不单指ADR，还包括药品质量事件（QDA）存在的风险，以及不合理用药导致的用药错误（ME）的监测。药物警戒贯穿于药物的研发、审批、上市的整个生命周期。在药物警戒不断发展过程中范围也在不断地扩展，主要包括ADR监测和上市后药物的再评价。我国的药物警戒是在ADR监测系统基础上建立起来的，2018年国家药品监督管理局加入了ICH管理委员会，开始逐步转化实施ICH的指导原则，其中包括6个E2系列的药物警戒指导原则。这些指导原则对持有人报告药品不良反应、开展风险评估和风险管理等提出了要求，我国不良反应监测工作开始对标国际。在机遇面前，亟待采取措施，引导我国制药企业朝着更快融入国际社会的方向发展，包括建立与国际接轨的药物警戒质量管理体系，提高药物警戒的能力和水平。2019年国家新修订的《药品管理法》明确提出，国家建立药物警戒制度，对药品不良反应及其他与用药有关的有害反应进行监测、识别、评估和控制。同时明确对药品管理实行药品上市许可持有人制度，持有人依法对药品的非临床研究、临床试验、生产经营、上市后研究、不良反应监测及报告与处理等承担责任。

为适应新制度体系和药品安全监管新形势的需要，有必要制定符合中国国情和国际发展趋势的药物警戒制度配套法规，规范药品上市许可持有人药物警戒主体责任，NMPA 起草了《药物警戒质量管理规范（征求意见稿）》（英文简称 GVP），与 GMP、GSP 等管理规范定位保持一致。该规范主要适用于药品上市许可持有人（包括临床试验的申办者），侧重于技术标准和技术指导。

知识拓展

药品不良反应监测、药品上市后研究与药物警戒的关系

药品不良反应监测的是药品在广泛人群的使用中，在药品的真实世界中发生的不良反应/事件，是药品安全性“信号”的挖掘来源，有利于药品安全性再评价的发起与实施，是药品上市后安全性监管的重要组成，但不能等同于药品上市后研究与管理。

药品上市后研究是运用规范的方法学对已经批准上市的药品在广泛人群中的有效性、安全性、经济性进行研究，可以由各部门发起实施，其研究结果为药品再评价提供评价依据。

药物警戒贯穿于药物发展的始终，即从药物的研究设计就开始着手。包括了药物上市前阶段和药物上市后阶段。其内容也涵盖了药品不良反应监测、涉及与药物相关的其他问题，如不合格药品、药物治疗错误、缺乏有效性的报告、对没有充分科学根据而不被认可的适应证的用药、急慢性中毒的病例报告、与药物相关的病死率的评价、药物的滥用与错用、药物与化学药物、其他药物和食品的不良相互作用。

第四节　药 品 召 回

PPT

微课

课堂互动

葛兰素史克公司主动召回特定批次盐酸帕罗西汀制剂

美国 FDA 在 2013 年 10 月对葛兰素史克位于爱尔兰的科克郡工厂进行检查时，对该工厂放行受污染的特定批次原料药存在质疑。基于暴露量数据、毒理学数据以及全球临床安全数据库不良事件报告的回顾分析，葛兰素史克公司评价后认为服用由所涉批次盐酸帕罗西汀原料药制成的盐酸帕罗西汀制剂从医学、安全角度对患者产生的风险是极低的。

我国药品监督管理局约谈了葛兰素史克（中国）投资有限公司，核实有关情况并明确要求企业务必与国外同步进行召回，认真履行企业召回责任，确保产品质量，按照中国《药品召回管理办法》等相关规定召回受影响批次的盐酸帕罗西汀制剂。葛兰素史克（中国）投资有限公司成立召回小组，拟定召回计划对涉及的批次药品实施三级召回。所有召回产品在药品监督管理部门监督下完成销毁。

问题：从企业社会责任的角度谈药品主动召回与责令召回的差别。

药品召回制度是一种科学的管理理念，是药品上市后对药品安全性监督管理的一项有利措施。召回的药品是指存在安全隐患的药品，即发现有可能对健康带来危害的药品。药品召回可以有效地降低缺陷药品所导致的风险，更大限度地保障公众用药安全；还可降低行政执法成本，简化由严重药品不良反应造成的复杂经济纠纷，降低可能发生的更大数额的赔偿；同时维护了企业的良好形象，维护消费者对企业的信赖，为广大消费者安全用药建立了一道保护屏障。《药品召回管理办法》（局令第29号）的发布标志着我国药品召回制度正式开始实施。

知识链接

药品召回制度产生背景

缺陷产品召回制度（Defect Product Recall System）作为一种国际通行的制度，在很多国家被写入了法律。当产品有严重缺陷或即使正确使用也存在重大安全隐患时，制造商和经销商有责任回收该产品加以替换或修理。在召回制度成熟的国家，产品召回的程序、监督和赔偿等都有明确规定。

召回制度最早起源于美国，1966年，美国在《国家交通与机动车安全法》中首次以法律的形式提出了召回制度。20世纪70年代初期，召回制度被引入药品监管领域。美国（《食品、药品及化妆品法》）、加拿大（《产品召回程序》）、澳大利亚（《医药产品统一召回程序》）和欧盟（欧盟部长理事会令75P319PEEC）等国家和地区均已建立药品召回制度。

2007年12月10日，我国《药品召回管理办法》的出台，标志着我国药品召回管理进入一个新的阶段。为贯彻落实2019年我国新修订的《药品管理法》和《疫苗管理法》，2020年10月13日，国家药品监督管理局公开征求《药品召回管理办法（征求意见稿）》意见，明确药品上市许可持有人应当建立并完善药品召回制度的主体责任。

一、基本概念

1. 有关概念

（1）药品召回　根据《药品召回管理办法（征求意见稿）》（2020年），是指药品上市许可持有人按照规定的程序收回已上市销售的存在缺陷的药品，并采取相应措施，控制消除缺陷的活动。

（2）缺陷药品　是指由于研发、生产、销售、储运、标识等原因导致存在质量问题或者其他安全隐患的药品。

2. 药品召回分类　药品召回分为主动召回和责令召回两类。主动召回是指药品上市许可持有人对收集的信息进行分析，对发现存在缺陷的药品进行调查评估，发现药品存在安全隐患的，由该持有人应当决定召回。责令召回是指药品监管部门经过调查评估，认为存在药品缺陷，持有人应当召回药品而未主动召回的，责令该持有人召回药品。必要时，药品监督管理部门可以要求药品生产企业、经营企业和使用单位立即停止销售和使用该药品。

3. 药品召回分级　根据药品缺陷的严重程度，药品召回分为以下几种。

（1）一级召回　使用该药品可能引起严重健康危害的。

（2）二级召回　使用该药品可能引起暂时的或者可逆的健康危害的。

（3）三级召回　使用该药品一般不会引起健康危害，但由于其他原因需要收回的。药品上市许可持有人应当根据召回分级与药品销售和使用情况，科学设计药品召回计划并组织实施。

二、药品生产、经营企业和使用单位在药品召回中的义务

1. 药品召回的责任主体　《药品管理法》明确规定，药品存在质量问题或者其他安全隐患的，药品

上市许可持有人应当立即停止销售，告知相关药品经营企业和医疗机构停止销售和使用，召回已销售的药品，及时公开召回信息，必要时应当立即停止生产，并将药品召回和处理情况向省、自治区、直辖市人民政府药品监督管理部门和卫生健康主管部门报告。药品生产企业、药品经营企业和医疗机构应当配合。药品上市许可持有人依法应当召回药品而未召回的，省、自治区、直辖市人民政府药品监督管理部门应当责令其召回。

根据《药品召回管理办法（征求意见稿）》规定，药品上市许可持有人是控制与消除药品缺陷的责任主体，应当主动对缺陷药品实施召回。药品上市许可持有人应当建立并完善药品召回制度，收集药品安全的相关信息，对可能存在缺陷的药品进行调查、评估，及时召回缺陷药品。

进口药品凡涉及在境内实施召回的，境外药品上市许可持有人指定的在中国境内的企业法人应当按照本办法的规定组织实施。

药品召回级别及持有人召回药品的时间规定见表 13－2。

表 13－2　药品召回级别及召回药品的时间规定

召回环节	一级召回	二级召回	三级召回
通知停止销售和使用，并向所在地省级药品监督管理部门报告	1 日内	3 日内	7 日内
启动药品召回后，向所在地省级药品监督管理部门提交调查评估报告和召回计划	1 日内	3 日内	7 日内
向所在地省级药品监督管理部门报告药品召回进展情况	每日	每 3 日	每 7 日

2. 药品生产、经营企业和使用单位在药品召回中的职责　药品生产企业、药品经营企业和使用单位如果发现其经营、使用的药品存在缺陷的，应当立即停止销售或者使用该药品，通知持有人或者供货商，并向药品监督管理部门报告。

药品生产、经营企业和使用单位应当建立和保存完整的生产记录、购销记录，保证销售药品的可溯源性。

在药品上市许可持有人实施药品召回时，药品生产企业、药品经营企业、使用单位应当积极协助药品上市许可持有人对缺陷药品进行调查、评估，主动配合药品上市许可持有人履行召回义务，按照召回计划及时传达、反馈药品召回信息，控制和收回缺陷药品。

3. 药品召回涉及的法律责任　药品上市许可持有人在省、自治区、直辖市人民政府药品监督管理部门责令其召回后，拒不召回的，处应召回药品货值金额五倍以上十倍以下的罚款；货值金额不足十万元的，按十万元计算；情节严重的，吊销药品批准证明文件、《药品生产许可证》《药品经营许可证》，对法定代表人、主要负责人、直接负责的主管人员和其他责任人员，处二万元以上二十万元以下的罚款。药品生产企业、药品经营企业、医疗机构拒不配合召回的，处十万元以上五十万元以下的罚款。

药品监督管理部门及其工作人员不履行职责或者滥用职权的，按照有关法律、法规规定予以处理。

三、药品召回的监督管理

国务院药品监督管理部门监督全国药品召回的管理工作。

省、自治区、直辖市药品监督管理部门负责本行政区域内药品上市许可持有人药品召回的监督管理工作。其他县级以上地方人民政府药品监督管理部门负责配合、协助做好药品召回的有关工作。国务院药品监督管理部门和省级药品监督管理部门应当建立药品召回信息公开制度，采用有效途径向社会公布存在缺陷的药品信息和药品召回的情况。

药品监督管理部门对药品可能存在的缺陷开展调查时，持有人及相关单位应当予以协助。药品经营企业、使用单位应当配合药品生产企业或者药品监督管理部门开展有关药品缺陷的调查，提供有关资料。

知识链接

药品召回与药品撤市

当上市后药品出现问题时，通常会采取2种处理方式，即药品召回（drug recall）与药品撤出市场（drug withdrawal）。

美国FDA对药品召回界定为“A drug recall is an action taken by a firm to remove a product from the market that FDA considers to be in violation of the law”，可以看出，药品召回的原因多是因为违反相关法律法规的规定而出现包装（packaging）、制造（manufacturing）、污染或混淆（contamination）等方面问题，使药品面临不确定、不合理的使用风险。美国通过发布每周报告，对药品召回进行公告。在公告中会公布产品、编号、企业、原因、流通数量、销售范围，也会公布召回的级别。

FDA对药品撤市规定为“A conclusion that a drug should no longer be marketed is based on the nature and frequency of the adverse events and how the drug’s benefit and risk balance compares with treatment alternatives.（A Guide to Drug Safety Terms at FDA）”。药品撤出市场包括2种情况：一是由于药品已经进入衰退期，销售量连续下降，利润也持续下降乃至亏损，不能给企业带来盈利；二是企业或FDA在全面考察药品的安全性与有效性后，认为药品自然属性存在严重不良反应，从而决定将该品种从市场上撤出。与药品召回相比，其风险性更为确定，在做出决定的时候也更为慎重。企业在审查药品的各项指标后，往往是基于一个比较确定的结论而做出撤出市场的决定，其基础往往是危害已经发生或者确定将会发生。

本章小结

本章主要包括药品上市后管理的发展现状、问题及主要措施。介绍了药品上市后评价、药品不良反应报告与监测管理、药物警戒与药品召回等内容。

重点：药品上市后评价的概念及主要内容，包括安全性评价、有效性评价、经济性评价及质量评价等；药品不良反应报告与监测的有关概念；药品不良反应报告与处置；药物警戒的概念；药品召回的基本概念；药品召回的分类和分级。

难点：药品上市后评价的实施与处理方式；药品重点监测；药品上市许可持有人制度对药品上市后管理的作用。

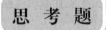

题库

思 考 题

一、选择题

1. 制定药品上市后风险管理计划，主动开展药品上市后研究的主体是（　）。
   A. 药品上市许可持有人　　B. 药品生产企业
   C. 药品经营企业　　D. 药品使用单位
2. 开展药品上市后安全性评价工作的技术机构是（　）。
   A. 中国食品药品检定研究院
   B. 国家药典委员会
   C. 国家药品监督管理局药品审评中心

D. 国家药品监督管理局药品评价中心（国家药品不良反应监测中心）

3. 当药品不良反应的性质、严重程度、特性或结果与持有人说明书中的术语或描述不符，应当被认为是（　）。

A. 严重药品不良反应　　B. 新的药品不良反应

C. 药品群体不良事件　　D. 个例药品不良反应

4. GVP 是指（　）。

A. 药品生产质量管理规范　　B. 药品经营质量管理规范

C. 药物警戒质量管理规范　　D. 药物临床试验质量管理规范

5. 药品重点监测的主体和实施单位是（　）。

A. 药品上市许可持有人　　B. 药品生产企业

C. 药品经营企业　　D. 药品使用单位

6. 药物警戒的范畴是（　）。

A. 药品上市前　　B. 药品注册审评

C. 药品上市后　　D. 药品全生命周期

7. 使用相关药品可能引起严重健康危害的，应执行药品召回的级别是（　）。

A. 一级召回　　B. 二级召回

C. 三级召回　　D. 四级召回

8. 主动召回的发起者是（　）。

A. 药品生产企业　　B. 药品经营企业

C. 药品上市许可持有人　　D. 药品监督管理部门

9. 根据《关于药品上市许可持有人直接报告不良反应事宜的公告》（2018 年），以下属于药品不良反应报告范围的是（　）。

A. 药品在正常用法用量下出现的不良反应

B. 超说明书用药情况下发生的有害反应

C. 怀疑因药品质量问题引起的有害反应

D. 以上均包括

10. 发生药品一级召回时，持有人通知停止销售和使用，并向所在地省级药品监督管理部门报告的时限是（　）。

A. 1 日内　　B. 3 日内

C. 5 日内　　D. 7 日内

二、思考题

1. 什么是药品上市后评价与风险管理？其主要研究内容包括哪些？
2. 简述药品不良反应的报告主体和报告范围。
3. 简述个例药品不良反应的报告和处置程序。
4. 什么是药品重点监测？其具体内容包括哪些。
5. 简述药品召回的概念、药品召回级别及召回药品的时间规定。

（吕雄文）

第十四章

药品知识产权保护

学习导引

知识要求

1. 掌握 药品专利的类型及授予条件；药品专利的取得与保护；药品商标保护的特点及注册原则；商标权的内容；药品商标特殊使用规定；药品商标权的保护；著作权的内容；著作权的保护；医药商业秘密及保护。

2. 熟悉 药品知识产权的概念、种类和特征；药品专利的概念及特点；药品商标保护的类型及内容；医药商业秘密的主要特征；医药未披露数据保护。

3. 了解 药品知识产权保护体系；药品知识产权保护相关的法律责任；药品专利权的内容、申请原则与程序；商标的概念及特征；药品商标保护的范围及获得。

能力要求

1. 熟练掌握与医药有关的知识产权的取得与保护，并自觉遵守医药知识产权的法律法规。

2. 学会应用知识产权法律法规，解决医药研发、生产、经营和使用过程中的相关问题，保护好自己的知识产权，不侵犯他人的知识产权。

为鼓励和保护创新、促进社会发展，我国建立了知识产权法律制度，这是我国社会基本法律制度之一。加强药品知识产权的创造、管理、运用和保护能力，既符合我国国家知识产权战略的要求，也是加速医药科技成果产业化，提高医药企业核心竞争力的重要途径，决定着企业的利润结构和空间，支撑着我国的创新型国家建设。在知识经济和全球化的时代，未来的市场竞争就是知识产权的竞争。

第一节 概 述

PPT

微课

案例解析

药品知识产权侵权案件频频发生

【案例】 在全国十大知识产权案件评选中，有7件案件涉及与药品有关侵权。2014年，“治疗乳腺增生性疾病的药物组合物及其制备方法”发明专利无效行政纠纷案、“康王”药品驰名商标行政纠纷案；2013年，“头孢他啶”商业秘密案；2011年，“抗β-内酰胺酶抗生素复合物”发明专利无效案；2010年，“吉西他滨及吉西他滨盐酸盐”专利案；2007年，天士力“养血清脑颗粒”专利诉讼案；2006年，“伟哥”发明专利侵权案；2005年，“越洋行动”跨国制售假药案。

【提问】这些药品知识产权案件多发的背后预示着什么？

【解析】药品知识产权是一个特殊而复杂的问题。其特殊性表现在药品知识产权具有明显的行业属性，法律规定有别于其他领域的知识产权；其复杂性表现在药品知识产权的范畴非常广泛，包括专利、商标、著作权和医药商业秘密等多个领域。因此，学习我国药品知识产权保护有关的法律法规，对于实施医药知识产权战略，加强知识产权保具有重要意义。

一、药品知识产权的概念和种类

（一）药品知识产权的概念

知识产权（intellectual property）是指权利人（如公民、法人或其他组织等）基于自身智力活动创造的成果和经营管理活动中的经验而依法享有的一系列民事权利的总称。这种民事权利的实质是一种财产权，但此种财产权保护的客体具有一定的特殊性，它具有无形资产的性质。药品知识产权（pharmaceutical intellectual property）是与药品相关的知识产权，即指一切与药品有关的发明创造和智力活动成果的财产权。

课堂互动

在案例解析中，涉及哪些种类的药品知识产权？为什么我国要加强药品知识产权保护？

知识产权有广义和狭义之分，狭义的知识产权又称传统意义上的知识产权，指的是著作权和工业产权。广义的知识产权是指著作权（又称版权）、专利权、商标权、发明权、发现权、商业秘密、商号、地理标记等科学技术成果权在内的一类民事权利的统称，其中，专利权、商标权和商业秘密又可称为工业产权。

知识拓展

"知识产权"概念的由来

"知识产权"一词来自英文"intellectual property"，德文"geistiges eigentum"，意大利文"proprieta´intellettuale"，这三个术语可翻译为"智慧财产权"或"智力财产权"。自1967年7月14日，51个国家在瑞典的斯德哥尔摩签订《建立世界知识产权组织公约》后，国际社会开始接受"知识产权"的概念，"知识产权"现在已成为国际上通用的法律术语。

1986年《中华人民共和国民法通则》（下称《民法通则》）颁布之前，我国一直将知识产权称为"智力成果权"，《民法通则》在其第5章第3节明确称"知识产权"后，"知识产权"一词在我国开始作为正式的法律用语使用。2020年我国第一部民法典出台，第一百二十三条明确规定："民事主体依法享有知识产权"，知识产权继续在民法典中星光闪耀，对我国知识产权法律制度的发展和完善影响深远。

（二）药品知识产权的特征

知识产权作为一种财产权，既属于民事权利的范畴，同时，与其他民事权利相比，具有以下不同的特征。

1. 专有性　亦称独占性或排他性，是指权利人对其智力成果享有独占权，权利人能够垄断自己的智力成果，排斥非权利人对其智力成果进行不法仿制、假冒或剽窃，即除权利人以外的任何其他人，如果法律没有除外规定，未经权利人的许可的情况下，都不得使用权利人的智力成果。专有性还意味着对于同一项智力成果，不允许有两个以上的知识产权并存。

2. 时间性 与以动产、不动产为客体的有形财产权利不同，知识产权具有时间性，即权利人的权利是有时间限制的，仅在法律规定期限内受到法律的保护，一旦超过法律规定的有效期限，这一权利就自行消失，就不再受法律保护。药品知识产权的客体——医药智力成果仍然能够继续存在并且发挥效用，只是此知识产品由“私人领域”进入“公有领域”而成为整个社会的共同财富，为全人类共同所有和使用。

3. 地域性 是法律对知识产权权利人行使权利设定的一种空间限制，即知识产权只有在授予该权利的国家范围内有效，超出这个国家范围，便不再受到法律保护。这是由知识产权的客体——无形资产的性质所决定的。如果权利人希望在其他国家或地区也享有知识产权，则应依照其他国家的法律另行提出申请。当然，如果两国之间签有知识产权的双边互惠协定或共同加入某个知识产权国际公约组织，那么知识产权是具有域外效力的。

4. 无形性 是指作为知识产权客体的智力成果，是一种不具备物质形态，不占据一定的空间，人们看不见，摸不着，无法被权利人实际占有和控制的精神财产。因为智力成果不可能被实际控制，所以它可以在不产生冲突的情况下同时被多个主体同时使用或多次反复使用，而实质上并不减少其使用的效果。知识产权权利人的核心就是权利人能利用其权利控制他人对其智力成果的使用，这是知识产权最重要、最根本的特征之一。

知识产权是一个不断发展的概念，随着科技的发展和社会的进步，知识产权的内涵不断丰富，外延不断扩展，其特征也在动态的变化发展之中。

（三）药品知识产权的种类

药品知识产权是一个完整的体系，主要包括药品专利权、药品商标权、药品著作权及其邻接权、医药商业秘密权等，其具体含义如下。

1. 药品专利权 药品专利权是指药品专利权人对其发明创造依法享有的专有权，包括财产权和人身权。财产权是指专利权人通过对专利实施独占、许可、转让、标记而取得收益的权利，是专利权的主要内容。人身权是指发明人或设计人对发明创造享有在专利文件上标明自己姓名的权利。

2. 药品商标权 药品商标权是药品商标注册人对其在国家商标局依法注册的商标依法享有的权利，包括专用权、转让权、许可权和禁止权。

3. 药品著作权及其邻接权 著作权是指创作者对其创作的作品所享有的各项人身权和财产权。人身权主要包括发表权、署名权、修改权和保护作品完整权等；财产权主要包括复制权、展览权、表演权、播放权、演绎权等。著作邻接权是指作品传播者对其传播作品过程中所做出的创造性劳动和投资产生的成果所享有的权利，是与著作权相邻、相近或从属于著作权的一种权利，包括出版者权、表演者权、录制者权和广播电视组织权。

4. 医药商业秘密权 医药商业秘密权是指医药商业秘密的合法控制人通过采取保密措施，依法对其经营信息和技术信息所享有的不受非法侵犯的权利。商业秘密权作为一种无形财产权，商业秘密权利人依法享有占有、使用、收益和处分的权利。

除上述种类外，药品知识产权保护还有中药品种保护、未披露数据保护等一系列独有的知识产权保护制度。这些知识产权保护制度构成了一套比较完备的知识产权保护体系，为医药产业的发展提供了更强有力的法律制度保障。

二、我国药品知识产权保护体系

（一）药品知识产权保护的意义

采用法律手段对药品知识产权进行保护对医药行业有着特殊的意义，药品知识产权保护法律制度的完善与否决定了一个国家药学事业能否具备强劲的发展动力，医药行业对知识产权保护法律制度具有很高的依赖性，这是由新药研究与开发的特点决定的。世界各国对医药领域的知识产权保护问题都十分重视，药品知识产权保护的意义主要体现在以下几个方面。

1. 激励新药研发与创新　药品是特殊商品，药品质量存在缺陷而造成的药害事故将会给药品消费者的生命健康带来难以估量的损害，世界各国政府都对药品的安全性和有效性采取更为严格的审查制度，新药的研发活动比其他领域新产品需要更高昂的投入、更漫长的周期、承担更高的风险。知识产权制度赋予药品研发者在一定时间内独占市场的权利，使其凭借这种合法的垄断地位，收回研发成本并获得丰厚回报，从而激励其继续投入新的研发活动之中。

2. 促进药品市场公平竞争　维护市场公平、有序、诚信经营，是知识产权法的重要原则。知识产权法可以防止个人或公司非法利用知识产权获利。此外，知识产权制度通过保护专利、商标、服务标记、厂商名称、货源名称等专属权利和制止不正当竞争，维护投资企业的竞争优势，维护市场的公平和有序的竞争，并用法律正确规范人们的行为，促使人们自觉尊重他人的知识产权，使社会形成尊重知识、尊重人才、尊重他人智力劳动成果的良好社会环境和公平、公正的市场竞争机制，从而使医药企业有更多的财力、物力和智力资源投向新药研究开发。

3. 加强医药国际交流和提高国际地位　国际上，知识产权保护状况已对国际关系发展形成重要影响。在知识经济时代的背景下，各国将围绕知识产权展开激烈的竞争。健全的知识产权制度可以通过提供较好的互惠互信的法律环境，吸引更多的国家和企业对我国进行医药技术投资，有效地促进我国的国际技术贸易。

（二）我国药品知识产权法律制度的发展历程

1. 药品知识产权的行政法规时期　我国对知识产权保护法律制度的构建开始于20世纪80年代初。1980年以前，我国有关专利、商标的知识产权主要通过行政法规予以保护。国家相关部门先后制定《保障发明权与专利权暂行条例》（1950年）、《商标管理条例》（1963年）及有关版权的政策性文件、规章等，保护专利权、商标权及版权所有者的权益，并为知识产权立法奠定了基础。

2. 药品知识产权保护的形成时期　法律制度初步建立时期为了鼓励发明创造、保护发明创造者的合法权利，1984年3月12日《中华人民共和国专利法》（以下简称《专利法》）的诞生标志着我国法律程序上完成了专利制度的建立。1992年9月4日，全国人大常委会通过了专利修正案，并于1993年开始施行。修订的《专利法》扩大了专利保护范围，延长专利期期限，增加对专利产品进口的保护，将对方法专利的保护延及依该方法直接获得的药品本身的保护，并增设本国优先权。为适应我国经济体制改革的不断深化和TRIPS协议并轨的需要，2000年8月25日，我国对《专利法》进行第二次修订，进一步完善专利保护制度，简化完善有关程序，与《专利合作条约》衔接，完善专利行政执法体系，标志着我国知识产权法律制度的逐渐形成和健全。

3. 药品知识产权保护法律制度的不断健全时期　为提高自主创新能力，建设创新型国家，促进技术推广应用，行使我国参加的国际公约赋予的权利。2008年12月27日，全国人大常委会通过了《专利法》第三次修正案，我国对制药产业的定位已经由缺医少药向发展制药产业转变。国家知识产权局于2014年启动了《专利法》第四次全面修改研究工作。2015年4月形成《中华人民共和国专利法修正草案（意见征求稿）》并征求公众意见。2020年10月17日全国人大常委会通过了《专利法》第四次修正案，我国已经形成了专利立法、行政、司法于一体的专利保护机制。

（三）药品知识产权保护的法律体系

药品知识产权法体系是以宪法为主要依据，由国际公约、医药知识产权法律、行政法规、部门规章等多种形式有机结合组成的多层次、多门类的法律体系，主要包括药品专利权保护体系、药品商标权保护体系、医药商业秘密保护体系、医药著作权保护体系以及其他类型的知识产权保护法律体系，见图14-1。知识产权保护法律体系的建立与完善标志着我国已经基本具备了保护知识产权的政治、经济、文化环境。

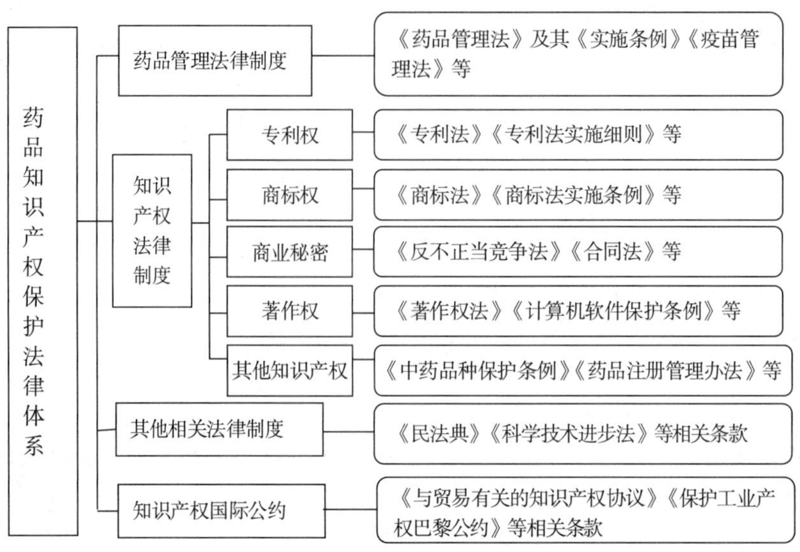

图 14－1 我国药品知识产权保护法律体系

第二节 药品专利及技术转让

PPT

案例解析

吡哌酸合成工艺专利纠纷

【案例】 吡哌酸为喹诺酮类药物，可以直接作原料，也可以作为喹诺酮类其他药物的合成前体，工艺改革前合成成本为150万/吨，市场价为（160～180）万/吨。A公司工艺改革后，降低至生产成本80万/吨，并获得国家授权"两步氧化法"方法专利，其市场销售价为100万/吨，独占市场三年获利颇丰。然而，三年后B公司也以其100万/吨上市销售。于是，A公司状告B公司，认为B公司未经许可使用其专利方法制备吡哌酸，侵犯其专利权。而B公司认为，在生产该产品过程中，B公司采用"一步氧化法"，与A公司的两步氧化法方法专利采用的合成方法和工艺路线完全不同，不存在侵权行为。B公司的工艺与A公司的方法专利相比，共同点是，均将化合物X的碱金属盐，用稀硫酸酸化后得到化合物Y，再继续加稀硫酸和高锰酸钾进行氧化－脱氢，得到脱氢酯即化合物Z。不同点是，酸化工艺的起始原料不同，专利方法中用醇钾，B公司用醇钠；氧化氢化过程有所不同，专利方法中化合物Y不分离，直接进行氧化脱氢，一步得到化合物Z；B公司先酸化、离心分离含水化合物Y后，再进行氧化脱氢得脱氢酯化合物Z。

根据上述事实，专利主管机关最后判定，在化学领域中，钠和钾碱金属盐之间的互换，如果不能带来意外优异效果，应视为等同物，是等同替换；B公司的工艺虽然比专利方法多了一步分离，但并没有因此而产生优异效果，与不分离没有本质上的区别。

【提问】 本案例中，根据我国法律，B公司是否构成专利侵权？原因是什么？

【解析】本案例中，侵权人B公司的工艺与专利方法相比，起始原料虽不同，钠盐替换了钾盐。但是，换了钠盐并没有产生优异效果，属于等同替换。B公司的工艺与比专利方法多了一步分离，但是也没有产生优异效果，分离不分离，其产品的成本与质量均没有差异。B公司用与A公司的专利方法本质上相同的技术手段实现了合成目的，达到了相同效果，因此，B公司未经专利权人A公司同意，实施该专利方法，属于侵权。

一、药品专利的类型和特点

建立药品专利制度的目的保护专利权人的合法权益，鼓励药品发明创造，推动药品发明创造成果的应用，提高医药产业创新能力，促进科学技术进步和经济社会的发展。药品专利是药品专利权的简称，是为了保护发明创造者对其智力成果享有独占权而赋予的权利，即国家知识产权行政管理部门依法授予专利申请人及其继承人在一定时期内实施其发明创造的独占权。

（一）药品专利的类型

专利的类型是指《中华人民共和国专利法》（以下简称《专利法》）所保护的客体，包括发明、实用新型和外观设计三类。药品专利保护的类型也分为发明专利、实用新型专利和外观设计专利三类。

1. 发明专利　发明是指对产品、方法及其改进所提出新的技术方案。发明是一项新的技术方案，所谓技术方案是指运用自然规律解决人类生产、生活中某一特定问题的具体构思，是对自然规律加以利用的结果，即运用自然力使之产生一定的效果，而非自然规律本身。发明因最终的物质表现形式的不同，可以分为产品发明和方法发明。产品发明是指经过人工制造，以有形物品形式出现的发明；方法发明则是指为解决某一问题所采用的手段与步骤。

（1）药品产品发明专利，包括新化合物、药物组合物、天然物质以及微生物及其代谢物等。

新化合物是指具有固定化学结构式和物理化学性质的单一物质。只要有医药用途的新化合物无论其是活性成分，还是非活性成分；无论其是合成的还是从植物中提取的；无论其是有机物、无机物还是高分子化合物，都可以申请医药产品的发明专利。药品生产中涉及到的新原料、新辅料、新中间体、新代谢物都可以申请产品发明专利。

药物组合物是指由两种或两种以上物质或化合物按照一定的比例组成的具有一定性质和用途的混合物，包括新化合物和无生理活性的已知物组成的组合物或已知化合物和新载体组成的组合物，如新剂型；还包括新化合物和有生理活性的已知物组成的组合物，如新的复方制剂药物。一般要求这种组合具有协同作用或增强疗效作用，具有非显而易见性，才可以申请药品的发明专利。

天然物质是指以天然形态存在的物质，因为其仅是一种科学发现，不能授予专利保护。但是如果是首次从自然界提取分离出来的物质，其结构、形态或其物理、化学参数是以前不曾认识的，能够确切地表征，在产业上有应用价值，则可以申请产品和方法发明专利，比如在美国曾授予从肾上腺组织分离出来的纯肾上腺素的药品专利。

未经过人类任何技术处理而存在于自然界的微生物属于科学发现，不能授予专利保护，只有当微生物经过分离成为纯培养物，具有特定的医药用途时，微生物本身才是可以授予专利保护的主题。

（2）方法发明专利，包括生产方法发明和用途发明。

生产方法发明包括药品的生产工艺、化合物的制备方法、化合物的合成路线、化合物提取分离的方法等等。用途发明包括两种情况，一是已知化合物首次发现其有医疗价值，二是已知化合物发现其有第二医疗用途的都可以申请药品的方法发明专利。用途发明在理论上应属于产品发明，因为一种原无药用价值的化合物第一次发现其具有医疗价值的，或者已上市销售的老药发现其又有新的医疗用途的，实际上相当于发现了新化合物，但是，已知物质发现了新用途并不能使这个物质本身变新，因此只能以方法发明申请专利，也就是说用途发明专利理论上属于产品发明专利，但是实际上通过生产方法发明专利来表现。

2. 实用新型专利 实用新型指的是对产品的形状、构造或其结合所提出的适于实用的新的技术方案。实用新型有两个显著特征：第一，必须是具有一定的形状、结构或其结合的产品，没有固定形态的物质如气体、液体、粉末状物等也都不可以申请实用新型专利，也不是方法，制造方法和使用方法以及其他方法都不能申请实用新型专利；第二，必须基于一定技术思想而创造产生的，并在工业上适于应用，适用性要强。

在药品领域中，常见的实用新型专利包括：①某些与功能相关的药物剂型、形状、结构的改变；②诊断用药的试剂盒与功能有关的形状、结构改变等；③某些药品的包装容器的形状、结构的改变。只要改变药品或药品包装容器的形状、构造或者两者的结合对药品的功能有所改进，就可以申请实用新型专利。

3. 外观设计专利 外观设计是指对产品的整体或者局部的形状、图案或者其结合以及色彩与形状、图案的结合所作出的富有美感并适于工业应用的新设计。需要注意的是，外观设计是使产品增加美感，并不增加或改进产品的功能，属于只改变外观不改变实质功能的专利。这种设计强调必须能在工业上应用，如果不能应用，则不具有工业应用价值，不能申请外观设计专利。药品的包装容器外观等，可以通过外观设计专利给予保护。在药品领域可以申请外观设计专利的情形有很多种，比如将有形药品的新造型或其与图案色彩的搭配和组合，典型的例子有把儿童咀嚼片剂压制成动物的形状，以便于吸引儿童服用；设计药瓶、药袋、药品瓶盖等新的盛放容器；设计富有美感和特色的说明书、容器、包装盒等。

通过外观设计专利，可以保护使用该外观设计的产品如包装盒等不受他人仿制，知名药品还可以通过保护与其相关的外观设计进而保护该药品本身。

（二）药品专利的特点

医药专利权人依据《专利法》受到保护，即在专利的有效期内，专利权人享有排他性权利，他人未经许可不得擅自为经营目的而实施。药品专利具有以下特点。

1. 专有性 也称排他性、垄断性、独占性等，是指专利权人对市场享有独占权，排除他人的竞争。

2. 地域性 指一个国家依照其本国专利法授予的专利权，仅在该国法律管辖的范围内有效，对其他国家没有任何约束力，外国对其专利不承担保护的义务。如果其一项发明创造只在我国取得专利权，那么专利权人只在我国享有专利权或独占权。

3. 时间性 指专利权人对其发明创造所拥有的法律赋予的专有权只在法律规定的时间内有效，期限届满后，专利权人对其发明创造就不再享有制造、使用、销售、许诺销售和进口的专有权。

4. 公开性 指专利权人必须及时充分公开其技术情报与专利权保护的内容。

二、药品专利的申请与授权

（一）药品专利申请的原则

1. 书面申请原则 我国的《专利法》及其实施细则规定了专利申请的步骤与手续，所有具有法律意义的步骤都应以书面形式办理。专利申请以及后续审批过程中所有的手续都必须以书面形式提交国务院专利行政部门。

2. 先申请原则 当两个以上的申请人分别就同样的发明创造申请专利时，专利权授予专利申请日靠前的人。当两个以上的申请人在同一日分别就同样的发明创造申请专利时，应自行协商确定申请人，协商不成申请均将被驳回。该原则有利于促使发明者在完成发明创造后尽早申请专利，使社会大众能够尽早获得最新的技术，同时也可以避免重复的研究与投入。

3. 单一性原则 狭义上的单一性原则指的是一件专利申请的内容只能包含一项发明创造；广义上的还包括同样的发明创造只能授予一次专利权，不能就同样的发明创造同时存在两项或两项以上的专利权。一项发明一件申请便于专利申请案的审查、登记、分类、检索。同时，有利于授权后一系列法律事务的运作。

4. 优先权原则　优先权原则是指申请人自发明或者实用新型在国外第一次提出专利申请之日起12个月内，或自外观设计在国外第一次提出专利申请之日起6个月内，又在中国就相同主题提出专利申请的，按照该国同中国签订的协议或共同参加的国际条约，或按照共同承认的优先权原则，亦可享有优先权。若申请人自发明或实用新型在中国第一次提出专利申请之日起12个月内，或者自外观设计在中国第一次提出专利申请之日起6个月内，又向国家知识产权局就相同主题提出专利申请的，也可以享有优先权。

（二）授予药品专利权的条件

我国《专利法》规定，授予专利权必须满足“三性”的要求，即授予专利权的发明和实用新型，应当具备新颖性、创造性和实用性。

1. 新颖性　新颖性是指该发明或者实用新型不属于现有技术；也没有任何单位或者个人就同样的发明或者实用新型在申请日以前向国务院专利行政部门提出过申请，并记载在申请日以后公布的专利申请文件或者公告的专利文件中。授予专利权的外观设计，应当同申请日以前在国内外出版物上公开发表过或者国内公开使用过的外观设计不相同和不相近似，并不得与他人在先取得的合法权利相冲突。

2. 创造性　创造性是指与现有技术相比，该发明具有突出的实质性特点和显著的进步，该实用新型具有实质性特点和进步。所谓发明具有突出的实质性特点是指对所属技术领域的技术人员来说，发明相对于现有技术是非显而易见的。如果发明是所属技术领域的技术人员在现有技术的基础上仅仅通过合乎逻辑的分析、推理或者有限的试验可以得到的，则该发明是显而易见的，也就不具备突出的实质性特点。所谓发明具有显著的进步，是指发明与现有技术相比能够产生有益的技术效果。

3. 实用性　实用性是指该发明或者实用新型能够制造或者使用，并且能够产生积极效果。授予专利权的发明或者实用新型，必须是能够解决技术问题且能够应用的。实用性主要是指：①发明或者实用新型必须具备可以具体实施的技术方案即可实施性；②发明创造必须可以重复实施，反复利用，即具备再现性；③发明创造实施后要能产生积极的效果，即要具备一定的有益性。

此外，我国法律规定了不授予专利权的情况：违反法律、社会公德或者妨害公共利益的发明创造；违反法律、行政法规的规定获取或者利用遗传资源，并依赖该遗传资源完成的发明创造；科学发现；智力活动的规则和方法；疾病的诊断和治疗方法；动物和植物品种；原子核变换方法以及用原子核变换方法获得的物质；对平面印刷品的图案、色彩或者二者的结合作出的主要起标识作用的设计。

（三）药品专利申请程序

1. 专利申请文件　我国国家知识产权局负责受理和审查专利申请，对符合法律规定的发明创造授予专利权，申请专利权需要提交专利申请文件，不同类型的专利申请需要提交的申请文件有所不同，见表14－1。

表14－1　专利申请文件

专利类型	申请文件名称
发明专利	发明专利请求书、说明书摘要（必要时应当提交摘要附图）、权利要求书、说明书（必要时应当提交说明书附图）
实用新型专利	实用新型专利请求书、说明书摘要及其摘要附图、权利要求书、说明书、说明书附图
外观设计专利	外观设计专利请求书、图片或者照片（要求保护色彩的，应当提交彩色图片或者照片）以及对该外观设计的简要说明

2. 专利审批程序　依据《专利法》，发明专利申请的审批程序包括受理、初审、公布、实审以及授权五个阶段。实用新型或者外观设计专利申请在审批中不进行早期公布和实质审查，只有受理、初审和授权三个阶段，见图14－2。

（1）受理申请　国家知识产权局在收到发明专利申请的请求书、说明书和权利要求书后，应明确申请日、给予申请号，并通知申请人。不予受理的，通知申请人。

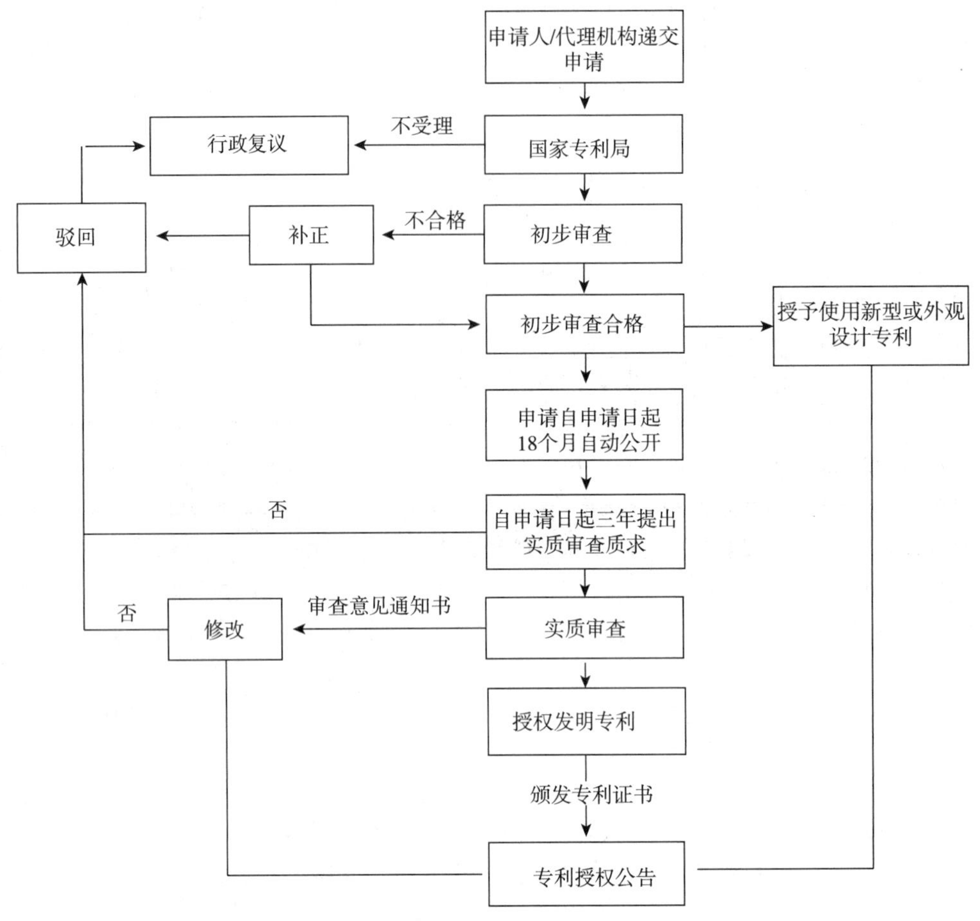

图 14－2　药品专利注册申请程序

（2）初步审查　即形式审查，是国家知识产权局对专利申请是否具备形式条件进行的审查，为以后的专利公开和实质审查做准备。

（3）公布申请　国家知识产权局收到发明专利申请后，经过初步审查认为符合《专利法》要求的，自申请日起满 18 个月，即行公布。国家知识产权局可以根据申请人的请求早日公布其申请。

（4）实质审查　实质审查是国家知识产权局根据申请人的要求，从技术角度对发明的新颖性、创造性、实用性等实质性条件进行审查。

（5）授权公布发明专利　申请经实质审查没有发现驳回理由的，由国家知识产权局作出授予发明专利权的决定，发给发明专利证书，同时予以登记和公告。发明专利权自公告之日起生效。

实用新型和外观设计专利申请经初步审查没有发现驳回理由的，由国家知识产权局作出授予实用新型专利权或者外观设计专利权的决定，发给相应的专利证书，同时予以登记和公告。实用新型专利权和外观设计专利权自公告之日起生效。

三、药品专利权的保护

（一）药品专利权的保护范围

发明或者实用新型专利权的保护范围以其权利要求的内容为准，说明书及附图可以用于解释权利要求的内容。外观设计专利权的保护范围以表示在图片或者照片中的该产品的外观设计为准，简要说明可以用于解释图片或者照片所表示的该产品的外观设计。

（二）药品专利权人的权利

专利权人的权利指的是权利人依法对获得专利权的发明创造所享有的控制、利用和支配的权利。药品专利权人的权利主要包括独占实施权、标记权、转让权、许可权等权利内容。一般说来，独占实施权和标记权是基于专利权的获得而直接产生的权利的内容；而转让权、许可权等权利则是基于对专利权的利用而产生的权利内容。我国《专利法》规定，申请专利和行使专利权应当遵循诚实信用原则。不得滥用专利权损害公共利益或者他人合法权益。滥用专利权，排除或者限制竞争，构成垄断行为的，依照《中华人民共和国反垄断法》处理。

1. 独占实施权 发明和实用新型专利权被授予后，除法律另有规定的以外，任何单位或者个人未经专利权人许可，都不得实施其专利，即不得为生产经营目的制造、使用、许诺销售、销售、进口其专利产品，或者使用其专利方法以及使用、许诺销售、销售、进口依照该专利方法直接获得的产品。

2. 许可权 专利权人有权和他人签署许可合同，许可他人实施其专利，被许可方以支付一定的报酬作为代价。许可依其受让的权利不同可以分为独占许可、排他许可、普通许可、交叉许可、分许可及开放许可。

3. 标记权 标记权是指专利权人有权在其专利产品或者该产品的包装上标明专利标记和专利号。标明专利标记的目的是告知第三人该产品是享有专利保护的，未经专利权人许可，任何人不得随意实施该专利；标明专利号是为了便于第三人查阅和核实。

4. 转让权 转让权是指专利权人享有将其专利所有权移转给他人的权利。《专利法》规定专利申请权和专利权可以转让。专利权的转让，是专利权人处理专利权的一种形式，专利权人可以通过合同将其专利权出售或赠与他人。

5. 其他 专利权人除了享有上述这些权利外，还可依据专利法的规定享有其他一些权利。例如，专利权人可以书面声明放弃其专利权，专利权人对未经其许可而实施其专利的侵权行为，有请求行政保护和司法保护的权利等。

（三）专利权的期限、终止和无效

1. 专利权的保护期限 发明专利权的期限为二十年，实用新型专利权的期限为十年，外观设计专利权的期限为十五年，均自申请日起计算。

2. 专利权的终止 根据《专利法》规定，在以下情况下专利权终止：①专利权期限届满自行终止；②专利权人以书面声明放弃其专利权；③专利权人不按时缴纳年费而终止。专利权在期限届满前终止的，由国务院专利行政部门登记和公告。专利权终止后，其发明创造就成为公共财富，任何人都可以利用。

3. 专利权的无效 自国务院专利行政部门公告授予专利权之人起，任何单位或者个人认为该专利权的授予不符合《专利法》有关规定的，可以请求专利复审委员宣告该专利权无效。国家知识产权局对宣告专利权无效的请求应当及时审查和作出决定，并通知请求人和专利权人。对国家知识产权局宣告专利权无效或者维持专利权的决定不服的，可以自收到通知之日起三个月内向人民法院起诉。宣告无效的专利视为自始即不存在。

（四）专利权的限制

1. 专利权“用尽”后的使用和销售 专利权人制造、进口或者经专利权人许可而制造、进口的专利产品或者依照专利方法直接获得的产品售出后，使用、许诺销售或者销售该产品的其他人不构成对专利权人专利权的侵犯。对专利权的此种限制亦称为专利权的耗竭。

2. 先行实施 在专利申请日前已经制造相同产品、使用相同方法或者已经作好制造、使用的必要准备的先行实施人可以在原有范围内继续制造、使用其产品，不受专利权的约束。

3. 善意使用或销售 任何第三人为生产经营目的使用或者销售不知道是未经专利权人许可而制造并售出的专利产品或者依照专利方法直接获得的产品，能证明其产品合法来源的，可以不承担侵犯专利权的法律责任。

4. 临时过境 临时通过中国领陆、领水、领空的外国运输工具，依照其所属国同我国签订的协议或者共同参加的国际条约，或者依照互惠原则，为运输工具自身需要而在其装置和设备中可使用有关专利，而无需得到专利权人的许可。

5. 非生产、经营目的实施 他人未经专利权人许可专为科学研究和实验而使用有关专利的，不视为侵犯其专利权。

6. 强制实施许可 强制实施许可又称非自愿许可，是指专利行政机构根据本国《专利法》规定的特定理由，不经专利权人同意，由专利行政机构依法直接强制性地授权许可已经具备实施条件者实施专利，同时由该强制许可授权的被许可方向专利权人支付合理的许可使用费。有以下五种情形。

（1）专利权人自专利权被授予之日起满三年，且自提出专利申请之日起满四年，无正当理由未实施或者未充分实施其专利的。

（2）专利权人行使专利权的行为被依法认定为垄断行为，为消除或者减少该行为对竞争产生的不利影响的。

（3）在国家出现紧急状态或者非常情况时，或者为了公共利益的目的，专利主管机关可以给予实施发明专利或者实用新型专利的强制许可。

（4）一项取得专利权的发明或者实用新型比前已经取得专利权的发明或者实用新型具有显著经济意义的重大技术进步，其实施又有赖于前一发明或者实用新型的实施的，专利主管机关根据后一专利权人的申请，可以给予实施前一发明或者实用新型的强制许可。

（5）为了公共健康目的，对取得专利权的药品，国务院专利行政部门可以给予制造并将其出口到符合中华人民共和国参加的有关国际条约规定的国家或者地区的强制许可。2018 年 4 月，国务院办公厅印发了《关于改革完善仿制药供应保障及使用政策的意见》〔国办发〔2018〕20 号〕（简称《意见》）规定：在国家出现重特大传染病疫情及其他突发公共卫生事件或防治重特大疾病药品出现短缺，对公共卫生安全或公共健康造成严重威胁等非常情况时，为了维护公共健康，由国家卫生健康、工业和信息化以及国务院药品监督管理等相关行业主管部门进行评估论证，向国家知识产权管理部门提出实施强制许可的建议，国家知识产权管理部门依法作出给予实施强制许可或驳回。

知识拓展

药品知识产权保护与全球健康

随着世界经济全球化和贸易自由化的发展，知识产权在国际竞争中的战略地位日益凸现。与贸易有关的知识产权协议（Agreement on Trade - Related Aspects of Intellectual Property Rights，简称 TRIPS 协议）自 1995 年 1 月 1 日生效以来，对知识产权国际保护产生了重要而深远的影响。TRIPS 协议在知识产权领域建立了各成员国家应达到的最低保护标准。TRIPS 协议将专利保护扩大到所有技术领域，包括药品。在 TRIPS 框架下，成员国政府有义务为药品提供 20 年的专利保护期，而在这之前，大多数的发展中国家和部分发达国家，对药品并不提供专利保护。

然而，作为私权的药品专利和作为人权的公共健康之间的矛盾冲突一直存在。药品专利权人往往会利用这种垄断权来提高药品的价格，获得高额垄断利润，从而阻碍了贫困地区居民获得药物治疗。因此，TRIPS 协议在确定知识产权的国际高标准保护框架的同时，也给发展中国家的公共健康和药物可及性带来严峻的挑战。在发展中国家的强烈斗争下，WTO 通过了《TRIPS 协议与公共健康多哈宣言》，确立了知识产权国际保护框架下解决公共健康问题的弹性条款。药品强制许可制度正是为解决冲突而建立起来的法律制度。专利实施的强制许可指主权国家的专利行政机构根据本国《专利法》规定的特定理由，不经专利权人同意，由专利行政机构依法直接强制性地授权许可已经具备实施条件者实施专利，同时由该强制许可授权的被许可方向专利权人支付合理的许可使用费。强制许可的国际法渊源正是来源于《与贸易有关的知识产权协议》即 TRIPs 协议和 WTO 的“多哈宣言”，即《关于 TRIPs 协议和公众健康的宣言》及其衍生规范文件。

四、药品专利权保护相关的法律责任

（一）专利侵权的法律责任

1. 行政责任　对专利侵权行为，专利行政部门有权责令侵权行为人停止侵权责令改正、罚款、调解赔偿数额等。

2. 民事责任　①诉前禁令：提起诉讼前法院依照当事人请求，采取及时有效的临时措施责令侵权人停止有关行为，以防止迟误可能给权利人造成不可弥补的损害或者证据被销毁的危险。②停止侵权：专利侵权行为人应根据专利行政部门的处理决定或人民法院的判决，立即停止正在实施的专利侵权行为。③赔偿损失：按照专利权人因被侵权而受到的损失或者侵权人获得的利益确定赔偿数额，难以确定损失或者利益的，可参照该令里许可使用费的倍数合理确定。④消除影响：当侵权行为给专利产品在市场上的商誉造成损害时，专利侵权行为人应采取适当的方式承认自己的侵权行为，恢复专利权人的商誉。

3. 刑事责任　我国《专利法》和《刑法》规定，假冒他人专利，情节严重的，处 3 年以下有期徒刑或者拘役，并处或者单处罚金。

未经专利权人许可，实施其专利，即侵犯其专利权，引起纠纷的，由当事人协商解决；不愿协商或者协商不成的，专利权人或者利害关系人可以向人民法院起诉，侵犯专利权的诉讼时效为三年，自专利权人或者利害关系人得知或者应当知道侵权行为以及侵权人之日起计算。

知识拓展

药品专利链接制度

药品专利链接（patent linkage），是指仿制注册申请应当考虑先前已上市参比制剂的专利情况，并需递交相应的专利声明，从而实现仿制药注册与专利侵权纠纷相链接，使得在可能造成专利侵权的仿制药进入市场之前，提前解决专利纠纷，被视为一种有效的早期专利保护机制。药品专利链接制度最早于 1984 年在美国确立，加拿大等国亦建立了类似的专利链接制度。

专利链接的核心程序是在仿制药注册过程中建立一种程序，保证被批准上市的仿制药不涉嫌专利侵权问题。我国在 2017 年 10 月 8 日印发的《关于深化审评审批制度改革鼓励药品医疗器械创新的意见》中提出，为保护专利权人合法权益，降低仿制药专利侵权风险，鼓励仿制药发展，要探索建立药品审评审批与药品专利链接制度。药品注册申请人提交注册申请时，应说明涉及的相关专利及其权属状态，并在规定期限内告知相关药品专利权人。

新修订并于 2021 年 6 月 1 日起施行的《专利法》规定，药品上市审评审批过程中，药品上市许可申请人与有关专利权人或者利害关系人，因申请注册的药品相关的专利权产生纠纷的，相关当事人可以向人民法院起诉，请求就申请注册的药品相关技术方案是否落入他人药品专利权保护范围作出判决。新版《专利法》的修订通过，意味着我国药品专利链接制度正式建立，后续药品上市许可审批与药品上市许可申请阶段专利权纠纷解决的具体衔接办法出台后相关制度内容即可落地实施。

（二）假冒专利的法律责任

1. 民事责任　假冒专利的，需要承担上述诉前禁令、停止侵害、赔偿损失等民事责任。

2. 行政责任　假冒专利的，除依法承担上述民事责任外，还需要承担行政责任，由负责专利执法的部门责令改正并予公告，没收违法所得，可以处违法所得五倍以下的罚款，没收违法所得或者违法所得在五万元以下的，可以处二十五万元以下的罚款。

3. 刑事责任　假冒他人专利，构成犯罪的，依法追究刑事责任。我国《刑法》规定假冒他人专利，情节严重的，处3年以下有期徒刑或者拘役，并处或者单处罚金。

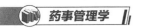

第三节　药品的商标权保护

PPT

商标（trade mark），是指生产者、经营者为使自己的商品或服务与他人的商品或服务相区别，而在自己的商品及其包装上或服务标记上使用的由文字、图形、字母、数字、三维标志和颜色组合，以及上述要素的组合所构成的一种可视性标志。商标代表着商标所有人生产或经营的质量信誉和良好形象，是一种具有价值的无形资产，药品生产经营主体在对商标进行设计、申请注册、广告宣传以及使用的过程中使商标产生了价值。药品生产经营主体可以运用商标策略获得消费者及公众的良好评价，树立良好的企业形象，提高竞争力，赢得市场份额；也可以通过运用注册商标的独占权自己使用或有偿许可他人使用，获得可观的商标许可使用费，实现商标的经济价值，获得经济收益。

一、药品商标的类型和特点

（一）药品商标的类型

根据不同的分类标准，可以将药品商标分成以下几种不同的类型。

1. 根据商标的形态　商标可分为：①平面商标，文字商标、图形商标、数字商标以及文字与图形的组合商标。②立体商标，商品或者其包装的外形，或者表示服务特征的外形组成的商标。

2. 根据商标的注册状态　商标可以分为：①注册商标，指经国家知识产权局商标局核准注册的商标，受《中华人民共和国商标法》（以下简称《商标法》）的保护。我国商标注册一般采用自愿原则。②未注册商标，指未经国家知识产权局商标局核准的注册商标，只受商标法的有限保护，主要受《民法典》《中华人民共和国反不正当竞争法》（以下简称《反不正当竞争法》）等法律的保护。

3. 根据商标的标示对象　商标可分为：①商品商标，指商标权人在自己生产经营的有形商品上使用的商标。②服务商标，指商标权人在自己提供的服务上使用的商标。无论是申请注册商品商标还是服务商标，都应当按规定的商品分类表填报使用商标的商品或服务类别和商品或服务的名称。

4. 根据商标的知名度　商标可分为：①知名商标，指由市级工商行政管理部门认可，在该行政区域范围内具有较高声誉和市场知名度的商标。②著名商标，指由省级工商行政管理部门认可的，在该行政区划范围内具有较高声誉和市场知名度的商标。③驰名商标，指根据具体商标案件需要，由国务院工商行政管理部门或者最高人民法院指定的人民法院认定的在市场上享有较高声誉并为相关公众所熟知的商标。商标的驰名与否采用认定方式，而不是注册取得。

5. 根据商标的作用功能　药品商标可分为：①集体商标，指以团体、协会或者其他组织名义注册，供该组织成员在商业活动中使用，以表明使用者在该组织中的成员资格的标志。②证明商标，指由对某种商品或者服务具有监督能力的组织所控制，而由该组织以外的单位或者个人使用于其商品或者服务，用以证明该商品或者服务的原产地、原料、制造方法、质量或者其他特定品质的标志。③联合商标，是指商标所有人在自己生产或者销售的相同或类似的商品上注册几个近似的商标，以构成一张立体交叉的保护网，有效地防止近似商标的出现，扩大注册商标专用权的范围。

地理标志可以作为集体商标或者证明商标注册。在WTO的TRIPS协议中地理标记是表明产品原产于某成员国境内某一地区，而该产品的质量、信誉或其他特征主要与该地理产区相关联。与此相衔接，我国《商标法》定义的地理标志是指标示某商品来源于某地区，该商品的特定质量、信誉或者其他特征，主要由该地区的自然因素或者人文因素所决定的标志。在药品领域，我国中药材的质量特性与特定区域和特定地理环境密切相关，由特定地区产出而质地优良的药材被俗称为“道地药材”，如云南的三七、宁夏的枸杞、江苏的薄荷、吉林的人参等。药品的生产者和经营者可以通过把地理标志注册为集体商标或者证明商标的途径将道地药材保护起来。

（二）药品商标的特点

药品是一种特殊的商品，药品质量直接影响生命健康，药品商标既具有一般商品商标保护的典型特点，又具有其特殊性。

1. 商标的特点　商标具有显著性、独占性、依附性、价值性和竞争性等特征。

（1）显著性　使用商标的目的是为了与他人的商品或服务项目区别，便于消费者识别，所以要求它具有显著的特征，即不与他人商标混同。只有将具有鲜明特征的标记用于特定的商品或服务，才能便于消费者识别和辨认。

（2）独占性　注册商标所有人对其商标具有专有权、独占权，未经注册商标所有人许可，他人不得擅自使用，否则构成侵权。

（3）依附性　商标依附于商品或服务存在，商标是区别商品来源的标记，只有附着在商品上用来表明商品来源并区别于其他同类商品的标志才是商标。

（4）价值性　商标代表着一种商品或服务的质量、信誉、社会影响，它能吸引消费者认牌购物，给经营者带来丰厚的利润。

（5）竞争性　商标是参与市场竞争的工具，生产经营者之间的竞争就是商品或服务质量的竞争，商标知名度越高，其商品或服务的竞争力就越强。

2. 药品商标的特殊性　药品商标除具有一般商标的特征外，还有以下一些特性：①药品商标必须符合医药行业的属性，药品商标不得使用对药品特征具有直接描述性的文字，否则容易误导消费者，带来安全隐患。②申请药品商标时应当附送药品批准证明文件。③药品商标不得使用药品通用名。④药品商标不能含有太多叙述性词汇。药品商标常含有企业或企业产品信誉、质量、安全、疗效相关的代名词，所以叙述性词汇多，不易把握。

二、药品商标权的获得

自然人、法人或者其他组织在生产经营活动中，对其商品或者服务需要取得商标专用权的，应当向国家知识产权局商标局申请商标注册。经国家知识产权局商标局核准注册的商标为注册商标，商标注册人享有商标专用权，受法律保护。未经注册的商标，虽然可以使用但是只受有限的法律保护，使用者对其不享有专用权。

（一）药品商标注册的原则

1. 在先申请和优先权相结合原则　我国对商标注册实行在先申请原则，即两个或者两个以上的商标注册申请人，在同一种商品或者类似商品上，以相同或者近似的商标申请注册的，初步审定并公告申请在先的商标；同一天申请的，初步审定并公告使用在先的商标，驳回其他人的申请，不予公告。在先申请原则，使得确定申请日十分重要。《商标法实施条例》第十八条规定："商标注册的申请日期，以商标局收到申请文件的日期为准"。

2. 自愿注册与强制注册相结合原则　自愿注册是指商标是否注册，是由生产者或经营者根据需要自己决定。我国原则上实行自愿注册制度，但是对于国家规定必须使用注册商标的商品，必须申请商标注册，未经核准注册的，不得在市场销售。这种规定既尊重了商标使用人的意愿，又有利于促进企业保证商品质量，便于商标管理机关进行监督。

3. 集中注册原则　集中注册原则是指由国家知识产权局主管全国商标注册和管理工作，其他任何机构都无权办理商标注册。集中注册、分级管理是我国商标法律制度的突出特点之一。

（二）药品商标使用和注册的条件

申请注册的商标，应当有显著特征，便于识别，并不得与他人在先取得的合法权利相冲突。任何能够将自然人、法人或者其他组织的商品与他人的商品区别开的可视性标志，包括文字、图形、字母、数字、三维标志和颜色组合，以及上述要素的组合，均可以作为商标申请注册。比如以中文或外文文字方式表达的药品商品名称；药品说明书及内外包装上的图案、字母、数字和颜色；药品包装盒或容器瓶等三维标志都可以作为商标申请注册。其中，以三维标志申请注册商标的，仅由商品自身的性质产生的形状、为获得技术效果而需有的商品形状或者使商品具有实质性价值的形状，不得注册。比如药品的剂型是由药品本身的性质所决定或为达到最佳的使用效果和方便性而设计的，因此不能申请三维标志的商标注册。

1. 不得作为商标使用的标志 同中华人民共和国的国家名称、国旗、国徽、军旗、勋章相同或者近似的，以及同中央国家机关所在地特定地点的名称或者标志性建筑物的名称、图形相同的；同外国的国家名称、国旗、国徽、军旗相同或者近似的，但该国政府同意的除外；同政府间国际组织的名称、旗帜、徽记相同或者近似的，但经该组织同意或者不易误导公众的除外；与表明实施控制、予以保证的官方标志、检验印记相同或者近似的，但经授权的除外；同“红十字”“红新月”的名称、标志相同或者近似的；带有民族歧视性的；夸大宣传并带有欺骗性的；有害于社会主义道德风尚或者有其他不良影响的。县级以上行政区划的地名或者公众知晓的外国地名，不得作为商标。但是，地名具有其他含义或者作为集体商标、证明商标组成部分的除外；已经注册的使用地名的商标继续有效。

2. 不得作为商标注册的标志 仅有本商品的通用名称、图形、型号的；仅直接表示商品的质量、主要原料、功能、用途、重量、数量及其他特点的；其他缺乏显著特征的。缺乏显著特征的，但是缺乏显著特征的标志经过使用取得显著特征，并便于识别的，可以作为商标注册。

（三）药品商标注册的申请与核准

1. 药品商标注册的申请 国家知识产权局商标局统一办理全国商标注册工作。自然人、法人或者其他组织在生产经营活动中，对其商品或者服务需要取得商标专用权的，应当向国家知识产权局商标局申请商标注册。国内的商标注册申请人办理商标注册申请有两种途径：一是自行办理；二是委托依法设立的商标代理机构办理。

2. 药品商标注册的核准 申请注册的商标，凡符合《商标法》规定的，由国家知识产权局商标局初步审定，予以公告。申请注册的商标，凡不符合《商标法》规定或者同他人在同一种商品或者类似商品上已经注册的或者初步审定的商标相同或者近似的，由国家知识产权局商标局驳回申请，不予公告。对初步审定的商标，自公告之日起三个月内，任何人均可以提出异议。公告期满无异议的，予以核准注册，发给商标注册证，并予公告。注册审批程序见图 14－3。

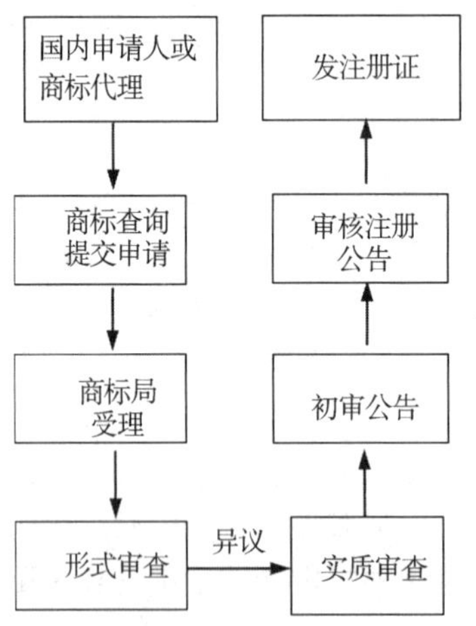

图 14－3　药品商标注册审批程序

（四）药品注册商标的变更、转让和许可使用

1. 注册商标的变更 注册商标需要变更注册人的名字、地址或者其他注册事项的，应当提出变更申请。

2. 注册商标的转让 转让注册商标的，转让人和受让人应当签订转让协议，并共同向国家知识产权局商标局提出申请。受让人应当保证使用该注册商标的商品质量。转让注册商标的，商标注册人对其在同一种商品上注册的近似的商标，或者在类似商品上注册的相同或者近似的商标，应当一并转让。对容易导致混淆或者有其他不良影响的转让，国家知识产权局商标局不予核准，书面通知申请人并说明理由。转让注册商标经核准后，予以公告。受让人自公告之日起享有商标专用权。

3. 注册商标的许可使用　商标注册人可以通过签订商标使用许可合同，许可他人使用其注册商标。许可人应当监督被许可人使用其注册商标的商品质量。被许可人应当保证使用该注册商标的商品质量。经许可使用他人注册商标的，必须在使用该注册商标的商品上标明被许可人的名称和商品产地。许可他人使用其注册商标的，许可人应当将其商标使用许可报国家知识产权局商标局备案，由国家知识产权局商标局公告。商标使用许可未经备案不得对抗善意第三人。

（五）药品商标使用的特殊规定

1. 在药品说明书和标签中的使用规定

（1）药品说明书和标签中禁止使用未经注册的商标以及其他未经国务院药品监督管理部门批准的药品名称。为告知公众商标已经注册，受法律保护，警示他人不要误用，以免成侵权，使用注册商标应标明“注册商标”字样或者注册标记。商标的标记有：“注”外加○、“R”外加○和 TM，标示在商标的右上角或者右下角。其中，R 是英文 registration（注册）的字头，是国际通用的注册标记，与我国的“注”“注册商标”是同一含义，表示已经注册的商标；TM 是英文 trademark（商标）的缩写字头，主要是表明该图形或文字是作为商标使用的，并不是已注册商标，一般取得商标受理通知书后，领取《商标注册证》之前可以使用 TM 标记。依据我国现行法律法规，药品商标的使用应遵循如下原则：药品可以不使用任何商标；如需使用，则必须使用注册商标，即禁用 TM 标记。

（2）药品标签使用注册商标的，应当印刷在药品标签的边角，含文字的，其字体以单字面积计不得大于通用名称所用字体的 1/4。

2. 在药品广告中使用的限制性规定

（1）处方药名称与该药品的商标、生产企业字号相同的，不得使用该商标、企业字号在医学、药学专业期刊以外的媒介变相发布广告。

（2）不得以处方药名称或者以处方药名称注册的商标以及企业字号为各种活动冠名。

（3）药品广告中不得以产品注册商标代替药品名称进行宣传，但经批准作为药品商品名称使用的文字型注册商标除外。

（4）药品生产、经营企业在广告中宣传的企业名称中含有处方药通用名称或者商品名称，或者是广告中含有以处方药商品名称注册的商标内容的，属于药品广告的一种表现形式，必须经过药品广告审查机关批准。

（5）药品生产、经营企业的注册商标与处方药的商品名称（包括曾用名）相同，企业字号与处方药通用名称或者商品名称相同时，不得使用该注册商标、企业字号在指定的医学、药学专业刊物之外进行广告宣传。

（6）以处方药通用名称或者商品名称、处方药的注册商标作为企业字号成立的各种咨询服务机构或者医疗服务机构，不得在大众传播媒介发布广告。

三、药品商标权的保护

商标权的保护是指商标权人的商标专用权在法定的有效期内受法律保护，任何人不得侵犯商标权人的权利。

（一）商标权的主体和客体

1. 商标权的主体　商标权的主体是指有权提出商标注册申请并取得注册商标权的主体。《商标法》第四条规定：“自然人、法人或者其他组织在生产经营活动中，对其商品或者服务需要取得商标专用权的，应当向商标局申请商标注册。不以使用为目的的恶意商标注册申请，应当予以驳回”。

2. 商标权的客体　商标权的客体是指商标法所保护的商标。商标权是指注册商标权，未经注册的商标（驰名商标除外）虽不受《商标法》保护，但是受到《民法典》等所有权法律制度的保护，只要他人未将此商标在同类商品上予以注册，使用者就可以在自己生产经营的商品上使用此未经注册的商标，也可以将未注册商标许可他人使用、转让给他人，不受任何人的干涉。只不过未经注册商标的使用者的商标权并不具有独占权性质，一旦他人将此商标在同类商品上予以注册，那么，未经注册商标的使用者就立即丧失了在此商标上的一切权利。根据《商标法》的规定，经过注册的商标和虽未经过注册，但经过认定为驰名商标的商标受《商标法》保护。注册商标是经国家商标局核准注册的商标，是商标权客体的主要部分。在一般情况下，未注册的商标不受《商标法》保护，但未注册的驰名商标在一定条件下可以受到法律特殊的保护，仍然是商标权的客体。通常情况下，自然人、法人或者其他组织对其生产、制造、加工、拣选或者经销的商品、对其提供的服务项目，需要取得商标权的，都应当向商标局申请商品商标注册或服务商标注册。因此，申请注册的商标必须具备《商标法》规定的条件，同时需要经过商标局的审查才能获准注册，从而成为商标权的客体。

（二）药品商标权的保护范围和期限

药品注册商标专用权的保护，以核准注册的商标和核定使用的药品或服务为限。药品注册商标的有效期为10年，自核准注册之日起计算。药品注册商标有效期满，需要继续使用的，商标注册人应当在期满前12个月内按照规定办理续展手续；在此期间未能办理的，可以给予6个月的宽展期。每次续展注册的有效期为10年，自该商标上一届有效期满次日起计算。期满未办理续展手续的，注销其注册商标。

（三）药品商标权的内容

商标权人享有商标专用权，具体包括以下几个方面的权利。

1. 专用权 商标权人有权在自己生产经营的商品或服务上使用注册商标，不受他人干涉。

2. 禁止权 商标权人有权禁止他人未经自己许可，在同一种商品或者类似商品上使用与其注册商标相同或者近似的商标；禁止他人销售侵犯其注册商标专用权的商品；禁止他人伪造、擅自制造其注册商标的标识、禁止他人销售伪造、擅自制造的其注册商标的标识的行为；禁止他人未经自己同意，更换其注册商标并将该更换商标的商品又投入市场；以及禁止他人损害自己注册商标专用权的其他一切行为。

3. 许可权 商标权人有权以通过签署商标使用许可合同并将合同报商标局备案的方式许可他人有偿使用其注册商标，这是商标权人商标专用权的重要权能之一。在行使许可权的同时，商标权人还应履行监督被许可人使用其注册商标的商品质量的义务。同时，被许可人应当保证使用该注册商标的商品质量。

4. 转让权 商标权人有权将其注册商标转让给他人。无论是有偿还是无偿转让注册商标，都应当经过商标局核准并予以公告才能生效。

应注意的是，注册商标的专用权必须以核准注册的商标和核定使用的商品为限。

四、药品商标保护相关的法律责任

（一）药品商标侵权行为的法律规定

商标侵权是指未经商标所有人同意，擅自使用与注册商标相同或近似的标志，或者妨碍商标所有人使用注册商标，并可能造成消费者产生混淆的行为。药品注册商标中含有的药品的通用名称、图形、型号，或者直接表示药品的质量、主要原料、功能、用途、重量、数量及其他特点，或者含有的地名，注册商标专用权人无权禁止他人正当使用。药品商标注册人申请商标注册前，他人已经在同一种药品或者类似药品上先于商标注册人使用与注册商标相同或者近似并有一定影响的商标的，注册商标专用权人无权禁止该使用人在原使用范围内继续使用该商标，但可以要求其附加适当区别标识。

（二）药品商标侵权行为的法律责任

商标侵权是指未经商标所有人同意，擅自使用与注册商标相同或近似的标志，或者妨碍商标所有人使用注册商标，并可能造成消费者产生混淆的行为。侵权行为人应承担的责任主要包括：行政责任、民事责任和刑事责任。

1. 行政责任 市场监督管理部门有权责令侵权行为人停止侵权行为，没收、销毁侵权商品和主要用于制作侵权商品、伪造注册商标标识的工具，罚款，调解赔偿数额等。

2. 民事责任　主要根据市场监督管理部门的处理决定或人民法院的裁定，停止侵权，赔偿损失，消除影响。

3. 刑事责任　我国《刑法》规定了三种侵犯商标权的犯罪及其刑事责任，包括假冒注册商标罪，销售假冒注册商标商品罪，伪造、擅自伪造他人注册商标标识罪。

一般而言，药品商标专用权被侵犯时可通过以下途径：①由当事人协商解决；②药品商标注册人或利害关系人向人民法院起诉；③请求国家知识产权局处理；④构成犯罪的，由司法机关依法追究刑事责任。

知识拓展

药品的通用名、商品名和商标名

药品的通用名是药典正式收载的法定名称，它应依据《中国药品通用名称命名原则》来命名，按该原则制定的药名被称为中国药品通用名称，由国家药典委员会负责组织制定并报国家药品监督管理局备案。通用名应避免采用可能给患者以暗示有关药理学、解剖学、生理学或治疗学的名称，不得用代号命名。

商品名是制药厂商对本企业的药品根据实际需要，在法定通用名称之外另起的具有本企业特点、易于消费者接受并记住的药品名称。商品名报国家药品监督管理部门批准后，这一商品名称就归这一药厂独家使用。商标名是特定厂家为自己生产的特定配方的药品注册或未注册的名称，有区别商品的功能。制药厂商将自己产品的商品名进行商标注册后便形成了商标名。因为考虑到用药安全，药品通常应在医生或药师的指导下服用，如果商标直接表示了药品功效、用途、使用对象等就可能误导消费者，造成药品滥用，危害人民身体健康。有的企业为了广告宣传目的，设计的商标含有了药品的适应证或直接表示了解剖学内容及药品使用对象，这样的商标被认为是违反了法律规定的直接表示商品其他特点的情形，不能获得注册。有的企业为躲避上述规定，采用谐音文字申请注册商标，对于明显易误导消费者的，商标局也将予以驳回。如以“甲干康”作药品商标，容易使患者认为服用后，甲肝会很快康复，从而引起药品滥用，也不能被注册为商标。

第四节　与医药有关的著作权

PPT

一、著作权的概念

1. 著作权的定义　著作权又称为版权（copyright），是指作者或其他著作权人依法对文学、艺术或科学作品所享有的各项专有权利的总称。著作权的保护对象是文学、艺术和科学领域内具有独创性并能以某种有形形式复制的智力成果。

2. 著作权保护的医药相关作品

（1）与医药有关的百科全书、教材、文献、期刊、论文、译著、工具书、摄影、录像等作品。如临床药学毕业论文、药事管理教材、课件、药物分析知识图谱等。

（2）与医药有关的计算机软件。如临床合理用药处方审核系统等。

3. 著作权的特征　著作权属于知识产权，因此具有知识产权的全部特点。同时，还具有：①权利自动产生，作者因创作作品自动产生著作权，不必履行登记、注册手续。②著作人身权整体的不可转让性，我国《著作权法》只规定了财产权可以转移，说明人身权是不可转移、不可剥夺的权利。

二、著作权的内容和保护

1. 著作权的内容 著作权的内容包括著作权人基于作品所享有的各项人身权和财产权。

人身权是通过创作而依法享有的获得名誉、声望和维护作品完整性的与人身相联系而无直接财产内容的发表权、署名权修改权、保护作品完整权等权利。财产权是指著作权人自行使用或者授权他人使用作品而享有的以物质利益为内容的权利。

2. 著作权的产生和保护

（1）著作权的产生 我国《著作权法》规定：中国公民、法人或者其他组织的作品，不论是否发表，均享有著作权。外国人、无国籍人的作品根据其作者所属国或者经常居住地国同中国签订的协议或者共同参加的国际条约享有的著作权，受著作权保护。外国人、无国籍人的作品首先在中国境内出版的，享有著作权。未与中国签订协议或者共同参加国际条约的国家的作者以及无国籍人的作品首次在中国参加的国际条约的成员国出版的，或者在成员国和非成员国同时出版的，受著作权保护。著作权自作品完成创作之日起产生，并受到著作权法的保护。

（2）作品取得著作权的条件

①独创性 独创性是指作品是独立构思而成的属性，作品不是或基本不是与他人已发表的作品相同，即作品不是抄袭、剽窃或篡改他人的作品。因此，独创性是作品取得法律保护的前提条件。

②可复制性 《著作权法》不保护作品中的思想、观念，只保护这些思想、观念的独创性表达，同时还要求作品能以有形形式复制，即作品能通过印刷、绘画、录制等手段予以复制才受到著作权保护。

（3）著作权保护期限

①人身权保护期限 作者的署名权、修改权、保护作品完整权的保护期不受限制。其中发表权作为一种人身权，是财产权产生的前提。因此，发表权保护期与财产权保护期相同。

②财产权保护期限

1）公民作品的财产权保护期为作者终生加死后50年，截止于作者死亡后第50年的12月31日；如果是合作作品，截止于最后死亡的作者死亡后第50年的12月31日。

2）法人作品和职务作品的财产权保护期为50年，截止于作品首次发表后第50年的12月31日，但作品自创作完成后50年内未发表的，不再受《著作权法》保护。

3）电影作品和以类似摄制电影的方法创作的作品、摄影作品的财产权保护期为50年，截止于作品首次发表后第50年的12月31日，但作品自创作完成后50年内未发表的，不再受《著作权法》保护。

4）计算机软件的财产权根据我国《著作权法》及《计算机软件保护条例》的规定，软件的保护期限按照文字作品的保护标准规定，保护期同公民或法人作品的财产权保护期规定。

5）匿名作品和假名作品的财产权，其作者身份不明的作品著作权由作品原件的所有人行使，除署名权以外，财产权保护期为50年，截止于作品首次发表后第50年的12月31日。作者身份确定后，由作者或者其继承人行使著作权，其财产权保护期适用公民或法人作品保护期的规定。

3. 著作权侵权责任 著作权侵权是指未经著作权人的同意，又无法律上的根据，擅自对著作权作品进行使用以及其他以非法手段行使著作权的行为。根据我国《著作权法》的规定侵犯著作权行为应承担的法律责任主要有民事责任、行政责任和刑事责任。

（1）民事责任 侵权行为人对著作权人承担主要以补偿损失为目的的民事责任，包括停止损害、消除影响、公开赔礼道歉和赔偿损失。

（2）行政责任 著作权行政管理机构视其情节分别给予没收违法所得，没收、销毁侵权复制品，处以罚款和没收用于制备侵权复制品的材料、工具、设备等。

（3）刑事责任 我国《著作权法》没有规定刑事责任条款，但我国《刑法》规定了侵犯著作权罪，侵犯著作权罪是指以营利为目的，违反著作权管理法规，侵犯他人著作权，违法所得数额较大或有其他严重情节的行为。

第五节　医药商业秘密和未披露数据保护

PPT

一、医药商业秘密的内容及保护方式

（一）医药商业秘密的概念

2019 年 4 月第十三届全国人民代表大会常务委员会第十次会议修订的《中华人民共和国反不正当竞争法》的规定，商业秘密是指不为公众所知悉、具有商业价值并经权利人采取相应保密措施的技术信息、经营信息等商业信息。不为公众所知悉，指该信息是不能通过公开渠道直接获取的。具有商业价值指该信息能为权利人带来现实或者潜在的经济利益或竞争优势。保密措施是指订立保密协议、建立保密制度及采取其他合理的措施。技术信息和经营信息，包括设计、程序、产品配方、制作工艺、制作方法、管理诀窍、客户名单、货源情报、产销策略、招投标中的标底及标书内容等信息。

（二）医药商业秘密的内容

在药品的研制、生产、经营和使用领域存在着大量的符合商业秘密法律特征的商业信息，相关权利主体可以依靠商业秘密法律保护的方式保护这类商业信息，以此获取市场竞争优势。根据《药品管理法》的规定，药品监督管理部门在审评审批及监督检查中知悉的商业秘密，亦应予以保密。根据医药商业秘密的内容性质可以将其分为医药技术秘密和医药经营秘密。

1. 医药技术秘密　医药技术秘密是指与医药产品的生产制造检验过程相关的技术诀窍或秘密技术。该信息、技术知识是未公开的，具有实用性，能给权利人带来经济利益，且权利人已对其采取了保密措施，均属于医药技术秘密。主要包括以下内容。

（1）医药产品信息　医药企业研究开发中的新药，在既没有申请专利，也没有正式投入市场之前，尚处于秘密状态，就是一项商业秘密。即使药品本身不是秘密，它的组成部分或组成方式也可成为商业秘密。几乎所有专利药品在申请专利保护之前，都是企业的重要商业秘密。

（2）医药产品工艺流程　经特定组合、产生新的生产工艺和先进的操作方法，是商业秘密之一。药品生产企业在执行 GMP 的过程中，所形成的属于企业独有的各种制度、办法和标准操作规程（SOP）等，只要是企业单独掌握的并且能给企业带来竞争优势的生产管理信息都属于医药商业秘密。

（3）新药研究开发的有关资料　记录了需保密的研究和开发活动内容的文件，包括临床前研究中获得的新药的理化性质参数、合成工艺、制剂工艺、质量控制、药理学、毒理学数据，还包括在临床试验中得到的大量病例数据，这些技术信息能够满足授予专利权法定条件的信息很少，大部分的技术信息只能作为商业秘密进行保护。

2. 医药经营秘密　医药经营秘密是商业秘密法律保护的对象，指与药品的生产、经营销售有关的保密信息。主要包括以下内容。

（1）医药企业经营信息　只要具备属于企业独有而且经企业采取保密措施保护的法律特征的经营信息都属于医药商业秘密，包括在医药市场营销活动中产生的各种经营信息，如市场调查与预测报告、企业经营策略和投资意向、人员招聘的方法和程序、员工培训方法和销售人员管理经验与诀窍等。

（2）医药企业客户情报　包括客户名单、销售渠道、协作关系、货源情报等信息，是医药企业经营秘密的重要组成部分。并不是任何客户名单都能成为商业秘密，只有那些长期的、稳定的客户名单能够成为商业秘密，一次性的客户、临时或偶然的客户名单不能成为商业秘密。

（三）医药商业秘密的特征

医药商业秘密的特征，也称为医药商业秘密的构成要件，必须具备以下四个特征。

1. 秘密性　商业秘密必须是处于保密状态的信息，不可能从公开的渠道所获悉。《关于禁止侵犯商业秘密行为的若干规定》规定："不为公众所知悉，是指该信息是不能从公开渠道直接获取的"。即不为所有者或所有者允许知悉范围以外的其他人所知悉，不为同行业或者该信息应用领域的人所普遍知悉，只能通过与商业秘密的持有人签订许可使用协议或以某种法律方式获取。但对商业秘密的利用可能导致其他人以合理的手段获得该信息而使其失去秘密性。

2. 保密性 保密性即权利人主观上将该信息视为秘密，客观上采取保密措施，包括订立保密协议，建立保密制度及采取其他合理的保密手段。采取保密措施是商业秘密蕴含价值的客观体现，只有当权利人采取了能够明示其保密意图的措施，才能使该信息成为法律意义上的商业秘密。

3. 价值性 价值性体现在该商业秘密自身所蕴含的经济价值和市场竞争价值，并能实现权利人经济利益的目的，价值性是商业秘密的本质特征。首先，作为一种可操作性方案商业秘密能为企业降低成本、增加收入、缩短周期，为权利人带来现实的和潜在的竞争优势和经济价值。其次，如果权利人拥有的商业秘密为其竞争对手所期待，对方愿意投资去获取，则认为该商业秘密也具有价值。

4. 实用性 商业秘密区别于理论成果，具有现实的或潜在的使用价值，必须可以直接或间接使用于生产经营活动的信息，否则不具有实用性，不属于商业秘密。即使是一些失败的实验、夭折的计划等，可使权利人少走弯路，因具有实用性，也可以是商业秘密。

（四）医药商业秘密的保护

医药商业秘密保护与专利保护可以互补，如果保密措施得当，则能永久保密，享有无限的保护期，给企业带来更多利润，是药品知识产权保护的有效方式。

1. 侵犯医药商业秘密行为 《中华人民共和国反不正当竞争法》和《关于禁止侵犯商业秘密行为的若干规定》总结出侵犯医药商业秘密的侵权行为主要有以下几种。

（1）不正当获取医药商业秘密　以盗窃、贿赂、欺诈、胁迫或者其他不正当手段获取权利人的商业秘密。

（2）滥用不正当获取的医药商业秘密　披露、使用或者允许他人使用以前项手段获取的权利人的商业秘密。

（3）滥用合法掌握的医药商业秘密　违反约定或者违反权利人有关保守商业秘密的要求，披露、使用或者允许他人使用其掌握的商业秘密。此行为主要发生在具有合同关系的当事人之间，这既是一种违反约定或者违反有关保守商业秘密条款的要求的违约行为，也是一种侵犯商业秘密的侵权行为。

（4）第三人间接侵犯医药商业秘密　第三人明知或者应知上述所列违法行为，获取、使用或者披露他人的商业秘密，视其侵犯商业秘密。这是一种恶意利用商业秘密的行为。

2. 医药商业秘密的保护手段 医药商业秘密的保护主要采取自我保护为主的主动防御策略，商业秘密被侵犯后救济途径主要采取法律保护为主的被动防御策略。两种保护相辅相成，缺一不可。

（1）自我保护　法律对商业秘密的保护主要集中在商业秘密被侵犯后的司法救济，并不能真正起到防患于未然的作用。因此，医药企业应加强自我保护意识，把保护商业秘密纳入企业的管理体系中以弥补法律保护的不足，具体措施有：①设立专门的商业秘密管理机构，配备专职或兼职的管理人员，对商业秘密的保护进行规范化管理；②与涉及商业秘密的人员签订针对具体技术、经营秘密的保密合同以及竞业限制协议；③明确商业秘密的范围，并在具体的管理上实行分级管理，如绝密、机密和秘密，进而根据不同密级制定不同级别的保密措施，达到分级管理的目的；④定期对涉及商业秘密的人员进行培训，灌输保护商业秘密的意识，提高人员商业秘密保护能力等。

（2）法律保护　目前，我国没有专门保护商业秘密的法律或法规。我国法律中大部分为原则性规定，具体案件的处理多依据一些司法解释或行政规章。如《反不正当竞争法》《民法典》《合同法》等。我国法律规定的侵犯商业秘密行为的法律责任，包括民事责任、行政责任和刑事责任三种。一般说来，侵犯商业秘密的行为应当主动承担民事违约责任和民事侵权责任；当侵犯行为构成不正当竞争行为时，依法还应当承担行政责任；情节严重、构成犯罪的，则应当承担刑事责任。

3. 竞业禁止制度 竞业禁止也称竞业限制，是指企业的职工（尤其是高级职工）在其任职期间以及任职关系终止或者解除后的一定期限内，不得到生产与原单位同类产品或者经营同类业务的有竞争关系的其他用人单位任职，也不得自己开业生产或者经营与原用人单位有竞争关系的同类产品或者业务。竞业禁止制度的一个重要目的就是为了保护雇主或企业的商业秘密不为雇员所侵犯。

二、医药未披露数据的保护

（一）医药未披露数据的概念和内容

1. 医药未披露数据的概念　医药未披露数据是指在含有新型化学成分药品注册过程中，申请者为获得药品生产批准证明文件向药品注册管理部门提交自行取得的关于药品安全性、有效性、质量可控性的未披露的试验数据和其他数据。

2. 医药未披露数据的内容　医药未披露数据来源于药品研发过程中的临床前试验和临床试验，主要包括以下内容。

（1）针对试验系统、试验数据　包括动物、器官、组织、细胞、微生物等试验系统的药理、毒理、药代动力学等试验数据。

（2）针对生产工艺流程、生产设备和设施、生产质量控制等研究数据　包括药物的合成工艺、提取方法、理化性质及纯度、剂型选择、处方筛选、制备工艺、检验方法、质量指标、稳定性等；中药制剂还包括原药材的来源、加工及炮制等；生物制品还包括菌毒种、细胞株、生物组织等起始材料的质量标准、保存条件、遗传稳定性及免疫学等研究数据。

（3）针对人体的临床试验数据　包括通过临床药理学、人体安全性和有效性评价等获得人体对于新药的耐受程度和药代动力学参数、给药剂量等试验数据。

（二）医药未披露数据的特点

1. 医药未披露数据不具有独占性　医药未披露的试验数据保护不禁止其他申请人自行独立获得该数据，其他申请人可以合法地使用自行独立获得的该数据，故未披露数据不具有独占性。

2. 医药未披露数据获得的途径不具备创新性　未披露数据保护中提到的“新型化学成分”不同于专利保护。医药未披露数据保护中的“新”是从药品注册的角度来定义，系指该化学成分尚未在我国注册。

（三）医药未披露数据的保护

1. 医药未披露数据保护的含义　医药未披露数据保护是对未在我国注册过的含有新型化学成分药品的申报数据进行保护。在一定的时间内，负责药品注册的管理部门和药品仿制者既不能披露也不能依赖该新药研发者提供的证明药品安全性、有效性、质量可控性的试验数据。医药未披露数据的保护目的在于禁止后来的药品注册申请者直接或间接地依赖前者的数据进行药品注册申请，有利于保护新药开发者的积极性。

2. 医药未披露数据保护的法律依据

（1）有关国际公约　世界贸易组织（WTO）框架下的《与贸易有关的知识产权协议》第三十九条规定：当成员要求以提交未披露的试验数据或其他数据，作为批准采用新化学成分的医药用或农用化工产品上市的条件时，如果该数据的原创活动包含了相当的努力，则该成员应保护该数据，以防止不正当的商业使用。同时，除非出于保护公众的需要，或除非已采取措施保证对该数据的保护、防止不正当商业使用，成员均应保护该数据以防止其被泄露。

（2）有关法律、法规和部门规章　根据中国在TRIPS协议中应当履行的国际义务，我国政府制定了与药品未披露数据保护相关的法律法规和部门规章。但我国与欧盟、美国和日本等发达国家相比还处于起步阶段，虽已基本建立了相关的法律框架，但还缺乏详细的实施细则。随着未披露数据保护制度和专利保护制度的进一步完善，将有利于改变我国制药企业低水平重复生产、同品种竞相仿制的局面，同时有利于我国更好地履行加入世界贸易组织后的相关义务。

《药品管理法》第二十七条规定，国务院药品监督管理部门应将批准上市药品的审评结论和依据依法公开，接受社会监督，但是对审评审批中知悉的商业秘密应当予以保密。这是我国法律层面对于医药未披露数据的相关保护要求。

此外《药品管理法实施条例》亦规定：国家对获得生产或者销售含有新型化学成分药品许可的生产者或者销售者提交的自行取得且未披露的试验数据和其他数据实施保护，任何人不得对该未披露的试验数据和其他数据进行不正当的商业利用。自药品生产者或者销售者获得生产、销售新型化学成分药品的许可证明文件之日起6年内，对其他申请人未经已获得许可的申请人同意，使用前款数据申请生产、销售新型化学成分药品许可的，药品监督管理部门不予许可；但是，其他申请人提交自行取得数据的除外。除公共利益需要和已采取措施确保该类数据不会被不正当地进行商业利用外，药品监督管理部门不得披露上述数据。药品监督管理部门及其工作人员违反规定，泄露生产者、销售者为获得生产、销售含有新型化学成分药品许可而提交的未披露试验数据或者其他数据，造成申请人损失的，由药品监督管理部门依法承担赔偿责任；药品监督管理部门赔偿损失后，应当责令故意或者有重大过失的工作人员承担部分或者全部赔偿费用，并对直接责任人员依法给予行政处分。

知识拓展

我国药品试验数据保护制度进展

药品试验数据保护是指国家药品监督管理部门依据法定程序，对申请人基于自行取得的试验数据获得上市许可的创新药、创新治疗用生物制品、罕见病治疗药品、儿童专用药和专利挑战成功的药品给予一定数据保护期限的制度。2018年4月国家药品监督管理局发布文件，公开征求《药品试验数据保护实施办法（暂行）》意见。上述征求意见稿对药品试验数据保护的保护对象、保护方式与期限、实施流程等内容进行了规定。

药品试验数据保护的范围是药品上市申请人根据要求所提交的药品上市注册申请文件数据包中与药品有效性相关的非临床和临床试验数据，但是与药品安全性相关的数据除外，并应满足以下条件：①以获得药品上市许可为目的提交药品注册申请资料中所要求提交的数据；②提交药品注册申请前未公开披露；③未依赖他人的试验数据或已公开发布的研究成果自行取得。

在保护方式上，对在中国境内获批上市的创新药给予6年数据保护期，创新治疗用生物制品给予12年数据保护期，对罕见病用药或儿童专用药，自该适应证首次在中国获批之日起给予6年数据保护期，在保护期内，未经数据保护权利人同意，国务院药品监督管理部门不得批准其他申请人同品种药品上市申请，但申请人依赖自行取得的试验数据或获得上市许可的申请人同意的除外。

本章小结

本章主要介绍了与医药有关的各类知识产权的概念、种类、特征、授予和保护等内容。

重点：药品知识产权的定义、分类和特征；药品专利的分类；药品的商标权保护；医药商业秘密的定义与特征。

难点：药品发明专利申请与转让的审批程序；医药商业秘密的保护主要采取的防御策略。

题库

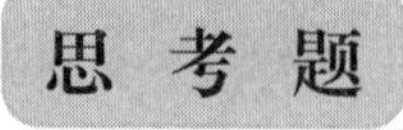

一、选择题

（一）单选题

1. 医药知识产权指的是（ ）。

A. 一切与医药行业有关的发明创造和智力劳动成果的财产权
B. 与医药行业相关的发明创造
C. 医药行业的智力劳动成果的财产权
D. 医药信息及相关前沿保密技术

2. 下列不属于医药知识产权的是（　）。
A. 专利权　　B. 商标权
C. 名誉权　　D. 医药商业秘密

3. 下列可以被授予药品专利权的是（　）。
A. 从植物中提取的有医药用途的新化合物
B. 某个首次发现的植物品种
C. 新的疾病治疗方法
D. 药品外包装印刷品的图案

4. 下列不是药品商标的特点的是（　）。
A. 独占性　　B. 依附性
C. 显著性　　D. 实用性

5. 下列不是药品商标注册的原则的是（　）。
A. 在先申请和优先权相结合原则　　B. 自愿注册与强制注册相结合原则
C. 集中注册原则　　D. 优先权原则

6. 医药商业秘密的内容不包括（　）。
A. 医药产品信息　　B. 医药产品工艺流程
C. 新药研究开发的有关资料　　D. 与医药有关的计算机软件

7. 医药商业秘密的特征不包括（　）。
A. 独占性　　B. 保密性
C. 实用性　　D. 秘密性

8. 关于假冒专利的法律责任中的刑事责任，以下哪个是正确的（　）。
A. 假冒他人专利，情节严重的，处 5 年以下有期徒刑或者拘役，并处或者单处罚金
B. 假冒他人专利，情节严重的，处 3 年以下有期徒刑或者拘役，并处或者单处罚金
C. 假冒他人专利，情节严重的，处 5 年以下有期徒刑或者拘役，没收违法所得，可以处违法所得五倍以下的罚款
D. 假冒他人专利，情节严重的，处 3 年以下有期徒刑或者拘役，没收违法所得，可以处违法所得五倍以下的罚款

9. 关于著作权保护，以下哪个选项是正确的（　）。
A. 作者的署名权、修改权、保护作品完整权受到保护期限限制
B. 作者身份不明的作品著作权不受《著作权法》保护
C. 保护期为作者终生加死后 50 年，截止于作者死亡后第 50 年的 12 月 31 日
D. 作品自创作完成后 50 年内未发表的，仍受《著作权法》保护

10. 以下哪个不是药品专利申请的原则（　）。
A. 书面申请原则　　B. 先申请原则
C. 集中注册原则　　D. 优先权原则

11. 我国第一部专利法是哪一年颁布的（　）。
A. 1984　　B. 1974
C. 1983　　D. 1992

12. 药品注册商标的有效期是（　）。
A. 5 年，自核准注册之日起计算　　B. 5 年，自申请之日起计算
C. 10 年，自核准注册之日起计算　　D. 10 年，自申请之日起计算

（二）多选题

1. 下列属于药品发明专利的是（　）。
   A. 新化合物　　B. 新药物组合物
   C. 某些与功能相关的药物形状　　D. 已知化合物的新医学用途
   E. 药品的包装容器形状的改变
2. 授予医药专利权的必要条件必须具有（　）。
   A. 新颖性　　B. 创造性
   C. 实用性　　D. 经济性
   E. 美观性
3. 商标权人享有以下哪几个方面的权利（　）。
   A. 标记权　　B. 禁止权
   C. 专用权　　D. 许可权
   E. 转让权
4. 药品商标专用权被侵犯时可通过以下哪些途径寻求救济（　）。
   A. 当事人协商解决
   B. 请求国家知识产权局处理
   C. 请求国家药品监督管理局处理
   D. 药品商标注册人或利害关系人向人民法院起诉
   E. 构成犯罪的，由司法机关依法追究刑事责任
5. 专利侵权的法律责任中的民事责任包括（　）。
   A. 诉前禁令　　B. 停止侵权
   C. 责令改正　　D. 赔偿损失
   E. 消除影响
6. 依据《专利法》，发明专利申请的审批程序包括（　）。
   A. 受理申请　　B. 初审
   C. 公布申请　　D. 实审
   E. 授权
7. 药品专利权人的权利主要包括（　）。
   A. 独占实施权　　B. 名誉权
   C. 标记权　　D. 转让权
   E. 许可权
8. 下列属于医学技术秘密的是（　）。
   A. 医药产品信息　　B. 医药企业客户情报
   C. 医药产品工艺流程　　D. 新药研究开发的有关资料
   E. 医药企业经营信息

二、思考题

1. 药品知识产权保护对医药行业的意义有哪些？
2. 如何理解人类健康水平的提升与药品知识产权保护之间的关系？

（李　歆）

微课

第十五章 公共卫生应急药事管理

学习导引

知识要求

1. **掌握** 公共卫生应急药事管理体系的设置与职责；国家药品储备相关管理制度；应急药学服务的特征及服务体系管理。

2. **熟悉** 公共卫生应急管理相关基本概念和法律政策；公共卫生应急管理的监测、预警及响应机制；应急药学服务中药师的作用；应急药品保障体系及捐赠药品的管理。

3. **了解** 国外典型组织和国家应急药事管理。

能力要求

1. 熟练掌握公共卫生应急药事管理体系及药品供应保障相关管理规定。

2. 学会应用管理规定并结合公共卫生应急管理特征解决药学实践问题。

素质要求

1. 理解我国公共卫生应急管理政策中体现的公益性管理思路。

2. 学会在中国特色社会主义制度背景下思考应急管理政策的管理理念，增强制度自信。

应急管理事关人民群众生命财产安全和国家经济社会发展全局，是推进国家治理体系和治理能力现代化的重要组成部分，是构建社会主义和谐社会的重要内容。

PPT

第一节 概　　述

课堂互动

新冠肺炎疫情是中华人民共和国成立以来我国遭遇的传播速度最快、感染范围最广、防控难度最大的重大突发公共卫生事件。在应对过程中，我国始终坚持人民至上、生命至上，坚持把人民生命安全和身体健康放在第一位，充分展现了我国社会主义制度的显著优势。

为确保不因费用问题影响就医。2020 年 1 月 22 日，国家医疗保障局、财政部发布了《关于做好新型冠状病毒感染的肺炎疫情医疗保障的通知》，提出“对于确诊新型冠状病毒感染的肺炎患者发生的医疗费用，在基本医保、大病保险、医疗救助等按规定支付后，个人负担部分由财政给予补助，实施综合保障。确诊新型冠状病毒感染的肺炎患者使用的药品和医疗服务项目，符合卫生健康部门制定的新型冠状病毒感染的肺炎诊疗方案的，可临时性纳入医保基金支付范围”。1 月 27 日，国家医疗保障局办公室、财政部办公厅、国家卫生健康委办公厅联合发布了《关于做好新型冠状病毒感染的肺炎疫情医疗保障工作的补充通知》，进一步提出“在按要求做好确诊患者医疗费用保障的基础上，疫情流行期间，对于卫生健康部门新型冠状病毒感染的肺炎诊疗方案确定的疑似患者医疗费用，在基本医保、大病保险、医疗救助等按规定支付后，个人负担部分由就医地制定财政补助政策并安排资金，实施综合保障，中央财政视情给予适当补助"。

问题：1. 你如何看待案例中国家医保局、财政部、卫健委等部门出台的政策？

2. 你认为在突发公共卫生事件应急管理中政府应承担哪些职责？

一、基本概念

（一）公共卫生

公共卫生是以预防医学的观念、理论和技能为基础，针对疾病预防和健康促进而采取的社会性实践的总称。

公共卫生起源于人类对健康的认识和需求，现代公共卫生的理论和实践不断发展成熟。中国全国卫生工作会议（2003 年）明确公共卫生通过组织社会共同努力，改善环境卫生条件，预防控制传染病和其他疾病流行，培养良好卫生习惯和文明生活方式，提供医疗服务，达到预防疾病，促进人民身体健康的目的。

公共卫生社会性实践也称公共卫生措施，公共卫生措施包括基础性公共卫生措施和应急性公共卫生措施。我国政府针对当前城乡居民存在的主要健康问题，以儿童、孕产妇、老年人、慢性疾病患者等为重点人群，面向全体居民免费提供最基本的公共卫生服务。主要包括城乡居民健康档案管理、健康教育、预防接种、0 ~6 岁儿童健康管理、孕产妇健康管理、老年人健康管理、慢性病患者健康管理（高血压、糖尿病）、严重精神障碍患者管理、结核病患者健康管理、传染病及突发公共卫生事件报告和处理服务、中医药健康管理、卫生计生监督协管服务、免费提供避孕药具、健康素养促进行动等。

（二）突发事件

突发事件也称突发公共事件，指突然发生，造成或者可能造成严重社会危害，需要采取应急处置措施予以应对的自然灾害、事故灾难、公共卫生事件和社会安全事件。

根据突发公共事件的发生过程、性质和机制，突发公共事件主要分为以下四类。

1. 自然灾害　主要包括水旱灾害、气象灾害、地震灾害、地质灾害、海洋灾害、生物灾害和森林草原火灾等。

2. 事故灾难　主要包括工矿商贸等企业的各类安全事故、交通运输事故、公共设施和设备事故、环境污染和生态破坏事件等。

3. 公共卫生事件　主要包括传染病疫情、群体性不明原因疾病、食品安全和职业危害、动物疫情以及其他严重影响公众健康和生命安全的事件。

4. 社会安全事件　主要包括恐怖袭击事件、经济安全事件和涉外突发事件等。

（三）突发公共卫生事件

突发公共卫生事件是指突然发生，造成或者可能造成社会公众健康严重损害的重大传染病疫情、群体性不明原因疾病、重大食物和职业中毒以及其他严重影响公众健康的事件。

重大传染病疫情是指某种传染病在短时间内发生、波及范围广泛，出现大量的患者或死亡病例，其发病率远远超过常年的发病率水平的情况。群体性不明原因疾病是指在短时间内，某个相对集中的区域内同时或者相继出现具有共同临床表现患者，且病例不断增加，范围不断扩大，又暂时不能明确诊断的疾病。重大食物和职业中毒是指由于食品污染和职业危害的原因而造成的人数众多或者伤亡较重的中毒事件。

1. 突发公共卫生事件的特征

（1）突发性　突发公共卫生事件没有特别明显的规律性，具有很大的偶然性，突如其来，难以精准预测。因此，突发公共卫生事件的预防具有很大难度，很难在事前做完全充分的准备，对响应机制的启动速度有较高要求。

（2）公共性　突发公共卫生事件一般不只针对特定的人群、特定的区域发生，很容易产生跨群体、跨区域的影响。这种特征在由传染病引发的突发性公共卫生事件中体现得最为典型。

（3）复杂性　突发公共卫生事件种类繁多、成因复杂，多由难以控制的客观因素、现有认知的盲区等引发，有时候在事件发生早期甚至难以找到明确成因，事件的演变趋势、影响范围等往往具有较大的不确定性。比如非典型性肺炎（Severe Acute Respiratory Syndrome，SARS）、新型冠状病毒肺炎（Corona Virus Disease 2019，COVID－19）在中国和全球引发的突发公共卫生事件。

（4）危害的严重性　突发公共卫生事件的影响是多方面的，直接危害公众健康和生命安全，如不及时采取有效的应对措施，也可能会对社会稳定、经济发展、政治格局等产生严重影响。

为了有效预防、及时控制和消除突发公共卫生事件的危害，保障公众身体健康与生命安全，维护正常的社会秩序，公共卫生应急管理势在必行。

2. 突发公共卫生事件的分级　根据突发公共卫生事件的性质、危害程度、涉及范围，突发公共卫生事件分为特别重大（Ⅰ级）、重大（Ⅱ级）、较大（Ⅲ级）和一般（Ⅳ级）四级。

特别重大突发公共卫生事件主要包括以下几种。

（1）肺鼠疫、肺炭疽在大、中城市发生并有扩散趋势，或肺鼠疫、肺炭疽疫情波及两个以上的省份，并有进一步扩散趋势。

（2）发生传染性非典型肺炎、人感染高致病性禽流感病例，并有扩散趋势。

（3）涉及多个省份的群体性不明原因疾病，并有扩散趋势。

（4）发生新传染病或我国尚未发现的传染病发生或传入，并有扩散趋势，或发现我国已消灭的传染病重新流行。

（5）发生烈性病菌株、毒株、致病因子等丢失事件。

（6）周边以及与我国通航的国家和地区发生特大传染病疫情，并出现输入性病例，严重危及我国公共卫生安全的事件。

（7）国务院卫生行政部门认定的其他特别重大突发公共卫生事件。

（四）公共卫生应急

公共卫生应急是指为预防和减少突发公共卫生事件的发生，控制、减轻和消除突发公共卫生事件引起的严重社会危害而采取的全过程的应急管理行为和活动；同时，也是控制和消除其他突发公共事件所引发的严重公共卫生和社会危害而采取紧急医学救援和卫生学处理的行为。公共卫生应急管理在突发公共卫生事件发生前或出现后，采取相应的监测、预测、预警、储备等应急准备，以及现场处置等措施，及时对产生突发公共卫生事件的可能因素进行预防和对已出现的突发公共卫生事件进行控制；同时，对其他突发公共事件实施紧急的医疗卫生救援，以减少其对社会政治、经济、人民群众生命安全的危害。

（五）公共卫生应急药事管理

公共卫生应急药事管理是指在应对突发公共卫生事件过程中的药学人员部署与协调、药品供应保障、合理用药信息的收集与提供、药学服务等的涉药管理活动。

二、我国公共卫生应急管理的法律政策体系

我国历来重视突发公共卫生事件的应急处置工作，特别是2003年突发非典型性肺炎疫情后，公共卫生应急管理体系受到的重视程度进一步提高，法制体系逐步完善、体制基本建立。为了保障公众的身体健康和生命安全，陆续制定通过和出台了系列法律法规和政策文件。其中比较典型的主要包括以下几项。

（一）法律法规

1.《突发事件应对法》　2007年8月30日第十届全国人民代表大会常务委员会第二十九次会议通过，2007年11月1日起施行。是我国应对突发事件的第一部综合性法律。

立法目的：为了预防和减少突发事件的发生，控制、减轻和消除突发事件引起的严重社会危害，规

范突发事件应对活动，保护人民生命财产安全，维护国家安全、公共安全、环境安全和社会秩序。

2.《传染病防治法》 1989 年 2 月 21 日第七届全国人民代表大会常务委员会第六次会议通过，2004 年 8 月 28 日第十届全国人民代表大会常务委员会第十一次会议修订，2013 年 6 月 29 日第十二届全国人民代表大会常务委员会第三次会议修正，2004 年 12 月 1 日起施行。

立法目的：为了预防、控制和消除传染病的发生与流行，保障人体健康和公共卫生。

3.《生物安全保障法》 2020 年 10 月 17 日第十三届全国人民代表大会常务委员会第二十二次会议通过，2021 年 4 月 15 日起施行。

立法目的：为了维护国家安全，防范和应对生物安全风险，保障人民生命健康，保护生物资源和生态环境，促进生物技术健康发展，推动构建人类命运共同体，实现人与自然和谐共生。

4.《突发公共卫生事件应急条例》 中华人民共和国国务院令第 376 号，2003 年 5 月 7 日国务院第 7 次常务会议通过，2003 年 5 月 9 日公布施行。2010 年 12 月 29 日国务院第 138 次常务会议通过《国务院关于废止和修改部分行政法规的决定》修正，2011 年 1 月 8 日公布实施。

制定目的：为了有效预防、及时控制和消除突发公共卫生事件的危害，保障公众身体健康与生命安全，维护正常的社会秩序。

（二）其他政策文件

为了有效预防、及时控制和消除突发公共卫生事件及其危害，指导和规范各类突发公共卫生事件的应急处理工作，最大程度地减少突发公共卫生事件对公众健康造成的危害，保障公众身心健康与生命安全，相关政府部门还制定出台了系列政策文件。主要包括以下几项。

1. 应急预案管理 涵盖国家总体性应急预案，《国家突发公共事件总体应急预案》（2005 年）；以及国家专项应急预案，包括《国家突发公共卫生事件应急预案》（2006 年）、《国家突发公共事件医疗卫生救援应急预案》（2006 年）等。

为规范各级人民政府及其部门、基层组织、企事业单位、社会团体等的突发事件应急预案管理，增强应急预案的针对性、实用性和可操作性，2013 年 10 月 25 日，国务院办公厅印发了《突发事件应急预案管理办法》。

2. 应急工作规范 为全面提升卫生应急能力和管理水平，推动卫生应急工作依法科学、有序有效开展，原国家卫生部制定了《全国卫生部门卫生应急管理工作规范（试行）》（2007 年）、原国家卫生计生委制定了《关于加强卫生应急工作规范化建设的指导意见》（2015 年）[含《全国医疗机构卫生应急工作规范（试行）》《全国疾病预防控制机构卫生应急工作规范（试行）》]、《国家卫生应急队伍管理办法（试行）》（2011 年）。

三、公共卫生应急管理的监测、预警及响应机制

（一）突发公共卫生事件的监测预警

突发公共卫生事件的预警是指对各种可能发生的突发公共卫生事件，完善预测预警机制，建立预测预警系统，开展风险分析，做到早发现、早报告、早处置。

1. 预案 国务院卫生行政主管部门按照分类指导、快速反应的要求，制定全国突发事件应急预案，报请国务院批准。省、自治区、直辖市人民政府根据全国突发事件应急预案，结合本地实际情况，制定本行政区域的突发事件应急预案。

2. 监测 国家建立统一的突发公共卫生事件预防控制体系。县级以上地方人民政府应当建立和完善突发事件监测与预警系统。县级以上各级人民政府卫生行政主管部门，应当指定机构负责开展突发事件的日常监测，并确保监测与预警系统的正常运行。具体来讲，各级医疗、疾病预防控制、卫生监督和出入境检疫机构负责开展突发公共卫生事件的日常监测工作。省级人民政府卫生行政部门要按照国家统一规定和要求，结合实际，组织开展重点传染病和突发公共卫生事件的主动监测。

3. 预警 各级人民政府卫生行政部门根据医疗机构、疾病预防控制机构、卫生监督机构提供的监测

信息，按照公共卫生事件的发生、发展规律和特点，分析其对公众身心健康的危害程度、可能的发展趋势，及时做出预警。

预警级别依据突发公共事件可能造成的危害程度、紧急程度和发展势态，一般划分为四级：Ⅰ级（特别严重）、Ⅱ级（严重）、Ⅲ级（较重）和Ⅳ级（一般），依次用红色、橙色、黄色和蓝色表示。Ⅰ级为最高级别。

4. 报告　国家建立突发公共卫生事件应急报告制度。

（1）责任报告单位　国务院卫生行政主管部门制定突发公共卫生事件应急报告规范，建立重大、紧急疫情信息报告系统。突发公共卫生事件责任报告单位要按照有关规定及时、准确地报告突发公共卫生事件及其处置情况。县级以上各级人民政府卫生行政部门指定的突发公共卫生事件监测机构、各级各类医疗卫生机构、卫生行政部门、县级以上地方人民政府和检验检疫机构、药品监督管理机构、环境保护监测机构、教育机构等有关单位为突发公共卫生事件的责任报告单位。执行职务的各级各类医疗卫生机构的医疗卫生人员、个体开业医生为突发公共卫生事件的责任报告人。

（2）其他　任何单位和个人都有权向国务院卫生行政部门和地方各级人民政府及其有关部门报告突发公共卫生事件及其隐患，也有权向上级政府部门举报不履行或者不按照规定履行突发公共卫生事件应急处理职责的部门、单位及个人。

（二）突发公共卫生事件的应急响应

突发事件发生后，卫生行政主管部门应当组织专家对突发事件进行综合评估，初步判断突发事件的类型，提出是否启动突发事件应急预案的建议。应急处理要采取边调查、边处理、边抢救、边核实的方式，以有效措施控制事态发展。

四、公共卫生应急药事管理的作用

药师是药学活动的行为主体，药品是药学活动的物质主体，二者在公共卫生应急中发挥重要作用，围绕药品和药师的药事管理在公共卫生应急中具有重要地位。

（一）发挥药师在公共卫生应急中的主体作用

药师是公共卫生应急的重要主体。在突发公共事件的应急准备、现场处置、紧急医疗卫生救援等环节，需要医师、药师、护士、医技等众多专业人员的配合，药师是其中的关键性专业人员群体，发挥着多重作用。药师既是药学服务的提供者，也是药品供应保障的维护者。为医生提供专业性的药学辅助，为患者提供合理用药指导，为医疗体系的顺畅运行联系应急医用物资，并在医疗机构内高效合理的保管、调动、分配资源，配合整个应急体系的运行。如何有效引导药师高效、有序地参与到公共卫生应急中，是公共卫生应急药事管理的重要研究内容。

（二）保障药品在公共卫生应急中的供应稳定

药品是公共卫生应急的重要物资。突发公共事件处置过程中，药品是最重要的应对工具和战略物资。当突发公共事件发生时，药品市场需求会呈现出不同于平时的演变特征。首先，药品的真实需求会相应增加。特别是针对突发公共事件诱因的特效治疗药物，以及一些消毒产品、器具等，比如新冠肺炎疫情期间，随着各版临床诊疗指南的陆续发布，治疗方案中推荐的各类药品需求激增。其次，药品的非必要需求也会相应增加。由于信息不对称不可完全避免，消费者在恐慌性心理的影响下极易产生从众性购买，比如新冠肺炎疫情期间发生的“双黄连”抢购事件。多种因素的叠加之下，短时间内某些药品的需求会较之以往有显著增加，处置不当不但影响药品市场的稳定，还可能危及临床用药，损害公众的健康和生命，以药品为核心的公共卫生应急药事管理具有重要的现实意义。

五、公共卫生应急药事管理的体系设置与职责

突发公共事件往往涉及多个人群、多个行政区域，其中牵扯的职能更是涉及多个部门，处置时势必须要多个部门的协调配合，迅速响应。因此，建立完善的管理体系，明确各机构和部门的职责，尽可能

减少不必要的临时性协调，极其必要。

（一）国家行政管理层面公共卫生应急管理的体系设置与职责

1. 国家公共卫生应急管理体系的基本设置 突发公共卫生事件应急管理工作的原则之一是统一领导，分级负责。根据突发公共卫生事件的范围、性质和危害程度，对突发公共卫生事件实行分级管理。各级人民政府负责突发公共卫生事件应急处理的统一领导和指挥，各有关部门在各自的职责范围内做好突发公共卫生事件应急处理的有关工作。

（1）应急指挥机构 国务院卫生行政部门在国务院统一领导下，负责组织、协调全国突发公共卫生事件应急处理工作，并根据突发公共卫生事件应急处理工作的实际需要，提出成立全国突发公共卫生事件应急指挥部。地方各级人民政府卫生行政部门在本级人民政府统一领导下，负责组织、协调本行政区域内突发公共卫生事件应急处理工作，并根据突发公共卫生事件应急处理工作的实际需要，向本级人民政府提出成立地方突发公共卫生事件应急指挥部的建议。

（2）日常管理机构 国务院卫生行政部门设立卫生应急办公室（突发公共卫生事件应急指挥中心），负责全国突发公共卫生事件应急处理的日常管理工作。各省、自治区、直辖市人民政府卫生行政部门及军队、武警系统参照国务院卫生行政部门突发公共卫生事件日常管理机构的设置及职责，结合各自实际情况，指定突发公共卫生事件的日常管理机构，负责本行政区域或本系统内突发公共卫生事件应急的协调、管理工作。各市（地）级、县级卫生行政部门指定机构负责本行政区域内突发公共卫生事件应急的日常管理工作。

（3）专家咨询委员会 国务院卫生行政部门和省级卫生行政部门负责组建突发公共卫生事件专家咨询委员会。市（地）级和县级卫生行政部门可根据本行政区域内突发公共卫生事件应急工作需要，组建突发公共卫生事件应急处理专家咨询委员会。

（4）应急处理专业技术机构 医疗机构、疾病预防控制机构、卫生监督机构、出入境检验检疫机构是突发公共卫生事件应急处理的专业技术机构。应急处理专业技术机构结合本单位职责开展专业技术人员处理突发公共卫生事件能力培训，提高快速应对能力和技术水平，在发生突发公共卫生事件时，服从卫生行政部门的统一指挥和安排，开展应急处理工作。

2. 国家公共卫生应急药事管理相关的部门与职责

（1）卫生行政部门 提出医疗卫生救援应急药品、医疗器械、设备、快速检测器材和试剂、卫生防护用品等物资的储备计划建议。

（2）发展改革部门 负责组织药品等应急物资的生产、储备和调运，保证供应，维护市场秩序，保持物价稳定。应急储备物资使用后要及时补充。

（3）科技部门 制定突发公共事件医疗卫生救援应急技术研究方案，组织科研力量开展医疗卫生救援应急技术科研攻关，统一协调、解决检测技术及药物研发和应用中的科技问题。

（4）海关 负责突发公共事件医疗卫生救援急需进口特殊药品、试剂、器材的优先通关验放工作。

（5）国务院药品监督管理部门 负责突发公共事件医疗卫生救援药品、医疗器械和设备的监督管理，参与组织特殊药品的研发和生产，并组织对特殊药进口的审批。

（6）红十字会 按照《中国红十字会总会自然灾害与突发公共事件应急预案》，负责组织群众开展现场自救和互救，做好相关工作。并根据突发公共事件的具体情况，向国内外发出呼吁，依法接受国内外组织和个人的捐赠，提供急需的人道主义援助。

（二）医疗机构公共卫生应急管理的体系设置与职责

1. 医疗机构公共卫生应急管理的基本设置 二级及以上综合性医疗机构和院前急救机构应建立健全卫生应急组织体系，成立卫生应急工作领导小组，下设卫生应急工作领导小组办公室、医院感染防控管理部门、新闻宣传部门、后勤保障部门、卫生应急专家组、医学救援队等。

2. 医疗机构公共卫生应急药事管理相关部门的设置与职责

（1）卫生应急领导小组 协调本单位后勤保障部门落实卫生应急所需药品、耗材、器械、设备等物资的储备及管理工作。

（2）后勤保障部门　由财务、药剂、设备、总务、保卫等部门指派专项负责人组成。负责制定卫生应急药品、器械、设备、水电气、车辆、通讯、食宿等需求计划和分配计划。做好卫生应急所需药品、耗材、设备等物资储备及管理工作。

（3）卫生应急专家组　由临床、医技、药学、护理等多学科专家组成。主要负责提供紧急医学救援咨询、建议和支持，制定切实可行的诊治方案。接受上级卫生计生行政主管部门的调配，对其他医疗机构进行医学救援技术指导等。

课堂互动

新冠肺炎疫情等突发公共卫生事件期间，出现的部分药品“短缺”现象反映了突发公共卫生事件中药品市场的何种特征？如何从制度上进行完善和应对？

第二节　国家药品储备制度

PPT

一、基本概念

（一）国家储备物资

2015年4月3日，为规范国家物资储备活动，公布了中华人民共和国国家发展和改革委员会、中华人民共和国财政部令第24号《国家物资储备管理规定》，自2015年6月1日起施行。根据该规定，国家储备物资是指由中央政府储备和掌握的，国家安全和发展战略所需的关键性矿产品、原材料、成品油以及具有特殊用途的其他物资。国家储备物资是国家财政资金的实物形态，所有权属于国家，任何组织和个人不得以任何方式侵占、破坏和挪用。

（二）国家药品储备

国家药品储备是政府职能，储备药品是国家储备物资的重要组成之一，是政府有关部门控制和掌握，为了确保发生灾情、疫情及突发事故时药品的及时有效供应而备用的药品。

二、国家药品储备制度的历史沿革

（一）制度沿革

20世纪70年代，我国建立起医药储备制度，目的是保障灾情、疫情及突发事故发生时药品、医疗器械的及时有效供应。随着突发性公共卫生事件和自然灾害的频频发生，原有体系难以保障应急药品需求。为适应社会经济发展需要，提高国家医药储备能力和管理工作水平，保证灾情、疫情及突发事故发生后所需药品和医疗器械的及时、有效供应，1997年，国务院下发了《国务院关于改革和加强国家医药储备管理工作的通知》（国发〔1997〕23号），随后，财政部颁布了《国家医药储备资金财务管理办法》（财工字〔1997〕448号），原国家经贸委出台了《国家医药储备管理办法》（国经贸经〔1999〕544号），对国家医药储备制度进行全面调整和改革。2021年，工业和信息化部、国家反恐怖工作领导小组办公室、国家发展和改革委员会、财政部、国家卫生健康委员会、国家药品监督管理局等部门联合印发了《国家医药储备管理办法（2021年修订）》（工信部联消费〔2021〕195号），进一步完善医药储备制度。

（二）管理机构沿革

早期，国家医药储备主要由原国家经贸委下设的国家医药管理局调控管理。

1998年，原国家医药管理局负责的医药储备管理职能划归原国家经贸委所成立的医药司。

2003年，国家经贸委撤销，医药司成为国家发展改革委的一部分，医药储备的管理职能同时划归国家发展改革委。

2008年，国务院机构改革，组建工业和信息化部，医药储备管理职能从国家发展改革委剥离，并入工业和信息化部消费品工业司。

（三）立法沿革

明确国家药品储备法律地位，以法律的形式把药品储备作为一项法定制度确定下来的相关法律主要有两部。

1.《突发事件应对法》（2007年） 第二章预防与应急准备第三十二条规定“国家建立健全应急物资储备保障制度，完善重要应急物资的监管、生产、储备、调拨和紧急配送体系”。

2.《药品管理法》 第九章药品储备和供应第九十二条规定“国家实行药品储备制度，建立中央和地方两级药品储备。发生重大灾情、疫情或者其他突发事件时，依照《中华人民共和国突发事件应对法》的规定，可以紧急调用药品”。第九十三条规定“国家实行基本药物制度，遴选适当数量的基本药物品种，加强组织生产和储备，提高基本药物的供给能力，满足疾病防治基本用药需求”。

三、国家药品储备管理

（一）储备级别

国家医药储备包括企业储备和政府储备。企业储备是医药企业依据法律法规明确的社会责任，结合医药产品生产经营状况建立的企业库存。政府储备由中央与地方（省、自治区、直辖市）两级医药储备组成，实行分级负责的管理体制。中央医药储备主要储备应对特别重大和重大突发公共事件、重大活动安全保障以及存在较高供应短缺风险的医药产品；地方医药储备主要储备应对较大和一般突发公共事件、重大活动区域性保障以及本辖区供应短缺的医药产品。

中央医药储备分为常规储备和专项储备。中央常规医药储备主要应对一般状态下的灾情疫情和供应短缺，中央专项医药储备主要包括公共卫生专项。

实行动态轮储的中央医药储备品种，由储备单位根据有效期自行轮换，各储备品种的实际库存量不得低于储备计划的70%。实行定期核销的中央医药储备品种，由储备单位根据有效期及时进行轮换更新，按程序申报核销储备资金，并按照相关规定进行销毁处置。

（二）政府储备的管理模式

政府储备实行实物储备、生产能力储备、技术储备相结合的管理模式，由符合条件的医药企业或卫生事业单位承担储备任务。生产能力储备是对常态需求不确定、专门应对重大灾情疫情的特殊医药产品，通过支持建设并维护生产线和供应链稳定，保障基本生产能力，能够按照指令组织生产和应急供应。技术储备是对无常态需求的潜在疫情用药，或在专利保护期内的产品，通过支持建设研发平台，开发并储备相应技术，在必要时能够迅速转化为产品。

（三）政府储备的储备原则

政府储备遵循统筹规划、规模适度、动态管理、有偿调用原则，逐步建立起应对各类突发公共事件和市场有效供应的保障体系，确保储备资金的安全保值使用。

（四）中央医药储备资金管理

中央医药储备资金是指保障中央医药储备实物储备的资金，由中央财政预算安排，列入工业和信息化部部门预算管理。

根据储备管理方式不同，中央医药储备资金分为动态轮储中央医药储备资金和定期核销中央医药储备资金。动态轮储中央医药储备资金现存规模保持稳定，储备单位结合日常经营在储备药品效期内自行轮储，中央财政不单独安排轮储费用。除重大政策调整外，中央财政原则上不新增安排储备资金。定期核销中央医药储备资金规模根据国家确定的储备品种目录内实际库存及相关成本、费用情况核定。中央财政对定期核销医药储备保管、核销等费用给予必要补助。

（五）中央医药储备单位

1. 资质要求 中央医药储备单位原则上通过政府采购的方式选择确定，中央医药储存地点由工业和信息化部结合储备现状和实际任务提出意见，报国家医药储备管理工作机制研究确定。

中央医药储备单位应属于医药生产经营企业，依法取得药品、医疗器械生产或经营资质，并符合以下条件：医药行业的重点生产企业或具有现代物流能力的药品、医疗器械经营企业；行业诚信度较高，具有良好的质量管理水平和经济效益；具有完善的生产设施设备或现代物流配送能力，符合药品、医疗器械生产经营管理的质量要求；具备完善的信息管理系统，能够实现医药储备的信息数据传输；对专项医药储备品种，必要时可由省级以上卫生事业单位承担中央医药储备任务。

2. 管理要求 中央医药储备单位应当建立完善的医药储备管理制度：执行医药储备计划，落实各项储备任务；建立严格的储备资金管理制度，专款专用，确保储备资金安全；实行领导责任制，指定专人负责医药储备工作；加强储备品种的质量管理和安全防护，并适时进行轮换补充，确保质量安全有效；建立24小时应急值守制度，严格执行医药储备调用任务，确保应急调拨及时高效；加强医药储备工作培训，提高业务能力和管理水平。

（六）政府储备的调用原则

中央医药储备与地方医药储备建立联动工作机制，不断提升医药储备信息化管理水平。发生突发事件时，原则上由地方医药储备负责本行政区域内医药产品的供应保障，地方医药储备不能满足需求时，可申请调用中央医药储备予以支持；中央医药储备主管部门有权调用地方医药储备。

（七）短缺药品储备管理

药品短缺成因复杂，时有发生，为了改革完善短缺药品供应保障机制，更好地满足人民健康和临床合理用药需求，2017年6月，原国家卫生计生委等9部门印发《关于改革完善短缺药品供应保障机制的实施意见》（国卫药政发〔2017〕37号）。特别提出完善短缺药品储备，建立健全短缺药品常态储备机制。根据临床实际需求，筛选短缺药品储备品种（含原料药），合理确定储备数量，安排收储资金，保障药品储备及时到位、高效调剂调用。建立中央和地方两级常态短缺药品储备，中央医药储备以用量不确定的短缺药品为主，地方医药储备以用量确定的短缺药品为主。

2019年10月11日，国务院办公厅发布《关于进一步做好短缺药品保供稳价工作的意见》（国办发〔2019〕47号），提出推动公立医疗机构制定完善短缺药品管理规定，细化明确医疗机构短缺药品分析评估、信息上报等要求。指导推动医疗机构合理设置急（抢）救药等特定药品库存警戒线。支持鼓励县域中心医院加大所需易短缺药品的储备力度。

2019年12月1日，《药品管理法》修订完成并正式实施，进一步加强了药品短缺的管理。根据法律规定，国家建立药品供求监测体系，及时收集和汇总分析短缺药品供求信息，对短缺药品实行预警，采取应对措施。国家实行短缺药品清单管理制度，其具体办法由国务院卫生健康主管部门会同国务院药品监督管理部门等制定。药品上市许可持有人停止生产短缺药品的，应当按照规定向国务院药品监督管理部门或者省、自治区、直辖市人民政府药品监督管理部门报告。国家鼓励短缺药品的研制和生产，对临床急需的短缺药品、防治重大传染病和罕见病等疾病的新药予以优先审评审批。对短缺药品，国务院可以限制或者禁止出口。必要时，国务院有关部门可以采取组织生产、价格干预和扩大进口等措施，保障药品供应。药品上市许可持有人、药品生产企业、药品经营企业应当按照规定保障药品的生产和供应。

第三节 应急药学服务与药品保障

PPT

根据《医疗机构药事管理规定》（卫医政发〔2011〕11号），药事管理模式已经由保障供应型向技术服务型转变，但在公共卫生应急药事管理中，两个层面仍然同等重要。

一、应急药学服务的特征

应急药学服务主要具有如下特征。

1. 紧迫性 突发事件的不可预知性和突发性要求药学部门要在短时间内提供符合特定事件需求的大量药品和相关药学服务。

2. 复杂性 应急药品的选择不同于常规药物，既要有突发事件的针对性药物，又要考虑常规基础疾病治疗的持续性。此外，突发事件的原因复杂多样，对于一些未知领域，在事件早期甚至于还需要快速开展研发探索，尽快形成有效的药物治疗方案，对具体的使用方法、潜在的相互作用、可能的不良反应、对实验室指标的影响、疗效评价指标、剂量换算以及其他使用注意事项、超说明书用药、药学监护要点等进行规范，迅速开展适应性药学服务。

3. 多变性 突发事件的不同演变阶段往往具有不同的要求和特点，对药品和药学服务的需求也不同。这就要求药品供应适时调整、迅速补充，药学服务模式灵活多变。比如：传染病疫情爆发期间，居家人数较多，外出受限，通过远程通信及信息技术向患者提供远程药物咨询、用药教育、药物治疗管理、药学科普等远程药学服务成为一种重要途径，这就要求药学服务体系迅速调整服务模式，以适应客观需求。

4. 综合性 突发事件中的患者由于身处不同于以往的特殊环境中，出现不良心理情绪的概率大大提高，药学服务必须综合考虑患者的心理和生理因素。

二、应急药学服务中的药师作用

应对突发事件过程中多学科合作至关重要，药师也是团队中的重要角色之一。在保障应急药品迅速到位和充分供应的基础上，服务临床诊疗需求。主要体现在如下方面。

1. 保障应急药品供应 根据相关管理要求，加强药品效期的核查并定期轮换更新，做好应急药品的实物准备。若突发事件所需药品出现短缺现象，迅速进行院内调拨，同时根据需求量立即采取采购补货、要求供货公司紧急送货、向其他医院调拨等各种方法保证突发事件药品供应。

2. 完善药物治疗方案 协助医生完善突发事件用药方案，特别是针对当下认知不足的新发复杂疾病，在突发事件早期缺少有效治疗药物的阶段，积极探索临床合理的超说明书用药方案，将药物治疗中的普遍性问题及其解决方案形成规范。

3. 搜集临床用药动态信息 根据药物临床应用中的最新证据和分类，对使用方法、潜在的相互作用、可能的不良反应、剂量换算以及其他使用注意事项、超说明书用药、药学监护要点等信息进行搜集整理，为药物合理使用提供参考，做好药物不良反应的监测和上报工作等。

4. 个性化服务患者 突发事件中的患者常会伴发心理问题，极有可能对药物治疗的依从性等产生影响，严重影响药物治疗效果。药师（特别是临床药师）在为患者提供传统药学服务的同时，应做好心理疏导，从提高药物治疗效果。

目前，应对突发事件的药学服务基本停留在药品保障和药品调剂阶段，药师（临床药师）的参与度极低，中药师（临床药师）的参与度更低，迫切需要更好地发挥药师尤其是临床药师在应急药学服务中的作用。

三、应急药学服务体系管理

（一）药事管理应急预案

应急管理强调长期戒备、紧急反应，应急预案的目的是迅速高效的调动应急反应，减轻事件危害的严重度。应急管理往往不局限于某个部门，通过制定药事管理应急预案，可使药品管理部门内部、药事管理部门与其他们部门之间理顺协调关系、统一行动、迅速响应、高效调配资源，保障公众健康。

药事管理应急预案一般应包括以下内容。

1. 组织机构 应急处理机构体系及其职责等。

2. 人员管理 医疗队的药学人员组成及联系方式；药学服务人员的组织等。

3. 物资保障 分病种的应急药品目录；药品等物资的储备和应急药品供应渠道等。

4. 技术保障 针对不同的危险品的应急医疗、处理资料；存在安全问题药品的召回药品安全事件的报告与处理等有关的制度与程序；善后处理程序等。

（二）应急药学队伍建设

结构合理、专业素养较高的药师应急队伍，特别是有丰富临床实践经验的临床药师，是进行高效应急响应的基础。在组建药师应急队伍时，应吸纳具有相关经验的临床药师，明确职责，并为工作的顺利开展提供必要的技术支持，保障药师作用的充分发挥。有计划、有目的地结合实际开展药师应急队伍的人员培训，比如：对药师进行传染病防控知识及职业防护培训，提高认识水平，增强自我防护能力。组织安排应急处理演练，检验药学应急准备、协调和应急处置等相应能力，并对演练结果进行总结和评估，基于评估结果采取针对性完善措施，提高药师应急队伍的应急处置能力。

（三）应急药学服务的典型情况

1. 远程药学服务　远程药学服务是指应用远程通信及信息技术向线上患者提供药学服务，包括药物治疗管理、解决患者药物使用中遇到的问题、药学知识科普、远程药学会诊等。

在全面分析患者疾病和用药的基础上，结合患者的主观药学服务需求，通过在线药学咨询门诊等途径，指导患者科学合理用药，提供用药知识宣教。还可以利用信息化技术手段，对患者用药进行监测和随访，实现用药全程追踪，并对重点患者进行用药教育和药品不良反应监测。新冠肺炎疫情期间，为阻断疫情传播，众多医疗机构通过多种渠道开展远程药学服务，减少人员流动，降低医院获得性感染的风险。突发事件发生时，药师人力有限，尤其是服务于慢性病患者、儿童等特殊人群的专业性药师相对不足，通过线上与线下相结合的远程会诊方式，邀请相关药师参与给药方案制定，可以更好地满足跨医院、跨地区的特殊患者的药物治疗需求。

2. “方舱医院”药学服务　方舱医院是一种特殊的“急救医院”。作为临时性救治场所，方舱医院的药品储运、供应模式与传统医院不同。一般依赖于已有的供应体系，指定一个或几个定点医院对口保障是方舱医院药品供应的主要方式之一，药品库存的不确定性大，药学人员协调药品供应的工作量大大增加。此外，方舱医院的患者群体较为特定，一般以应急救援药品为主，临床用药选择不同于常规治疗，既要考虑突发事件相关疾病治疗的针对性，又要考虑常规基础疾病治疗的持续性，对药师提出了更高的专业性要求。

四、应急药品保障

（一）应急药品供应体系

应急药品的供应及调配是药品使用过程的工作重心之一，建立应急药学指挥系统及药品的储备、合理调配、应急配制系统是应急药品保障的关键。

1. 采购　在应急领导部门的统筹下，药学部门应迅速组织应急药品采购，可不受医院药品常规采购程序限制，以保证救援药物的及时供应。

2. 运输　应急药品享有法定的优先运输权，多部法律法规均有明确规定。主要包括：《突发事件应对法》（2007 年）第五十二条规定“履行统一领导职责或者组织处置突发事件的人民政府，应当组织协调运输经营单位，优先运送处置突发事件所需物资、设备、工具、应急救援人员和受到突发事件危害的人员。”《传染病防治法》（2013 年修正）第四十九条规定“传染病暴发、流行时，药品和医疗器械生产、供应单位应当及时生产、供应防治传染病的药品和医疗器械。铁路、交通、民用航空经营单位必须优先运送处理传染病疫情的人员以及防治传染病的药品和医疗器械。县级以上人民政府有关部门应当做好组织协调工作。”《铁路法》（2015 年修正）第十五条第二款规定“对抢险救灾物资和国家规定需要优先运输的其他物资，应予优先运输。”《国内水路运输管理条例》（国务院令第 676 号 2017 年修订）第二十三条规定“水路运输经营者应当依照法律、行政法规和国家有关规定，优先运送处置突发事件所需的物资、设备、工具、应急救援人员和受到突发事件危害的人员，重点保障紧急、重要的军事运输。出现关系国计民生的紧急运输需求时，国务院交通运输主管部门按照国务院的部署，可以要求水路运输经营者优先运输需要紧急运输的物资。水路运输经营者应当按照要求及时运输。”

3. 储存 组织药师对应急药品进行管理，保证应急药品及时调配。如果建立专门用于突发事件药品供应的应急药房或临时性储存场所，需有必要的药品存放设施和适当的环境条件，比如一定数量的防鼠防虫设备，保证需要特殊环境储放药品质量的阴凉环境和冷藏设备等。应急药品需求对时间性要求较高，动态掌控库存药品数量情况，及时补充与调整药品数量，避免产生缺药情况。

4. 调配与用药指导 突发事件期间工作紧张繁忙，应结合工作特点对原有工作模式进行适应性调整。比如：为了避免疏忽，药品的摆放非常重要。药品应尽量有固定的位置，以保证在忙乱中，不会错发错配。在药品调配时，应尽可能将零散药物放回原包装盒中，以避免药物因外形相近而混淆，同时最大限度地节约药品。对于医生不能及时开具处方仅有口头医嘱、因紧急用药不能及时收取费用的药品等特殊情况，应建立专门的处理流程。主动参与合理用药指导和临床会诊，协助医师为危重患者制订和调整个体化给药方案，对危重患者进行重点药学监护，评估疗效和可能发生的药品不良反应并提出应对处理建议。

5. 剩余药品处理 隐患或相关危险因素消除后，突发公共卫生事件应急反应终止。剩余药品应采取相应的处理措施，特别是类似于方舱医院等临时性救治场所，突发事件结束后应对药品库存情况进行核查，对剩余药品、消耗药品进行确认，尤其是政府免费发放的疫苗和药品的使用情况，并将相关信息报送至行政管理部门。未污染、安全有效的剩余相关治疗药品和预防药品报请管理部门批准后按照规定程序处理，一般转入卫生系统继续使用或转入各级政府储备。对于检查后质量不合格的剩余药品、处于疫区被污染风险较大的药品，一般应采取销毁处理。

（二）捐赠药品

1. 管理 依据1996年，世界卫生组织（WHO）正式发布了第一版《药品捐赠指南》（Guidelines for Drug Donations）。我国捐赠药品管理相关的法律法规主要有《公益事业捐赠法》（1999年）、《救灾捐赠管理办法》（民政部令第35号〔2008〕）、《卫生计生单位接受公益事业捐赠管理办法（试行）》（国卫财务发〔2015〕77号）、《捐赠药品进口管理规定》（食药监药化管〔2016〕66号）、《卫生部、国家经贸委、民政部、药品监管局关于进一步做好救灾防病药品供应和使用管理工作的通知》（卫机发〔1998〕26号）、《关于加强捐赠救灾药品和医疗器械监管工作的通知》（国食药监电〔2008〕20号）、《关于进一步加强抗震救灾捐赠药品和医疗器械监管工作的通知》（国食药监电〔2010〕7号）等。

2. 捐赠药品必须满足的条件 捐赠药品主要包括捐赠境内生产的药品和捐赠境外生产的药品两种情况。

（1）捐赠境内生产的药品 必须是经国务院药品监督管理部门批准生产、获得批准文号且符合质量标准的品种，有效期距失效日期必须在6个月以上。

（2）捐赠境外生产的药品 应满足如下条件：①捐赠药品应为在我国已取得药品注册证书的品种。②捐赠药品有效期限距失效日期须在12个月以上；药品批准有效期为12个月及以下的，捐赠药品有效期限距失效日期须在6个月以上。③捐赠药品最小包装的标签上应加注“捐赠药品，不得销售”或类似字样，并附中文说明书。④捐赠药品不得上市销售，不得向使用者收取费用。

3. 捐赠人的要求 捐赠人有权决定捐赠的数量、用途和方式，如果确需改变用途的，应当征得捐赠人的同意。捐赠人对捐赠药品的质量安全负责，捐赠时须向受赠人提供产品清单和检验报告。捐赠人捐赠的药品应当符合国家药品监督管理和卫生行政等政府相关部门的有关规定。

4. 受赠人的要求

（1）受赠人范围 ①一般情况。公益性捐赠的受赠人主要包括：公益性社会团体，指依法成立的，以发展公益事业为宗旨的基金会、慈善组织等社会团体；公益性非营利的事业单位，指依法成立的，从事公益事业的不以营利为目的的医疗卫生机构等。在发生自然灾害时或者境外捐赠人要求县级以上人民政府及其部门作为受赠人时，县级以上人民政府及其部门可以接受捐赠。县级以上人民政府及其部门可以将受赠药品转交公益性社会团体或者公益性非营利的事业单位；也可以按照捐赠人的意愿分发。②国外政府、制药企业或相关组织、机构自愿无偿向国内受赠人捐赠药品。受赠人范围主要包括：国务院有关部门和各省、自治区、直辖市人民政府及其指定的公益性事业单位；以保护人民生命健康、从事人道主义工作为主要宗旨的全国性人民团体；在省级以上民政部门依法登记并取得3A以上评估等级、以从事医疗救助、紧急救援、扶贫济困为主要宗旨的慈善组织。

（2）受赠人对捐赠药品的管理要求　①受赠人接受捐赠后，应当向捐赠人出具合法、有效的收据，将受赠药品登记造册，妥善保管。②受赠人应保证捐赠药品储存、运输、分发等环节符合《药品经营质量管理规范》要求，以保证药品质量。③受赠人应当制定捐赠药品管理的相关制度，严格按规范对捐赠药品登记造册、妥善保管，并详细记录捐赠药品的核销注销情况，确保捐赠药品的可追溯性。捐赠药品质量验收合格的，由受赠人或其委托的代理机构在外包装上加贴“捐赠品已查验”的标识后，方可分发。同时，受赠人应负责捐赠药品的监督使用，承担使用过程中风险的防范和处理职责。如需销毁捐赠药品，应按药品销毁的有关法规和技术要求进行。④受赠人应及时将捐赠药品分发使用情况向省级药品监督管理和卫生行政管理部门报告，并向所在地省级药品监督管理和卫生行政管理部门提交书面报告。

5. 医疗机构接受公益性捐赠的要求

（1）接受捐赠应当遵循的原则　遵守国家法律法规；自愿无偿；符合公益目的；非营利性；法人单位统一接受和管理；勤俭节约，注重实效；信息公开，强化监管。

（2）捐赠管理部门　应当明确承担捐赠组织协调管理的牵头职能部门，负责管理日常事务。捐赠由单位捐赠管理部门统一受理。其他内部职能部门或个人一律不得直接接受。

（3）捐赠协议　接受捐赠应当与捐赠人协商一致，自愿平等签订书面捐赠协议。捐赠协议由单位法定代表人或经法定代表人书面授权与捐赠人签订，并加盖受赠法人单位公章。书面捐赠协议应当明确以下内容：捐赠人、受赠人名称（姓名）和住所；捐赠财产的种类、数量、质量和价值，以及来源合法性承诺；捐赠意愿，明确用途或不限定用途；限定捐赠用途的，应当附明细预算或方案；捐赠财产管理要求；捐赠履行期限、地点和方式；捐赠双方的权利和义务；解决争议的方法；违约责任。执行突发公共卫生事件应急处置等特殊任务期间接受捐赠的，可以根据情况适当简化书面捐赠协议。

第四节　国外应急药事管理

PPT

应急管理是实现治理体系现代化的重要内容，是政府的职责。应急药事管理是应急管理的重要组成部分。经历多次典型突发事件后，世界各国的应急管理体制以及法律法规不断完善。

一、世界卫生组织

世界卫生组织（WHO）在支持会员国防范和应对有公共卫生后果的紧急状况并从中得以恢复方面具有重要作用。通过有效地与会员国和利益相关方合作，将发生危机时的痛苦与生命损失降到最低，并使体系得到保护与修复。

（一）国际关注的突发公共卫生事件

1. 含义　通过疾病的国际传播构成对其他国家的公共卫生危害，以及可能需要采取协调一致的国际应对措施的不同寻常的事件。

2. 确定与撤销　总干事应按最贴近正发生的具体事件的专业领域和经验从突发事件委员会中选出若干专家，召开突发事件委员会会议。总干事应邀请在本国领土上发生事件的缔约国向突发事件委员会陈述意见。就此而言，总干事应按需要提前将突发事件委员会的开会日期和会议议程通知对方。但有关缔约国不可因陈述意见而要求推迟突发事件委员会会议。突发事件委员会的意见应提交总干事酌定。总干事应对此做出最终决定。总干事应就国际关注的突发公共卫生事件的确定和结束、有关缔约国采取的任何卫生措施、任何临时建议及此类建议的修改、延续和撤销以及突发事件委员会的意见与缔约国进行沟通。总干事应通过缔约国向交通工具运营者并向有关国际机构通报此类临时建议，包括其修改、延续或撤销。总干事应随后向公众公布此类信息和建议。在本国领土上发生事件的缔约国可向总干事提出国际关注的突发公共卫生事件已经结束和（或）建议撤销临时建议，并可就此向突发事件委员会陈诉意见。

（二）WHO 对紧急状况的分级应对

世卫组织针对不同的紧急状况进行了分级，并给出分级的定义。

1. 不分级 该事件由世卫组织做出评估，开展追踪，或者实施监测，但此时并不要求世卫组织做出任何反应。

2. 一级 该事件在单个国家或多个国家造成的公共卫生影响很小，要求世卫组织驻国办事处作出最低程度的反应，或者要求世卫组织在国际上作出最低程度反应。世卫组织驻国办事处要求提供的该组织和（或）外部支持极少。对世卫组织驻国办事处提供的支持由区域办事处的归口人员实施协调。

3. 二级 该事件在单个国家或多个国家造成了中等程度公共卫生影响，要求世卫组织驻国办事处作出中等程度的反应和（或）要求世卫组织在国际上作出中等程度的反应。世卫组织驻国办事处要求提供的本组织和（或）外部支持适中。出自区域办事处的紧急状况支持小组（只有在多个地区受到影响时该紧急状况支持小组才由总部指派）对向世卫组织驻国办事处提供的支持实施协调。

4. 三级 该事件在单个国家或多个国家造成的公共卫生影响很大，要求世卫组织驻国办事处作出重大反应和（或）要求世卫组织在国际上作出重大反应。世卫组织驻国办事处要求提供的本组织和（或）外部支持很大。出自区域办事处的紧急状况支持小组对向世卫组织驻国办事处提供的支持实施协调。

（三）突发事件委员会

1. 职责 总干事应成立突发事件委员会，应总干事要求就以下方面提出意见：某个事件是否构成国际关注的突发公共卫生事件；国际关注的突发公共卫生事件的结束；以及建议发布、修改、延续或撤销临时建议。

2. 组成 突发事件委员会应由总干事从《国际卫生条例》专家名册和酌情从本组织其他专家咨询团选出的专家组成。总干事应从保证审议某个具体事件及其后果连续性的角度出发确定委员的任期。总干事应根据任何特定会议所需要的专业知识和经验并适当考虑地域代表性的公平原则选定突发事件委员会的成员。突发事件委员会至少有一名成员应当是在其领土内发生事件的缔约国提名的专家。总干事根据本人的动议或应突发事件委员会的要求可任命一名或多名技术专家担任该委员会的顾问。

突发事件委员会“会议”可包括远程会议、电视会议或电子通讯。总干事应向突发事件委员会提供会议议程和有关事件的任何信息，包括缔约国提供的信息，以及总干事拟发布的任何临时建议。突发事件委员会应当选出其主席并在每次会议之后编写关于会议进程和讨论（包括任何关于建议的意见）的简短概要报告。

（四）突发事件应急基金

快速而灵活的资金是快速有效地应对突发公共卫生事件的关键，世卫组织突发事件应急基金（Contingency Fund for Emergencies，CFE）成立于2015年，基金的主要来源为捐助者捐款，旨在使世卫组织及其合作伙伴能够迅速采取行动挽救生命。

（五）药品及相关物资

1. 药品保障 根据世卫组织发布的《应急响应框架》（Emergency Response Framework，ERF）中关于突发事件管理系统（Incident Management System，IMS）的规定，世卫组织与各国卫生部等进行协调和合作确保提供基本的卫生服务，涵盖社区、初级和转诊的一揽子保健服务。一般来说，应由成员国直接提供临床服务。然而，在紧急情况期间往往存在未填补的服务提供缺口，需要世卫组织采取行动。作为全球卫生的牵头机构，世卫组织负有作为最后手段提供者的义务。这往往要求卫生组织提供资金、物资或人员资助，提供保健服务。药品储备是重要的控制措施之一。对于某些公共卫生事件，特别是由高危病原体引起的，世卫组织经常与一线工作人员和合作伙伴密切合作，从事临床诊疗活动管理。卫生组织经常性分发急救包、药品、医疗用品和设备，资助各国政府和非政府组织。针对特定的爆发（如霍乱、脑膜炎或黄热病等），世卫组织还与国际疫苗供应协调小组的合作伙伴合作，促进疫苗的部署。

2. 诊断用生物物质、试剂和材料的运输和处理　缔约国应当根据国家法律并考虑到有关国际准则，促进用于核实和公共卫生应对目的的生物物质、诊断样本、试剂和其他诊断材料的运输、入境、出境、处理和销毁过程。

二、美国

（一）管理体系

美国应急反应体系由联邦、州、地方（城市）政府和红十字会、志愿者组织等民间机构组成，形成了垂直的、多层次、综合性应急网络。

1979年，美国将联邦灾难救助管理局、国防部民防办公室、白宫应急准备办公室等多个部门的应急管理职能整合，成立联邦紧急事务管理署（Federal Emergency Management Agency，FEMA）。2003年，将联邦紧急事务管理署、原司法部的移民和归化局、运输部的海岸警卫队、财政部的海关总署等机构整合，成立国土安全部（Department of Homeland Security，DHS）。国土安全部的职责之一是自然灾害和人为灾难事故的应急管理，主要由其下设的FEMA牵头负责。

美国卫生与公众服务部（United States Department of Health and Human Services，HHS）负责公共卫生应急的部门是准备与响应办公室（Assistant Secretary for Preparedness and Response，ASPR），ASPR是公共卫生应急协调和统一指挥中心，其整合了联邦所有非军事公共卫生以及医疗准备和响应职能。HHS设置的联邦疾病控制与预防中心（Centers for Disease Control and Prevention，CDC）是联邦层面疾病防控系统的主要载体，公共卫生应急管理体系的核心机构和协调中心之一。隶属于HHS的美国食品药品管理局（Food and Drug Administration，FDA）设置应急管理办公室（Office of Emergency Management，OEM），它是FDA的协调中心，负责协调涉及FDA监管的药品等产品的应急响应活动。OEM协调与应急管理、应急预防、应急响应有关的机构内和机构间活动，为FDA制定、管理和协调突发事件的管理计划和政策，以确保有效的工作机制，对所有突发事件做出快速有效的反应。OEM为FDA实施的国家突发事件管理系统（National Incident Management System，NIMS）提供战略指导和监督，包括制定支持系统的计划、程序和培训规划的所有方面。

（二）资金支持体系

美国建立了多元化的应急筹资渠道，典型资金来源包括如下几个渠道。

1. 政府预算　美国联邦政府、州政府等各级地方政府均设有专门的应急资金预算。

2. 专项基金　联邦疾病控制与预防中心提供资金和技术援助，以在全国范围内建立公共卫生防范和应对能力。为了更好地推动地方政府和地区政府在公共卫生突发时期备灾和应对能力，CDC专门出台了“公共卫生应急准备合作协议”（Public Health Emergency Preparedness Program，PHEP），PHEP是州、地方和地区公共卫生部门的重要资金来源。使得地方公共卫生和医疗应急系统能够在突发公共卫生紧急情况下获得资金支持进而减少公共卫生威胁。PHEP向美国50个州，4个城市，8个领地提供了资金支持。HHS设立了主要用于应急准备和应急响应的“公共卫生和社会服务应急基金”（Public Health and Social Services Emergency Fund，PHSSEF），资金属于联邦政府财政年度拨款，主要用于公共卫生应急准备与应对、流感准备与响应等领域。CDC在2019年设立了“传染病快速反应储备基金”（Infectious Diseases Rapid Response Reserve Fund）用于预防、准备或应对国内或国际传染病突发事件。

3. 其他　主要是指民间基金会等非政府组织通过社会捐助等渠道募集的资金，是应对各种突发事件重要资金来源之一，成为政府财政拨款的有效补充。

（三）国家战略储备

美国的国家药品储备（National Pharmaceutical Stockpile，NPS）建立于1999年，旨在应对潜在的生物恐怖主义行为，储备大量的必要医疗物资，紧急情况下，在联邦政府决定动用储备后迅速分发给各州和社区。2001年9月11日的恐怖袭击推动了公共卫生应急准备工作进一步加强。2003年，国家药品储备更名为国家战略储备（Strategic National Stockpile，SNS）。国家战略储备库与政府和非政府机构合作，提高了应对突发公共卫生事件的能力，确保联邦、州和地方机构为相关物资的接收、分发做好准备。

1. 12 小时速达应急包（12 – hour Push Packages） 将药品等物资预先包装并配置在可运输的容器中，以便在联邦政府决定部署后的 12 小时内，在美国任何地方快速交货。应急包作为首选应急医疗物资，应急药品品种相对广泛齐全。每个包装包含 50 吨紧急医疗资源，实行定期检查和更新，保证药品始终在保质期内。相关物资存储在遍布全国的战略仓库中，可供部署。需要调用时，可立即将其运送到相关地区，以便迅速接收后开展应对工作。应急包内的药品一般免费使用，应急响应任务完成后，剩余物资及时回收并尽快补足库存。

2. 化学包（chempack） 对于某些化学武器的袭击，12 小时的递送周期过长，而某些州一般没有相应的药物储备资源可用。化学包主要储备神经毒剂解毒剂等应急药品，放置在全国各地的安全位置，以对化学事故做出快速反应，如阿托品等药品以及方便携带和使用的自动注射器。目前，在美国 1340 多个地点战略性地维护了 1960 个化学包。90% 以上的美国人口都在化学包所在地一小时之内。大多数都位于地方政府选择的医院或消防局中，以快速响应用药需求。

3. 联邦医疗站（Federal Medical Stations，FMS） 联邦医疗站是在自然灾害期间设立的非紧急医疗中心，用于照顾有特殊健康需求的流离失所者等，具体包括患有慢性疾病、行动不便或精神疾病的患者。配备模块化、可快速部署的病床、药品等，可在获得后续补给之前 30 天内满足 50 ~ 250 人的需求。FMS 具有灵活性和可扩展性，可以快速调整以满足事件要求，能够在大规模伤亡事件中或响应潜在公共卫生威胁时提高本地医疗保健能力。

本章小结

本章首先介绍了突发公共卫生事件相关的基本概念，我国公共卫生应急管理的法律政策体系，以及公共卫生应急管理的体系设置与职责。其次，介绍了国家药品储备制度。接着阐述了应急药学服务体系管理和应急药品保障。最后，简要介绍了 WHO 和美国的应急药事管理。

重点：公共卫生应急药事管理体系的设置与职责；国家药品储备相关管理制度；应急药学服务的特征及服务体系管理。

难点：理解国家药品储备和应急药学服务体系管理制度。

练 习 题

题库

一、选择题

1. 重大突发公共卫生事件，属于的级别是（ ）。
   A. Ⅰ级 B. Ⅱ级 C. Ⅲ级 D. Ⅳ级
2. 依据突发公共卫生事件可能造成的危害程度，代表最高级别预警的是（ ）。
   A. 红色 B. 橙色 C. 黄色 D. 蓝色
3. 下列各项，不属于突发公共卫生事件特征的是（ ）。
   A. 突发性 B. 复杂性
   C. 个体性 D. 危害的严重性
4. 下列各项，不属于突发公共卫生事件责任报告者的是（ ）。
   A. 患者 B. 卫生行政部门
   C. 药品监督管理部门 D. 教育机构

5. 负责突发公共事件医疗卫生救援药品、医疗器械和设备的监督管理的部门是（　）。
   A. 卫生行政部门　　B. 海关
   C. 红十字会　　D. 国务院药品监督管理部门
6. “为了有效预防、及时控制和消除突发公共卫生事件的危害，保障公众身体健康与生命安全，维护正常的社会秩序”，出台的法律是（　）。
   A.《国家突发公共事件总体应急预案》
   B.《国家突发公共事件医疗卫生救援应急预案》
   C.《全国卫生部门卫生应急管理工作规范（试行）》
   D.《突发公共卫生事件应急条例》
7. 协调本单位后勤保障部门落实卫生应急所需药品的储备及管理工作的机构是（　）。
   A. 卫生应急领导小组　　B. 后勤保障部门
   C. 卫生应急专家组　　D. 卫生行政部门
8. 下列各项，不属于药品储备原则的是（　）。
   A. 统筹规划　　B. 规模适度
   C. 动态管理　　D. 无偿调用
9. 下列各项，属于应急药学服务主要特征的是（　）。
   A. 紧迫性　　B. 简单性
   C. 固定性　　D. 单一性
10. “事件在单个国家或多个国家造成了中等程度公共卫生影响”，一般属于 WHO 划分的紧急状况级别是（　）。
   A. 不分级　　B. 一级
   C. 二级　　D. 三级

二、思考题

1. 概述公共卫生应急药事管理的作用。
2. 概述国家行政管理层面公共卫生应急药事管理的体系中涉及的主要部门与职责。
3. 概述药品储备的级别划分及各级别储备的药品。

（郭冬梅　俞双燕）

第十六章

药物经济学概述

学习导引

知识要求

1. **掌握** 药物经济学评价方法。
2. **熟悉** 药物经济学在合理用药、新药研发及中成药评价方面的作用。
3. **了解** 药物经济学的相关概念；药物经济学在国家政策制定中的作用。

能力要求

1. 熟练掌握药物经济学主要评价方法。
2. 学会运用药物经济学评价方法分析简单的实例。

PPT

微课

第一节 概　　述

知识拓展

“用灵魂在砍价”

2019 年 11 月 28 日，《2019 年国家医保药品目录》正式公布，有 70 个药品通过谈判，新加入到医保报销的行列中来，价格平均下降 60.7%。在其中一场医保局专家与医药企业的价格谈判中，一粒 10mg 药片被砍价到全球最低价，而被公众称赞“用灵魂在砍价”。该药品是治疗 2 型糖尿病的一线药物，降糖效果好。通过谈判，该药品价格从最初报价 5.62 元降到 4.72 元再到 4.62 元，最终双方都接受的价格为 4.36 元！

药物经济学是近年来新发展起来的一门交叉学科，是经济学原理与方法在药品领域的具体运用。药物经济学的任务主要是通过成本分析对比不同的药物治疗方案或药物治疗方案与其他治疗方案的优劣，设计合理的临床药学监护方案，保证有限的社会卫生资源发挥最大的效用。

药物经济学最早起源于美国，20 世纪 50 年代以后，美国的公共医疗保健费用迅速增长，高昂的医疗保健费用令政府不堪重负，为了使有限的医疗保健资源能够最大限度地发挥效用，1979 年美国国会责成其下属的技术评定局对公共医疗费用进行成本效用分析。到了 20 世纪 80 年代，产生了 Pharmacoeconomics（药物经济学）这一英文词汇，1989 年在美国出版了第一本药物经济学专业期刊《Pharmacoeconomics》，1991 年专著《药物经济学原理》出版，药物经济学作为一门交叉学科初步形成。

课堂互动

“沉重的医疗费用、虚高的药品价格让我们不得不思考，如何用最少的费用支出达到患者最佳的治疗效果。”北京大学教授刘国恩表示，药物经济学研究结果作为指导临床治疗决策和合理用药的重要指标，已在许多国家得以推广应用，并在卫生决策过程中发挥不可替代的作用。

问：药物经济学在卫生决策中能发挥什么样的作用?

一、药物经济学的基本概念

1. 定义　药物经济学定义所界定的研究层面，直接决定着该学科的研究领域、研究范畴及研究内容。截至目前，国内外对药物经济学的定义有多种不同的文字描述，但都包含着相同的研究目的，即提高药物资源的配置和利用效率，用有限的药物资源实现健康水平最大程度的改善和提高。

2003年国际药物经济学与结果研究协会（International Society for Pharmacoeconomics and Outcomes Research，ISPOR）组织专家编写了《卫生保健的成本、质量和结果》一书，对药物经济学的定义为：“药物经济学是一门科学，它评价药品、服务及规划的总的价值，强调在预防、诊断、治疗和疾病管理干预措施中的临床、经济和人文的结果，提供最优化配置卫生资源的信息。”

知识拓展

ISPOR 简介

国际药物经济学与结果研究协会（ISPOR）成立于1995年，是全球领先的致力于药物经济学与结果研究的非营利性国际科学与教育组织。ISPOR 目前在全球120多个国家拥有超过10000名成员，此外ISPOR所属分会成员也超过10000人，会员来自于制药、医疗器械、诊断、学术或科研单位、政府机构、临床、医疗管理等行业部门。ISPOR的宗旨是促进药物经济学（卫生经济学）以及健康结果研究的发展，评估卫生医疗干预手段在临床、经济等领域的成本效果，为政策制定者提供有科学价值的参考信息。

在借鉴国内外药物经济学相关定义的基础上，本教材对药物经济学定义如下：药物经济学（pharmacoeconomics，PE）是应用经济学等相关学科的知识，研究医药领域有关药物资源利用的经济问题和经济规律，研究如何提高药物资源的配置和利用效率，以有限的药物资源实现健康状况最大程度改善的科学。药物经济学需要有经济学、药学、临床医学、流行病学、社会学、管理学、生物统计学、信息科学等多学科的知识，是一门为医药及其相关决策提供经济学参考依据的应用性学科。

2. 成本　药物经济学研究中的成本是指社会在实施某一药物治疗方案所投入的财力、物质和人力资源，通常包括直接成本、间接成本和隐性成本。

（1）直接成本　指提供医疗服务的代价或资源的消耗，由直接医疗成本和直接非医疗成本两部分组成。

直接医疗成本是指实施某方案或项目所消耗的医药资源，如医疗费、药费、检验费，医生的时间、工资和其他保健成本。

直接非医疗成本是指患者寻求医疗服务而导致的个人消耗，如差旅费、食宿费、营养食品费等。

（2）间接成本　指由于疾病、伤残或死亡所造成的收入损失。包括休学、停工、早亡所造成的工资损失等。

（3）隐性成本　指难以用货币单位确切表达的成本。一般是指疾病、预防或诊断措施等引起的疼痛、恐惧、担忧等肉体和精神上的痛苦和不适，以及生活与行动的不便等。

因为进行药物经济学评价的服务对象可以是患者、医疗机构、保险公司及政府决策部门，不同服务对象的目标往往不同，由此导致成本的边界和内容不同，即使对同一方案开展药物经济学评价，成本识别的结果也会因不同的服务对象而有所区别。

案例解析

颈部疼痛间接成本的计算

【案例】 一项在荷兰进行的颈部疼痛疾病负担的研究（Borghouts et al.，1999）中，研究者使用了人力资本法和摩擦成本法两种方法对1996年荷兰的颈部疼痛带来的间接成本进行测量。该研究发现，用这两种不同的方法测量得到的间接成本差异很大。

一、人力资本法

根据荷兰的卫生保健规定，患者可以带薪休假52周，52周以后如还不能返回工作岗位，则可以申请领取伤残保障金，即患者离开工作岗位52周之内，作为请假处理，超过52周以上部分作为伤残处理。因此，研究者将间接成本的构成划分为因病请假成本和残疾成本两项。

在该案例中，因颈部疼痛而请假的时间无法直接获得，研究者通过以下方法来估计因颈部疼痛而请假的时间：1996年荷兰总病假天数（89690244天）乘以疾病补贴中颈部疼痛所占的比例（1.6%），即

因颈部疼痛而请假的时间 = 89690244天×1.6%≈1435044天

如果使用人力资本法估算间接成本，则因颈部疼痛而请假的间接成本等于平均日工资（129.21美元）乘以请假天数，即129.21美元/天×1435044天≈1.854亿美元。

对于因颈部疼痛而残疾的患者而言，其劳动时间的损失很难估计，该研究直接用伤残保障金向残疾者支付的费用来表示。1996年，伤残保障金向残疾者支付的总额为136.44亿美元，其中，3.41亿美元用于颈部疼痛而造成的伤残的保障。显然，如果伤残保障金的支付标准低于平均工资，那么将低估伤残引起的间接成本。但是，考虑到因颈部引起的残疾仍然可以保留一定的劳动力，因此这种估计还是合适的。

因请假引起的间接成本加上因残疾引起的间接成本等于该疾病采用人力资本法测算的总间接成本，为5.264亿美元。

二、摩擦成本法

根据Koopmanschap和Rutten（1994）的研究，20世纪90年代初期，荷兰社会的疾病摩擦期为90天，也就是说，即使一名患者休了7个月的病假，实际的社会生产力损失仅为90天。另外，研究者假设，当某一岗位因员工生病而空缺时，其同事可以帮其分担一部分工作；当雇主招聘到新员工时，虽然新员工不能马上达到与原来员工相同的生产效率，但新员工仍然可以完成一部分工作。因此，Koning和Tuyl（1984）的研究认为，在这种情况下，实际的生产力损失仅是摩擦期理论生产力损失的80%。

在这项研究中，把颈部疾病患者分为两类：一类为因病请假小于等于90天（摩擦期）的患者，另一类为因病请假大于90天的患者（包括残疾患者）。如果患者的请假时间小于90天，则雇主需要承担生产力下降造成的损失，但不需要招聘新员工，如果患者的请假时间超过90天，则雇主需要招聘新员工，实际上仅需要承担90天的生产力下降造成的损失。1996年，荷兰全国因颈部疼痛而请假小于等于90天的患者请假的总天数为487915天，社会日平均工资为129.21美元，因此患者群体间接成本为487915天×129.21美元/天×0.8≈5043.5万美元。因颈部疼痛而请假的时间大于90天的患者有4935名，则这部分患者群体的间接成本为90天/人×4935人×129.21美元/天×0.8≈4591.1万美元。以上两个患者群体的间接成本之和等于9634.6万美元，即摩擦成本法计算得到的间接成本。

该研究表明，使用人力资本法和摩擦成本法所计算出的间接成本差距相当大，前者约是后者的5.5倍。

【解析】 在本案例中，由于采用了不同的计算方法而得出的数据差别较大，这样会对决策者的决策产生明显影响。上述两种计算方法并无对错之分，只是因考虑问题的角度差别从而导致结果差异较大。从案例中可看出摩擦成本法更贴近社会实际情况。由此可知，在一个项目中，间接成本的计算需统一标准和方法并在研究全过程中保持一致，避免重复计算和漏算，仔细识别影响成本的各种因素，从而最大限度地减少成本计算的偏差。

3. 收益　收益是指实施预防、诊断或治疗措施所产生的有利或有益的结果，包括直接收益和间接收益。

直接收益是指实施预防、诊断或治疗措施直接产生的有利或有益的结果，如患者的健康恢复和促进等。

间接收益是指实施预防、诊断或治疗措施间接产生的有利或有益的结果。如疾病疗程缩短而减少的工资损失和家人陪护损失等。

在药物经济学研究中，根据计量指标的不同，收益又可分为效益、效果和效用。

效益是指实施药物治疗方案的有用结果，以货币单位表示，即转化为货币的用药结果。效益又可以分为直接效益、间接效益和无形（隐形）效益。直接效益可通过减少的卫生资源来确定，间接效益可通过减少的经济损失来确定，但无形（隐形）效益的测定相对复杂，一般通过减少的身体和精神不适来确定。

效果是指实施药物治疗方案的临床结果，即在一定人群中实施一项干预措施，达到预期目标的程度。效果可用发病率、患病率、治愈率、好转率、死亡率、生存率、人均期望寿命、不良反应发生率等客观指标表示。

效用是以人们对实施预防、诊断或治疗措施所产生结果的满意程度来计量的收益，是患者对自身接受治疗后健康状况的主观判断。效用指标主要包括质量调整生命年（quality adjusted life years，QALYs）、伤残调整生命年（disability adjusted life years，DALYs）、挽救年轻生命当量（saved young life equivalents，SAVEs）和健康当量年（healthy years equivalents，HYEs）等，其中最为常用的指标是质量调整生命年。

二、药物经济学的分析方法

药物经济学的主要分析方法建立在成本分析（cost analysis，CA）的基础上，因此，常用的分析方法均以货币金额作为成本指标。主要分析方法包括成本－效果分析（cost－effectiveness analysis，CEA）、成本－效益分析（cost－benefit analysis，CBA）、成本－效用分析（cost－utility analysis，CUA）和最小成本分析（cost－minimization analysis，CMA）等。

1. 成本分析（CA）　只评估投入的成本，不涉及产出或结果，如疾病的成本分析、药物的成本分析和药物不良反应的成本分析等，故CA无明显治疗学意义，只能为成本控制和资源优化配置提供参考依据。

2. 成本－效益分析（CBA）　是一种将成本和结果均以货币单位进行测量与评估，并据此计算和比较成本得失净值或成本与效益比值的经济学分析方法。其中，成本包括药物治疗的直接成本（如就诊费、检查费、药费和病床费）和因病所产生的间接成本（如陪护费等），效益以货币来衡量药物治疗的结果。可见，CBA可以比较成本和效益的相对高低（两者之差或比率），药物治疗是否有价值取决于所生效益是否超过所耗成本，当效益大于成本时则可认为该方案可行。因此，CBA的优点在于它可对不同治疗方案间的效益和成本的比值进行直接比较，为在这种或多种方案中选择最佳者提供科学依据。CBA适用广泛，是药物经济学评价常用方法中唯一适用于医药领域与非医药领域间项目经济评价的方法，在为宏观决策提供依据方面具有不可替代的重要作用。但CBA也有应用的局限，不适用于难以实现货币化计量的干预方案，如健康状况的改善、生命价值的提升、快乐和痛苦的改变等。

3. 成本-效果分析（CEA） 是一种结果以某一特定的临床治疗目标（如症状缓解、疾病治愈或延长生命的时间等）为衡量指标，并据此计算和比较成本与效果比率或每单位所需成本的经济学分析方法，其目的是选择达到某一治疗效果时所需成本最低的治疗方案。CEA是在CBA的基础上，针对备选方案的收益难以或不宜货币化计量的问题而通过临床效果指标予以表示，从而成为一种解决或弥补CBA局限性的评价方法。

4. 成本-效用分析（CUA） 旨在评估和比较改进生命质量所需成本的相对大小或质量调整生命年限所需成本的多少，以此描述人们在改进健康上每花费一定成本所获得的最大满意程度。QALYs是指用健康满意的生活年数来衡量患者实际的生命年数。CUA从人们偏好的角度同时测量了健康产出的数量和质量，相对CEA，CUA适用范围更为广泛，对卫生政策制定者而言更有价值。

5. 最小成本分析（CMA） 指当两种或多种方案效益相等或相当时从中选出成本最低方案的一种分析方法。CMA是CBA的一种特例，它是在临床效果完全相同的情况下，比较何种药物治疗（包括其他医疗干预方案）的成本最小。它首先必须证明两个或多个药物治疗方案所得结果之间的差异无统计学意义，即 $P>0.05$，然后通过分析找出成本最小者。由于它要求药物的临床治疗效果，包括疗效、副作用、持续时间完全相同，所以应用范围较局限。CMA虽然只对成本进行量化分析但也需要考虑效果，这是CMA与CA的区别。CMA易于理解、便于求算，故应在药物经济学实践中尽可能地开拓其应用空间。

三、药物经济学的作用

药物经济学从20世纪90年代初被引入中国，发展至今已有二十余年，但在国内仍然是一门新兴的学科。不同学科背景的研究者对药物经济学也有不同的理解。药物经济学有以下几个方面的作用：①提高药物资源的技术效率和配置效率；②促进临床合理用药；③控制药品成本的不合理增长；④药物定价与报销补偿；⑤提供市场营销依据；⑥提供药品政策决策依据。目前，药物经济学在国内已应用于宏观药品政策的研究、药品价格的制定、药物经济学评价（成本及结果研究）、药物补偿和医院药品目录、药品市场营销和循证医学等几方面。

四、药物经济学与国家基本药物制度

制定国家基本药物制度、国家基本药物目录以及国家医保药品目录等，都需要引入药物经济学的原理和方法对药物进行经济性评价。

我国人口众多，医疗卫生资源分配极不均衡，很多人还难以得到基本药物供应的保障，不合理用药现象非常突出。对政府而言，普及基本药物仍是一项艰巨的任务，应制定相应的政策使真正需要药品治疗的人群得到基本药物的治疗，特别是农村地区和偏远山区。

政府在制定和调整国家基本药物目录时，充分引用药物经济学的评价结果，有助于国家基本药物的遴选，满足我国低收入水平及不同层次的患者的用药，做到尽可能的公正、科学。目前，澳大利亚、加拿大等国已经制定各自的药物经济学研究准则，以确定药品能否进入《药品报销目录》。在评审时，这些国家要求按照规定的药物经济学指标提供候选药的药物经济学研究报告，此举取得了较好的效果。因此，加强对药物经济学的研究，并应用到基本药物领域，使基本药物的遴选更客观、更有说服力。

同时，成本的变化对成本效果分析的影响可以利用联合国系统里提供的药品指导价格信息，以及来源绝对可靠的成本信息来进行估算。只要能够获得公开发表的成本效果分析和系统评估，这些信息就可以加以利用。专家委员会在任何时候都会详细说明其建议并给出该建议的真实证据。新的目录更新程序将随着成员国应用成本效果分析的经验的积累而不断发展，也有利于药品价格的政府定价和监管。

在推进我国基本医疗保险制度改革的过程中，制定有基本医疗保险的用药目录，为医疗保险统筹基金的药品费用支付提供了依据。为了增加基本医疗保险的覆盖面，充分提供可靠的药品信息，引导公众使用仿制药（generic drugs），不鼓励使用品牌药（brand name drugs），也应当在开展药物的经济性评价的基础上，制定和调整基本医疗保险的用药目录。同时，加强对药品定价的监管，鼓励价格竞争；在医疗机构推广药物经济性评价以提高用药效益，使民众以较低费用获得较大用药效果。

节省药品支出是发展中国家与发达国家政府部门都在关注的重要问题，因此，应当在大力推行基本药物目录的前提下，制定出合理的基本医疗保险用药目录。

PPT

第二节　药品的需求与供给

对药品需求与供给进行分析，找出影响需求与供给的各种因素，判断这些因素的影响程度，从而能够预测未来药品的需求与供给量。根据需求与供给量来合理配置药品资源，以有限的资源最大程度地满足人们的需求，这正是药物经济学发挥其重要作用的领域。

一、药品需求

（一）药品需求的规律与弹性

药品需求是指在一定时期、一定价格水平下，消费者愿意并能够实现购买的药品总量。药品需求的形成需要有两个基本条件：首先是购买意愿，即消费者要有购买药品的意愿；其次是支付能力，即消费者能够买得起希望购买的药品。

根据经济学中的需求规律可知在一般商品市场中，产品需求与价格成反向关系，即产品价格上涨引起需求量减少。反之，价格下降引起需求量上升。但是药品属于特殊商品且为生活必需品，其需求价格缺乏弹性。

（二）药品需求的特征

1. 集中性　我国药品消费约80%集中在城镇，20%在农村。在消费者获取药品的两种主要途径中，药品总量约80%是通过医疗机构进入消费者手中，只有约20%是通过零售店卖给消费者。

2. 信息不对称性　药品需求特别是处方药的需求，决策权不在使用者，一般掌握在医生手中，医生对药品需求有很大的影响，这是药品需求与其他商品需求的本质区别，是由药品需求的不对称性决定的。药品能否正确使用关系到患者的生命、健康和安全，患者在购买药品时，对于药品的适应证、性能、副作用、疗效等方面缺乏专业了解，不能自行决策，对医生存在着很强的依赖性，需要医生给予购药指导和决策，医患双方的信息不对称，导致患者非主动性消费现象突出。

3. 缺乏弹性　消费者对药品价格变动敏感性低，药品需求受市场价格变动的影响较少。由于药品是用于防病治病的，对消费者来说，生命是最重要的。药品价格升高，并不会引起整个消费需求的明显减少，尤其是用于治疗危及生命疾病的药品，其需求的价格弹性更小。

4. 波动性大　药品需求波动性大一般是由于突发性、流行性疾病等原因造成的。突发性、流行性疾病会使相关的药品的需求量增加，呈现出明显的波动性。

5. 消费结构多样化　由于消费者之间存在民族、居住地区、受教育程度、经济发展水平、用药习惯的明显差别，对药品的需求差异很大，消费层次多，消费结构呈现多样化。

6. 复杂性　药品有时单独使用，有时作为其他医疗服务的替代品或互补品，有时又作为其他药品的替代品或互补品。由于某种商品的替代品或互补品价格的变化会引起该种商品的消费量的变化，这种影响的强度通常用交叉弹性来表示，因此很多相关药品的价格变化都可能影响到某种药品的消费量，对于这种复杂的情况往往需要根据实际情况作出具体分析。

二、药品需求量的影响因素

影响药品需求量的因素可以分为三个层次：核心因素是个人的健康观念和生活方式；第二个层次是

消费者的经济承受能力；第三个层次是文化与亚文化、医学临床技术、医疗服务体系、社会保障制度与医疗保险、人口学与流行病学、邻里与学校的影响、政治、社会经济与社会发展等因素。

（一）经济承受能力影响

经济承受能力是指为了治疗疾病，在利用医疗卫生服务和消费药品和其他物品的过程中，支付相关费用的能力。可以看到，在现代的社会收入结构与收入水平条件下，治疗疾病的费用远远超过普通居民的收入水平，除了疾病带来的痛苦之外，这种远远超过收入水平的经济负担，对于个人和家庭来说，所带来的破坏性作用是毋庸置疑的，极大地影响了药品的需求。

（二）疾病的严重程度及其认知水平

影响人们不能及时使用药品的第一位原因是自认为病情较轻，不用服药或就诊，这涉及到疾病所带来的痛苦程度是否被患者认可的问题。

首先是疾病带来的痛苦到底是否影响了正常的工作和生活，如果病痛超出了患者的忍受程度，患者就会使用药品。其次是患者对感觉到的症状的可能性结果的推测与预期。尽管一些症状带来的痛苦并没有超过忍受程度，但是这些信息可能与一些不好的结果，或者是与严重的疾病有非常密切的关系，那么患者还是愿意使用药品的。再次是人们对那些尚未出现不良症兆，但是已经发生了可能导致疾病发生的一些事件给予的关注程度。如果这些事件恰好是疾病的重要起因，就容易引起人们的重视。例如尽管没有可信的证据证明化妆品对胎儿的影响，一些孕妇还是在孕期改变了过去的生活习惯，不再化妆；这就是人们的健康知识和自我保健意识的影响。那些掌握一定健康知识的群体，更容易采取健康行为，在没有疾病发生或没有诱发疾病的条件存在的前提下，仍然预防性地使用药品、服用一些营养保健品、有计划地参加体育锻炼。

（三）社会环境影响

1. 社会文化因素的影响 文化是一个社会的特征，它影响到人们的行为和思想，规定了大多数人的行为举止的一个范围，是人们思考和行为的指南，在消费者决策中起至关重要的作用。

2. 消费价值观的影响 人的价值观是一种多维度、多层次的心理倾向系统。消费价值观是指人们对消费行为、消费方式的价值取向。不同的消费者对药品的价值评价是不一样的，由此会影响到他们的药品需求。

3. 消费习俗的影响 消费习俗则是人们在日常生活消费中，由于自然环境、物质生活条件、经济发展水平和民族发展历史等原因，形成了各个国家、各个民族独具特色的约定俗成的消费习惯。它影响着人们的价值观念、消费观念，具有较强的稳定性。消费习俗是以国家、民族和地区为基础形成的，不同国家、民族的不同消费习俗，直接影响着消费行为，影响着个体消费者对商品的选择。这种影响是深远的，很难改变的。

4. 宗教信仰的影响 宗教信仰也是影响药品需求的重要因素，具体表现为：影响消费者对药品价值的判断；影响消费者对药品的行为方式。

（四）家庭因素的影响

家庭对药品需求有着极为重要的影响，主要影响因素是家庭决策类型、家庭生命周期、家庭收入水平等。

1. 不同决策类型家庭的影响 家庭是消费活动中的基本单元，但药品购买决策的制定，通常不是家庭这个集体，而可能是家庭中的某一个人或几个人。一般来说，家庭药品购买决策者，往往是家庭收入来源主要提供者。不同家庭由于决策类型不同，其购买行为也会有所区别。家庭决策类型可以分为各自做主型、丈夫支配型、妻子支配型及共同支配型四种。不同的家庭决策类型，其购买行为带有明显的主要决策者的消费心理特征。

2. 家庭生命周期的影响 家庭生命周期是大多数家庭所必经的历程，是指家庭从建立到结束全过程所经历的时间。从家庭整体来说，生命周期是根据年龄、婚姻状况、子女及其成长状况来进行的。一般分为六个阶段：一是新婚阶段，指年轻夫妇，刚刚组成家庭，尚未有小孩；二是满巢期Ⅰ，指年轻夫妇，有一个6岁以下的小孩；三是满巢期Ⅱ，指年纪稍大的夫妇，有6岁以上的小孩；四是指满巢期Ⅲ，指年纪较大的夫妇，有能自立的子女；五是空巢期，指年纪大的夫妇，身边无子女；六是鳏寡期，指老年单身独居。处在不同阶段的家庭，对药品的需求和构成有极大的差别。

3. 家庭收入的影响　收入水平的高低直接影响着药品的需求状况。收入水平高的家庭，在满足了食物支出之后，剩余的可任意支配的收入较高，它就有较高的药品消费能力。当家庭成员产生药品需求时，家庭可在较短的时间内形成购买决策并加以实施行为以满足需要。相反，一个家庭如果收入偏低，那么除去食物方面的必要支出外，可任意支配的收入很少。当这类家庭需要药品时，他们对药品价格非常敏感，购买决策很慎重，可能需要较长时间进行准备之后才有能力实施购买。

（五）社会阶层的影响

社会生活中，每个消费者都归属于一定的社会阶层，他们对药品的需求必然要受到所属阶层的制约与影响，同一社会阶层的消费者在消费心理与行为表现上会有许多相似之处，而不同社会阶层的消费者则表现出明显的差异。

（六）相关群体的影响

相关群体是指能够影响药品购买行为的个人或集体。总之，只要某一群人在消费行为上存在相互影响，就构成了一个相关群体，不论他们是否相识或有无组织。某种相关群体的有影响力的人物称为“意见领袖”或“意见领导者”，他们的行为会引起群体内追随者、崇拜者的仿效。影响药品需求的常见相关群体包括：家庭、同学、同事、邻居、亲戚朋友、社会团体以及名人专家等。

（七）药品质量的影响

药品质量是药品的生命，在相同的市场和相同的药品结构条件下，质量好的药品也是影响需求的重要因素。患者使用药品的最终目的是获得身体的康复，所以衡量一种药品是否具有生命力和市场竞争力的标准之一就是其疗效。

三、药品供给

（一）药品供给的概念

药品供给是指生产者在一定时期内，在各种可能的价格下愿意而且能够提供出售的药品的数量。根据这个定义，要形成药品供给必须满足两个方面的条件：第一，生产者要愿意提供；第二，生产者要有提供药品出售的能力。

（二）药品供给规律与弹性

在药品市场中，一般药品的供给与价格成同向关系，即药品价格的涨跌会引起药品供给量的增加或减少。由于药品生产具有技术专业性的特点，生产企业短期内调整产量较为困难，导致药品供给的价格弹性通常小于其他商品。

（三）药品供给量的影响因素

1. 药品价格　药品价格是药品供给量最重要的影响因素。一般说来，某种药品的价格越高，制药企业的利润空间就越大，提供的药品产量就越大。相反，价格越低，提供的药品产量就越小。在政府的药品价格措施中，就应当着重降低那些定价过高的药品的价格。如果政府对原本利润空间就很小的低价药品进行降价，则可能导致药品的供给明显减少，甚至停产。

2. 生产成本　在药品市场价格不变的情况下，生产成本的升高会降低企业利润，从而减少药品供给量。相反，生产成本的降低会增加企业利润，从而增加药品供给量。在一个充分竞争的市场中，为了获得更高的利润，企业往往会想方设法地降低本企业的生产成本。

3. 生产技术水平　技术是企业生产中的重要投入要素。在一般情况下，生产技术的提高可以降低企业的生产成本，增加利润，企业将提供更多的产品。制药行业属于高新技术行业，本身就具有技术要求高的特点，因此技术创新对制药企业的影响尤其重要。

4. 相关商品的价格 这里的相关商品主要是指同一个企业或行业投入资源生产的多种商品。当一种商品价格不变，而另外一种相关的商品价格变化时，会影响到该药品的供给量。例如，对一个既生产抗生素又生产解热镇痛药的制药企业来说，如果解热镇痛药的价格不变而抗生素的价格降低，则企业会减少抗生素的供给，同时还会增加解热镇痛药的供给。

5. 生产者预期 如果生产者对前景乐观，预期商品价格将上涨（或需求量增加），就会增加商品的供给。相反，如果生产者对前景悲观，预期商品价格将下降（或需求量减少），就会减少商品的供给。例如，在进入冬季和春季之前，制药企业会预期由于季节变化的因素，感冒患者可能增加，对抗感冒药品的需求量将增加，企业就会提前进行准备，增加药品的供给。

PPT

第三节　合理用药与药物经济学

药物是人类防治疾病和维护自身健康的重要保障。迄今为止，在疾病的治疗中，绝大部分疗效是通过药物获得的。为了人类的生存和健康，不仅要研制更多更有效的药物，而且应当合理使用现有的药物，使之发挥应有的医学效益、社会效益和经济效益。药物的价值要在使用环节中体现，而对用药结果的评价正是药物经济学研究的主要内容，因此合理用药与药物经济学有着密切的联系。

一、合理用药概述

1985 年世界卫生组织（WHO）在内罗毕召开的合理用药专家会议上，把合理用药定义为："合理用药要求患者接受的药物适合他们的临床需要、药物的剂量符合他们个体需要、疗程足够、药价对患者及其社区最为低廉。"

1987 年 WHO 提出合理用药的标准是：①处方的药应为适宜的药物；②在适宜的时间，以公众能支付的价格保证药物供应；③正确地调剂处方；④以准确的剂量、正确的用法和疗程服用药物；⑤确保药物质量安全有效。

（一）合理用药内涵

"用药"的含义十分丰富，可以具体到个人使用药物防治疾病，调理身心状态，也可以宏观到一个国家整体意义上的药物利用情况。用药的主体依赖于描述的对象，临床上主要为单个的患者或医药卫生人员，有时则会把医疗机构、社区甚至国家作为用药主体，讨论普遍性的用药问题。

用药首先必须合法，人类的合法用药主要为达到一定的医学目的，包括：①预防、诊断和治疗病症；②调节机体生理机能；③增强体质，增进身体和心理健康；④有计划地繁衍后代。药物还在非医学的领域得到广泛应用，有些国家用药物作为执行死刑的工具。由于药物的特殊属性，药物被非法使用的现象越来越多，集中表现在竞技性体育活动中滥用兴奋剂、糖皮质激素等药品，少数人吸食麻醉药品和精神药品成瘾等。这些违法行为是必须禁止和严惩的。

从用药的过程和结果考虑，合理用药应当包括安全性、有效性、经济性和适当性四大要素。

1. 安全性 安全性是合理用药的首要条件，直接体现了对患者和公众切身利益的保护。安全性不是药物的毒副作用最小，或者无不良反应这类绝对的概念，而是强调让用药者承受最小的治疗风险获得最大的治疗效果，即获得单位效果所承受的风险（风险/效果）应尽可能低。

2. 有效性 人们使用药物，就是要通过药物的作用达到预定的目的。不同的药物用于不同的情形，其有效性的外在表现明显不同。对于医学用途的药物治疗，要求的有效性在程度上也有很大差别，分别为：①根除致病原，治愈疾病；②延缓疾病进程；③缓解临床症状；④预防疾病发生；⑤避免某种不良反应的发生；⑥调节人的生理功能。至于非医学目的的用药，要求的有效性更是千差万别，如避孕、减肥、美容、强壮肌肉等。

判断药物有效性的指标有多种，临床常见的有治愈率、显效率、好转率、无效率等，预防用药有疾病发生率、降低死亡率等。

3. 经济性　经济性并不是指尽量少用药或使用廉价药品，其正确含义应当是获得单位用药效果所投入的成本（成本/效果）应尽可能低，获得最满意的治疗效果。

造成药品供需矛盾的主要原因，不是药品产量不足，而是社会支付能力有限。不合理用药造成严重的药品浪费，加重了国家和社会组织的经济负担，使已经存在的药品分配不公更加突出。解决这种特殊的药品供需矛盾，关键在于合理控制药品的使用，因此，经济地使用药物就成为合理用药的新内容。

4. 适当性　合理用药最基本的要求是将适当的药品，以适当的剂量，在适当的时间，经适当的途径，给适当的患者，使用适当的疗程，达到适当的治疗目标。适当性的原则强调尊重客观现实，立足当前医药科学技术和社会的发展水平，避免不切实际地追求高水平的药物治疗。

（二）合理用药的意义

一方面，药物的作用具有两面性，其防治疾病、保障健康的有益作用是主要的，但其对人体造成的不良反应往往难以避免，对社会的危害更不容忽视。迄今为止，人类还不能达到研制出的药物完全有益无害，只有加强对药物使用权限、过程的监管，力求应用得当，趋利避害。

另一方面，药物是社会发展必不可少的宝贵资源，其实际种类数量十分有限，远远不能满足人类日益增长的卫生保健需求，必须在药物资源的配置和使用方面精打细算，通过正确选用、合理配伍，发掘现有药品的作用潜力，提高使用效率。

（三）我国目前临床用药状况

合理用药是临床用药的理想境界，但实际上，临床用药有许多是不合理的，这些不合理用药现象正是提出“合理用药”思想的直接原因。因此，推行合理用药，首先必须正视临床不合理用药的现状，探究影响合理用药的因素，分析产生临床不合理用药的原因，然后才能有针对性地寻求解决的办法。当前我国不合理用药主要有以下几个方面的表现。

1. 有病症未得到治疗　患者患有需要进行药物治疗的疾病或症状，但没有得到治疗，包括得不到药物和因误诊而未给予需要的药物。

2. 选用药物不当　指对患者存在的病症选用的药物不对症，对特殊患者有用药禁忌或者合并用药配伍失当等。

3. 用药不足　包括剂量太小和疗程不足，多发生在因畏惧药物不良反应、预防用药或以为病情减轻过早停药的情况下。

4. 用药过量或过分　给患者使用了对症的药物，但剂量过大或者疗程过长；或者给轻症患者用重药，联合用药过多等。

5. 不适当的合并用药　未根据治疗需要和药物特性设计合理的给药方案，无必要或不适当地合并使用多种药物。

6. 无适应证用药　患者并不存在需要进行药物治疗的疾病或不适，医生安慰性的给患者开药及给患者保险性用药。

7. 无必要地使用价格昂贵的药品　医生单纯为了提高医疗单位的经济收入而给患者开大处方，开价格昂贵的进口药。

8. 给药时间、间隔、途径不适当　表现在需要按时给药的药物不按时服用，不考虑空腹与否，不考虑用药方法的正确性等，从而导致药效降低，不良反应发生率增加。

9. 重复给药　包括多名医生给同一患者开相同的药物，并用含有相同活性成分的复方制剂和单方药物，或者提前续开处方。

总之，凡属人为因素造成的非安全、有效、经济、适当的用药都是不合理用药。

二、药物经济学在促进合理用药中的作用

对于治疗药物而言，由于其使用目的是治疗各种疾病，因此，药物经济学评价的任务是评价多个临

床药物治疗方案之间，或者药物治疗方案与其他方案（如手术及其他各种治疗项目和临床药学服务项目）的相对成本与疗效的比较结果，为临床合理、经济、科学地使用药物提供依据。药物经济学评价的作用体现在以下几点。

1. 不同药物治疗方案的比较 药物经济学评价首先可以比较不同药物治疗方案的经济学差别。不同的药物治疗方案，在疗效、不良反应、成本等方面具有差别，药物经济学评价可以综合考虑这些因素，找出最优的治疗方案。如对同种疾病而言，不同的药物治疗方案有时可达到相同的治疗效果。因此，对不同的药物治疗方案的经济学评价还可帮助临床医师和患者在取得相同治疗结果的情况下获得更加经济的治疗方案。

2. 药物治疗与其他疗法的经济学评价 药物经济学同样可以评价药物治疗与其他疗法的经济学差别。例如抗癌药物的全身治疗与局部介入用药治疗方案的比较，使用EPO与输血的效果比较，药物治疗与手术治疗的比较，药物治疗与其他治疗方法如物理疗法的比较等。

3. 实施临床药学服务经济效益评价 临床药师参与制定药物治疗方案，可提高药物治疗合理性，从而减少药费开支；实施治疗药物监测可降低ADR发生率，从而节省住院时间和相关治疗费用；实施合理用药宣传，可提高患者服药依从性和药物治疗效率等。

PPT

第四节　新药研发与药物经济学

新药研究与开发（以下简称“新药研发”）具有高投入、高风险、高收益的特点。新药研发的高风险性提高了研发总成本，高收益的获得通常以高投入为前提。因此要使新药研发能够获得高收益，主要在于最大限度地降低风险及适度地降低成本，避免风险，获得收益，这正是药物经济学研究的内容。

一、新药研发的成本特征

新药研发过程中的各种投入就是新药研发的成本，包括有形成本、无形成本以及风险成本。

1. 新药研发的人力资源成本 新药研发是一项综合运用多种学科知识和高新技术的系统工程。因此，需要掌握相关知识与技能的高科技人才。新药研发涉及生命科学的绝大多数领域及化学合成、毒理学、药物及毒物代谢动力学、伦理学、计算机科学、信息技术、统计学、社会学、管理学、包装材料学、经济学、营销学等许多学科，需要多学科专家和高层次研发人员的通力协作。人力资本是新药研究和专利药品开发的关键。

新药研发创新来源于由科学家、工程师、技术人员、行政管理人员共同组成的团队。科技人才的质量和数量是研发能力的重要指标。高学历、高水平、技术能力强的人员要求是新药研发的最重要的条件，是基础成本。

2. 新药研发的硬件成本 新药研发是一种创新活动，不但需要高科技人才，还有对于基础设施的需求。从事新药研发的机构必须具有与其研究相适应的条件，新药的研究开发不但需要有实验室的科研仪器，还需要有中试生产的设备、设施，符合要求的实验动物，符合新药研发条件的环境设施，这些是新药研发的硬件条件，属于有形成本。

3. 新药研发的管理成本 为了保障人体用药安全和人民身体健康，国家制定了一系列法规来规范新药的研究，加强药品的监督管理。药品临床前和临床研究都需在质量保证体系下规范试验的真实性和可靠性，药物临床前研究中的安全性评价研究必须执行《药物非临床研究质量管理规苑》（Good Laboratory Practice，GLP），新药临床研究必须执行《药物临床试验质量管理规范》（Good Clinical Practice，GCP），新药的中试生产必须执行《药品生产质量管理规范》（Good Manufacture Practice，GMP），这些都需要较高的成本。同样，研究决策者的经营管理和软件建设，实施发展战略，贯彻人力资本的激励机制等也有较高的成本产生。

4. 新药研发的过程和风险成本　从药物化合物的合成、筛选、药效、药理及毒理试验，直至经过临床研究到最终批准上市，中间要经过许多阶段，在新药研究的每一阶段都有失败的可能，正是在一次次的失败中，总结经验教训，才可完成新产品的设计和研究。新药的研发周期长，难度高，风险大，增加了新药研发的总成本。

5. 新药研发的时间成本　新药研发是一项复杂庞大的系统工程，从研发开始到最终上市，其时间跨度可达十几年。其中，约有30%的时间用于临床前研究，约50%的时间用于临床实验，约20%的时间用于政府监管部门的审批。

6. 创新药开发的费用、时间日益增大　药品的研发代价高昂。20世纪50年代研发一个新药费用约为100万美元，70年代大约为5000万美元，80年代为3亿美元左右，到21世纪初已达（8～10）亿美元，而且各制药公司用于研发的费用已经增加到其销售额的15%～20%，为研发投向比重最高的行业，是排在第二位的电子设备的2倍，相当于其他化学工业的3倍以上。

7. 新药研发的规模经济性　根据创新经济学可知，在技术进步中存在明显的规模经济性。新药研发的规模经济性体现在两个方面，一是企业规模对新药研发启动概率的影响，对新药研究与开发投入资金的影响，对新药研发产业的影响。企业规模大直接决定着技术跟踪能力强。二是新药研发本身也具有规模经济性。新药研发投入具有高阈值的特点，在低于这一水平的投入规模上，就难以开展有效的研发活动。只有当各种要素都能够达到一定的“临界值”才能获得预期的效果。

总之，新药研究开发需要有较高的人力、物力、资金及时间的成本投入，由此也决定了新药研发科技含量高、研发阈值高的特点。

二、新药研发的风险特征

新药研发过程是一个复杂、长期而又充满挑战的过程，在研发的整个过程中，环节错综复杂，每一环节都存在着失败的风险，即使是最有希望的新药研究，也有可能中途夭折。因而，新药研发的最突出的特征就是高风险。

根据新药研发的实际情况，在新药研发的整个周期中我们可以从风险产生的原因的角度对风险进行划分，将新药研发的风险分为环境风险、决策风险、管理风险、技术风险、财务风险、生产风险、市场风险、人员风险等八类。

1. 环境风险　指由于新药研发项目外界环境的制约及变化而造成财产损失和损害以及人员伤亡的风险，具体可分为地理环境风险、法律法规风险以及政治风险等。药品是特殊商品，与人类的健康息息相关，因此新药研发必须遵循一定的法律法规，进入市场也有相关的法规限制，如果不遵循这些规章就会造成很大的经济和名誉损失。另外，随着中国的入世，知识产权保护所引起的风险对企业的经营活动尤其是技术创新活动越来越重要，新药研发产权风险的基本含义就是指由于知识产权保护不当或信息不足而导致新药研发的成果功亏一篑的可能性。它包括两方面的问题：一是在药物创新过程中使用相关专利技术时未经他人许可，导致专利纠纷，创新成果无法被承认；另一个问题是在药物创新过程中未注意从知识产权的角度保护创新成果，被他人廉价使用或侵犯，导致企业的技术创新收益下降。

2. 决策风险　企业产品创新决策，意味着必须对客观环境做出创造性反应。因为决策者在解决产品研发创新资源的配置过程中出现疑难问题时，没有可供利用的现成方案。决策风险主要来自两个方面：一方面是由于人们的认识能力和预测水平的局限性引起的。研发项目的决策，一般是经过充分的调研，并对项目的技术可行性、经济合理性进行科学预测和分析论证的基础上做出的。但由于人们的认识能力、预测手段的局限性，做出的判断可能带有某些不确定性，从而带来风险；另一方面是由于决策不科学等主观因素造成的主观臆断、盲目决策，从而提高了研发风险。以新药研发为例，随着医药行业竞争的加剧，市场细分更趋明显，新药研发立项决策阶段得做好充分的调研工作，避免开发的盲目性。

3. 管理风险　新药研发的管理能否有效保障新药研发的顺利组织实施即是所谓的管理方面的风险。它通常是指由于新药研发的有关各方面关系不协调以及管理不善等引起的风险，包括新药研发过程管理的方方面面，如：计划的时间、资源分配（包括人员、设备、材料）、质量管理、管理技术（流程、规范、工具等）的采用以及外包商的管理等。管理风险可以用项目的决策者素质、管理激励体制、进度风险、进入市场时机等指标来衡量。范围、时间与费用是新药研发项目的三个要素，它们之间相互制约，不合理的匹配必然导致项目进展困难，从而产生风险。组织结构不合理同样会造成沟通不畅和资源浪费产生组织风险。资源不足或资源冲突方面的风险同样不容忽视，组织中的文化氛围同样会导致一些风险的产生，如团队合作和人员激励不当导致人员离职等。各学科工作衔接不合理、缺少相应设备、存在某些技术上的失误、原材料供应不及时、缺少某方面的专家、沟通上的障碍、人事组织上的失误以及药品注册法规的改变等等，这些因素都有可能导致项目进度延期，带来进度风险。

4. 技术风险 指以现有的技术能力能否完成对新药的研制，其来源于两方面：一方面是对于创新药物的开发，由于技术本身还存在若干缺陷而使药品开发面临可能失败的风险，包括：技术上的不确定性，即现有技术能否按预期目标实现药品有效性和安全性等方面的指标在研发之前和研发过程中是不确定的，因技术上失败而终止新药项目的例子是很多的。另一方面是药品生产和售后服务的不确定性。新药开发出来如不能进行成功的生产，仍不能完成创新过程，工艺能力、材料供应、零部件配套及设备供应能力等都会影响产品的销售和生产。技术效果的不确定性。技术寿命的不确定性。由于药品变化迅速，寿命周期短，因此极易被更新的技术代替，被替代的时间也是难以确定的，当更新的技术比预期提前出现时，原有技术将蒙受提前淘汰的损失。

5. 财务风险 高投入意味着高风险，但不一定有高回报。对于高投入的新药研发，它的财务风险主要包括筹资风险、投资风险、资金回收的风险三个方面。通常新药研发过程中在财务上有可能出现如下问题：由于决策者盲目决策，在项目立项过程中，没有科学地进行投资可行性分析，技术成果进入市场后企业获取的收益小于创新投入，净现金流为负值。在决策时没有事先做好资金和融资渠道的筹划准备，投入了超过自身财务资源所能承受的研发项目中，造成新药研发项目的失败，导致前期投入无法收回。融资渠道选择不当，使得技术创新的资金成本上升，降低了技术创新的收益。资金分配、运用不合理，企业或组织未能根据自身的特点和发展阶段合理地分配使用资金。在项目决策时对项目阶段划分不细，未能做好对具体项目的资金使用计划，使得新药研发项目中途无以为继，延缓了新药研发过程，给竞争者提供了超赶的机会，甚至由此丧失新药申报资格，前期的投入全部付之东流。

6. 生产风险 指在现有的生产条件下能否实现对药品的制造所引起的风险。在新药研发中原材料能否顺利采购、采购的原材料能否符合要求、生产所需能源能否保证供应、生产设备和生产工艺、车间操作人员的技术水平及熟练程度、生产所需费用能否得以保证，如此的这些情况都可能会给新药研发带来生产风险。

7. 市场风险 指新药上市后面临由市场接受能力、产品的竞争能力、市场需求变动、竞争者采取的行动等带来的风险。对于一个技术创新的新药来说，它的终极目标是占领市场，在新药研发时未能充分考虑拟研发新药的市场容量及同类药物的竞争度，未能把握拟研发新药相对于竞争者的优势，导致新药上市后缺乏竞争优势，不能很好地占领市场；如果药品开发成功，但却缺乏药物经济学价值，难以替代现有市场上的药品，那么这个药品开发就失去了上市的意义，就会给新药研发带来更大的经济损失。

8. 人员风险 指由于人员的能力不够、人员的不稳定等问题导致新药研发的风险损失。新药研发是典型的高科技项目，对人员素质要求很高，不仅要求有关人员具有很高的业务素质和专业技术水平，而且要有极强的质量意识和合作精神，否则就会影响新药研发的进展和最终的成功。它主要表现在两方面：一方面是由有关人员的能力不够造成的直接风险损失。研发人员缺乏应有业务素质和专业技术，不具备很好的团队意识和合作精神，最终影响到新药研发的进展计划。另一方面是由人员的不稳定带来的风险损失。研发人员变动过于频繁、关键岗位人才的流失等问题也会影响到整个新药研发的顺利进行。所以人员风险也是新药研发中不可忽视的风险。

三、新药研发的效益特征

新药研究开发而获得的回报是新药研发的收益，从经济学的角度讲，收益是推动新药研究工作不断前进的根本动力。新药研究开发一旦获得技术和商业上的成功，通常会得到丰厚的回报。

1. 新药研发和专利制度　企业要获得高收益，就需要在新药的研究阶段申请专利。专利法等知识产权法规授予发明创造者在一定的期限内独占利用其发明的权利，可以限制他人以盈利为目的的生产、销售和进口，这样就有效地制止了相同产品的重复生产。新药研发成功就意味着垄断市场的形成，而垄断市场的形成有助于开发者回收投资和获得回报，而且还获得下一轮的开发研究所需的资金，从而有效地鼓励新一轮的开发创新。这就是所谓的“融资—创新”循环。

医药工业最大的特点是产业的高度专利依赖性和专利药品发达国家的高度垄断性，这正如国际制药协会联合会指出的那样：“全球医药行业的发展史正是一部医药专利战略的发展史。”

2. 专利产品收益高　药品专利的保护对象主要是药品领域的新的发明创造，即技术创新。包括新研发的原料药（即活性成分）、新的药物制剂或复方药物、新的制备工艺或其工艺改进、新用途或新的给药途径等。药品专利最重要的授权条件是新颖性、创造性和实用性。药品专利保护的是世界范围内最新的、付出了创造性的劳动后方才开发出来的药品或制备工艺，而所有填补国内空白的仿制药则不具有专利法意义上的新颖性，因此是不能得到专利保护的，这种要求显然高于其他行政法规。然而，药品专利只要求该药品或者制备工艺能够在产业上应用，也即具有产业化前景即可，而且，这种产业化应用主要是就其从技术上对疾病的治疗效果而言，而不对其毒性及安全性进行严格的审查。从这方面看，药品专利的要求低于其他行政法规。

医药领域与其他技术领域一样，专利也分发明、实用新型及外观设计三类，发明专利权的期限为20年，自专利申请日起计算。而有效专利期应从药品管理机构批准新药上市日开始计算，反映的是原创新药受到正式保护的期限。由于药品专利实行先申请制，多数企业为了抢时间，在动物试验证明了药品的效果后即申请专利，而新药临床研究和药品申请，审评及审批过程占用了大部分的专利期，导致实际的有效专利期缩短。对新药有效专利期影响最大的因素是提出专利申请到药品管理机构批准新药上市的时间间隔。有效专利期越长，新药的独占期越长，新产品的收益越大。据报道，在美国，有效专利期平均延长400天，销售额就能增长1亿美元。所以，为鼓励新药创新，美国和欧盟一些国家对批准上市的药品提供一种附加的保护证书，从而将其专利保护期有可能延长5～7年。

3. “重磅炸弹”药物（block buster，简称重磅药物）的开发　制药企业营业额和利润的增长几乎是完全依靠它的新产品开发能力，从国外大型跨国制药公司成功经验来看，销售排名居前四十位的有影响的大型企业都是研究和开发型企业。如葛兰素史克、辉瑞、默克等跨国制药公司，都投入巨资开展创新药研究，尤其是重磅药物的开发。这些药物在给人类防治疾病带来新手段的同时，也给创制的企业带来巨额利润。

四、新药研发中的药物经济学评价

1. 开展药物经济学评价的意义　为防范风险、提高新药上市的成功机率，除了在技术上降低研究和生产成本以外，更需要研究者对市场情况、政策环境等因素进行充分的论证和估算，才能提高药品的上市成功率。一个新药的产生不仅要在科学领域具有先进性，还要在临床上有可行性，在市场上有经济合理性。也就是说，一个成功的药物产品要在制药企业利益不受损的前提下同时具备适应消费者“少花钱，用好药”的心理，满足医疗机构以低成本提供高质量卫生保健的需求，满足社会和政府部门分配卫生资源实现全社会医疗卫生保健水平不断提高的要求。药物经济学研究可以帮助人们更好地达成上述任务。

2. 实施步骤　新药研发阶段开展药物经济学评价，首先要明确研究对象。评价的对象包括两方面，即可供选择的各个治疗方案或治疗手段的成本和结果。选择现用的同类药物或非药物治疗手段作为对照，观测新药和替代疗法对受试者疾病转归或健康状况的影响和对治疗成本的影响。值得注意的是，药物经济学研究中，成本的测算要全面统计包括住院天数、占用医生时间、合并用药的情况等各种影响总成本的因素。合理全面的测算成本，对一项药物经济学评价案例来说至关重要。当然，并非所有的新药都适宜在研发阶段进行药物经济学评价。应选择与现有治疗药物在价格上或用量上有显著差异的品种，治疗周期不宜过长，且要注意选择具有一定代表性的医疗机构，各试验组中使用贵重仪器做检查、进入监护病房的数量要尽可能减少或相对平均。在不同的临床研究时期宜选择不同的评价方法。一般来说，在Ⅰ期临床试验中宜采用最小成本法，分析新药和现有药物之间有否较大的成本差异，如果成本差异不大，又不能减少临床症状，该药即使临床效果很好也不会有更高的市场预期。在新药研发阶段使用最多的还是成本－效果法，依目前的情况来看，大多数新药的价格都高于现有药品，往往成本会高于现有水平。我们必须弄清楚新药给患者生活带来了哪些改善，给医疗机构减轻了多少工作量，一旦证实以新药的高成本换取的好效果确实值得，那么，该药还是具备一定的开发潜力的。成本－效用分析适用于那些伴有严重毒副作用和缓解症状而非根除疾病的药物，如癌症化疗药和降压药等。在这些药物治疗的过程中，药物对患者生存质量的影响是长期的，效果比较明显。因此，在新药临床阶段，应把该药对患者生存质量的影响作为考察的关键内容之一。临床研究的各个时期都可以开展药物经济学评价，但最适宜的阶段还是Ⅲ期临床试验，因为，这个时期有足够的样本量，用药更接近实际情况，可以作为临床试验的一个组成部分，也完全可以单独设计并行的药物经济学评价研究。

3. 开展药物经济学评价应注意的问题

（1）药物比较对象的选择可能与临床试验的要求不相适应　药物经济学评价一定要比较现有药物治疗方案的优劣，而临床试验有时需要设置空白对照，若Ⅰ、Ⅱ期临床试验用的对照药物不适宜进行药物经济学评价，则给以后的经济学评价带来困难。

（2）药物经济学评价周期与新药上市时间的矛盾　绝大多数研发者和生产企业追求新药尽早上市，而药物经济学评价往往需要相对长时间的追踪、观察，这就需要研发单位和制药企业权衡利弊，不同的企业本着不同的目标会有截然不同的选择。

（3）偏倚　任何试验设计都可能产生偏倚。偏倚的产生有多方面的原因，缺乏规范的药物经济学试验准则是首要的原因，还包括人为因素的干扰、试验方法的缺欠和环境的局限等原因。为尽可能减少偏倚的影响，重要的一点是制定一套科学、严格的药物经济学临床试验规范，规定评价新药疗效的基本参数，治疗总成本的组成部分、公认的提示阳性结果的指标、对照药品或治疗的条件、试验样本的种类和大小、研究方法和过程等。尽可能使药物经济学试验采用随机、对照、前瞻性的方式进行，使药物经济学试验遵循严格规范的试验步骤，有统一的质量控制标准可循。

（4）文献资料的应用　在药物经济学试验中，经常可以借鉴他人的研究成果作为基础数据推断自己研究的可能结果，但参考文献时要注意选择跟自己研究目的相近、试验条件接近、具有可比性的试验结果，否则，会影响试验的真实性和可行性，得出错误结论。

知识链接

新药研发亟需药物经济学评价

新药研发的高投入、高风险、长周期特点，使新药研发决策的正确与否显得关系重大。决策正确，可以使企业获得巨额利润；决策失误，其结果就很可能是最终开发出来的药品因经济性差而得不到广泛的使用，从而使企业遭受巨大的经济损失。2005年阿斯利康在研的抗凝血新药Exanta治疗中风的疗效遭到FDA质疑，FDA认为该公司对药品的副作用管理计划有缺陷。该消息一经公布，阿斯利康股票立马在纽约和伦敦证券交易所重挫了3%～4%。而此前，Exanta是被业内人士一致看好将成为预防心肌梗死、肺栓塞和中风的标准疗法，一旦获得FDA的上市批准，它将成为60年来的首个抗凝血新药。

从新药研发目前的情况和未来的发展趋势看，即使新药在安全性和有效性方面符合有关要求而获得批准上市，也不等于该药物的市场前景就好，而且很可能因该药物的经济性差而销路不好。因此，研发一旦开展，就有必要对研发每个过程进行药物经济学评价，这样可以帮助人们及早获悉药物的经济性，并为每一个阶段适时做出继续或退出研发的决策提供依据，避免不必要的追加投入，为企业节约成本和时间，从而把新药研发失败的损失降到最低。

第五节 中成药的药物经济学评价

PPT

中药历史悠久，源远流长。历经时代的演变，中药学不断发展进步，现今已经成为人们用于预防、治疗疾病的重要手段。中药主要是以制剂的形式应用，由此形成了中药的剂型。中药的剂型经历了从最初的散剂、汤剂、丸剂、膏剂、丹剂等逐渐出现了颗粒剂、胶囊剂、片剂、滴丸、注射剂等多种适用于临床不同病症并且方便临床应用的剂型。近年来还出现了缓、控释制剂以及靶向制剂，这为中药更为广泛的应用奠定了基础。在中成药的研发以及生产过程中，具有严格的质量管理体系，保证了其安全有效和质量可控，比如《中华人民共和国药品管理法》《中华人民共和国药典》等。但是对于中成药的经济性缺乏系统的评价，又在一定程度上阻碍了中成药的临床应用，因此在合理用药、规范临床决策及合理定价等方面对中成药药物经济学评价有着迫切的需求。中成药药物经济学评价是将经济学基本原理、方法和分析技术运用于中成药治疗过程，并以药物流行病学的人群为主体，从全社会角度展开研究，以求最大限度合理利用现有医药卫生资源。

一、药物经济学评价在中成药新药上市评审中的应用

目前我国的中成药新药研发虽然质量有所提高，数量大幅度增加，但总体上仍为低水平重复，新药创新程度普遍不高。导致这一局面的原因之一就是对中成药新药研发缺乏科学的引导，上市评审标准不严格。低水平重复的新药开发既浪费了大量的社会资源，上市之后通常又成为医药界新的负担。针对我国目前中成药新药研发的现状，有必要对传统的上市评审标准进行适当扩展，增加“经济性”评审标准，实行“宽进严出”原则，以提高中成药新药上市的壁垒，引导企业开发具有成本-效果优势的中成药新药。与新药上市后的其他阶段要求进行经济学评价相比，在新药上市评审时就加入这一标准显得尤为必要。

二、中成药新药定价中的成本分析与经济学评价

我国药品生产企业制定药品价格主要采用成本加成法，《药品管理法》明确指出医药企业、医疗机构应向政府价格主管部门提供药品购销价格和数量，以便于监管部门对药价的监管。然而，我国药企虚报成本现象很突出，物价部门难以掌握药品的各项真实成本，尤其是中成药的制造成本比西药的制造成本更难以调查掌握。物价部门对药品成本大小及构成等情况的掌握处于严重信息不对称状态，使成本加成法制定的药品价格存在不同程度的虚高。因此，药品价格监管需要通过加强药物成本分析开展药物经济学评价。对此，应通过大量调查研究切实掌握我国中成药成本的真实现状，确定成本的合理性，剔除不合理成本，比如夸大功效的广告宣传等支出成本。与其他产品相比，药品尤其是新药的成本构成存在“研高产低”的特点，即科技开发成本比例高、销售费用比例高、广告费用投入比例高，而制造成本比例较低。在对药品各项制造成本详细分析的基础上，核定药品的合理成本，以此为基础利用成本加成法判定药品价格。结合上市前的药物经济学评价结果，判断价格的科学性与合理性，并进行适当的调整，使最终确定的药品价格在弥补合理生产成本并使厂家获得合理利润的基础上，充分体现药物的经济学价值，体现优质优价，并鼓励新药的研制开发。

三、药物经济学评价在制定药品报销目录中的应用

目前，我国已上市的中成药品种约有一万余种。但是如此之多中成药只有极低比例的品种被纳入国家基本医疗保险药品目录。我国在遴选药品时，首先给定一个药品目录的备选药品名单，主要由遴选专家对其中的药品品种及诊疗方案的有效性、安全性和经济性进行综合评分以确定优选品种及诊疗方案。遴选专家的意见被统计分析及论证后即确定药品目录。

我国基本医疗保险药品的遴选条件为“临床必需、安全有效、价格合理、使用方便”。开展药物经济学评价可有效弥补专家主观评判的缺陷，可对药品的有效性、安全性和经济性进行客观的综合评价，从而大大提高药品目录制定的科学性。现阶段，对上市新药的增补以及目录内已有药品的调入和调出均应提供药物经济学评价依据，由相关机构负责提供这一产品的药物经济学评价报告。

四、中成药有效性的经济学评价

目前在我国对中成药进行科学合理的药物经济学评价还具有一定的难度，尤其是对中成药有效性的客观评价。中成药治疗的效果即有效性是对中成药进行药物经济学评价的先决条件，同时也是药物经济学评价的重要内容。解决中成药有效性评价问题，对中成药药物经济学研究具有重要意义。

针对中医药治疗的特殊性，在药物经济学评价中，中成药的有效性评定标准应包括以下几方面的内容。

1. 公认的西医疗效评定标准 当中成药以西医疾病为主要适应病症，或虽以中医疾病、证候为主要适应病症，但中医病证与西医病名相对应，则宜首选公认的西医疗效判定标准，再辅以中医证候疗效判定标准。

2. 治疗前后证候变化的半定量评定标准 采用尼莫地平法计算积分变化［（治疗前积分 - 治疗后积分）/治疗前积分 ×100%］，根据积分变化程度将中医的证候疗效评定标准分为若干等级，分别代表不同的治疗效果，如临床痊愈、显效、有效及无效等。

3. 生存质量评定标准 由于中医药在改善生存质量方面具有重要作用，将生存质量应用于中医药临床疗效评价中，既体现了中医学的健康观，又有助于突显中医药的整体调节优势，从而充分反映中医药的疗效。在进行中成药有效性评价时，既要体现中医药的优势，采用生存质量和半定量评价指标，更要考虑与国际规范接轨，尽可能采用西医疗效判定标准，提高国际认可度。这样可以比较客观准确地衡量中成药治疗方案的产出，使中成药经济学评价结果更加科学合理。

综上所述，中成药有效性的评价应该根据中成药的治疗作用特点以及对照等具体情况选择中、西医疗效判定标准以及生存质量指标对中成药的有效性进行评价，此问题的解决对于中成药经济学评价的顺利开展具有重要意义。同时，药物经济学评价应该将市场的准入、价格的准入以及医疗保险的准入结合起来，进行综合评价，其评价结果才能为以上决策提供有价值的参考依据。

本章小结

本章首先介绍了药物经济学的基本概念和主要评价方法。基本概念包括成本和收益，主要评价方法包括 CEA、CBA、CUA 和 CMA 等。其次，阐述了药品需求供给与药物经济学的关系。接着阐述了合理用药与药物经济学、新药研发与药物经济学的关系。最后，对中成药的药物经济学评价进行了探讨。

重点：药物经济学的主要评价方法；成本的识别及计算；药品需求及供给的影响因素；合理用药与药物经济学、新药研发与药物经济学的关系。

难点：成本的识别及计算。

练 习 题

题库

一、选择题

1. 最为常用的效用指标是（ ）。

A. QALYs　　B. DALYs

C. SAVEs　　D. HEYs

2. 由于疾病、伤残或死亡所造成的收入损失属于（　）。
A. 直接医疗成本　　B. 直接非医疗成本
C. 间接成本　　D. 隐性成本
3. 成本－效益分析方法的英文缩写是（　）。
A. CA　　B. CBA
C. CEA　　D. CUA
4. 药物经济学评价的两大要素是（　）。
A. 差额和结果　　B. 成本和利润
C. 成本和结果　　D. 成本和收益
5. 促进药物经济学产生和发展的最为直接和重要的原因是（　）。
A. 药品是特殊商品
B. 人们对药品的安全性和有效性的要求日益提高
C. 控制医疗费用的不合理上涨
D. 医疗新技术的不断涌现
6. 参照药物经济学评价结果制定药品报销目录的主要作用在于（　）。
A. 使居民的保健意识增强　　B. 保证医疗质量
C. 合理分配卫生资源　　D. 提高药品的安全性
7. 药物经济学的英文缩写为（　）。
A. PE　　B. DUR
C. DDD　　D. ADR
8. 药物经济学研究的目的不包括（　）。
A. 降低药物的不良反应
B. 促进临床合理用药，控制药费增长
C. 为药品价格制定提供科学的根据
D. 提高药物资源的合理配置
9. 在合理用药的四大要素中，首先需要关注的是（　）。
A. 经济性　　B. 安全性
C. 有效性　　D. 适当性
10. 在药品供给量的影响因素中，最重要的是（　）。
A. 药品价格　　B. 生产技术水平
C. 生产成本　　D. 相关商品的价格

二、思考题

1. 效果、效用、效益的区别与联系是什么？
2. 怎样理解药物经济学在控制药品费用中的积极作用。
3. 药物经济学在促进合理用药中有何作用？

（华　东）

参考答案

〔第一章〕

一、选择题

1. A　2. C　3. B　4. D　5. A　6. C　7. D　8. C　9. A　10. D

〔第二章〕

一、选择题

1. A　2. D　3. D　4. B　5. C　6. A　7. C　8. D　9. B　10. A　11. D　12. A

〔第三章〕

一、选择题

1. B　2. A　3. B　4. D　5. D　6. C

〔第四章〕

一、选择题

1. C　2. D　3. C　4. A　5. B　6. B　7. B　8. C

〔第五章〕

一、选择题

1. D　2. A　3. D　4. C　5. D　6. B　7. C　8. C　9. D　10. D

〔第六章〕

一、选择题

1. C　2. C　3. A

二、判断题

1. F　2. T　3. F

三、填空题

1. 化药、生物制品、中药等；2. 企业、药品研制机构或个人；3. 生产、检验

〔第七章〕

一、选择题

1. B　2. C　3. D　4. C　5. C　6. D　7. B　8. D　9. A　10. C

〔第八章〕

一、选择题

1. C　2. C　3. D　4. A　5. A　6. D　7. D　8. A　9. D　10. D

〔第九章〕

一、选择题

1. A　2. B　3. C　4. A　5. D　6. B　7. D　8. A　9. C　10. B

〔第十章〕

一、选择题

（一）单选题

1. A　2. A　3. A　4. B　5. B　6. C　7. A　8. D

（二）多选题

1. AD　2. BCDE　3. CDE　4. ABCD　5. BCE　6. ABCDE　7. ABE

〔第十一章〕

一、选择题

1. C　2. A　3. A　4. D　5. C　6. A　7. C　8. D　9. A　10. B

〔第十二章〕

一、选择题

（一）单选题

1. C　2. C　3. B　4. B

（二）多选题

1. ABCD　2. ABCD　3. AB　4. ACD　5. ACD

〔第十三章〕

一、选择题

1. A　2. D　3. B　4. C　5. A　6. D　7. A　8. C　9. D　10. A

〔第十四章〕

一、选择题

（一）单选题

1. A　2. C　3. D　4. D　5. D　6. D　7. A　8. B　9. C　10. C　11. A　12. C

（二）多选题

1. AC　2. ABC　3. BCDE　4. ABDE　5. ABDE　6. ABCDE　7. ACDE　8. ACD

〔第十五章〕

一、选择题

1. B　2. A　3. C　4. A　5. D　6. D　7. A　8. D　9. A　10. C

〔第十六章〕

一、选择题

1. A　2. C　3. B　4. D　5. C　6. C　7. A　8. A　9. B　10. A

参考文献

1. 万仁甫，游述华．药事管理与法规［M］．2 版．北京：中国医药科技出版社，2013.
2. 徐景和．药事管理与法规［M］.7 版．北京：中国医药科技出版社，2015.
3. 杨世民．药事管理学［M］.6 版．北京：人民卫生出版社，2016.
4. 田侃，吕雄文．药事管理学［M］．北京：中国医药科技出版社，2016.
5. 丁锦希．医药知识产权［M］．北京：中国医药科技出版社，2013.
6. 杨波，刘兰茹，杨书良．药事管理学［M］．3 版．北京：化学工业出版社，2017.
7. 李歆，李锟．药事管理学［M］．武汉：华中科技大学出版社，2021 .
8. 冯妍，杨悦，陈铮．阿托伐他汀钙知识产权保护策略分析［J］．中国药物评价，2014，31（6）：362 – 365 + 369.
9. 李岩，李本淳，等．在药品监督管理中加强药品检验对用药安全性的影响［J］．临床医药文献电子杂志，2020，（44）：183，190.
10. 许安标．《药品管理法》修改的精神要义、创新与发展［J］．行政法学研究，2020（1）：3 – 16.
11. 王晓，杨牧，王璐，等．欧盟与中国药品法律法规及检查体系对比分析［J］．中国药业，2020，29（10）：60 – 64.
12. 夏梅君，汪云泽，龚时薇．美国应急药品管理与政策系统介绍及其启示［J］．中华医院管理杂志，2018，34（9）：789 – 792.
13. 孔艳铭，郑善爱．与时代同行——改革开放 40 年药品监管历程回顾［J］．中国食品药品监管，2018（12）：4 – 16.
14. 邹宜諠，陈云，柳鹏程，等．德国和日本药品上市许可持有人制度下的药品损害事件风险管理研究［J］．中国药事，2018，32（3）：362 – 366.
15. 贺锦宏，王培升．我国药品监管体系框架及构成要素分析［J］．经济研究导刊，2017（36）：189 – 190.
16. 鲍文远．药品注册在新药研发中的作用［J］．民营科技，2018（2）：14.
17. 木巴拉克·伊明江，王梅，谢湘云，等．探析药品注册管理课堂教学内容与方法有机融合［J］．中国药事，2019，33（1）：1325 – 1333.
18. 张颖，朱虹，韩月．我国药品注册审批管理制度变迁［J］．黑龙江医药，2017，30（6）：1221 – 1223.
19. 王婧璨，温宝书，蒲嘉琪．从新版《药品注册管理办法》看我国药品优先审评审批制度的变化［J］．中国药学杂志，2020，55（24）：2074 – 2077.
20. 白如言．论我国竞业禁止法律制度［D］．哈尔滨：哈尔滨工程大学，2015：8.